全国高等医学院校教材

供儿科学、临床医学等专业用

发育与行为儿科学

主　编　金星明　静　进

副主编　江　帆　徐　秀

编委名单（按姓氏笔画排序）

江　帆　上海交通大学

李　斐　上海交通大学

李廷玉　重庆医科大学

杨斌让　汕头大学

邹小兵　中山大学

张劲松　上海交通大学

陈文雄　广州医科大学

金　宇　中山大学

金星明　上海交通大学

徐　秀　复旦大学

麻宏伟　中国医科大学

章依文　上海交通大学

童梅玲　南京医科大学

静　进　中山大学

U0208124

人民卫生出版社

图书在版编目（CIP）数据

发育与行为儿科学 / 金星明,静进主编. —北京：
人民卫生出版社,2020

ISBN 978-7-117-29428-7

Ⅰ. ①发… Ⅱ. ①金… ②静… Ⅲ. ①行为发育-儿
科学 Ⅳ. ①R339.31

中国版本图书馆 CIP 数据核字（2019）第 281769 号

人卫智网	www.ipmph.com	医学教育、学术、考试、健康， 购书智慧智能综合服务平台
人卫官网	www.pmph.com	人卫官方资讯发布平台

发育与行为儿科学

主　　编：金星明　静　进
出版发行：人民卫生出版社（中继线 010-59780011）
地　　址：北京市朝阳区潘家园南里 19 号
邮　　编：100021
E - mail：pmph @ pmph.com
购书热线：010-59787592　010-59787584　010-65264830
印　　刷：北京盛通印刷股份有限公司
经　　销：新华书店
开　　本：787×1092　1/16　　印张：21
字　　数：511 千字
版　　次：2021 年 3 月第 1 版　2022 年 6 月第 1 版第 3 次印刷
标准书号：ISBN 978-7-117-29428-7
定　　价：62.00 元
打击盗版举报电话：010-59787491　E-mail：WQ @ pmph.com
质量问题联系电话：010-59787234　E-mail：zhiliang @ pmph.com

前　言

发育与行为儿科学（developmental and behavioral pediatrics，DBP）是研究从出生至18岁儿童、青少年正常发育行为规律与发育行为疾病的一门科学，是发育儿科学和行为儿科学的结合。如果说发育儿科学主要研究儿童认知能力以及影响儿童功能的相关的躯体和精神障碍；行为儿科学主要强调儿童行为、人格障碍疾病的预防和治疗以及家庭功能、社会适应对儿童行为人格发展的影响；那么DBP就是将两者结合，研究行为的发育和发育中的行为，同时研究发育行为在整个儿科学中的作用以及对其他儿童保健相关学科、儿童功能发展的影响。

DBP是儿科学的重要组成部分，它大大拓宽了儿科学的服务范围，尤其强调发育中的行为与行为障碍，这是现有的儿科体系所未能包容的，因此可以说DBP代表着儿科学未来的一个主要发展方向。DBP的专科特点包括：①根据儿童生长发育的特点，动态监测儿童的发育和行为；②注重全面评估，评估内容包括躯体、认知、情绪、交流等；③基于家庭环境在儿童发育行为上的重要作用，分析家庭功能、指导家庭提供科学健康的养育环境；④临床诊断根据儿童青少年国际功能、残疾和健康分类标准（International Classification of Functioning，Disability and Health for Children and Youth，ICF-CY），可定为正常儿童的多样性、有症状但不符合诊断标准的问题儿童以及符合诊断标准的障碍儿童；⑤发育行为儿科在儿科及各亚专科中起着桥梁的作用，将儿童保健、遗传代谢、神经、内分泌、营养、康复等多学科有机连接，并将医教结合的理念贯穿在实践中，与学校教育相配合，关注儿童的干预和潜力的开发。

针对DBP的专科特点，其专业内涵和临床实践主要包括：①正常儿童的发育和行为评估及监测，提供个性化养育指导，预防不良行为的发生；②识别及处理身心功能问题，包括过度哭吵、喂养中的行为问题、睡眠问题、学校适应问题、焦虑/抑郁、攻击性行为等，常见干预包括儿童的行为管理、家庭环境及家庭功能的指导等；③发病率高而严重度低的发育行为障碍，如语言障碍、睡眠障碍、抽动障碍、发育性运动协调障碍、注意缺陷多动障碍等的多维度诊断及三级防治；④严重发育与行为障碍，如孤独症谱系障碍、各种遗传代谢性疾病（脆性X染色体综合征、Rett综合征、21-三体综合征等），联合多学科进行团队诊断、治疗、干预和康复，注重慢病管理中的医教结合，充分挖掘儿童的最大潜能；⑤关注儿童的疾病状态如住院、手术、慢性病、临终等对儿童发育行为的不良影响，提供应对措施和家庭咨询，并进行随访，提升儿童的生存质量。

本书是中华医学会儿科学分会发育与行为学组组织编写的第一部高校创新教材，适用于儿科学、儿童保健学、儿少卫生与妇幼保健学、预防医学、康复医学等相关专业高校本科生。全书共七章，系统地介绍了影响儿童发育与行为的因素、诊疗程序和内容、发育与行为的评估和诊断、儿童常见心理与行为问题、发育与行为障碍、预防保健和康复治疗，并附有中英文名词对照索引，以满足时代发展需求，帮助学生掌握基本专业词汇。

本书的编写汇集了我国发育与行为儿科领域的知名专家，大家集思广益、取长补短，近年来已完成《发育与行为儿科学》专著、专科医师培训教材《发育与行为儿科学》两本书的撰写,并在原有专著的基础上再次投入本教材的编写工作。尽管教材编写力求概念明确、重点突出、结构严谨、文字简明,但编写过程中仍难免顾此失彼,有不足之处,欢迎发送邮件至邮箱 renweifuer@pmph.com,或扫描封底二维码,关注"人卫儿科学",对我们的工作予以批评指正,以期再版修订时进一步完善,更好地为大家服务。

主编

2020 年 2 月

目　　录

第一章

绪　论

第一节　发育与行为儿科学的
形成与发展

【导读】

发育与行为儿科学是继儿童保健学后的又一个儿科学亚专业。随着儿科学的发展以及我国社会文化经济的迅速发展,发育与行为儿科学应运而生。该学科无论在国内外,发展均极其迅速,追溯该专业的发展历史会让我们更加明白该学科的重要性。

一、国外发展史

17 世纪以来,人们逐渐关注到儿童的健康,尤其是心理疾病、发育障碍以及贫穷对这些儿童的不良影响。18 世纪,对儿童健康的关注度进一步提高,针对儿童的诊断开始出现。到了 19 世纪,儿童医院的建立和儿科学的诞生(1888 年)标志着儿童健康迈入一个新纪元,儿童健康成为公共卫生的重要内容之一。与此同时,心理学的发展为发育与行为儿科学核心概念的形成和发展打下了坚实的基础。

对儿童发育和行为具有实质性意义的研究始于 19 世纪 70 年代,代表性成果是查尔斯·达尔文(Charles Darwin)1871 年在 Mind 上发表的研究论文《婴儿自传》,该文详细描述了他对自己的孩子出生头一个月的行为观察,对新生儿的行为进行了客观的记录和描述,因此达尔文被认为是发育与行为儿科学的奠基人。

继达尔文之后,出现了许多有关心理或心理社会发育的研究,大致包括以下五个方面:①动物的研究:此类研究将儿童发育与动物发育作类比;20 世纪末,这方面的研究扩展到描述人类的社会性行为。②儿童学习的研究:斯宾塞(Spencer)首先提出人类行为由环境所决定,其后巴甫洛夫(Pavlov,1927 年)提出了经典条件反射;而桑代克(Thorndike,1932 年)则提出了尝试错误的学习理论;斯金纳(Skinner,1961 年)在此基础上提出操作性条件反射理论。如今这些理论仍广泛应用于儿童的行为治疗中。③儿童智力测试的研究:高尔顿(Galton,1889 年)最早将智力测试用于证实天才的遗传性,其后法国的比萘和西蒙(Binet & Simon,1905~1911 年)、美国的格赛尔(Gesell,1928 年)、推孟(Lewis Terman,1916 年)相继发展了一系列测试,用以反映儿童的智力、学习、个性等。目前,儿童智力测试已广泛应用于临床工作。④儿童精神分析的研究:这方面研究以弗洛伊德(Freud)为代表,他提出了人格的构成及发展阶段;埃里克森(Erickson,1950 年)在此基础上提出了人格发展的八个阶段,该理论被视为儿童个性发育的经典理论,广泛应用于儿科教学和临床实践中。⑤儿童认知的研究:皮亚杰(Piaget)于 20 世纪提出了儿童的认知发展理论,该理论揭示了认知的起源、思维的结构和机制、思维发展的过程,指导着后人对儿童认知发育的理解,成为 20 世纪以来最具影响力的儿童认知发展理论。

尽管发育和行为理论的发展迅速，但在儿科中的应用却经历了漫长过程。20 世纪20~30 年代，儿童发育和行为的研究仍属于精神科学的范畴。儿童精神科医师关注青少年犯罪的状况、动机和社会环境的影响，立足社区，联系心理专家、社会工作者、社会科学专业人士等进行相关研究，逐步扩展其研究范围，包括儿童适应不良诸如吸吮手指、咬指甲，功能性遗尿症，睡眠问题等。1943 年，约翰霍普金斯大学儿童精神科领头人 Leo Kanner 首先描述了儿童孤独症；同年，Charles Bradley 报道用安非他明类药物成功治疗多动儿童。20 世纪 70 年代，卓越的英国儿童精神科医师 Michal Rutter 推动了《精神病学诊断与统计手册》（*The Diagnostic and Statistical Manual of Mental Disorders*，简称为 DSM）的出版，为儿童精神障碍的理解和研究提供了"科学标准"。这些成果为发育与行为儿科学的发展起到了添砖加瓦的作用。然而，儿童精神病学领域的专业培养未能顺应时代的需求，以致专业人士出现短缺。一些有远见的儿科专家认为儿科医师应当学习如何预防和早期诊断儿童的行为问题，指导家庭如何处理行为问题，并建议成立跨专业的团队。

第二次世界大战后，包括 Leo Kanner、Milton Senn、Dane Prugh 在内的数名儿童精神科医师开始对儿科医师进行专业培训。由此培养出来的儿童精神科医师兼儿科医师 Dane Prugh 于 20 世纪 50 年代就职于波士顿儿童医院，他在儿科住院部设立游戏室，为住院儿童提供高质量的心理服务。他所首创的这一模式目前已为国内外许多儿童医院沿用。从 20 世纪 60 年代以来，儿科与儿童精神科的团队服务得以快速发展，并在协作中各自发挥了专业的特长。许多调查研究发现资深的儿科医师在诊断、处理和预防常见的行为问题中有独特的优势；与此同时，儿童精神科医师也认识到学习儿科学知识的重要性。

从 1978 年开始，美国儿科住院医师的继续教育中增加了儿童发育和行为的培训。根据美国 1984 年的调查，儿科住院医师培训方案中，49% 的方案有发育与行为儿科学的正规培训，46% 的培训方案将此作为必修的课程。最近的调查显示 95% 的儿科住院医师培训方案中要求临床轮转必须要包括发育和行为儿科，而且 87% 的培训方案中有了发育和行为的课程。这表明，发育与行为儿科学在临床中的地位已经得到应有的重视。

20 世纪 80 年代初，在 Esther Wender 的提议下，美国成立了行为和发育儿科学会（the Society for Behavioral and Developmental Pediatrics），其功能是为发育与行为儿科学学科提供学术平台，促进儿科住院医师培训方案中发育与行为儿科学的教学，也作为促进儿童心理健康的资源中心。此外，1980 年，《发育与行为儿科学杂志》（*Journal of Developmental and Behavioral Pediatrics*）创刊；1983 年，第 1 版《发育与行为儿科学》正式问世，该书详细地阐述了正常儿童的发育和行为，以及发育和行为偏离儿童的诊治和早期干预，至今已发行第 4 版。此外，另一本《发育与行为儿科学（循证和实践）》（*Development-Behavioral Pediatrics：Evidence and Practice*）于 2008 年出版，而美国儿科学会在 1988 年将学会中的"儿童发育"更名为"发育与行为儿科学"，发育与行为儿科学学组与其他相关的儿科学组共同交流，成为儿科学会中八个最大的学组之一。至此，发育与行为儿科学在国外学术界中奠定了坚实的基础。

二、国内发展史

我国发育与行为儿科学是从儿童保健学中分化出来的一门儿科亚专业，因此，发育与行为儿科学的诞生与儿童保健的发展密切相关。自新中国成立后，妇幼卫生管理和服务网络逐步建立和健全,全国妇幼保健院(所、站)已超过 3 000 个,儿童医院将近 70 个。一些医学院校设置了儿科系,源源不断地培养儿童保健相关人员。1978 年,我国恢复了研究生培养制度,逐渐培养出儿童保健的高级人才。1986 年,医学院校举办的妇幼卫生专科教育、中等卫生学校等,又为我国儿童保健输送了大批的新生人员,使儿童保健学这支队伍充满了生机和活力。

新中国成立以来,儿童保健事业取得一系列的巨大成就,成绩斐然。这些成就随着我国国情和国力发展在不同时期有所侧重,例如,新中国成立前,旧法接生极为普遍,致新生儿破伤风(neonatal tetanus)成为新生儿和婴儿死亡的第一位原因;新中国成立后,改造旧法接生,推行新法接生成为妇幼卫生工作的第一任务。新中国成立初期,百废待兴,各种传染病和常见病严重危害儿童健康,于是国家陆续颁布实施免疫规划,又对儿童常见病如肺炎(pneumonia)、腹泻(diarrhea)、贫血(anemia)、营养不良(malnutrition)等采取各种有效的防治措施。在此基础上,从 20 世纪 70 年代起,儿童保健领域开始进行每十年的儿童体格生长调查,制定我国儿童生长参数,并由此关注到儿童生长与喂养、营养的关系,相应提出了母乳喂养、合理营养、平衡膳食等儿童保健建议。

改革开放以来,随着国家经济的腾飞,儿科学的发展,儿科学的疾病谱发生了很大的改变。感染性疾病、营养性疾病减少,出生缺陷和高危儿童的比例增加,一些发育与行为相关的疾病如注意缺陷多动障碍(attention deficit hyperactivity disorder, ADHD)、学习障碍(learning disability, LD)、语言障碍(language disorder)、孤独症谱系障碍(autism spectrum disorders, ASD)等已经严重影响儿童的生活质量,也引起了儿童保健医师的关注。民众对儿童身心发育的健康需求越来越强烈,使儿童保健医师面临着新的挑战,其中一些有关于发育与行为儿科的儿童保健医师潜心钻研,侧重于探索中国儿童发育进程的规律,开展了儿童发育行为疾病的临床诊治和研究,逐渐为我国的发育与行为儿科学学科建立打下基础。因此,从我国的发展史来看,发育与行为儿科学是在儿童保健基础之上成立的一个新的儿科亚专科。

我国发育与行为儿科学的发展可追溯到 20 世纪 60 年代。纵观其发展过程,大致可分为三个阶段:

第一阶段为概念阶段,始于 20 世纪 70 年代。郭迪教授、刘湘云教授、姚凯南教授等预见性地提出儿童发育与行为的重要性,强调儿童的精神神经发育,并将此作为儿童保健学的基础,同时引进了儿童筛查性心理测试,着手进行标准化,制定适合我国儿童应用的筛查量表。

第二阶段为孕育阶段,即 20 世纪 80~90 年代。在这个时期,陆续引进筛查性心理测试,而更高一级的诊断性心理测试经标准化之后,也开始应用于临床,并在 80 年代中期进行全国十六省智能迟缓的流行病学调查。同期,一些教学医院在临床开设儿童多动症、学习困难、行为问题的专科门诊。该阶段已有关于发育与行为儿科的全国继续教育学习班,国际交流也开始活跃起来。

第三阶段为分娩阶段,可以从 1999 年算起,至今已有 20 个年头了。此阶段适逢进入 21 世纪脑科学时代,与儿童脑发育相关的专业和学科获得了发展的机遇,又得到政府的大力支持,使得儿童保健、教育、心理、神经等专业人士怀着极大的兴趣,投身于儿童发育与行为的研究和临床工作。临床上,越来越多的医院开始将发育筛查纳入儿童健康检查的常规;又陆续开展了发育和行为问题或障碍的门诊,进行了早期评估、诊断、干预和治疗。在科研上,儿童发育与行为的研究进入了一个新的阶段,全国各地都有相应的研究成果报道。在教学上,儿科教材中已放入发育与行为疾病,儿科住院医师规范化培训中已注意到了培养与发育与行为有关的临床评估和诊治能力。在这个阶段,不少儿科医师走出国门,学习发育与行为儿科学。与此同时，许多国外专家也应邀来华讲学，这些举措均加速了我国发育与行为儿科学的发展。也就是在这个阶段，我国相继出版了 3 本儿童发育与行为儿科学的书籍，相关科研论文也日益增多，一些教学医院相继成立发育与行为儿科、发育与行为中心。一个新的专业——发育与行为儿科至此初具雏形。

在中华医学会儿科学分会连年的支持下，2009 年在上海成立了全国发育与行为专业的筹备小组；经过近 2 年的努力，发育与行为儿科学成为儿科学学科下的第 13 个亚专业学组。

三、发育与行为儿科学成立后的发展

自 2001 年发育与行为儿科学成立后，在全国同道的齐力协助下，我们怀着一种强烈的使命感，在短短的五年里又完成了以下的工作：

（一）发育与行为儿科学专业体系的建设

我们于 2013 年在中华医学会儿科学分会发育行为学组的委员的共同努力下，撰写了《发育与行为儿科学》，由人民卫生出版社出版。2015 年，同样由人民卫生出版社出版了中华医学会儿科分会组织编著的《儿童保健与发育行为诊疗规范》。2016 年，我们已基本完成了中华医学会儿科学分会编著的专科医师培训教材《发育与行为儿科学》。

（二）加强国际国内学术交流与学习

发育与行为儿科学专业成立不久，学组骨干成员于 2012 年赴美国威斯康辛儿童医院进行为期 2 周的短期培训。2013 年又组织到加拿大温哥华短期培训和参观。2014 年，学组成员参加了美国儿科学会组织的年会，并在会上进行学术交流。2016 年，学组再次组织 10 余名从事儿童语言临床工作的同道赴美国密尔沃基，由美国言语语言病理协会和当地儿童医院临床语言治疗团队进行为期 10 天的集中培训，从而扎实我们的专业基础，强化特定领域的临床实践。同时我们积极开展国内的学术研讨，以不同形式扩大发育与行为儿科学的影响，如各大医院和各地妇幼保健院举办发育与行为儿科学的继续教育学习班、高峰研讨会、中华医学会儿科学分会年会的专业分论坛等，一方面激起了儿科同道的浓烈兴趣，另一方面也扩大了发育与行为儿科学在全国的影响。

（三）逐步融入儿科教学课程

由于发育与行为儿科学是儿科学中的一个新兴专业，所以传统的儿科学教学课程只是在儿童保健中提及发育与行为儿科相关的精神神经发育以及相关的疾病知识。随着社会需求的增加，专业影响日益深入人心，目前一些教学医院已将发育与行为儿科学的专业知识纳入儿科教学之中。

（四）陆续成立地区性的发育与行为儿科学组及相关团体

目前，我国各地医院的发育与行为儿科学组已在北京、上海、江苏、山东、浙江、湖南、广东、四川、重庆、湖北等地成立起来，并逐步开展基于地区资源的继续教育项目及学术研讨活动，使发育与行为儿科学基本遍及全国，并继续推进，使每一个省或市都有发育行为儿科这一亚专业。

部分教学医院则将发育与行为儿科学的具体内涵作为儿科教学的选修课程，随着近年我国儿科人才培养日益受到重视，我们坚信发育与行为儿科学必将成为儿科教学中不可或缺的一部分内容。

四、发育与行为儿科学的展望

发育与行为儿科学在未来的发展中，既要学习国外先进的知识和经验，又要结合我国

国情,以最合适的形式求发展,保证这个新学科专业生存的空间和可持续性发展。

（一）国际发展趋势

1. 分子遗传学中基因芯片的临床检验使某些发育行为障碍的现象诊断趋向病因诊断。

2. 诊断性影像学技术 fMRI 和弥散张量成像技术,这两项技术的开展使发育与行为儿科学临床中的某些严重发育障碍,从临床症状描述走向脑功能损害定位的解释。

3. 在药物治疗方面,侧重于针对发育行为障碍的临床新药的开发及药物代谢的测定研究。

4. 基于全面评估进一步提高诊断水平,既要注重发育行为障碍的从轻至重的程度（称为谱系）,也要全面考虑某一发育行为障碍对儿童多种功能的损害,即共患病的诊断。

5. 随着认知神经科学的发展,临床上开展循证的新技术、新的干预方法,致力于改善发育行为障碍儿童、青少年的功能和提高生存质量。

（二）目前的工作

1. 发展适合中国文化和语言的系列发育行为评估工具,有助于临床的诊治。

2. 建立有别于传统儿科临床的评估、诊断、干预、治疗、随访及儿童和家庭的咨询模式。

3. 研究影响中国儿童发育行为的家庭和社会环境因素。

4. 跨文化比较儿童发育中共性和文化背景所致的发育和行为差异。

5. 发展新资源,汲取先进经验和技术之精华,将新知识、新技术用于临床实践。

6. 探索和发现有效的干预和康复方案,海纳百川,与儿科各亚专业组成团队,力求循证的发育和行为结局,提高儿童的生命质量。

7. 人才队伍的培养可通过国际交流和学习,采用"请进来,走出去"的方式,或出国学习,或请国外专家来华,或全国继续教育项目,或专业培训基地建立等,造就一支有志于发育行为儿科的青年人才队伍,引领发育行为儿科专业的发展。

（金星明）

第二节　研究对象及内容

【导读】

发育与行为儿科学的研究对象为 18 岁以下的儿童和青少年,以理解和界定正常儿童体格、认知、心理、行为等方面的发展特征及规律为基础,探讨发育与行为偏倚、障碍的程度、原因及治疗方案。

一、研究对象

18 岁以下的儿童和青少年均属于发育与行为儿科学的研究对象,其中又以学龄前儿童、学龄儿童和青春期少年为主。与传统儿科学不同的是,发育与行为儿科学侧重研究各年龄阶段儿童的生长发育状况、行为发展特点以及心理发展规律等,并基于此着重研究各类发育行为问题或障碍的相关病因、临床特点、发展规律、干预转归及相关影响因素等。由于研究对象年龄跨度大,且处于不断发展的动态过程中,因此要掌握不同年龄阶段的生长发育规律、行为特点以及各年龄发育行为问题或障碍的特征,动态看待儿童、青少年的发育行为问题或障碍。值得强调,儿童期的发展不仅存在着显著的个体差异,且受到家庭、社区、种族、文化、民俗、经济状况、地理环境以及政治制度等因素的影响。

发育与行为儿科学的年龄分期与儿科学保持一致,分为以下几个时期:

1. 胎儿 – 新生儿期　从精子和卵子结合形成受精卵开始至胎儿娩出后 28 天。这一时期关注孕期、分娩以及新生儿时期生物因素、心理因素、社会因素对生长中儿童的发育和行为的影响。从孕期相对有限地参与到儿童出生后成为发育行为重要的监测者,发育行为儿科医师除传统的发育行为保健外,还需为家长及照养人提供养育技能指导,帮助他们理解新生儿的行为,促进父母 / 照养人生活上与新生儿的同步与和谐,处理父母在养育中的问题。

2. 婴幼儿期　1~3 岁。在此时期医师应注重儿童与生俱来的气质特征及其和环境之间的相互作用。这一时期可能出现较常见的发育行为问题,临床上应从社会、情绪、神经成熟、认知、游戏、语言、营养和成长的角度进行评估,从而界定是行为的多样性还是行为问题。

3. 学龄前期　3 周岁后到 6~7 周岁入小学前。儿童从 2~3 岁、5~6 岁表现出各种能力,包括行为、技能掌握、探索等,为日后的入学做准备。在这个时期,儿童开始表现出他们独特的优势、弱势和生态多样性,早期教育经历对儿童发育的作用也逐渐显现。

4. 学龄期　从入小学起(6~7 岁)到进入青春前期。儿童从入学至青春前期经历着社会、文化、教育和行为上的各种影响,此阶段儿童的各种功能和功能障碍,就是儿童早期的经历可能产生的结局。学龄期儿童有着多种能力发展的任务,发育行为儿科医师应加强与学校教师的联系,帮助儿童达到理想的目标。

学龄期儿童的青春期准备十分重要。要激发儿童以目标为主导探索和解决问题以及有策略地做决定的能力。学龄期也是儿童进入社会,在尝试和错误中提高社会能力的重要阶段。因此,儿童面临的挑战和压力较多,发育行为儿科医师要监测儿童的能力发展,建立与儿童及其家庭和学校的联系和合作,使之顺利进入青春期。

5. 青春期　从第二性征出现到生殖功能基本发育成熟、身高停止增长的时期称为青春期。女孩一般从 11~12 岁开始到 17~18 岁,男孩从 13~14 岁开始到 19~20 岁。这一时期的青少年在生物、认知、心理和性发育上有显著变化。发育与行为儿科学医师要关注青少年对自己身体迅速变化的敏感性及其想法,要与发育中的青少年进行心理社会访谈,讨论学业、就业、交友、物质滥用、性发育、睡眠障碍、情绪感受等方面,评估一些影响青少年发展的危险因素,寻找保护因素,改善他们的沟通方式,注意保护他们的隐私,为他们提供适当的预防措施和咨询服务。

二、研究内容

(一)研究内容概述

发育与行为儿科学的研究内容主要包括以下几个方面:首先,着重理解和界定正常儿童体格、认知和心理行为等方面的发展特征及规律。其次,以正常儿童的发展特征和规律为参考,了解发育行为异常儿童存在哪些生理缺陷、发育行为障碍或心理行为异常及其程度如何,进而探索和判定其可能的病因,提出治疗方案和对养育者进行指导,并开展相应的心理行为干预和医学治疗。

对发育行为的评估是本学科极为重视的工作环节,旨在通过使用各类发育行为的筛查与评估技术来判定被试儿童正常或异常、异常程度如何、是否符合疾病诊断标准等。检测评估的结果虽然不能作为直接的诊断,但可为医师的最终诊断提供重要参考和依据。

发育行为疾病的病因主要涉及生物学因素、家庭养育因素和社会环境因素三个方面。目前很多发育与行为疾病尚缺乏明确而特异的生物学致病因素,很难确定明晰的单一病因与发病之间的关系,更多的是生物学特质与环境复杂交互作用下而形成的问题。不可否认,父母的人格特质、心理健康状况以及亲子关系也起着极为重要的影响作用。因此,了解父母的精神状况、养育方式与态度等是本学科重视的技术和方法之一。本学科希望能阐释先天、后天因素如何相互影响并作用于儿童发展,同时探讨在个体变异性和发育可塑性这两种因素的作用下各因素如何影响儿童的发展。近年来,与个体发展及变异性密切相关的一个概念是"精准医学(precision medicine)",主要指根据每个病人自身特征制订个性化治疗方案,它是由"个性化医疗"联合最新的遗传检测技术发展而来。旨在对与病人相关的微生物(如感染因子、共生微生物等)、遗传(包括 DNA、RNA、染色体)及其产物(如蛋白质、代谢物及小分子)进行检测,为疾病的诊疗、健康管理提供广泛的信息与线索。另外,"成人疾病的胎儿起源"概念渐发展为"健康和疾病的发育起源理论"(简称 DOHaD 理论),认为疾病的发生起源于胚胎期,胎儿在孕期所经历的胚胎环境会对儿童出生后的各项生长发育指标产生影响。

在早期干预方面,大量研究证明对儿童群体实施早期筛查、早期干预可有效改善高危儿童的发育结局。发达国家,如美国通过各种立法要求组建以社区为基础的、多学科相互合作的、以家庭为中心的早期干预项目,由专业的发育行为医师和父母以及早期干预团队一起紧密合作,为发育行为高危儿童提供预防性的早期干预服务。在治疗方面,提倡对各种发育行为障碍采用个体化"精准"干预模式,需要融合不同的策略和方法,包括:针对核心缺陷的矫治措施(由专业人士提供)、家庭治疗(由父母在经过专业人士指导和培训后进行)、社区支持和协调、持续的跟进和阶段化评估效果等。在制订干预计划时,要考虑以下因素:①现阶段儿童发育行为问题的严重程度,儿童能接受何种干预方法;②家庭的优势和劣势,包括家庭收入、父母的时间投入等;③预期目标和达到预期目标的时间点;④根据医疗福利的状况,儿童和家庭能获得哪些特定的服务;⑤干预开始的时间和持续的时间;⑥问题矫治的核心环节和负责人,需要哪些学科的协助;⑦如何帮助有发育行为问题的儿童融入正常的学校教育;⑧生活能力、就业能力的培训计划等。

(二)常见疾病及诊断分类系统

儿童常见发育行为相关问题或疾病主要涉及以下几个方面:①体格和运动发育落后;②常见一过性心理行为问题;③认知发展落后;④社交和情感发育障碍;⑤语言和言语发育障碍;⑥部分严重的精神障碍等。儿童的大部分发育行为障碍在国际权威的诊断体系中已被列为疾病单元,且标注有相应的诊断标准。有别于传统儿科学的分类诊断,发育与行为儿科学强调参照多个诊断系统:

1. 精神疾病诊断与统计手册(The Diagnostic and Statistical Manual of Mental Disorders,

5th Edition, DSM–5);

2. 国际疾病伤害及死因分类标准第 11 版(The International Classification of Disease and Related Health Problems 11th Revision, ICD–11);

3. 初级保健诊断和统计手册(The Diagnostic and Statistical Manual for Primary Care, DSM–PC);

4. 婴儿和儿童早期(0~3 岁)心理健康和发育障碍诊断分类(Diagnostic Classification of Mental Health and Developmental Disorder of Infancy and Early Childhood: Zero to Three, DC: 0–3 and DC: 0–3R);

5. 国际功能、残疾和健康分类: 儿童、青少年版(International Classification of Functional Disability and Health for Children and Youth, ICF–CY);

6. 中国精神障碍分类与诊断标准第 3 版(Chinese Classification of Mental Disorders Version 3, CCMD–3)。

这些诊断标准为发育与行为儿科学临床提供了不同年龄从功能到疾病或障碍的参照依据。

（静 进）

第三节 主要研究方法

【导读】

掌握和恰当运用发育与行为儿科学的研究方法是进行研究活动的重要前提和保障。本节重点介绍了发育与行为儿科学研究的不同研究设计方式、数据收集方法以及在研究中应注意的要点。

近年来，由于科技进步和观念更新，发育与行为儿科学研究方法趋于多元化，表现在：①学科多元化。心理行为是脑功能的表现，有其自然科学的属性；同时发育与行为儿科学的许多内容与发展心理学、儿童保健学、社会学、人类学、儿科学、脑科学、生物学等内容关联，儿童的很多行为特点和本质无法直接测量，其相关理论包含了很多人文科学的属性。②横、纵向结合。横向研究一直是儿童保健和发展心理学主要研究方法，发育与行为儿科学仍沿用了这种方法开展研究，因为它节省时间和经费，易于做大样本调研，具有较好的概括性。纵向研究指在一段相对长的时间内对同一个体或同一批对象进行重复连续的观察研究。纵向研究虽耗时耗力、随访时间长、易失访，但有时间顺序可循，易检验因果关系和计算出目标事件的发生率。目前的研究趋势是将横向与纵向研究结合起来，取长补短，得出更客观准确的结论。③定性与定量研究。儿童心理学早先一直通过观察者经验来描述心理行为发展和表现，如皮亚杰的认知发生理论就是对个体儿童的发展进行长期的观察记录后形成的，这种方法的不足是无法解释对象的个体差异,亦无法排除观察者的主观性等。发育与行为儿科学研究受其他自然科学研究手段影响,强调通过实验观察来定量研究儿童的心理行为。不可否认,儿童的心理活动、行为范式及其神经机制极为复杂,即使通过大数据分析或统计数学模型的建构,在揭示个体心理活动的差异及其深层机制上仍存在诸多局限,因此定性研究在发育与行为儿科学领域仍有重要价值。

一、研究设计

(一)横向研究

横向研究是对特定时点(或一段相对短的期间内)内的特定年龄组的儿童进行的有关变量的收集和分析。它既可研究某一方面的发育行为特征,又可进行多项心理行为指标的综合研究,从而描述所研究的发育行为特征及有关变量在儿童群体中的分布情况,为研究的纵向深入提供线索和病因学假设。这种研究所收集的资料是在特定时间内发生的状况,而非过去资料的回顾,也不追踪未来的有关变量和因素,故又称横断面研究。例如,研究儿童智力的发展特征,可以以 6~12 岁的学龄期儿童为研究对象,也可以选择 3~6 岁、9~10 岁、13~14 岁和 17~18 岁这 4 个年龄组段,分析幼儿期、童年期直至青春期的智力特点及其变化规律。

横向研究的优点在于:通过抽样调查方法,选择特定儿童群体,从中随机选择具有代表性的样本来进行测评分析,结果具有一定的推广意义;通过资料收集,将样本按是否具有某种特征进行分组,可以获得同一群体中自然形成的同期对照组,结果具有可比性;横向研究多采用问卷调查或实验室检测等手段收集资料,可在一次调研中同时观察多个变量或因素;节省时间和人力物力,相对易于实施,时效性强,可较快得到研究结果,避免被试的流失。

其缺点在于:收集的信息只能反映调查时个体的某种特征状况,但难以确定先因后果的时相关系,也难以获得该特征的发生率资料,除非在一个稳定的群体中连续进行相同现况调查。它不适于探索儿童期发展的动态性和稳定性以及早期影响作用等问题,也无法反映儿童发展的关键期的转折。

(二)纵向研究

纵向研究指在相当长的一段时间内,对同一个体或同一批对象进行重复的、定期追踪的观察性研究。在发育与行为儿科学的研究中,儿童年龄越小,身心发展变化越快,因此年龄组分隔也越密。例如对言语发展的追踪研究,未满 1 周岁的儿童要求每周在规定时间观察记录 1 次,1 周岁以后每 2 周 1 次,满 2 周岁以后间隔可加大至每月观察记录 1 次。如果考虑环境变量的影响,如比较不同民族或国家儿童的言语发展,还需考虑语种、教养方式、文化经济状况甚至养育者价值观等对儿童言语发展的影响。此类研究一般要求研究者与研究对象长期生活在一起,以便随时进行观察、记录。有关儿童心理发展的很多理论都是通过这种方法获得的。

纵向研究的优点在于:可记录到完整的心理行为发生发展过程以及关键的转折点,适用于研究发展的稳定性和早期影响的作用等问题,也适用于个案 / 病例研究。因其观察在前,行为事件发生在后,因果现象发生有合理的时间顺序,再加上回忆偏倚较少,检验因果假说的效果较好。目前盛行的出生队列研究即属于纵向研究。

其缺点在于:花费时间长、耗费较大的人力物力、观察对象不易保持依从性和流失多,容易产生偏倚,影响研究质量,有些研究甚至因此半途而废。此外,对追踪对象进行重复测试,被试可能出现练习效应或者疲劳效应,从而影响结果。值得注意的是,如果要观察的行为特征在观察时限内发生率很低,则不适合纵向研究。

因横向和纵向研究各有利弊,目前研究趋势是将两者融合起来,旨在把横向和纵向设计方式结合成纵横交叉设计,达到优缺点互补。

二、研究方法

(一)观察法

指观察者在自然条件下,有目的、有计划地观察对象的行为和活动,从中发现心理行为表现产生和发展的规律及特点的方法,例如观察儿童在自然状态下的游戏活动,了解其运动、认知、行为等表现,形成对儿童的印象,或发现其异常的行为表现,也可观察到亲子关系和观察对象的某些潜意识活动等。观察者可有目的、有计划地观察儿童及养育者的表情、动作、语言和行为等,来研究其心理行为表现的特点和规律。该方法要求将观察者对观察对象的影响降到最低,以求还原最真实的场景,减少因观察者效应而引起的表演行为。还有一种是在预先设置的情境中进行观察,则属于控制观察法。

观察时,观察者不应干预儿童及家长活动的进行,应该按行为表现发生的先后顺序进行记录和分析。因此,观察者无法控制条件,只能任活动自然发生,无法对变量进行控制,故其质量很大程度上依赖于观察者的能力。用观察法获得的信息较难按行为发生的先后做因果关系的解释,因观察活动本身也可能影响被观察者的行为表现,使变量中相关与无关、偶然与必然、表面与本质的内容产生混淆。观察法的优点是真实、自然,可以取得被试不愿意或没有能够报告的行为数据,这对临床/门诊观察而言是较为适合的方法。

(二)调查法

就某一问题,用口头或者书面的形式向被调查者提问,通过分析其回答的结果来了解其心理行为表现的方法。

1. 访谈法 采用口头提问进行调查,即通过与被试者谈话,了解对方的心理活动,同时观察其在访谈过程中的行为反应,以补充和验证所获得的信息,再进行分析,必要时可征得访谈对象的同意,进行录像以便结合分析。需注意,访谈前应拟好提问提纲,以保障访谈过程流畅,节省时间。访谈法效果取决于问题性质和调查者自身的知识水平与访谈技巧。

2. 问卷法 采用纸质问卷进行调查,是一种书面回答问题的方法,调查表或问卷应事先根据相关理论要求设计好,保障其具有一定的信度和效度,当面答卷或通过通信手段要求被调查者填写,回收后再对其内容逐条进行分析研究。通常调查问题的设计要准确、具体,尽可能避免有倾向性暗示的问题,也应避免出现费解或易引起歧义的问题。选择调查对象需遵循随机的原则,以避免数据的偏倚或缺乏总体代表性。调查结果的质量取决于调查者设计问卷的理论依据是否充足,调查问题的性质、内容、目的和要求是否明确合理,也取决于问卷内容设计的技巧性及被调查者的配合程度等。

(三)心理测量

是通过行为评定或心理测验来探索对象心理行为特征的一种方法。通常采用专门的测验工具,即心理测验或行为评定量表,在较短的时间内,对个人或团体的某种心理品质做出分析和鉴别的方法。根据测量的性质,可分为智力测验、人格测验、学能测验、发育评价、症状评定量表等;根据测验功能,可分为筛查性测验、诊断性测验等;根据施测方式,可分为言语测验、操作测验等;根据测量对象的人数,可分个别测验和团体测验。发育与行为儿科学常用的测验有国际通用的各类智力量表、发育评定量表、行为评定量表、气质量表、人格量表、学能测验、投射测验、症状评定量表、神经心理测验等。

（四）个案法

是对某一被试者进行多方面多层次的深入详细研究,调查包括生长发育资料、养育史、家庭情况、受教育情况、学业成绩、就业状况、各种心理行为测验结果以及他人的评价等,有利于探究当前心理行为的成因或可能关联的影响因素。该方法重视儿童个体间差异,强调先前经历对现心理行为的可能影响,例如品行障碍儿童的个案研究,可从其出生史、养育史、父母情况、现在的行为特点等发现可能关联的因素,为其行为矫治提供重要依据。这种方法在心理疾病、青春期问题行为、婚姻恋爱问题、离异、家庭暴力、青少年品行问题、人格障碍等方面应用较多。其不足在于,研究对象是个体,结果是否具有普遍性易遭质疑,且在临床上应用有耗时费力等局限性。

（五）实验法

是有目的、有方向地严格控制或创设一定的条件（自变量）来引起某种心理行为（因变量）的出现或变化,对其进行分析的研究方法,它又分为实验室实验法和自然实验法。前者指在特定实验条件与设备手段帮助下对被试进行实验观察的方法,如通过特定的视觉、听觉刺激变量来测定被试的反应数量或质量,如反应时、感知觉阈限、记忆广度、心理旋转能力、触觉辨认、神经心理测试等。后者是预先有目的地创设某种环境与条件,再对被试自然行为进行观察、量化分析的方法,在儿童行为观测和教育心理学中使用较多,例如心理学家罗森塔尔进行的一项著名研究,即"教师的期望"对学生究竟产生什么样的影响,采用的就是此法。他随机抽取了一个学校的20%的学生,告诉老师他们非常具有发展潜力,将来可能表现出不同寻常的水平,结果8个月后这些所谓的具有发展潜力的学生都表现了出乎意料的进步。

实验研究的方法须严格控制除自变量以外的、一切可对被试心理或行为产生影响的因素。这些可能影响因变量的因素叫额外变量,例如,研究记忆方法对儿童记忆效果的影响时,年龄、性别、知识经验、智力水平、个性特点、环境条件都会影响记忆效果,所以应该控制这些变量,只让记忆方法一种因素起作用。在研究中若未控制好额外因素,就难于区分结果的差异是由于研究因素引起的,还是额外因素引起的。这种让自变量和自变量以外的因素都对实验结果发生的影响,称为自变量的混淆。

要控制额外因素的影响有许多办法。一是消除,如环境噪音的影响。二是控制,即对不同的被试者进行测试时,不能消除的额外因素都保持一致,例如控制不同被试者施测环境时,保持光线、温度的一致,让这些条件在自变量的各种变化条件下所起的作用都一样,剩下来的对因变量发生影响的因素就只有自变量了。实验的效度高低取决于实验中对额外因素控制的严格程度。

（六）活动产品分析法

又叫产品分析法,通过对被试者的活动产品（如艺术作品、作业等）进行分析,探讨其心理特点和变化规律。它不但要分析研究活动产品本身,而且要分析活动产品产生的过程,从而对其真实、彻底的心理活动特点进行了解。幼儿的绘画、剪纸作业、泥塑等;学生的日记、作文、书法作品都可以作为儿童空间知觉、想象、语言、思维、兴趣、理想等心理品质发展研究的对象样本。需要强调的是,活动产品反映的心理特点固然重要,但须结合儿童一贯的实际表现,才能做出科学的解释。

三、研究结果的分析

(一)定量分析

定量分析是将问题与现象用数量来表示,进而去分析、考验、解释,从而获得有意义的研究方法和过程。量的研究有一套完备的操作技术,包括抽样方法(如随机抽样、整群抽样、分层抽样、系统抽样等)、资料收集的方法(如问卷法、实验法)、数据统计方法(如统计描述、统计推断)等。基本研究步骤是:研究者事先建立假设并确定具有因果关系的各种变量,通过概率抽样的方式选择样本,使用经过检测的标准化工具和程序采集数据,对数据进行分析,建立不同变量之间的相关关系,必要时使用实验干预手段对控制组和实验组进行对比,进而检验研究者自己的理论假设。主要方法有:调查法、相关法、实验法等。

(二)定性分析

定性分析是指采用书面的、言语的和观察的方式,取得有关心理行为特征与行为表现的描述性资料,并对这些资料做出定性的分析。它是一种非实验性的,通常采用自然情境中的资料,一般不用数量形式表达的研究。一些临床个案的观察分析也属其例。定性研究更强调意义、经验、口头描述,由于它只要求对研究对象的性质做出回答,故称定性研究。几乎所有的非定量的研究均可纳入定性研究的范围。该方法在发育与行为儿科学临床上的应用较为广泛,具有一定的真实性、全面性、灵活性、深刻性等优点,但因无法量化,其结果在解释普遍意义上存在局限。

总之,发育与行为儿科学中的任何研究对象都有质和量两个方面,这两个方面是紧密联系、相互补充的。因此,发育与行为儿科学的研究既可以从质的角度出发,又可从量的角度出发,其分析结果互相补充,不可片面强调一方面而偏废另一方面。

(静　进)

第四节　相 关 理 论

【导读】

发育与行为儿科学发展和建立基于多个理论,本节重点介绍性心理发展阶段理论、心理社会发展理论、认知发展阶段理论、儿童气质结构论、依恋理论、生态系统理论。

一、性心理发展阶段理论

性心理发展阶段理论(psychosexual stage)是弗洛伊德(Freud)在 19 世纪末、20 世纪初提出的一个概念,是心理学理论的核心概念,应用范围十分广泛。弗洛伊德是精神分析理论及学派的创始人,他认为人格(personality)是不断发展的,随着年龄的成熟以及与环境的交互作用,而逐渐发展出不同的阶段。他认为儿童六岁前的发展最为关键,个体如果在发展过程中的需求被过分限制、放纵或未得到满足,则会产生"迟滞现象"及"固着作用(fixation)",对其后续人格的发展产生不利的影响。其理论强调早年发展和早期体验的重要性,显示了较强的"早期决定论"观点。

其人格发展理论中,包含了较丰富的性的观念,泛指人们追求快乐的一切欲望,性本能冲动是人心理活动的内在动力,当这种能量(也称力比多)积聚到一定程度就会造成个体的紧张,个体就要寻求途径释放能量。弗洛伊德根据"性心理发展阶段理论",将人的心理发展划分为口腔期、肛门期、性器期、潜伏期和生殖期五个阶段。

（一）口腔期

口腔期又称口欲期(oral stage),是描述儿童性心理发展的第一个阶段,即出生后 0~18 个月;此间儿童通过吸吮母乳、吸吮手指、吞咽、啃咬物体、咀嚼等口腔活动获得快感。此期欲望若受限制,可能会产生"固着现象",影响到未来发展,成人后可能留下"口腔性格(oral character)",表现为悲观、依赖、被动、退缩、猜忌、苛求、洁癖等,在行为上表现贪吃、酗酒、吸烟、咬指甲等。

（二）肛门期

肛门期(anal stage)指 2~3 岁阶段,儿童通过排便或控制排便来获得快感,此期父母须通过按时大小便训练来培养儿童自我控制能力,有助于儿童学会独立和发展自信。此阶段,如果父母强迫儿童排便,易造成其自信低落,成人以后可能形成"肛门性格(anal character)",有的表现为慷慨、放纵、生活秩序混乱、不拘小节,有的则表现为循规蹈矩、谨小慎微、吝啬、整洁两种特征。

（三）性器期

性器期(phallic stage)指 3~6 岁阶段,儿童开始意识到自己与他人有性别之分,并且对自己的性器官产生兴趣,开始在行为上模仿父母中的同性别者,将性别意识内化进人格结构,形成"性别认同(sexual identification)"。若儿童为单亲子女,可能失去性别认同和模仿对象,易导致性别意识混乱。

（四）潜伏期

潜伏期(latent stage)指 7 岁至青春前期(大约 12 岁)阶段,儿童意识到男女间的性别差异,其性的发展出现一种停滞或退化的现象。在游戏或者团体活动中,都将自己局限在与自己同性的团体中,男生与男生玩,女生与女生玩,大量练习自我的性别角色,对异性关注较少,故称为潜伏期。

（五）生殖期

生殖期(genital stage)指青春期以后阶段,两性分化显著,性心理发展接近成熟,是人格发展的终点阶段,开始转变为以异性为正常交往对象的、社会化的成人,从而获得性心理的充分适应和满足。弗洛伊德认为这一时期若不能顺利发展,儿童就可能产生性犯罪、性倒错,甚至患精神病。他还认为,成人人格的基本组成部分在前三个发展阶段已基本形成,所以儿童的早年环境、早期经历对其成年后的人格形成起着重要作用,成人的某些变态心理、心理冲突都可追溯到早年创伤性的经历和压抑的情结。

二、心理社会发展理论

埃里克森（Erikson）的心理社会发展理论（psychosocial developmental theory）基本是从弗洛伊德的精神分析理论演变而来，但其人格发展理论较弗洛伊德的更为丰富和超越。其理论强调，个体的发展是生理欲望和所处文化力量的一种结合；人的发展可分为八个阶段，每个阶段的出现都建立在前一个阶段之上，各阶段之间密切关联。各阶段都有其相应的发展任务，任务得到恰当解决，就会获得较完整的同一性。发展任务处理不当或者失败，则会出现个人同一性残缺、不连贯的状态，即为发展危机。发展任务的处理结果会影响人的一生。艾瑞克森的八个发展阶段为：

1. 婴儿期（0~1 岁） 发展任务为（下同）基本信任和不信任的冲突，指最初的亲子关系及其质量，可直接影响婴、幼儿期安全感的建立。

2. 幼儿期（1~3 岁） 自主活泼与害羞（或怀疑）的冲突，儿童形成自我独立意识，出现第一反抗期，社会化倾向逐渐显化。

3. 学龄前期（3~6 岁） 积极主动与退缩内疚的冲突，表现积极探索行为，发展出自我主动性，若遇到限制性养育则表现为缺乏自信、自卑、退缩等。

4. 学龄期（6~12 岁） 勤奋进取与自贬自卑的冲突，儿童开始接受学校教育，接触更广泛的人际关系，从中习得社交技巧和处事能力。若学习成绩不良、社会关系发展不顺利，社会负面评价就会使儿童失去学习兴趣、产生自卑和挫败感。

5. 青春期（13~18 岁） 自我同一性和角色混乱的冲突，身体快速成长，第二性征出现，性功能开始成熟，既要面临本能冲动的高涨，又要面临新的社会要求和社会的冲突，儿童尝试将与个人有关的多个层面统合起来，建立一个新的同一性的自我整体，确立自己在别人眼中的形象，以及他在社会集体中所占的情感位置。但是，统合过程渐变而复杂，因此青春期常会出现"统合危机"，经常感到彷徨迷失。

6. 成年早期（19~39 岁） 友爱亲密与孤独疏离的冲突，自我认同在这个时期全面地发展，或发展出良好的人际关系和自我和谐，或在不利状况下发展为社会交往不良、恐惧、退缩、孤独等。

7. 成年中期（40~64 岁） 繁殖与停滞的冲突，人通过抚养家庭成员、为社会福利做出贡献时，其繁殖感（一种创造感和成就感）就会得到满足，否则发展出一种停滞感，缺乏生活动机和满足感。

8. 成熟期（成年晚期，65 岁以上） 指人生最后历程，个体倾向于减缓自己的创造力，开始反思自我成就，总结以往的成败等。

三、认知发展阶段理论

皮亚杰（Piaget）是认知发生论的创始人，他提出认知发展阶段理论，将儿童的认知发展分成以下四个阶段：

1. 感知运动阶段（出生 ~2 岁左右） 婴儿通过身体动作和感观经验的协调来建构对外部世界的理解。

2. 前运算阶段（2~7 岁） 儿童开始利用词汇、心理表象和图画等表征外部世界，反映最初的符号思维方式，并可超越当下的感观信息与身体动作的联系，但仍缺乏思维的运算能力。

3. 具体运算阶段（7~11岁） 这个阶段的儿童摆脱了具体事物的束缚,学会根据具体的现实事件进行逻辑推理,并可根据一定标准将事物进行分类,将运算能力运用到具体对象。

4. 形式运算阶段（11岁~青春期） 心理运算超越了真实情景中的具体对象,开始能够用假设来抽象对象;个体的推理能力更加抽象、逻辑性更强,且带有一定的理想主义倾向,并且可以根据概念、假设等为前提,进行假设演绎推理,得出结论。

四、儿童气质结构论

托马斯(Thomas)儿童气质(temperament)结构论认为儿童气质由九个维度构成,分别是活动水平、节律性、趋避性、适应性、反应强度、心境、持久性、注意分散和反应阈值,这九个气质维度的不同组合构成了每个儿童的不同气质,儿童气质不是一个单一结构,而是由多个维度(dimension)所组成的混合体。

托马斯等根据儿童气质的九方面表现,将婴儿气质划分为五种类型:

（1）容易型:约为40%,这类儿童吃、喝、睡、大小便等生理功能活动有规律,节奏明显,对新刺激的反应是积极接近,对新事物和新变化适应性强,情绪积极愉快,反应强度适中。这种特点的儿童适应有规律的程序,易接受新事物,对陌生人微笑,容易适应学校,能承受挫折和接受新规则。

（2）困难型:约为10%,这类儿童的生理功能不规则,对新刺激的反应消极退缩,对变化不适应或适应缓慢,强烈的消极情绪表现。这些儿童特征表现为睡眠和饥饿模式不规则,对新事物接受缓慢,适应时间延长,总是大声哭闹,遇到挫折容易发脾气。

（3）发动缓慢型:约为15%,这类儿童活动水平很低,行为反应强度很弱,情绪消极,逃避新刺激、新事物,适应缓慢。这些儿童的特点是:不管是积极的还是消极的反应都很轻微。在没有压力的情况下,他们会对新刺激慢慢产生兴趣,在新情境中一段时间后才逐渐活跃起来。

（4）中间偏易型:介于容易型和困难型之间,偏向容易型。

（5）中间偏难型:介于容易型和困难型之间,偏向困难型。

儿童气质理论的一个基本观点是气质无好坏之分,各种不同气质的儿童都是正常的孩子,困难气质和容易气质的儿童也是各有优缺点的,儿童气质的不同可能代表着儿童有着不同的天赋,气质的差异是一个儿童有别于其他儿童最为重要的心理特征之一。一般认为,儿童气质具有稳定性和可变性两大特征,气质的稳定性体现在儿童随着年龄的增长,其气质特征总是保持相对稳定,儿童在其婴儿期所表现出来的气质特征可以维持一生。当然,在环境因素的影响下,气质可以发生一定的改变,一个低适应的儿童通过环境的塑造或行为治疗,可以变得能够逐步适应,缺乏生活规律的儿童在有效的训练下可以变得较有规律,这就是气质的可变性。

五、依恋理论

依恋理论(attachment theory)主要用来描述儿童和主要养育者之间的关系模式和情感连接。依恋是一种当儿童感受到威胁或者不舒服时向依恋对象靠近并寻求依恋对象帮助的生物本能。依恋行为的潜在期望是依恋对象能帮忙移除威胁或缓解不舒适。这种连接主要基于儿童对安全感和被保护的需求。

（一）依恋行为的阶段

1. 出生后8周内 在此期间，婴儿用微笑、咿呀发声、哭声来吸引潜在养育者的注意。

2. 出生后2~6个月 婴儿逐渐开始区分熟悉和不熟悉的人，并对主要照料者表现出更多的反应，对主要照料者出现跟随和"黏人"的行为。

3. 出生后6个月~2岁 此阶段出现清晰明确的依恋行为。儿童趋向主要照料者的行为开始在想要获得安全感的基础上日益有条理和可预测。通常在儿童1周岁的时候，儿童就会呈现出一系列为了维持亲密关系的各种依恋行为，主要表现为分离时的抗议、养育者回归时的欢迎和欣喜、害怕时黏着照料者、尽最大的能力跟随主要养育者等。随着孩子运动能力的发展，儿童开始将养育者作为他们向外探索的"安全基地"，当养育者在身边时，儿童的探索行为就会更多、范围更广，因为他们的依恋系统是放松舒适的；反之，如果养育者不在身边或者反应性差，儿童的探索行为就被严重抑制，焦虑、害怕、疾病、疲劳等都会增加孩子的依恋行为。

（二）依恋类型

1. 安全型依恋 当父母在旁边时，与之存在安全型依恋的儿童可以自由向外探索，能和陌生人快速进行互动，当父母离开时，可以看到明显的伤心，父母回归时，也表现出开心的情绪。儿童的依恋很大程度上取决于父母对他们需求的敏感度，及时而一致地对儿童需求做出回应的父母通常会让他们的孩子有安全型的依恋，因为这些孩子信任父母。

2. 焦虑－矛盾型依恋 也称为"抵抗型依恋"。此种依恋类型的儿童在陌生情境中的探索行为和范围较小，即使有父母的陪伴也是如此。当主要养育者离开时，儿童通常非常伤心，但是当主要养育者回归时，却又表现出很矛盾的情绪。焦虑－矛盾型的反应策略和主要养育者不可预测的反应有关，而在养育者回归时所表现出的愤怒或者无助可以被认为是儿童在与主要养育者互动的历史经验中习得的一种方法，即通过这种方式"先发制人"，掌控交流主动权，期望将回归的主要养育者留在自己的身边。

3. 焦虑－回避型依恋 当离开的父母回归时，该型依恋的儿童会对他们采取回避或忽略的态度。无论有谁的陪伴，儿童都很少向外探索。他们不显示明显的分离焦虑，父母回归时，要么采用忽略回避的态度（A1亚型），要么既显示一点想要靠近养育者的倾向，又有一些想要回避的倾向（A2亚型）。研究认为，这是儿童掩饰焦虑的一种方式，这种假设被生理心理学研究所证实。

4. 紊乱型依恋 有学者发现，前三种依恋类型不足以概括所有的依恋表现，因而提出紊乱型依恋的概念。如果观察者发现儿童的前后表现不一致，相互矛盾，不能通过流畅稳定的方式获得与父母的亲近，则认为儿童的依恋为紊乱型依恋，这种情况暗示着依恋系统的紊乱。在陌生人情境中，该型依恋的儿童表现为过度恐惧，互相矛盾的行为或情感表现同时或顺次呈现，刻板行为，难以理解。当母亲离开后回来时，他们会跑到母亲身边，却不看她，或最初显得很平静，后来却爆发出愤怒的哭泣。与陌生人交往少，不友好，在陌生情境中行为杂乱无章。紊乱型依恋儿童经常表现出具有安全型、回避型、矛盾型三类型儿童的混合特点。

六、生态系统理论

生态系统理论（ecological systems theory）由布朗芬布伦纳（Bronfenbrenner）提出并完善，也被称作人际生态理论。该理论将人际关系分成了五套依次层叠的环境系统，这些系统彼此之间又相互影响。五个系统为：① 微观系统（microsystem）：直接环境，如家庭、学校、宗教组织、同龄群体、邻居等。②中间系统（mesosystem）：由直接环境（微系统）之间的联系构成，如儿童的家和学校之间的联系互动、儿童的伙伴和儿童家人之间的联系互动等。③外层系统（exosystem）：间接发生影响的外部环境条件，如父母的工作场所，父母得以升职或者经常出差，这些都有可能影响父母双方之间以及父母与儿童的互动模式。④宏观系统（macrosystem）：个体生存的较大的文化背景，如，东、西方文化，国家经济、政治体制、亚文化等。⑤ 时间系统（chronosystem）：环境事件与生活方式在人生整体时间轴上的改变，以及在社会历史环境中的改变，例如，离异是一种生活方式的转变，研究发现，父母离异对儿童的负面影响在离异后第一年内达到高峰，而后趋于稳定和平缓。自 1979 年以来，布朗芬布伦纳提出生态系统理论后，引起了巨大反响，很多心理学家开始研究儿童发展与他们生存的各种环境之间的关系，这些环境（从微系统到时间系统）被认为是影响儿童发展到成人阶段的重要影响因素。

（静 进）

第二章

影响儿童发育与行为的因素

第一节　遗传与出生缺陷

【导读】

随着疾病谱的变迁,出生缺陷越来越受到广泛的关注。《中国出生缺陷防治报告（2012）》显示,我国出生缺陷总发生率约为5.6%,以全国年出生数1 600万人计算,每年新增出生缺陷约90万例。出生缺陷的病因非常复杂,包括遗传因素、环境因素以及遗传与环境的相互作用,其中遗传因素是非常重要的原因。有研究分析2 905例出生缺陷患者的病因,发现41.0%为遗传因素所致。随着近几年遗传学技术的迅速发展,越来越多的染色体异常或基因异常被发现。所谓非遗传性出生缺陷中相当一部分实际上为遗传因素所致。

一、染色体异常

（一）染色体病

遗传物质突变有时可涉及染色体上的很大一部分发生变化,当这些变化能用光学显微镜观察到时（>5Mb）,就称之为染色体异常（chromosome abnormalities,也称染色体病）。染色体异常包括染色体数目或结构异常。染色体数目异常是指整条染色体的丢失或者增加,染色体结构异常包括缺失（del）、易位（der）、倒位（inv）、环形染色体（ring chromosome）和等臂染色体等大片结构改变。怀疑染色体异常可以通过染色体核型分析确诊。染色体核型分析的适应证:①有先天性多畸形、生长发育迟缓、智力低下和特异性皮肤纹理异常者;②习惯性流产、孕早期流产的夫妇;③原因不明的不育夫妇;④内外生殖器发育不良或畸形者;⑤生过染色体异常患儿的夫妇;⑥家系中有染色体异常或染色体平衡易位携带者。

（二）染色体微缺失综合征（邻近基因综合征）

由于小于5~10Mb的缺失在常规染色体核型分析中不能发现,只能通过荧光原位杂交（FISH）或以DNA为基础的检测（如MLPA、aCGH）才能发现,因此把这类缺失称为染色体微缺失综合征（chromosomal microdeletion syndrome）。目前,已经发现了数十种由微小缺失导致的临床综合征,如Willams-Beuren综合征（7q11.23缺失）、Alagile综合征（20p12缺失）、DiGeorge综合征（22q11缺失）。染色体微缺失综合征是心脏畸形（CHD）中最常见的染色体重排类型。如22q11.2微缺失,11q染色体末端缺失,11q染色体末端包括1个心脏发育的关键区,编码40个基因,54%的11q染色体末端缺失表现为CHD。了解这些染色体异常能够导致哪些先天缺陷,对指导围产医学及围产期保健工作有重要的临床价值。

二、基因异常

基因异常是指基因在结构上发生碱基对组成或排列顺序的改变。按照基因结构改变的类型，突变可分为碱基置换、移码、缺失和插入 4 种。按照遗传信息的改变方式，突变又可分为错义、无义两类。这些基因突变可以通过基因诊断技术进行分析。

（一）单基因突变

单基因突变可以通过基因测序技术诊断。基因测序技术包括第一代测序技术、第二代测序技术和第三代测序技术。第一代测序技术即 DNA 末端终止法测序技术（Sanger 测序），主要用于临床诊断明确的单基因疾病。第二代测序技术的特点为通量高、快速、高效，并为先天缺陷的机制研究带来重大变革。二代测序技术包括全基因组测序（whole genome sequencing）、全外显子测序（whole exome sequencing，WES）和疾病序列测序技术（disease target sequencing，DTS）。

1. 全基因组测序　是指对某种生物的基因组中的所有基因进行测序，能真实反映整个生物体的全部遗传信息。

2. WES　是指对基因组全部外显子区域的 DNA 进行测序，相当于基因组序列的 1%，涵盖了大部分与个体表型相关的功能变异，对疾病及性状表型起着关键的作用。该技术更加准确、高效、经济、简便。

3. DTS　与 WES 相比，可以按临床需要把某一类疾病和临床表型相关的所有致病基因整合到一个基因测序包中进行高通量测序，特别适合临床病因异质性强的疾病。优势在于目标区域更加集中，测序成本进一步降低，测序和数据分析的周期进一步缩短，更符合临床病因学诊断的需求。目前 DTS 已成功应用于智力障碍、孤独症、发育迟缓和遗传代谢病等疾病的基因诊断中。

（二）基因拷贝数变异

基因拷贝数变异（copy number variations，CNVs）是由基因组发生重排而导致的，一般指长度 1kb 以上的基因组大片段的拷贝数增加或者减少，主要表现为亚显微水平的缺失、插入、重复和复杂多位点的变异。CNVs 分为 3 类：明确致病的 CNVs（已知微小缺失或微复制综合征）、潜在致病的 CNVs 和多态性 CNVs（良性）。尽管多数 CNVs 不会致病，但可使正常人群出现遗传学差异。由于 CNVs 数量大，且常发生变异，与人类疾病的发生愈加相关。CNVs 存在于约 12% 的人类基因组中，可以干扰基因表达调控，从而改变临床表型而引起疾病。另外，CNVs 还能与其他变异发生相互作用，如某条染色体上的缺失能够暴露对应染色体上隐性遗传的有害等位基因，相反，有害突变基因复制可能会产生双倍的功能效应。迄今为止，已有许多研究表明，CNVs 与智力障碍、孤独症、精神分裂症的发病相关。

DNA 拷贝数变化技术主要包括多重连接探针扩增技术（multiplex ligation-dependent probe amplification，MLPA）和微阵列比较基因组杂交（array-based comparative genomic hybridization，aCGH）。MLPA 可检测 20bp 以上的微缺失或重复，经济、高效、特异，但是检测范围有限，仅能检测出 50~100 个基因位点，不能覆盖整个基因组，可检测的疾病包括：Prader-Willi 综合征、Angelman 综合征和 Williams 综合征等微缺失或微重复综合征。aCGH 可检测大于 2kb 以上的重复或缺失，可以覆盖整个基因组。染色体微缺失、微重复综合征是由微小的、经传统细胞遗传学分析难以发现的染色体畸变而导致的具有复杂临床表现的遗传性疾病。畸变小于 5Mb，是基因组疾病中最常见的类型。目前至少发现 67 余种，发病率 1/50 000~1/4 000，常见临床表型为：智力发育迟缓、孤独症、精神行为改变、特殊面容、生长发育异常、内脏器官畸形等。2009 年，中南大学医学遗传学国家重点实验室对 341 例染色体核型分析正常的智力障碍、多发畸形患者进行检测，发现 70 例患者存在染色体微缺失或和微重复，总体阳性率为 20.5%。利用 aCGH 和 aSNP 技术对不明原因的 MR 患者的检出率约为 25%，是筛查整个基因组缺失、插入与重复的非常灵敏的技术。

（三）遗传代谢病

遗传代谢病是氨基酸、有机酸、糖、脂肪、激素等先天性代谢缺陷的总称，虽然每种疾患均属少见病，但因病种繁多，累积患病率相当可观，危害极大，造成智力障碍等缺陷。大多数遗传性代谢病为单基因遗传性疾病，少数为线粒体病。这类疾病除了基因改变以外，还可以引起蛋白质和酶的改变，因此，根据酶、蛋白质或代谢产物的生物化学分析也可以做出诊断，如苯丙酮尿症、丙酸血症和甲基丙二酸血症等。目前，随着氨基酸分析气相色谱 - 质谱（GC-MS）和串联质谱（MS-MS）技术的应用，我国氨基酸、有机酸及脂肪酸等遗传代谢病的筛查与诊断有了很大提高。由于遗传代谢病表现复杂，诊断分析时除参考病史、家族史、临床表现与常规化验外，确诊时须依赖特殊生化检测，如血、尿、脑脊液的氨基酸分析，有机酸、脂肪酸、肉碱分析，血液脂酰肉碱谱分析，负荷试验测定等，明确有无物质蓄积或生理活性物质减少。遗传代谢病的筛查与诊断程序见图 2-1-1。

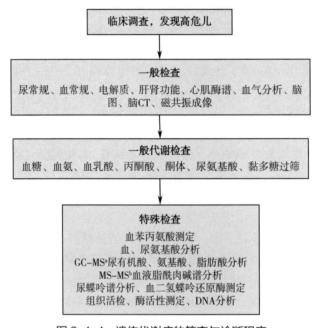

图 2-1-1　遗传代谢病的筛查与诊断程序
注：[a]GC-MS：气象色谱 - 质谱联用分析；[b]MS-MS：串联质谱分析

三、表观遗传

表观遗传（epigenetic）是在不影响 DNA 序列的情况下改变基因组的修饰，即表观遗传修饰。这种改变不仅可以影响个体的发育而且可以遗传。表观遗传修饰包括 DNA 甲基化、组蛋白修饰、染色质重塑、基因组印记和 RNA 相关沉默等。这类变异被认为是导致遗传物质一致的孪生子出现个体差异的主要原因。表观基因变化不同于基因变化,基因的转变是一个质的转变过程,而表观基因改变是一个量变的过程。

精神疾病是一组脑功能性疾病,病因不清,一直以来,遗传因素是被公认的病因学因素,但随着遗传学研究的深入,遗传学病因学说既受到肯定,又存在很多质疑。由于表观遗传既可以遗传又受周围环境因素的影响,这个特征可以更好地解释传统遗传学研究中的质疑。精神疾病的发生不能归于单个的基因突变,可能存在多个基因或多个控制表达的信号功能异常。有学者发现 DNA 甲基转移 mRNA 在精神分裂症患者脑内选择性高表达,间接提供了基因甲基化状态与精神分裂症相关性的证据。随着相关检测技术的发展,表观遗传学研究将会得到更为深入的开展,并有望为精神疾病病因研究带来新的希望。

四、出生缺陷的遗传学研究

(一)多发畸形

多发畸形与染色体异常明显相关,许多染色体异常经常表现为多发性结构畸形。胎儿畸形部位越多,其患染色体异常的可能性就越大。Kleeman 等的研究表明,如果畸形数为 2 个或 2 个以上时,发生染色体异常的风险率为 29%,当检出的畸形数为 5 个或 5 个以上时,其发生染色体异常的风险率上升到 70%。另外,相对于单一做染色体核型分析来说,array-CGH 技术能大大提高检出率。传统的染色体核型分析异常检出率约 1%~2%,而 array-CGH 对染色体异常的检出率提高 5.2%。传统的核型分析可用于比较明显的染色体综合征、家族性的染色体重排和习惯性流产的病例。array-CGH 技术能在分子细胞遗传的水平上提高染色体病检测的敏感性。

(二)智力障碍

智力障碍(intellectual disability, ID),又称为智力发育障碍(intellectual development disorder),以认知功能和社会适应功能缺陷为主要临床特征。其病因复杂,遗传学因素占50% 以上。20 世纪 70 年代发展起来的染色体核型分析仅可以确诊少数 ID,如 21- 三体综合征(Down's syndrome)和猫叫综合征(cri du chat syndrome,又称 5p- 综合征,chromosome 5p deletion syndrome)等。很多 ID 由于缺乏特异性的症状、体征、生化异常指标或影像学变化,病因学诊断十分困难。1995 年和 2002 年分别由 Flint J. 和荷兰 Schouten 等发展起来的 FISH 技术和多重连接探针扩增技术(multiplex ligation-dependent probe amplification, MLPA)进一步揭示亚端粒重组是导致 ID 的重要病因。应用 FISH 和 MLPA 技术,可以提高临床的诊断率,同时帮助临床医师识别这些疾病的特征,如 Williams 综合征(Williams syndrome)、Prader-Willi 综合征(Prader-Willi syndrome)、Angelman 综合征(Angelman syndrome)、Wolf-Hirschhorn 综合征(Wolf-Hirschhorn syndrome)等。FISH 和 MLPA 技术弥补了由于染色体核型分析分辨率低不能发现的染色体微小重排。在没有芯片和二代测序平台的条件下是一个可靠、经济的诊断方法。与芯片和二代测序相比,MLPA 成本较低、所需设备简单、流程短,能为患者节省诊断时间。但是 MLPA 技术检测的位点数少,不能覆盖全基因组,因此,更适合于特定疾病的研究和筛查。传统技术结合 MLPA,对 ID 的筛查率约为5%~10%。

近年来,随着微阵列比较基因组杂交技术(microarray comparative genomic hybridization, microarray-CGH）与以单核苷酸多态性（single nucleotide polymorphism，SNP）基因分型为基础的阵列技术（SNP-array）的发展和应用,可在全基因组范围内进行拷贝数变异（copy number variations，CNVs）分析,多项研究结果证实 CNVs 是导致 ID 的重要原因。该技术的分辨率是传统核型分析技术的 10~10 000 倍。应用 microarray-CGH 和 SNP-array 技术发现部分 ID 患儿存在罕见 CNVs,从而识别出一系列新的微缺失或重复综合征。目前,在美国,对于 ID 患儿,microarray-CGH 已经取代传统的核型分析作为常规的一线细胞分子遗传学检测方法,其病因学诊断阳性率达到 20% 以上。

但是,microarray-CGH 和 SNP-array 不能检测无 CNVs 改变的其他遗传变异,例如点突变。而二代测序技术可以发现单基因突变。封志纯领导的研究小组应用二代测序技术及目标序列捕获技术对 40 例经过常规遗传学检测未能明确诊断的 ID 患者进行了 384 个已知智力障碍相关基因的深度测序,阳性检出率达 55%;其中 23 个突变为国内外首次报道的新发突变,所有突变均导致保守的氨基酸残基发生改变。

目前,已根据上述技术建立实用而有效的诊断策略,如图 2-1-2 所示。

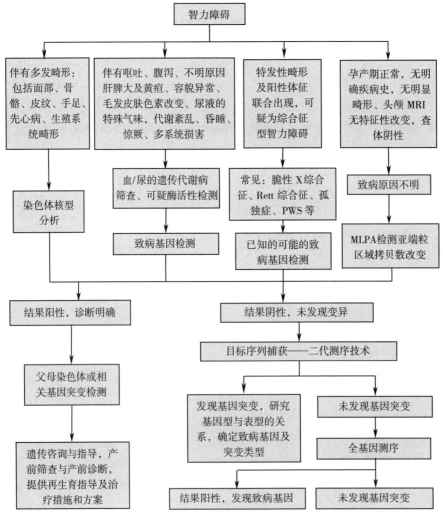

图 2-1-2 智力障碍诊断策略流程图

（三）孤独症谱系障碍

孤独症谱系障碍（autism spectrum disorder, ASD）患者一般在 3 岁以前发病，典型表现为语言发育障碍、社会交往障碍、兴趣范围狭窄和行为刻板。国内外学者对孤独症谱系障碍的病因进行了大量的研究，更多证据显示该病与遗传因素密切相关，同卵双胞胎共同患病率为 70%~90%，而异卵双胞胎为 0~10%。近年来，随着拷贝数变异（CNVs）、全基因组关联分析（genome-wide association studies, GWAS）和全外显子测序（whole-exome sequencing, WES）等新遗传标记和新技术的运用，孤独症谱系障碍的遗传病因学研究取得了许多新进展。

1. 染色体分析　大约 1%~2% 的孤独症谱系障碍患者存在染色体异常（包括染色体的断裂、易位、重复和缺失），这些异常可以通过高分辨率 G 带和染色体原位荧光杂交技术进行检测。几乎每一条染色体都发现异常，报道频率较高的主要有 5p15、15q11-q13、17p11 和 22q11.2，15q11-q13 异常是孤独症谱系障碍最常见的染色体异常，在该区域存在编码 γ- 氨基丁酸（GABA）受体的基因 *GABAB3* 和导致 Angelman 综合征的基因 *UBE3A*。Angelman 综合征患者具有部分或完全孤独症谱系障碍的临床表现，这些患者均存在 15q11-q13 异常。

2. 连锁分析　连锁分析是常用的寻找致病基因的方法。目前与孤独症谱系障碍有关的连锁分析结果具有明显的异质性，不同的研究提示几乎在每条染色体都发现连锁位点，其中报道重复性比较高的连锁位点主要位于 2q、7q 和 17q。报道最多的位点是 7q，在这一区域包含 *RELN*、*FOXP2*、*WNT2* 和 *CADPs2* 等孤独症谱系障碍的候选基因。

3. 候选基因　在神经系统广泛表达，参与中枢神经系统功能调节，影响社会交往和语言发育的基因往往作为孤独症谱系障碍的候选基因。除了传统的 GABA 受体和 5- 羟色胺（5-HT）相关基因之外，近几年的研究证实，突触运动调节基因和钙离子相关基因也是孤独症谱系障碍候选基因，如突触运动调节基因 *SHANK* 基因家族，编码 L 型钙离子通道蛋白 CaVl.2、CaVB2 和 CaVl.4 的基因等。编码 L 型钙离子通道蛋白 CaVl.2 的基因 *CACNAlC* 发生突变能够导致多器官功能障碍，主要表现为 QT 间期延长、并指 / 趾和孤独症谱系障碍。编码 L 型钙离子通道蛋白 CaVl.4 的基因 *CACNAlF* 发生突变则诱发 CSNB2，主要表现为认知受损和孤独症谱系障碍。

4. 拷贝数变异　拷贝数变异的位置和对基因功能的改变与孤独症谱系障碍的发生密切相关。虽然不同的孤独症谱系障碍患者的拷贝数变异频率和位置不尽相同，但多项研究显示 6p11.2 拷贝数变异和 1q21.1 拷贝数变异是比较具有代表性的。16p11.2 拷贝数变异在许多项研究中得到证实。该位点的拷贝数减少不仅表现为孤独症谱系障碍，还表现为注意力缺陷、多动、焦虑、癫痫和精神分裂症等。而该位点拷贝数增加除了表现为孤独症谱系障碍、注意力缺陷、焦虑和精神分裂症，还表现为不同程度的肥胖。1q21.1 拷贝数变异具有非常广泛的临床表型。孤独症谱系障碍患者中该位点拷贝数增加的概率更高，该位点拷贝数减少则更多地表现为小头畸形、注意力缺陷、多动、反社会行为、焦虑、癫痫、发育延迟、抑郁症、精神分裂症、心脏病和白内障等。

5. 基因组扫描　全基因组关联分析（genome-wide association study, GWAS）发现位于 5p15 的一个 SNP 与孤独症谱系障碍高度关联，该位点位于基因 *sEMA5A* 和编码味觉（苦味）受体蛋白的基因 *TAs2R1* 之间，进一步的研究证实孤独症谱系障碍患者血液和大脑组织中

sEMA5A 的水平低于正常儿童。

6. 外显子测序 外显子测序技术有利于新发突变的发现。2011 年研究者通过对 20 位孤独症谱系障碍患者及其父母外显子测序,发现了 21 个新发突变,其中的 11 个引起蛋白结构的改变,这些突变大多位于蛋白序列的保守区域。此外还发现了 SCN2A、KAT-NAL2、CH8、BRCA2、FAT1 和 KCNMA1 的新发突变。但这些新发突变可能只是增加孤独症谱系障碍的发病风险,而并不能直接导致孤独症谱系障碍。最近两项有关孤独症谱系障碍的外显子测序研究将 100 多个基因与孤独症谱系障碍联系起来,其中 60 个基因满足"高可信度"阈值,表明这些基因突变有超过 90% 的机会引发孤独症谱系障碍。这两项研究所涉及的基因主要包括三类,分别参与和影响突触形成和其功能、基因的转录、染色质结构的稳定。

到目前为止,由遗传因素导致的 ASD 病例约占总病例数的 35%,符合孟德尔遗传规律的单基因突变造成综合征型的 ASD 患者,如 MECP2、FMR1 和 UBE3A(ubiquitin protein ligase E3A)等,占总病例的 10%;影响基因剂量的拷贝数变异(copy number variations,CNVs)和干扰基因功能的单核苷酸变异(single nucleotide variations,SNVs)约占 ASD 总数的 25%。一些有 ASD 临床表现的综合征患者,其致病基因已得到鉴定,如脆性 X 染色体综合征(fragile X syndrome,FXS)和 Rett 综合征(Rett syndrome),分别由 FMR1 和 MECP2 突变所致。非综合征罕见类的突变包含单核苷酸变异、小片段的插入和缺失、染色体重排如转座和倒置、单基因的重复和缺失等。已经有数百个基因显示与孤独症谱系障碍相关联,但不同研究的重复性较差,尤其是非综合征型的 ASD 患者,很难将基因诊断应用于临床。表观遗传学等一些新技术的不断成熟和运用,以及对孤独症谱系障碍儿童进行亚组分型和新策略的运用,有望进一步阐明孤独症谱系障碍的遗传基础。

(四)耳聋

先天性耳聋(epicophosis)是最常见的出生缺陷之一,也是最常见的感觉神经系统疾病,可导致言语交流障碍,严重影响生活质量。研究表明约 60% 的耳聋由遗传因素导致,即遗传性耳聋。其中综合征性耳聋约占 30%,非综合征性耳聋约占 70%,具有高度遗传异质性。大部分非综合征性耳聋由单基因突变导致,按遗传方式分为常染色体显性遗传、常染色体隐性遗传、X 染色体连锁遗传和线粒体 DNA 母系遗传,分别占 15%、80%、1% 和 4%。据估计,耳聋基因有 600 多个,已明确的非综合征性耳聋基因超过 70 个,在耳聋人群中,常见的致聋基因有 GJB2、SLC26A4 和线粒体 DNA12S rRNA A1555G 突变,这些基因导致的耳聋占 30%~40%。耳聋基因的突变类型多样,包括点突变、小片段插入缺失(indel)、拷贝数变异(copy number variations,CNVs)和结构变异(structural variations,SVs)等。目前,我国已成立了"中国遗传性耳聋基因研究战略联盟",正致力于建立大规模的中国耳聋人群基因变异数据库,建立适用于中国人群的耳聋基因大规模平行测序诊断流程。

(五)先天性心脏病

先天性心脏病(congenital heart disease,CHD)是人类最常见的出生缺陷疾病,是婴幼儿非感染性疾病中最主要的死亡原因。在国内文献报道的出生缺陷监测结果中,CHD 的发病率为 25.1/10 000。染色体微缺失综合征是心脏畸形中最常见的染色体重排类型。腭-心-面综合征(velo-cardio-facial syndrome,VCFS)的主要临床症状包括腭部发育异常、心脏畸形、特殊面容、认知和精神异常等,多数腭心面综合征患儿有 22q11.2 微小缺失。11q 染色体末端包括 1 个心脏发育的关键区,编码 40 个基因,54% 的 11q 染色体末端缺失表现为 CHD。

另外,多种类型的 CHD 也与一系列的单基因突变有关。单基因突变所致的 CHD 可以被分为两类:非综合征型 CHD 和综合征型 CHD。Marfan 综合征是最早发现的与单个基因突变有关的综合征之一,由原纤维蛋白基因(*FBN1*)缺陷造成,基因定位于染色体 15q21.1。Noonan 综合征即先天性侏儒痴呆综合征(congenital dwarfism dementia syndrome),临床特征表现为:心脏畸形(肺动脉狭窄及肥厚性心肌病)、特殊面容、身材矮小、蹼状颈及智力低下等,与 *PTPN11*、*SOS1*、*KRAS*、*RAF1*、*BRAF*、*SHOC2* 和 *MEK1* 基因突变有关,其中 *PTPN11* 基因为主要的致病基因。Ellis-Van Creveld 综合征又称为软骨外胚层发育不良综合征(chondroectodermal dysplasia syndrome),为染色体隐性遗传,由 4 号染色体上 *EVC* 基因突变造成。CHARGE 综合征,表现为心脏异常(圆锥动脉干和主动脉弓异常)、眼缺失、后鼻孔闭锁、发育迟缓以及生殖器和耳畸形等多种出生缺陷,是由 DNA 结合蛋白解螺旋酶家族的 *CHD7* 基因突变所致。绝大多数的 CHD 为孤立性即非综合征型,目前,对于这部分 CHD 的遗传机制的解释大多来自对家系的连锁分析。至今为止,基于家系的分析研究已经定位了多个能够引起心脏畸形的基因,包括 *NKX2.5*、*ANKRD1*、*GATA4*、*TDGF1*、*ACVR2B*、*ELN* 等。另外,心脏特异转录因子的突变是 CHD 遗传学方面的主要病因,研究显示,*NKX2.5*、*TBX5*、*GATA4* 为单纯性 CHD 中 3 个最主要的致病基因,它们协同作用,调控许多下游基因的正常表达。一些表观遗传学的改变也在耳聋的发生中起重要作用,例如,miR-96 突变会导致人和小鼠的渐进性失聪,异常的 CpG 岛甲基化与一些耳聋综合征的发生有关等。

（六）精神障碍

精神障碍(mental disorder, MD)是大脑功能活动发生紊乱,导致认知、情感、行为和意志等精神活动不同程度障碍的总称。常见的有情感性精神障碍、脑器质性精神障碍等。绝大多数精神障碍均表现出显著的家族聚集性,且血缘关系越近,患病率越高。几种常见精神障碍的遗传度分别为:双相障碍 80%~85%,精神分裂症 80%,焦虑障碍 20%~65%。

通过连锁研究与关联分析,发现与精神分裂症高度连锁的染色体区域有 1q21-q22、5q21-q23、6p22-24、6q21-q25、8p12-p21、10p11-p15、10q25.3-q26.3、13q32-q34、22q11 等;双相障碍(BPD)高度连锁的染色体区域有 6q21-q25、8q24、9p22.3-p21.1、20q11.21-q22.1、13q、14q24.1-q32.12、16p13、22q 等;有关精神分裂症的候选基因主要包括多巴胺受体、多巴胺转运体、5-羟色胺转运体、离子型谷氨酸受体红藻氨酸盐受体、代谢型谷氨酸受体等基因。双相障碍的易感基因有脑源性神经营养因子、DAOA、DISC2、GRIK4、5-HTT、色氨酸羟化酶 2 等。焦虑障碍候选基因有氨基丁酸(GABAA 和 GABAB)受体、5HT1D 受体、DRD4、眼碱性乙酰胆碱受体和胆囊收缩素基因等。

2006 年起,对常见精神障碍进行了全基因组关联研究。但无论是连锁研究、候选基因关联研究,还是 GWAS,精神障碍的易感基因和/或位点的结果均呈现出较高的异质性,重复性较差。进一步纯化临床表型,寻找出疾病和基因之间相对稳定的指标,将有助于精神疾病的遗传学机制研究。一个较为现实的目标是期望能够发现某些基因,其所编码的蛋白参与调解人类对环境适应能力的细胞学和脑功能机制,这些基因在特定生物通路上共同发挥作用,一旦出现问题将可能导致精神障碍的患病风险升高,可能有数百个基因共同增加疾病易感性,这些基因的功能缺陷均可能会影响脑发育和功能,表现出独立于目前任何一种精神障碍之外的脑功能异常。总之,精神障碍的遗传度较高,但遗传机制尚未阐明。

（七）抽动秽语综合征

抽动秽语综合征（Gilles de la Tourette's syndrome, GTS, TS）的遗传模式不明,美国和西欧的多项家系及双生子研究显示遗传因素在 TS 的传递及外显中起重要作用。TS 患者一级家属患病率较正常人群一级家属增加了 10~100 倍。在双生子研究中,单卵双生共同发病率为 77%,而异卵双生的共同发病率是 23%。早期的分离分析提示遗传模式可能是常染色体显性遗传伴外显不全,随后研究表明多基因背景遗传。1996 年,Walkup 等的研究表明 TS 的遗传模式是以主位点与多因素背景共同作用,主位点起 50% 以上的作用,多因素背景起 40% 的作用。

对 TS 家系的细胞遗传研究显示 TS 可能与 7q22、7q3l、7q35~36、8q22、9p、13q、16q 有关。全基因组扫描及连锁研究发现 TS 与一些染色体特定位置存在连锁证据,包括染色体 lp、2pll、3p、3q、4p12、4q34、5q35、7q3l、8q22、9q、10p14、15、11q23~24、13q12、17q25。 在候选基因研究中主要涉及多巴胺受体基因、肾上腺素受体基因、5- 羟色胺受体基因、去甲肾上腺素转运体基因、酪氨酸羟化酶基因、SLITRKl 途径基因和儿茶酚邻位甲基转移酶基因等。但是研究结果的重复性不好,因此,重要的 TS 基因尚未分离。单从基因遗传研究未能阐明其病理生理学机制。现代分子生物学认为细胞生物信息表达的调控同时受遗传和表观遗传作用,表观遗传结合基因遗传研究可能是将来 TS 研究的重要方向。

（八）注意缺陷多动障碍

遗传学研究显示注意缺陷多动障碍（attention deficit hyperactivity disorder, ADHD）的发生多是家族性的,遗传度为 60%~90%。但是在基因水平上的研究结论不尽相同甚至矛盾,其原因可能与遗传样本的获得、ADHD 的遗传异质性、ADHD 表型的复杂性、多基因病遗传分析方法的缺陷有关。目前对 ADHD 基因水平的研究包括 ADHD 与 5- 羟色胺系统基因、多巴胺系统基因、儿茶酚胺系统基因等。多个国家的 ADHD 基因连锁分析结果显示 ADHD 的主要区域位于 5p13、6q、9q、11q 和 17p11,这些染色体位点可能为 ADHD 致病基因隐藏的部位。但目前的研究结果还远远不够,需要更进一步的研究结论来验证并补充新的候选基因研究。

【专家提示】

- 影响儿童发育与行为的遗传因素主要包括染色体异常、基因异常、表观遗传改变等几大类型。
- 与遗传因素相关的出生缺陷和行为障碍包括多发畸形、智力障碍、孤独症谱系障碍、先天性心脏病、精神障碍、抽动秽语综合征、注意力缺陷多动障碍等。
- 大多数出生缺陷及发育障碍的遗传学机制尚未阐明,候选基因较多,但特异性不强。对儿童行为发育的全面了解需要考虑基因、环境及后天因素的相互作用。

（麻宏伟）

第二节　营养因素和环境毒物

【导读】

行为的发生发展是很多因素相互作用的产物,其中营养及环境毒物在其中扮演了什么角色? 本节就这两个方面做一些基本理论知识的介绍。

环境对发育与行为的影响是广泛的。大脑有被环境塑造的潜能,这种环境对大脑的影响除了有益的、功能性的正性影响以外,还可能存在有毒的、功能性的负性影响。目前认为,神经发育性疾病是遗传与环境交互作用的结果。营养因素和环境毒物属于影响儿童发育与行为的环境因素。

一、营养因素

营养(nutrition)是指人体摄取、消化、吸收以及利用食物中物质以满足机体生理需要的生物学过程。食物中可给人体提供能量、机体构成成分和组织修复以及生理调节功能的化学成分称为营养素(nutrients)。营养素分为能量(energy)、宏量营养素(macronutrients)(蛋白质、脂类、碳水化合物)、微量营养素(micronutrients)(矿物质和维生素)和其他膳食成分(other dietary elements)(膳食纤维、水)。

(一)能量

能量是维持人体生命活动最重要的营养成分之一。生命过程就是一个能量摄入、储存与消耗的动态过程。成人的能量摄入主要用于维持基础代谢(basal metabolism,BM)、体力活动消耗、排泄及食物热效应;而儿童还需要较多的能量用于支持生长发育,故儿童单位质量所需的能量较成人多。能量的统一计量单位为焦耳(Joule,J)或卡(calorie),通常以千卡(kilo-calorie,kcal)作为能量摄入的通用单位,两者的转换关系为1kcal=4.184kJ。

婴儿早期的生长速率比其他任何时期都快,在足月新生儿身上,脑占全身重量的10%,消耗40%以上的总基础能量。快速生长发育时期的儿童容易受到营养不良的影响,这种易感性在早产儿、患有影响吸收和生长的慢性疾病的幼儿、喂养问题和行为发育迟缓的儿童身上普遍存在。部分发育行为疾病患儿还存在一些特殊的能量需求,5岁以上脑瘫、唐氏综合征、脊柱裂、Prader-Willi综合征患儿的热量需要估算指南已经出版(表2-2-1)。临床上应重视儿童及特殊发育行为疾病患儿的能量需求,酌情加减,以满足生长发育所需。

表 2-2-1　部分 5 岁以上特殊发育行为疾病儿童能量需求

疾病	状态	能量需求（kcal/cm）
脑性瘫痪或运动功能障碍	中度，可行走	14
	重度，无法行走	11
唐氏综合征	女	14
	男	16
Prader-Willi 综合征	维持生长	10~11
	体重下降	8.5
脊柱裂	维持生长	9~11
	体重下降	7

（二）宏量营养素

1. 蛋白质（protein）　蛋白质参与构成机体组织和器官的重要成分，是生命的物质基础，同时释放能量，是人体能量来源之一。蛋白质的基本单位是氨基酸，其中参与构成人体的有 20 种。在这 20 种氨基酸中，有 9 种（亮氨酸、异亮氨酸、缬氨酸、苏氨酸、蛋氨酸、苯丙氨酸、色氨酸、赖氨酸、组氨酸）不能合成或合成速度不足，需要由食物提供，称为必需氨基酸。人体所需蛋白质来源于多种食物，若食物蛋白质中各种必需氨基酸的构成比例（即氨基酸模式）与人体蛋白质的氨基酸模式接近，则其生物利用率高，称为优质蛋白，如动物蛋白、大豆蛋白等。

据《中国居民膳食营养素参考摄入量（2013 版）》，6 月龄婴儿的蛋白质适宜摄入量（adequate intake，AI）为 9g/d，7~12 月龄婴儿蛋白质的推荐摄入量（recommended nutrient intake，RNI）为 20g/d，1 岁后逐渐增加，至成年后男性 65g/d，女性 55g/d。蛋白质的过多摄入可影响体内钙的吸收。婴幼儿生长旺盛，保证优质蛋白质供给非常重要，优质蛋白质应占 50% 以上。食物的合理搭配及加工可达到蛋白质互补，提高食物的生物价值。研究发现，高蛋白和高能量饮食，可促进围产期脑损伤婴儿头围、皮质脊髓束轴突直径、体重及身长的增长。当能量摄入低于 209.2J/kg（50cal/kg）时，儿科肠内营养产品可能就不足以提供充分的蛋白质，需增加蛋白质添加剂。咀嚼肉类有困难、逃避进食和挑食严重的儿童，可能较少经口摄入高质量食物蛋白。

2. 脂类（lipid）　包括脂肪（fat）和类脂（lipoids）。构成脂肪的基本单位是脂肪酸，人体不可缺少而又不能自身合成，必须由食物供给的多不饱和脂肪酸称为必需脂肪酸（essential fatty acid，EFA）。ω-3 系列中的 α- 亚麻酸和 ω-6 系列中的亚油酸是人体的两种必需脂肪酸，亚油酸可衍生多种 ω-6 型多不饱和脂肪酸，如花生四烯酸（arachidonic acid，AA）；α- 亚麻酸可衍生多种 ω-3 型多不饱和脂肪酸，包括二十碳五烯酸（EPA）和二十二碳六烯酸（DHA）。必需脂肪酸对细胞膜功能、基因表达、防治心脑血管疾病和生长发育都有重要作用。研究发现，EPA 有助于降血脂、预防动脉粥样硬化和防止心肌缺血；DHA 约占大脑皮质和视网膜总脂肪酸含量的 30%~45%，对维护脑功能和视敏度有重要作用。必需脂肪酸的缺乏会影响机体的新陈代谢，造成学习能力下降、视力异常或引起生长停滞、皮肤疾病等。

亚油酸主要存在于植物油、坚果类（核桃、花生）；亚麻酸主要存在于绿叶蔬菜、鱼类脂肪及坚果类，母乳中亦含有丰富的必需脂肪酸。儿童时期，由于神经纤维的髓鞘化和大脑的快速发展，儿童对脂肪的需求量高于成人。常用提供能量的百分比来表示脂肪类的 AI，6 个月以下脂肪供能占婴儿总能量的 48%，7~12 月龄为 40%，1~3 岁为 35%，4 岁以上人群为 20%~30%。

3. 碳水化合物（carbohydrates） 又称糖类，包括单糖（葡萄糖、果糖）、双糖（蔗糖、乳糖等）、寡糖（棉子糖、水苏糖等）和多糖（主要为淀粉），是主要的能量来源。碳水化合物还参与构成细胞和组织的重要成分：脑和神经组织含大量糖脂，主要分布在髓鞘上；核糖和脱氧核糖是构成核酸的重要成分；细胞含糖类 2%~10%，广泛分布于细胞膜、细胞质中。

各种糖需要分解为葡萄糖才能被机体吸收和利用，体内的蛋白质和脂肪亦可转变为糖，因而体内无需储备很多葡萄糖或其前体糖原。总碳水化合物所产的能量应占总能量的 50%~65%。糖类主要来源于粮谷类和薯类食物，其次是糖、根茎作物、水果等。

为满足儿童生长发育的需要，应首先保证能量供给，其次是蛋白质。宏量营养素应供给平衡，比例适当，否则易发生代谢紊乱。

（三）微量营养素

微量营养素缺乏被喻为"隐性饥饿"，是全球性公共卫生问题。多种微量营养素缺乏对发展中国家人群认知发展具有长期、潜在的影响。目前认为，与儿童发育行为问题有关的主要微量营养素为：碘、铁、锌、维生素 A、叶酸、维生素 B_{12}、胆碱等。

1. 矿物质 人体内除了碳、氢、氧、氮以外的元素统称矿物质（无机盐）。其中，含量大于体重的 0.01% 的元素称为常量元素（macro element），如钙、钠、磷、钾等，主要参与构成人体组织成分。例如，钙和磷接近人体总重量的 6%，两者构成人体的牙齿、骨骼等组织。钙还是神经传递、肌肉收缩、血液凝结、激素释放和乳汁分泌等所必需的元素。含量小于体重的 0.01% 的元素称为微量元素（trace element），如碘、锌、硒、铜、钼、铬、钴、铁、镁等。微量元素虽然含量低，却具有十分重要的生理功能，如作为酶、维生素必需的活性因子，参与激素的作用等，其中铁、碘、锌缺乏是全球最常见的微量营养素缺乏症。

矿物质不能在体内生成，必须由食物和水供给，在代谢过程中也不会消失，必须通过各种途径排出体外。适宜范围内的矿物质有益于人体的正常生理活动和保持健康，摄入过多或不足都会导致疾病的发生和发展。

（1）铁：脑组织中的铁对维持中枢神经系统功能非常重要。脑中的铁可以影响胎儿及儿童神经髓鞘化进程、影响多巴胺代谢、影响神经传导功能。生命早期铁缺乏可能导致婴幼儿发育迟缓。而长期、慢性铁缺乏可以影响儿童及青少年认知及运动发育。目前临床推荐补铁剂量为 4~6mg/（kg·d），分 3 次口服。但是大剂量口服铁剂胃肠道反应明显，可出现恶心、呕吐、上腹部疼痛、便秘、腹泻等症状，依从性差。循证医学资料表明，间断补充元素铁每次 1~2mg/kg，每周 1~2 次或每天 1 次亦可达到补铁的效果，疗程 2~3 个月。

（2）碘：碘缺乏的危害在快速生长发育的时期影响最大，主要影响大脑发育，故胎儿、新生儿、婴幼儿受缺碘的影响最大。碘缺乏的临床表现取决于缺碘的程度、持续时间和患病的年龄。胎儿期缺碘可致死胎、早产及先天性畸形；新生儿期则表现为甲状腺功能减退；儿童和青春期则引起地方性甲状腺肿、地方性甲状腺功能减退症，主要表现为儿童智力损害和体格发育障碍。儿童长期轻度缺碘则可出现亚临床型甲状腺功能减退症，常伴有体格生长落后。土壤、水、植物、动物性食品中含有微量的碘,膳食中的碘摄入不足通常是由环境中碘缺乏所致。

（3）锌:锌在细胞生长过程中扮演中枢性调节作用,是参与 DNA 及 RNA 合成的 200余种生物酶的重要组成部分。锌在脑中浓度较高,可以促进胚胎脑组织发育、促进生物酶合成(如:n-3 不饱和脂肪酸代谢酶辅因子 A)及神经递质代谢,促进脑维生素 A 及衍生物的利用,对促进神经系统发育、维持神经系统功能具有重要作用。脑发育关键期严重锌缺乏对脑发育的影响与营养不良对关键期脑发育影响效应相似。我国现有的膳食结构每天可为儿童提供 5~8mg 锌。儿童每天摄入锌的安全剂量范围为:3~20mg/d。可以选择锌酵母、葡萄糖酸锌片剂/颗粒剂、甘草锌、枸橼酸锌等制剂补充锌。

2. 维生素　维生素(vitamin)是维持人体正常生理功能所必需的一类有机物质,在体内含量极微,但在机体的代谢所必需的酶或辅酶中发挥核心作用。维生素的种类很多,根据溶解性可分为脂溶性和水溶性两大类。维生素不足或缺乏是一个渐进过程,当膳食中长期缺乏某种维生素,首先表现为维生素储备下降,继而出现生化代谢和生理功能异常,最后出现临床症状。如亚临床维生素 A 缺乏,并不一定出现临床症状,但可引起机体不适或抵抗力下降。婴幼儿容易缺乏维生素 A、维生素 D、维生素 C、维生素 B_1。《中国居民膳食指南(2016)》的推荐摄入量如表 2-2-2 所示。

表 2-2-2　婴幼儿维生素推荐摄入量(RNI)或适宜摄入量(AI)

人群	维生素 A (μgRAE/d)	维生素 D (μg/d)	维生素 C (mg/d)	维生素 B_1 (mg/d)
0~0.5 岁	300	10(AI)	40(AI)	0.1(AI)
0.5~1 岁	350	10(AI)	40(AI)	0.3(AI)
1~4 岁	310	10	40	0.6

(四)其他膳食成分

1. 膳食纤维　指不被人体消化吸收的多糖类碳水化合物和木质素,主要来自植物的细胞壁,包括纤维素、半纤维素、果胶、黏胶和木质素。膳食纤维的主要功能很多,如吸收大肠水分,软化大便,增加大便体积,促进肠蠕动等。膳食纤维在大肠被细菌分解,产生短链脂肪酸,降解胆固醇,改善肝代谢,预防肠萎缩。美国食品药品监督管理局推荐儿童膳食纤维的适宜摄入量为:2 岁内 5g/d,2 岁后按年龄加 5~10g/d 计算,20 岁后为 20~35g/d。

2. 水　水是人类赖以生存的物质,参与构成身体成分,参与营养素在体内的代谢和转运,并构成细胞的外环境。体内损失 10% 的水分即可导致严重的代谢紊乱,损失 20% 的水分即可死亡。水过量时也可导致代谢紊乱,严重时可引起颅内压增加,甚至死亡。

水的需要量与年龄、代谢情况、体力活动、膳食情况、疾病等因素有关。婴儿新陈代谢旺盛,蛋白质和矿物质摄入较多,因而对水的需求相对较大。美国及加拿大公布的水和电解质摄入推荐量标准:0~6 月龄婴儿,母乳平均摄入量约为 780ml/d,根据母乳中约 87% 的含水量计算,水摄入量为 680ml/d,纯母乳喂养的婴儿不需要额外补充水分。对于 7~12 月龄的婴儿,母乳平均摄入量约为 600ml/d,由母乳提供的水分为 520ml/d;加上辅食和饮品提供的水分约 320ml/d,此阶段婴儿的水摄入量约为 840ml/d。

（五）营养与健康

婴儿期是生后体格生长的第一个高峰期,因此单位质量的营养需求远高于其他时期。能量摄入不足对于生长发育的损害在婴儿期更为常见和明显,即使是营养素的轻微缺乏也会对后期体重或身高产生累积性影响。已证实,母孕期及生后早期营养素缺乏可引起体重、身高等体格生长指标增长不足或不增,感染发生风险增加,发病率及死亡率增加等短期可见的影响。

营养不良是激发免疫缺陷最常见的病因。已证实,维生素或微量元素等特殊的必需营养素缺乏对免疫功能有影响,如锌和维生素 A 缺乏常导致反复感染的发生。WHO 在 2005 年发表的腹泻管理推荐指南中强调,所有患儿在腹泻时及早补充锌,有助于黏膜修复和缩短腹泻病程。

尽管尚缺乏特定营养素对儿童脑发育影响的研究,但实验室及流行病学调查显示,早期蛋白质 – 能量营养不良在影响体格生长的同时,对神经心理发育及认知功能有干扰作用。微量营养素的缺乏同样可给儿童带来短期和长期影响。如早期发生缺铁性贫血的儿童可造成认知和行为缺陷,且这种影响通常不可逆转,即使贫血在学龄期得到纠正,但其学习能力仍然较差。危地马拉的一项干预研究显示,3 岁前服用具有高质量营养补充剂的男孩,具有更高的阅读理解和非言语认知能力,且成年后获得的时薪较平均水平高 46%。

近数十年来,国内外学者通过流行病学调查发现,孕期营养、出生体重等生命早期营养状况与成年后血压、血脂、血糖和胰岛素敏感性,以及肥胖、骨质疏松乃至肿瘤的疾病发生率具有相关性,并给予循证研究的结果提出了关于人类疾病起源的新概念——健康与疾病的发育起源(developmental origins of health and disease, DOHaD)或代谢程序化(metabolic programming)。

可见,儿童期营养与近期及远期健康息息相关。我国国家卫生健康委员会于 2012 年公布的《中国 0~6 岁儿童营养发展报告》指出:生命早期 1 000 天,决定孩子一生的营养与健康状况。

二、环境毒物

大部分发育障碍(包括注意缺陷多动障碍和孤独症谱系障碍)的病因尚不明确,但流行病学和实验研究已经证实环境毒物暴露是其病因之一。环境毒物对儿童发育行为的影响主要体现在物理环境、生物环境、化学环境等几个方面。

（一）物理环境

环境毒物对儿童的影响随物理环境,如儿童所处物理位置、呼吸空间、耗氧量等的不同而有所差异。

1. 物理位置　儿童所处的物理位置随着体格生长水平的变化而有所不同。新生儿通常与母亲有相似的暴露源。婴儿和幼儿时常被大人放在地板、地面或草地上,他们更多地接触的是这些物体表面的诸如杀虫剂残留物之类的化学毒物。学龄前期至青春期的儿童活动范围更广,环境多变,接触化学毒物机会也较多,例如:学校建在高速公路附近,会接触到更多汽车尾气中的有毒物质。

2. 呼吸空间　成人典型的呼吸空间在地面上约 1.2~1.8m。儿童因为高度和活动范围离地面更近,呼吸空间较低,像水银这样比空气重的环境毒物对儿童的伤害就会更集中。

3. 氧耗量 儿童基础代谢率较成人高,单位体重耗氧更多,且产生更多的二氧化碳。如此高的二氧化碳产出需要更强的通风设施排出。儿童和成人各自所需的通风设备分别是约 400ml/(min·kg)和 150ml/(min·kg)。因此,儿童暴露于空气污染物中的机会也会比成人更多。

4. 食物的种类和数量 为维持基本生命需求和生长发育的需求,儿童单位体重消耗的食物要比成人多,但食物种类多样性不如成人,对奶制品、某些水果、蔬菜要比一般的成人消耗更多,接触到受环境毒物污染食物的机会更大。

5. 水 新生儿平均每千克体重消耗 150ml 的母乳或配方奶。饮用冲调的配方奶的新生儿可能成为暴露于污染水源的人群。

6. 行为发育阶段 儿童发育进程中有一个必经的用嘴来探究各种事物的阶段,心理学称之为"口欲期"。这种用嘴来探究的正常行为可能使儿童处于环境毒物暴露的风险之中。

(二)生物环境

环境毒物进入机体后经过吸收、分布、代谢几个过程,毒物的种类、接触途径、儿童的发育阶段均影响着毒物的毒作用过程。

1. 吸收 毒物可经胎盘、皮肤、呼吸道和胃肠道四种途径被吸收,毒物的种类和儿童所处的发育阶段决定毒物吸收途径。

(1)经胎盘:有的毒物可以轻易地通过胎盘,如一氧化碳、脂溶性物质和一些特殊物质(如钙和铅)。一氧化碳对胎儿血红蛋白的亲和力比成人血红蛋白更高,所以胎儿血中的碳氧血红蛋白的浓度比孕母高。此外,亲脂性化合物,比如香烟、燃煤中含有的多环芳烃,还有甲基汞和乙醇也可以轻易地通过胎盘进入胎儿循环。

(2)经皮肤:对于脂溶性化合物来说,经皮吸收是特别重要的一条途径。皮肤发育完善后,最外层的角质层是一道主要屏障,但新生儿要到出生后 3~5 天才开始形成,故新生儿的皮肤直到出生后 2~3 周都有特殊的吸收性。关于羊水中的有害物质是否被胎儿皮肤吸收这个问题,暂时没有相关研究报道。此外,新生儿的"体表面积/体积"比成人大 3 倍,儿童的这一比值比成人大 2 倍,意味着儿童每千克体重吸收的化学物质要比成人多。

(3)经呼吸道:孕 8 个月,胎儿的肺部发育基本成熟,已具备呼吸能力。羊水中的化学物质可能会与胎儿呼吸道内壁接触,但经此途径吸收的研究还比较有限。胎儿出生后暴露于大气环境,由于肺泡表面积较大且肺毛细血管丰富,因而经呼吸道吸入的毒物能迅速进入血液循环发生中毒,较经消化道吸收入血的速度快 20 倍。

(4)经胃肠道:已经发现羊水中可含有某些杀虫剂和香烟烟雾中的化学物质,但还不清楚胎儿在主动吞咽下羊水后会不会吸收这些有害物质。出生后,如果胃酸浓度过低,细菌会在胃和小肠过度繁殖,导致化学物质大量吸收。小肠会将营养素和某些化学物质同时吸收入血,且吸收能力因营养需求量增加而增加。例如,婴儿和儿童从食物中吸收的钙相对较成人多;而在某些特殊情况下(如生活在铅污染的环境),铅可能会代替钙被大量吸收。成人铅吸收量为铅摄入量的 10%,而 1~2 岁幼儿的铅吸收量会达到摄入量的 50%。

2. 分布 化学物质在体内的分布随机体构成(如脂肪和水)的不同而有所差别,不同发育阶段脂肪和水在体内的构成也有所不同。例如,动物模型显示幼年动物脑中铅的含量要比成年动物高,而铅在儿童骨骼中蓄积更快。

3. 代谢 化学物质代谢可使该物质活化或失活。代谢途径中的每一步都是由儿童的发育阶段和遗传易感性决定的。部分儿童对某些化学毒物暴露具有较高的遗传易感性。例如，葡萄糖-6-磷酸脱氢酶（G-6-PD）缺陷患儿若暴露在某些化学物质（如萘）中就可能发生溶血性贫血。

4. 环境毒物的毒性作用

（1）干扰发育进程：发育过程中，如果受到环境毒物的侵袭，就会引起机体不可逆的结构或功能异常，这些异常发生的部位与严重程度取决于毒物的作用机制、作用量以及靶组织的发育状况等。

（2）出生缺陷：母亲孕期物质滥用、叶酸缺乏、放射性暴露等已被证实可引起出生缺陷，但大多数出生缺陷的原因仍未知。

（3）神经系统：孕早期神经管闭合，孕中晚期和婴儿期神经元增生和迁移，2岁时神经元已经全部形成，但突触的形成与凋亡直到5岁才结束，而髓鞘在儿童时期与青春期仍在不断形成。由于神经系统各部分发育速度各不相同，因此其易感性的关键期也有所不同。血脑屏障是保护脑组织免受伤害的屏障，但它直到出生后6个月才发育完善，因此围产期若暴露于神经毒性物质，可导致发育进程遭受一系列连锁干扰效应，危害非常大。

（4）免疫系统：目前已知或可疑的免疫抑制剂有紫外线、高剂量的电离辐射以及二噁英等，这些毒性物质可以干扰造血干细胞增殖、分化及迁移；出生后淋巴细胞的克隆增殖、细胞与细胞的交互作用以及免疫系统的成熟。

其他系统不在此一一赘述。

（三）化学环境

1. 室内外空气污染　未经处理的生物燃料（木柴、动物干燥粪便、谷草和秸秆等）在室内通风不良的火炉里燃烧时，可引起高水平空气污染。室内燃烧煤油也会产生挥发性有机污染物和多环芳烃造成空气污染。此外，燃煤型工厂、钢铁厂和采矿业可造成严重的大气、水体和土壤污染。污染物包括汞蒸汽、二氧化硫、氮氧化物以及铅、铬、砷、镉、锌、铜等矿渣中所含各种重金属污染物。

2. 重金属污染

（1）铅污染：铅污染是工业发展迅速的国家较为突出的环境问题。城市大气铅污染90%是由使用含铅汽油引起的。截至1999年，全世界只有58个国家完全停止使用含铅汽油，我国目前已全面使用无铅汽油。此外，其他工业活动产生的铅也可通过污染生活环境进入人体，如废旧蓄电池回收处理等可以导致空气、土壤铅含量异常增高，从而对人体造成危害。

（2）砷污染：许多发展中国家和地区为了克服地表水体易受微生物和其他污染物污染的缺点，大量修建深水井以获得地下水，但深层地下水通常含有较高水平的砷，水质难以保证。慢性砷中毒所引起的早期症状通常不易发现，部分症状在接触5~10年后才出现，因而尚难以估计全球面临砷中毒威胁的儿童数量尚不清楚。此外，含砷较多的燃煤是空气砷污染的主要来源。

（3）拾荒：矿渣都被倾倒在露天，附近农村的儿童和年轻人到这些露天矿渣堆中拾荒，从而造成对人体的直接和间接的侵害。

3. 饮用水污染

（1）饮用水及卫生设施：目前世界上大约有1.1亿人群尚得不到安全的清洁饮用水，近

2.4 亿人口得不到处理排泄废物的卫生设施的覆盖。在发展中国家的贫穷地区,清洁饮用水供给尤为困难;这些地区饮用水处理设施很差甚至没有,饮用水中硝酸盐、砷、氟、农药含量通常都比较高。

（2）氟污染和氟骨症:氟中毒是因饮用含氟过高的水或使用含氟煤所引起的一种致残性疾病。氟中毒有三种形式:氟斑牙、氟骨症和非骨骼损害,其中氟骨症易导致膝外翻等常见骨骼畸形。钙和维生素 A、维生素 C 有助于预防氟骨症的发生。

【专家提示】

- 早期蛋白质－能量营养不良在影响体格生长的同时,还可影响神经心理发育及认知功能。孕期营养、出生体重等生命早期的营养状况与成年后血压、血脂、血糖和胰岛素敏感性,以及肥胖、骨质疏松乃至肿瘤的疾病发生率均具有相关性。
- 大部分发育障碍（包括注意缺陷多动障碍和孤独症谱系障碍）的病因尚不明确,但流行病学和实验研究已经证实环境毒物暴露是其病因之一。

（李廷玉）

第三节　神经系统疾病

【导读】

在儿童的成长过程中,影响其发育与行为的因素众多。疾病因素是一个重要的影响因素。儿童的神经系统尚不成熟,神经系统疾病（nervous system diseases）对儿童的发育及行为的影响深远。本节重点阐述儿童的神经发育特点,儿童常见神经系统疾病的病因、临床表现、诊断、治疗及其对儿童神经心理发育的影响。

一、儿童神经发育

（一）胚胎期的脑发育

1. 脑结构的形成　脑发育始于胚胎第 3 周神经板的出现,随后神经板周围的嵴相互接触并发生融合成神经管;胚胎第 4 周神经管扩张形成三个彼此相连的腔,成为脑室的早期结构的基础。腔周围组织进一步发育,形成胚胎期人脑的主要结构。胚胎第 10 周,大脑发育形成长约 1.25cm 的管状结构,20 周时的胚胎基本具备成熟大脑的形状,长度可达到 5cm 左右。胚胎期最后 3 个月大脑发育速度最快,每天增重约 1.7g,胚胎期发育完成后的重量约为 1 400g。

2. 脑皮质的发育　脑皮质发育始于胚胎第 7~10 周,皮层发育源自于脑室区内部的前体细胞生成中枢神经细胞（神经元和神经胶质细胞）。大脑皮质发育由内而外进行。首先,脑室区的前体细胞进行对称分裂（每个前体细胞分裂成两个细胞）生成新前体细胞,这一阶段约持续几周的时间,对称分裂的结果使脑室扩大。在对称分裂结束后,前体细胞进行非对称分裂,每个前体细胞生成一个神经元细胞,神经元细胞借助于放射状神经胶质细胞,从内向外迁徙到大脑皮质,这一阶段约持续 3 个月的时间。在胚胎期大脑皮质发育过程中,神经元生成树突和轴突并在神经元之间建立突触联系,其中约有近 1/2 的神经元由于不能建立适合的突触联系而凋亡。

（二）出生后大脑皮质发育

1. 新生儿大脑皮质发育　出生时新生儿的大脑皮质神经元数量基本达到成人水平,大脑皮质的初级运动区和初级感觉区功能在出生时已经发育良好,也是脑皮质最早发育成熟的区域。这使得新生儿不仅能够具有感知运动能力,而且能对外界刺激做出反应;然而,由于联合皮层尚未达到成熟状态,无法发挥相应的信息分析和整合功能。因此,刚出生时的新生儿表现为能"见"不能"识",能"听"不能"闻"。

2. 儿童期大脑皮质发育　出生后大脑皮质发育主要表现为神经元的树突和突触的发育,出生后 4 岁以前是脑发育最快速的时期,尤其以 2 岁前最为重要。脑皮质联合区和前额区的发育持续到 7 岁后逐渐成熟,其中有的区域需要持续到 12 岁后才能完全发育成熟。

3. 青少年时期大脑皮质的发育与抽象思维的发展　青少年时期,注意广度和信息加工速度明显提高,在青少年早期和中期,大脑容积保持持续增长状态。20 岁时,与认知活动密切相关的大脑额叶神经回路仍可重新建构,因此,青少年时期显现出的抽象思维发展可能与大脑皮质相关区域的进一步发育有关。

（三）大脑半球的偏侧化

1. 大脑半球的结构差异　大脑半球一侧化优势在结构方面的差异表现在如下几个方面:①右侧半球的体积大于左侧半球;②左、右半球的颞叶不对称,左侧半球颞叶面积大于右侧;③左侧半球皮质中的灰质多于右侧半球;④右侧半球的重量超过左侧半球。

2. 大脑两侧半球的功能差异　大脑两侧半球在功能发挥方面表现为共同参与的同时,显现一侧化的优势。左半球主要负责信息分析,发挥对序列事件的识别、经验的提取和控制行为顺序等作用,此外,主要发挥与语言密切相关的功能,负责言语、阅读、书写、数学运算和逻辑推理等;右半球主要发挥合成的功能,特别是对整体识别（如复杂物体的构建）,此外,主要与情绪、音乐、艺术和空间知觉等关系密切。

（四）大脑的可塑性

大脑的可塑性表现在细胞、皮层和功能等各个不同水平。

1. 神经元数量的变化　婴儿时期大脑中所拥有的神经元和神经连接多于成人,神经元遵循"用进废退"的原则,若没能成功地与其他神经元建立联系则会被消除,在大脑发育初期,将近一半的神经元会被消除,另一半保留下来的神经元中,如果没有受到适当刺激的神经元也会消亡。由此可见,早期经验对大脑具体结构发育可能产生重要作用。

2. 神经元再生和神经元突触发育　有研究证实,一方面,大脑某些部位（如海马回）终生可以生成新的神经元细胞;另一方面,为神经元提供养料的神经胶质细胞在人的一生中持续生成。另外,神经元间早期建立的突触连接,在不断受到刺激时会保存下来,那些很少受到刺激的突触会逐渐消失,但在此后的大脑损伤中可发挥代偿作用。

3. 脑重量和结构变化　新生儿出生时大脑重量只有成人的 1/4,2 岁时增加到 3/4,另外 1/4 重量的增加在 2 岁之后完成。有研究表明,大脑皮质在发育过程中会发生局部结构改变,如在 3~15 岁的研究对象中,可以观察到连接大脑左、右半球的中间部分发生大小和形状变化;与此同时,脑皮质某些部分中的灰质体积增加,而另一些部分中的灰质消退。另有研究发现,在不同年龄阶段,大脑灰质变化部位不尽相同,如 3~6 岁时,脑灰质增多的部位主要集中在大脑前部,6~12 岁主要表现为大脑后部灰质增加。

在大脑皮质的髓质中,神经胶质细胞通过产生髓鞘包裹神经轴突,将轴突彼此隔开,这一过程称为髓鞘化,髓鞘化的作用是提高神经冲动的传递速度,与神经系统功能成熟密切相关。首先,新生儿在出生时或出生后不久,感觉器官与大脑之间的神经通路的髓鞘化已经完成,因而,新生儿出生时具有良好的感觉功能;此后,髓鞘化发生在大脑和骨骼肌肉之间的神经通路,在此期间的髓鞘化的过程基本遵循头尾律和远近律,与其相应部位躯体运动功能发育相一致。有研究认为,大脑某些区域(如额叶)的髓鞘化可能在 15 岁后逐步完成。另有研究表明,早期的社会经历可影响大脑额叶前部皮质髓鞘化的过程,因而影响成年后行为和认知功能。

二、神经系统疾病及其对儿童发育与行为的影响

(一)癫痫

癫痫(epilepsy)是一种发作性疾病,直接原因是大脑神经元重复异常放电导致阵发性脑功能障碍,从而表现出短暂的体征和 / 或症状。癫痫是儿童最常见的神经系统疾病之一,患病率约为 3‰ ~6‰。2002 年我国五省流行病学调查 14 岁以下儿童癫痫患病率为 5.3‰。

1. 癫痫病因　癫痫病因可以分为特发性(原发性)、症状性(继发性)及隐源性三类。特发性指的是根据现在的知识和诊断技术找不到脑结构上的异常和生化的原因,但多与遗传因素有关。症状性指有明确的脑部结构异常、损伤、感染、缺氧、中毒、占位或代谢障碍等。隐源性指疑似症状性,但未找到病因者。

2. 临床表现　依发作起源,分为全面性或局灶性发作。全面性发作放电源自双侧大脑半球,而局灶性发作(也称为定位相关性或部分性发作),放电源自一侧半球或一侧半球部分区域。

(1)全面性发作(generalized seizure):包括强直 - 阵挛性发作(tonic clonic seizure)、失神发作(absence seizure)、强直性发作(tonic seizure)、阵挛性发作(clonic seizure)、肌阵挛性发作(myoclonic seizure)、失张力发作(atonic seizure)。以下主要介绍强直 - 阵挛性发作和失神发作。

强直 - 阵挛性发作是最常见的全面性发作,表现为突然意识丧失,瞳孔散大,全身骨骼肌强直收缩、节律性抽动,两眼上翻或凝视,牙关紧闭,口吐白沫,大小便失禁。阵挛停止后进入昏睡,发作后可表现为头痛、呕吐、疲乏,对发作无记忆。小儿常表现为一些不完全的大发作。

失神发作以短暂意识障碍为主,典型失神发作次数频繁,每天数次至数 10 次。表现为突然起病,意识丧失,正在进行的活动停止,两眼凝视,持续数秒钟后恢复,发作持续时间很少超过 30 秒。发作后继续原来的活动,不能回忆刚才的发作。由于失神频繁发作,一些儿童在学校表现出学习困难。

(2)局灶性发作(focal seizure):局灶性发作表现基于大脑放电起源的部分。额叶癫

痫如涉及运动皮层,可能导致阵挛性运动,可能从近端向远端迁徙(杰克逊发作,Jacksonian seizure),亦可能发生非对称性强直发作,表现形式可能稀奇古怪,有时可被错认为是非痫性事件;颞叶癫痫可能具有陌生的前兆感觉或具有嗅觉及味觉异常,声音或形体扭曲的先兆。播散到运动前皮层,可能出现咂舌,扒衣服及无目的行走(自动症,automatism)。有时具似曾相识(Déjà vu)与旧事如新(Jamais vu)的感觉。意识损害程度及发作时间比典型失神发作长;枕叶癫痫可造成视觉扭曲,而顶叶癫痫可造成对侧的感觉迟钝(异常的感觉),或体象扭曲。

(3)儿童常见癫痫综合征:不同年龄组别的儿童有不同常见的癫痫综合征。伴中央 - 颞区棘波儿童良性癫痫是典型的以局灶性发作为特征的癫痫综合征;青少年肌阵挛性癫痫是青少年时期经常出现的癫痫综合征;全面性癫痫综合征在癫痫性脑病框架下分组,包括婴儿痉挛、Lennox-Gastaut 综合征、Doose 综合征、Dravet 综合征等。这些发作控制非常困难,常伴随发育迟缓。

(4)癫痫持续状态:凡一次癫痫发作持续 30 分钟以上,或反复发作而间歇期意识不能恢复超过 30 分钟者,均称为癫痫持续状态(status epilepticus),是儿科常见的危重急症。

(5)热性惊厥(febrile seizures):指急性发热情况下出现的惊厥,严重的热性惊厥会增加癫痫发作的风险,因此也需要密切关注、积极处理。

3. 对儿童的发育与行为的影响 多个研究发现,具有内向性行为问题或外向性行为问题的癫痫儿童均超过了 10%。癫痫儿童表现出更加明显的退缩、焦虑 / 抑郁、社交问题、注意缺陷以及攻击性行为,社会适应能力明显弱于正常儿童。研究者认为癫痫儿童的行为问题的高发主要有两个原因:①癫痫儿童的大脑发育本身较同龄正常儿童延迟,脑白质体积增加降低了大脑之间的连接,影响了患儿认知的发展,也可能是影响了患儿的执行功能而导致行为问题频发;②癫痫的异常放电会导致额叶和海马区的新皮层和皮层下白质出现微小的畸变,从而影响其执行功能,也有研究认为癫痫患儿的认知或行为障碍是患儿海马及其外周细胞减少,颞叶灰质萎缩,中颞叶和额叶区灰质减小导致的神经网络损伤的结果。

4. 诊断

(1)病史及体格检查:评估的关键是确认是否为发作事件,发现潜在病因。详细病史包括出生史、发育史、用药史、热性惊厥史、患儿及家族成员发作史。发作史包括首次发作的年龄、发作频率、发作诱因、先兆、发作的详细过程(发作起始、发作过程与发作后表现),以及持续时间。有时鉴别困难者需参考发作期视频脑电图协助诊断。临床体检应包括详细的神经系统检查、皮肤检查、生长发育指标评估等。

(2)脑电图及其他检查:疑患癫痫应行脑电图(electroencephalogram, EEG)检查。它可能提示发作性异常,但应注意在 5%~8% 的健康儿童当中亦可出现发作间期脑电图异常,而一些癫痫儿童患者初始的 EEG 是正常的。睡眠脑电图能将常规脑电图 60% 的阳性率提高至 90%。长程动态脑电图对捕捉惊厥发作以及量化发作具有重要意义。硬膜下电极的使用,可为外科手术评估服务。此外,影像学检查可以明确颅内钙化、畸形、占位病变、血管及脑发育异常等生理改变。疑似颅内感染者应行腰穿检查。应注意与屏气发作等非痫性发作性障碍、心律失常、抽动症、发作性睡病等鉴别。

5. 治疗 癫痫治疗为综合性治疗,包括一般治疗、药物治疗、其他治疗(手术治疗、生酮饮食及迷走神经刺激等)及持续状态的治疗。

（1）一般治疗：应对癫痫患儿生活进行系统的长程管理，提供咨询，包括饮食、起居、学习、运动等，尽量避免诱发因素（如过饱或过饥、刺激性食物、睡眠剥夺、疲劳等），癫痫儿童意外伤害发生率更高，因此应该提前做好防范。避免深盆洗浴、单独在深水区游泳；光敏性癫痫的患儿应注意关注其看电视；对青少年，应注意关注其驾驶、孕产等问题；注意对患儿和家长进行心理疏导，增强战胜疾病的信心。关注癫痫患儿升学的情况（主流学校及特殊学校），学校需普及有关癫痫病的科普知识。

（2）药物治疗：癫痫的治疗主要以药物治疗为主，基本原则包括：①尽早诊断，积极对病因治疗。2次以上的癫痫发作考虑开始抗癫痫药物治疗。②根据发作类型选择合适药物。不同发作类型治疗选择指引见表2-3-1。③尽可能单药低剂量治疗，规律不间断服药。④疗程要足够，缓慢停药，常在没有发作2年之后渐停药。

表2-3-1　抗癫痫药物的选择

发作类型	第一线	第二线
全身性癫痫		
强直-阵挛性	丙戊酸、卡马西平	拉莫三嗪、托吡酯
失神	丙戊酸、乙琥胺	拉莫三嗪
肌阵挛	丙戊酸	拉莫三嗪
局灶性癫痫	卡马西平、丙戊酸	托吡酯、拉莫三嗪、左乙拉西坦、奥卡西平、加巴喷丁、塞加宾、氨己烯酸

引自：NICE, National Institute of Clinical Evidence, 2004

（3）其他治疗：对于药物治疗无效的癫痫儿童可采用手术治疗，切除癫痫病灶，应注意，术前必须行综合评估，包括视频脑电图、MRI、神经心理等。此外，还有生酮治疗、迷走神经刺激等。

（二）脑卒中

儿科脑卒中（pediatric strokes）通常分为新生儿脑卒中（neonatal strokes）与儿童脑卒中（childhood strokes），新生儿脑卒中较儿童脑卒中常见。不同地区的脑卒中发生率报道不一，如美国明尼苏达州报道的患病率为2.52/10万，我国香港地区为2.1人/10万。当脑卒中梗死部位为左侧大脑中动脉时，表现为右侧肢体偏瘫，同时会引发认知障碍。认知障碍的程度与偏瘫程度相关，偏瘫重的患儿常有明显认知障碍。此外，新生儿后期脑卒中可导致惊厥，逐渐发展为癫痫，若癫痫与偏瘫未被及时控制，儿童的认知发育将受到极大的损害，行为问题会随着年龄增长愈来愈严重，智商测验得分会愈来愈低。少数患儿还会有视力和听觉障碍。

1. 病因　新生儿脑卒中与儿童脑卒中在病因学上不同。一些病例的病因也许是明确的，如先天性心脏病、创伤等，预后视不同病因而有很大差异。卵圆孔未闭对儿科脑卒中患者来说是一个重要的危险因素。其他危险因素包括血管病变、感染（如水痘），及血栓性疾病（prothrombotic disorders）等。造成缺血性脑卒中的病因有心脏病、血管病、出血性疾病等，而出血性脑卒中的病因有出血倾向、动静脉畸形等。

2. 临床表现　惊厥发作及偏瘫是最常见的临床表现。其他临床表现包括头痛、意识水平降低、视野缺损、言语障碍及昏睡等。出生前脑卒中常在出生后大约 4~8 个月体检时发现局灶性损害。围产期脑卒中临床上表现为出生后第一周因大脑皮质的急性损伤出现惊厥发作。出生后脑卒中表现为与损伤部位相关的、突然的、局灶性的表现。

3. 诊断 诊断基于临床症候及影像学检查,包括头颅 CT/MRI 来确认脑卒中。假如脑卒中病因不是直接而明显的(如创伤),则需进一步评估,如寻找心脏方面的异常、血管的异常及感染性病因等。如怀疑大血管异常存在,则需要血管造影。

4. 治疗 发现病因,以防再发十分重要。有血管异常患者再发风险增加(达到 66%)。无论成人及儿科,脑卒中治疗在过去 10 年已有进步,但这些进步几乎皆基于成人研究。治疗包括系统性灌注组织类型纤溶酶原激活剂(tPA)及放射介导的动脉内阻塞位置 tPA 的直接放置。新生儿及儿童脑卒中的治疗需多学科队伍的协作。

(三)头痛

头痛是儿童期最常见的主诉之一,常与各种潜在疾病所表现出来的症状相关联。临床医师应首先考虑头痛是一个症状而非一个诊断。年幼患者患头痛的真实数量很难界定,因儿童通常难以足够准确描述自己的症状。患病率随年龄增长而逐渐增加:7 岁以下患病率约为 37%~50%,而 7~15 岁约为 57%~82%,青春期后多见于女性。最常见的头痛是偏头痛与紧张性头痛、丛集性头痛。造成反复头痛的原因见表 2-3-2。

表 2-3-2 造成反复头痛的原因

主要原因	具体原因
1. 紧张性头痛	
2. 偏头痛	
3. 颅内压增高及空间占位损害	
4. 其他的原因	• 鼻窦炎:可能造成脸疼,通过叩击而诱发
	• 颞颌关节不适:咬合不正,咀嚼时加剧
	• 药物:副作用
	• 屈光误差:罕见原因,怀疑应检测视力
	• 头外伤
	• 溶剂、药物及酒精滥用
	• 高血压:不常见原因,常伴随脑病,应监测血压
	• 良性颅高压:无空间占位性损害或脑脊液阻塞

紧张性头痛为逐渐起始对称性的头痛,头痛的性质常被描述为"头紧""头箍"或"头有压力"。常无其他的症状,但可能伴随腹痛及行为问题。它可能每天都发作。在家中或学校中的情绪或行为问题,可能造成或加剧紧张性头痛。偏头痛为周期性障碍,以发作性头痛为特征,常为搏动性。常伴有令人不快的胃肠道不适,如恶心、呕吐,腹痛及视觉障碍,有时伴有先兆,喜躺在暗处,有时有家族史。紧张性头痛或偏头痛发病一般较急,一般为感染因素、急性高血压、创伤、血栓、出血或引流功能失常所致。但如果是长期慢性发作的头痛,则可能要考虑器质性病变,包括肿瘤、感染、因脑脊液流动改变或假性脑瘤(pseudotumor cerebri）所致的颅内压增高。颅内占位所致的头痛常表现为躺下加剧、晨呕、心境或性格改变。

头痛评估包括头痛部位、性质、数量，发病期间的频率、时间，以及疼痛相关特征。许多类型头痛有阳性家族史。检查包括血压、眼底检查及颅面部与颈部肌肉骨骼的评估。任何首次严重头痛、具有神经学损害及头痛性质改变的患者是颅影像学检查的适应证，患者被怀疑为假脑瘤是腰穿的适应证，以获得开放的压力。腰穿之前应行影像学检查以排除占位性病变。假脑瘤是脑脊液压力增高，没有阻塞脑脊液流动，可继发于很多原因，包括抗生素使用、激素使用、肥胖症、高维生素血症及窦血栓形成。眼底检查评估视神经盘水肿能够帮助这一诊断。腰穿获得开放性压力是个"金标准"。

有研究指出频发头痛的儿童更多表现为性格内向、孤僻、紧张和焦虑，他们的自主神经系统稳定性也比较差，行为问题发生率更高，占28%，主要表现为神经症性行为，即经常会感到烦恼，害怕新事物和新环境，拒绝上学或到学校就哭，睡眠障碍等。

儿童头痛的治疗有一定困难，因其具有独特性，如头痛持续时间短，治疗分为头痛终止药物（阻止急性头痛发作）及预防性药物。布洛芬是很好的头痛终止药物，醋安酚也许有效。需开展更多研究来阐明预防儿童头痛药物疗效。也必须关注因头痛而过分滥用药物的情况。

（四）神经肌肉疾病

神经肌肉疾病（neuromuscular diseases）在儿童身上可能导致单纯运动迟缓，但有时也会导致全面性迟缓，其中包括认知损害。研究表明，罹患杜氏肌营养不良的儿童中2/3的儿童有学习障碍、注意力障碍或认知迟缓。因此，鼓励开展早期干预及早期规划个体的教育计划，因注意力问题使用中枢兴奋性药物（如利他林）往往可以给予很大的帮助。这些疾病除了严重的可能会危及儿童生命，幸存下来的儿童由于其运动发育受限，往往会引发沮丧、自卑甚至抑郁状态，尤其是中学时期。我们应该积极主动地为这些孩子提供心理辅导，必要时使用抗抑郁药，通常能够帮助这些儿童及其家庭度过这一时期。

1. 肌营养不良

（1）病因：杜氏肌营养不良（Duchenne muscular dystrophy, DMD）是一种X连锁隐性遗传病，男性发病，女性携带基因，发病率为1/3 500男性活产婴儿。贝氏肌营养不良（Becker muscular dystrophy）发病率更低（1/30 000）。两者皆因肌营养不良蛋白（dystrophin）的基因突变所致，肌细胞膜缺少肌营养不良蛋白造成骨骼肌及心肌损害。

（2）临床表现：患DMD的男孩常因为趾尖行走或者无法跟上同龄人的运动发育，在3~5岁年龄来就诊。体检时，可能有腓肠肌及前臂的假性肥大，以及近端无力，肩、特别是髋带的无力。多数患儿从地板上起身困难及跑步困难，自仰卧位至直立位的起身动作称为Gower征，表现为"先翻身呈俯卧位，接着屈膝及髋关节，用手支撑躯干呈俯跪位，并用手推离地面，再用手按膝部身体呈深鞠躬位，然后用手去'攀升'腿支撑躯干，最后才达到直立位"。在疾病早期，神经反射存在，但随着肌肉组织的无力的进展，仅有踝反射存在。多数男孩渐失去行走能力，到10~13岁要坐轮椅，青少年晚期或成年早期常因心脏或呼吸衰竭死亡。

（3）诊断：通过实验室检测确诊。杜氏肌营养不良当中，肌酸激酶升高超过正常值的100~1 000倍。临床上除外横纹肌溶解，很少有其他疾病肌酸激酶升高幅度如此高。80%的男孩出现肌营养不良蛋白基因的缺失。测序研究可确诊。对于多数病例,肌肉活检已不再需要。

（4）治疗:因肋间肌及骨骼肌无力,肌营养不良易发生呼吸感染及进行性呼吸衰竭等并发症。使用低剂量的糖皮质激素可以暂时改善。男孩在10岁有发展成扩张型心肌病的可能,早期干预是需要的。此外,携带者母亲有约10%~15%发生心肌病的可能,也需跟踪观察。进展性脊柱侧弯常在青少年时期不能行走时发展。合适的锻炼可帮助维持肌力与活动性,及延缓脊柱侧弯的起始时间。脊髓融合术可改善坐姿的舒适度及肺功能。

2. 脊肌萎缩症

（1）病因:脊肌萎缩症(spinal muscular atrophy, SMA)是脊髓前角细胞退化,导致进行性无力及骨骼肌萎缩。发病率约7.8/10万活产婴儿。脊肌萎缩症最常见的是因第5号染色体存活运动神经元(survival motor neuron, SMN)基因外显子7与8的缺失造成的。遗传方式是常染色体隐性遗传。

（2）临床表现:按照发病年龄及功能损害严重程度分类,有三种常见的表现模式:Ⅰ型SMA也称为严重婴儿型或Werdnig-Hoffmann病,是婴儿早期出现的非常严重的进行性障碍。孕时胎动减少,出生时可能出现关节挛缩(肢体姿势性变形,伴随至少两个关节挛缩)。典型的体征包括肌肉弛缓、张力极低、腱反射消失、肋间肌凹入及舌颤。这些婴儿如无帮助,则无法独坐,多因呼吸衰竭,在1岁时致命。Ⅱ型SMA又称迟发婴儿型、慢性婴儿型或中间型Werdnig-Hoffmann病,通常能坐但无法独立行走。Ⅲ型SMA又称少年型或称为Kugelberg-Welander病,通常能走,在青少年或成人早期出现无力。

（3）诊断:婴儿期,尤其出生时或出生后不久出现进行性肌力、肌张力减退者,应想到本病可能性,行SMA基因缺失的检测。

（4）治疗:本病无特效治疗。Ⅰ型婴儿需鼻饲和机械通气支持。对Ⅱ、Ⅲ型患儿应坚持物理学治疗,鼓励主动运动。应注意因无力及早发脊柱侧弯而致活动困难的儿童出现呼吸功能不足及骨质疏松的可能。

（五）中枢神经系统感染

中枢神经系统感染是导致儿童住院以及遗留神经发育后遗症常见原因。该病一般可治愈,但是,如果因为治疗不当而留下后遗症如癫痫,则可能增加行为问题的发生风险。预防免疫、围产期保健改善以及免疫抑制性疾病治疗等措施可显著减少其发病率。

1. 病毒性脑炎

（1）病因:多种病毒能够致病,肠道及虫媒病毒常见,患者免疫状态、发病前的旅游史、发病季节及发病时的年龄皆可帮助分析何种病毒所致。例如乙型脑炎多发生在夏秋季节,主要传播媒介为三带喙库蚊。

（2）临床表现:病毒性脑炎的症状可能非常轻微,也可能威胁生命。临床表现包括发热、头痛、恶心、食欲下降、颈背僵硬及皮疹等;精神状态的改变,包括激惹,甚至昏迷;患者可能失语或出现惊厥发作。体格检查应注意皮肤、黏膜、淋巴组织及神经系统等部位。

（3）诊断与鉴别诊断:诊断主要结合临床表现及脑脊液检查。实验室检查白细胞增高伴随淋巴分类增高。脑脊液通常是压力增高、糖含量正常,蛋白水平正常或轻至中度增高,以及白细胞计数增高。脑脊液除细胞计数、肠道及单纯疱疹病毒等病原学检测,还应行细菌培养及革兰氏染色。其他检测包括血清、尿、咽、鼻及肛周拭子等病毒学检测。应注意与细菌性脑膜炎、结核性脑膜炎及真菌性脑膜炎鉴别。

（4）治疗：单纯疱疹病毒（herpes simplex virus, HSV）脑炎与颞叶出血性炎症常相关联，且常累及双侧。如考虑 HSV 感染，应该使用阿昔洛韦，直到脑脊液 PCR 分析 HSV 阴性为止。肠道病毒（包括 68~71 型肠道病毒）是造成脑炎及脑膜炎的常见原因。虽然许多病例是自限性的，但很大一部分的患病儿童有短期或长期残疾。对比 HSV 感染，肠道病毒感染通常累及整个大脑。治疗主要是支持疗法。病毒性脑炎所致的惊厥发作的治疗常具挑战性，可能需要多种抗惊厥药物联合使用。应密切监测脑水肿、电解质平衡及呼吸道并发症的情况。

2. 细菌性脑膜炎 细菌性脑膜炎指包裹大脑及脊髓膜的炎症，约 40% 细菌性脑膜炎患者留有神经系统后遗症，10% 患者可致死亡。

（1）病因：病原学与患者年龄相关。新生儿细菌性脑膜炎最常见由 B 族链球菌及革兰氏阴性肠道菌所致。肺炎链球菌、脑膜炎双球菌及流感嗜血杆菌 B 型感染是婴幼儿细菌性脑膜炎的常见病因，其中肺炎链球菌脑膜炎多见于 2 岁以下婴幼儿。儿童患细菌性脑膜炎的危险因素包括头穿通损伤、脑脊液瘘、免疫抑制状态如人免疫缺陷病毒感染、无脾及免疫球蛋白缺乏。在脑室腹膜分流术中葡萄球菌及革兰氏阴性菌的感染多见。内耳植入患者，肺炎球菌性脑膜炎的发病率的增加超过 30 倍。

（2）临床表现：不同年龄的患者，临床表现多样。近 1/2 的患者出现发热、精神状态改变及颈背僵硬的表现，但这些发现并非脑膜炎特异性的临床表现。约 1/3 的患者有惊厥发作表现，且最常见于肺炎链球菌及流感嗜血杆菌 B 型感染。出血点及紫癜最常见于脑膜炎双球菌性脑膜炎。局灶神经症或视神经乳头水肿应注意颅内压增高可能；这些患者在行腰穿前应先行影像学检查，以免发生潜在脑疝并发症。

（3）诊断与鉴别诊断：诊断可通过腰穿确诊。脑脊液检测发现包括细胞数增多，伴随多形核白细胞为主，糖含量降低及蛋白含量增高。假如腰穿在发病早期执行，白细胞计数可能是正常的或以淋巴细胞为主。对没有经过治疗的细菌性脑膜炎，约 80%~90% 患者的脑脊液革兰氏染色是阳性的。阳性脑脊液细菌培养结果在开始抗细菌治疗之后可非常迅速地下降。即便如此，血培养还是要执行的。应注意与病毒性脑炎、结核性脑膜炎及真菌性脑膜炎鉴别。

（4）治疗：治疗过程依赖于年龄、病原学及疾病的临床病程，经验性治疗应涵盖最可能的病原菌，新生儿常用氨苄西林及头孢噻肟，超过 1 月龄可用万古霉素及第 3 代头孢菌素。有研究指出，地塞米松治疗可减少患儿的听力及神经系统后遗症，对流感嗜血杆菌感染所致患儿效果最佳，肺炎球菌脑膜炎患儿效果不明显。较公认的地塞米松治疗方案为：首次使用抗生素前 15~30 分钟或同时使用强而快速的地塞米松，具体为每次 0.15mg/kg，每 6 小时 1 次，连续应用 4 天；或 0.4mg/kg，每 12 小时 1 次，连续应用 2 天。无菌性、部分治疗后脑膜炎、小于 6 周的患儿均不宜使用糖皮质激素。

（5）听力损害：是细菌性脑膜炎最常见的神经系统后遗症，25%~35% 患肺炎链球菌感染及 5%~10% 患流感嗜血杆菌及脑膜炎双球菌的患者，可发现听力损害。脑脊液糖含量过少也与听力损害的发生相关联。约 10% 的患儿可发生学习障碍、运动缺失、言语与语言问题及行为障碍等问题。

【专家提示】

- 人的大脑在青春期之前一直处于发展的阶段，其中胚胎期的大脑发育决定了大脑是否具有健全的结构，出生后的大脑则主要是完善各种功能以及逐渐趋于成熟。左、右脑的结构及功能不一，左脑主要负责信息分析，实现理性思维的能力，右脑主要是整合的功能，实现形象思维和感性思维的能力。大脑具有可塑性。
- 癫痫是儿童最常见的神经系统疾病之一，癫痫病因主要分为特发性、症状性及隐源性三类，其临床表现多样，癫痫儿童的行为问题发生率高，表现出更加明显的退缩、焦虑/抑郁、社交问题、注意缺陷、攻击性行为、社会适应性差等，诊断主要是依据病史及脑电图等检查。治疗主要是要做好患儿的生活管理以及合理用药。
- 儿童常见的神经系统疾病还包括了脑卒中、头痛、神经肌肉疾病、中枢神经系统感染性疾病，这些疾病对儿童的生长发育及行为问题均有一定的影响。儿童一旦出现脑卒中，努力发现病因并预防再发是关键；头痛多与儿童的情绪及家庭氛围有关，解决儿童头痛问题应该注意保持儿童的良好心态和维护良好的家庭氛围；神经肌肉疾病多为遗传性疾病，应该做好婚检、孕检；中枢神经系统感染随着预防免疫的加强可以极大地避免。

（陈文雄）

第四节　家庭类型

【导读】

　　家庭是具有婚姻、血缘或收养关系的人们共同生活的群体，是人类社会生活的基本单位，也是儿童社会化的重要场所。因社会制度和文化习俗不同，家庭呈现出不同的类型。随着社会的发展和变迁，家庭类型也处于动态的变化之中，进而对儿童成长产生潜移默化的影响。本节概述家庭的类型及其对儿童发育与行为的影响。

一、家庭类型的主要分类

　　一般根据家庭成员的构成，将家庭分为核心型家庭、主干型家庭、联合型家庭和大家庭四种主要类型。

　　1. 核心家庭（nuclear family）　家庭成员包括一对夫妻及其未成年子女，传统核心型家庭的特点是丈夫工作以维持家庭收入，妻子在家相夫教子。在某些国家或民族中，传统核心型家庭占有很大比例。随着工业化进程加快，妇女就业率增高，夫妻均工作的双职工核心型家庭逐渐增多，传统核心型家庭占比明显下降。

2. 主干型家庭（stem family）　家庭成员由三代人组成,包括夫妻一方的父母、这对夫妻及其未成年的子女。

3. 联合型家庭（joint family）　也是三代同堂的家庭,由夫妻一方的父母、夫妻及其未婚的成年子女和夫妻一方已成年的未婚同胞组成的家庭。

4. 扩大家庭（extended family）　是指二、三级亲属共同生活在一起,家庭成员包括夫妻一方的父母、这对夫妻的已婚成年子女和夫妻的已婚同胞。因扩大家庭的维系需要良好的经济基础,这类家庭只占少数。

二、家庭类型的变迁

在社会发展进程中,家庭结构已发生巨大的变化,家庭类型趋于核心化和多样化发展。目前,我国城市中三代同堂的联合型家庭和大家庭逐渐减少,核心型家庭增多,其中包括双职工家庭、重组家庭、单亲家庭、未婚家庭等多种类型。一般而言,夫妻婚后即从联合型家庭或大家庭中分出,组建小家庭。在老人患病或小家庭生育子女,彼此需要照顾时又与老人同住。因此,小家庭有时以核心型家庭生活,有时以主干型、联合型或大家庭形式共同生活,处于动态的变化中。在多数农村,因家庭式的生产方式仍占主要地位,为维系家庭经济来源,家庭结构的变化与城市不一致,呈现离散和延伸的趋势。家庭成员为寻求经济来源而外出谋生时形成离散型家庭,而延伸型家庭则为增加劳动力而吸纳亲属或无血缘关系的人进入家庭共同生活,组成临时大家庭。

三、家庭类型对儿童发育与行为的影响

（一）传统核心型家庭

传统核心型家庭的优势是夫妻感情相对稳固,受其他亲人影响少。妻子专职照顾儿童和操持家务,因而儿童在衣食住行、学业和情感需求方面容易得到及时关注,母子关系亲密。然而,传统核心型家庭的优势也面临挑战。随着社会竞争的加剧,丈夫的职业压力增大,社交活动增多,与家人沟通减少,容易出现家庭矛盾。丈夫作为家庭经济的唯一来源,一旦失业,家庭生活将陷入困境。而妻子久居家中,与社会逐渐隔离,易出现焦虑和抑郁情绪。家庭经济状况不稳定以及母亲的不良情绪将直接影响儿童身心发育。

（二）三代同堂的主干型家庭、联合型家庭及大家庭

据我国第六次人口普查的结果,三代同堂的家庭占全国总户数的17.31%,市、镇、乡村分别为11.43%、16.09%、21.68%。家庭成员人数多可以增加儿童交往机会,有利于儿童学会沟通技巧,教育方法得当还能使儿童学会尊老爱幼、谦让礼貌等优良品德。同时,老年人可以照顾儿童的日常生活,弥补父母因工作忙不能照顾儿童的不足。为满足家庭经济发展而出现的临时大家庭,可能包括聘请的师傅、学徒和雇工等,无形中儿童可以与更多的人相处,可以丰富知识和增进交往技巧,这对儿童的发展是有好处的。但三代同堂的家庭也有不利于儿童成长的问题:

1. 儿童发展受多位家庭成员影响　在三代同堂的家庭中成长的儿童,除受父母的影响外,还受（外）祖父母的影响,通常他们的思想观念较为陈旧,育儿经验过时,情感超越理性,可能存在较多的教养问题。目前由老年人照看孙辈的比例很高,据1994年中国老龄科学研究中心调查资料,被调查的20 083位老人中,有66.47%的老人正在照看孙辈。在我国"隔代亲"是普遍现象,祖辈对孙辈包办代替、百依百顺、过分迁就非常常见,祖辈们对孙辈疼爱有加,极易造成

儿童的任性、依赖、自私、虚荣、懒惰、意志薄弱、经不起挫折和适应能力低下等问题。

2. 家庭成员之间关系复杂　儿童生活在大家庭中，如果家庭成员之间关系复杂，矛盾冲突多，如婆媳矛盾、妯娌矛盾、姑嫂矛盾夹杂着夫妻矛盾，家庭成员经常发生争吵，或对儿童教育方法不一致，儿童无所适从，易使儿童产生行为问题。在我国的传统观念里，历来讲究孝顺父母，尊敬长辈，一旦因儿童教育方式产生矛盾时，儿童的父母很难说服（外）祖父母，或者根本不敢说，所以儿童会长期受到不良教育方法的影响。

3. 家庭经济条件影响儿童的养育质量　一个大家庭的维系是需要良好的经济基础的，如果经济条件有限，必然影响到物质和精神生活质量，引起矛盾，由此间接影响到儿童的成长。

三代同堂的家庭必然要面对其特有的生活历程，三代人之间只有互相理解、充分包容、彼此协作、及时沟通、共同努力，才能营造一个良好的家庭环境，从而有利于儿童生长发育，避免出现行为问题。

（三）双职工家庭

自新中国成立后，我国妇女地位提高了，有更多的妇女参加工作，尤其在城市中双职工核心家庭非常普遍。这类家庭经济来源充足，有明显优势。但是，另一方面没人照顾儿童的弱势也非常突出，许多双职工家庭请（外）祖父母或保姆照顾儿童，由此带来照护的质量问题也不容小觑。照养者的文化程度、个性、方言、生活习惯、教养方式等均是影响儿童发育和行为的重要因素。

儿童降生以后，双职工家庭成员就开始在谋生和养育儿童中寻求平衡。可想而知，工作一天的父母带着疲惫回家时，能给儿童的关注和耐心是有限的。有的父母滋生一种补偿心理，希望在有限的时间里尽量多教儿童知识，给儿童造成潜在的压力和紧张，或者无原则地迁就儿童，使其养成不良行为习惯。再有，双职工家庭每遇夫妻一方或双方出差、子女生病（尤其是慢性病和发育上的问题）及儿童的（外）祖父母病重，家庭将处于困境。女性受传统文化的影响，在家庭和事业的平衡上会感到更大的压力。

因此，双职工家庭的父母需要具备处理不确定因素和紧张性生活事件的能力。建立和维持稳定的社会支持网络，必要时请人帮忙。夫妻双方相互理解和相互支持，维持融洽的夫妻关系，处理好家庭事务，有利于儿童健康成长。

（四）重组家庭

夫妻离异后，任何一方通过再婚重新组建的家庭称为重组家庭。我国目前重组家庭多于离异家庭。重新组建家庭可以带来诸多好处，比如使家庭成员有感情寄托、增加经济来源、使儿童有一个完整的家等。然而，重组家庭也有不利于儿童成长的显著特征：

1. 家庭成员间关系复杂　重组家庭里可能有前一次婚姻生育的子女，还有这次婚姻生育的子女，形成继父或继母的亲子关系，以及同父异母或同母异父的同胞关系，因此重组家庭的人际关系的矛盾冲突最为明显。子女和继父母很难沟通和互相理解，因对待子女的态度不同，常引发夫妻间的冲突，对儿童的生长发育产生消极影响。

2. 对子女的管教十分困难　重组家庭中的父母往往对亲生子女倍加疼爱，对继子女百般挑剔，或继子女根本不听继父母的管教，并与之对抗或疏远。重组家庭的儿童常常表现出任性、胆怯、嚣张、自卑、孤僻或适应困难。

3. 父母难以保持和亲生子女的联系　无论是父母到离异另一方家中探望亲生子女，还是子女到已再婚的亲生父母家探望都很困难，儿童和父母都要承受情感离合的痛苦，同时受到再婚家庭其他成员的限制和干扰,有可能导致亲情断裂。

因此重组家庭的父母要有足够的心理准备,懂得用爱心和耐心去化解未来的矛盾,夫妻间多沟通和理解,公平对待亲生子女和继子女,妥善处理子女的探望问题,积极解决困难,才能让重组家庭充满温馨和幸福。

（五）单亲家庭

单亲家庭是指父亲或母亲单独承担抚养未成年子女的家庭。包括父母离异后子女归一方抚养的家庭、单身领养子女的家庭、未婚生育的私生子与其父或母共同生活的家庭、分居或丧偶造成由父或母抚养子女成长的家庭。其中因离异而产生的单亲家庭占绝大多数。单亲家庭常常面对经济和情感支持不足的双重压力,在困境中挣扎。单亲家庭对儿童成长的影响有以下几点:

1. 家庭经济不稳定 离异后,80%的妇女为维持家庭开支要外出工作。教育子女的时间极为有限。有些儿童还要承担部分家务,甚至帮忙挣钱维持家庭生活,直接影响儿童的正常学习和业余活动。如果经济条件有限,儿童还要面临辍学的可能。儿童的抚养人既要拼命工作,又要照顾子女的日常生活,真正花在教育子女上的时间很少,不能全面掌握儿童的情况,难以及时纠正儿童的问题。

2. 社会支持不足 单亲家庭的儿童多数与母亲一起生活,而离婚后,父亲或父亲一方的亲属对母亲和子女身体状况的关心、经济上的支持及情感联系逐渐减少。有的父母甚至互相推诿,不愿承担养育儿童的责任。儿童生活在不完整的家中,缺少情感支持和社会联系,他们对学习和生活的兴趣下降,孤僻、冷漠、反叛、虚伪、偏激,甚至出现偷窃、吸毒、纵火等违法犯罪行为者不在少数。

3. 养育方法失衡 单亲教育与双亲教育相比,父母在教育内容和方式上的互补作用不复存在。且离异后,父母双方在教育方法上常不能保持一致,尤其是探望子女的一方经常迁就儿童,使儿童养成不良习惯。也有些单亲母亲把全部希望寄托在儿童身上,过分溺爱和盲目迁就儿童,使儿童更容易出现情绪和行为问题。据调查,抚养子女一方由于离异出现心理失衡者占61.42%,家长的心理状态往往潜移默化地影响儿童的行为,儿童出现自卑、孤独、烦躁、易怒、冷漠、适应不良和逆反心理等问题者的比例高达73.58%。

尽管单亲家庭对子女的教育和家庭生活面临很多困难,但仍有成功的例子。有利因素包括家长始终对生活抱有希望,保持密切的社会交往,有足够的情感支持,能维持良好的经济状况,及时与学校沟通,充分地理解儿童,支持他们与离异的一方及其亲属保持联系,培养儿童的兴趣和爱好,指导和帮助他们在学业和人际交往中获得成功。

（六）未婚家庭

在美国的家庭结构中,儿童与未婚父母一起生活的家庭占28%。他们的父母未婚同居,但许诺和对方共同生活,养育儿童,组成家庭。他们可能是儿童的亲生父母,也可能充当继父母的角色。此型家庭的稳定性取决于伴侣间情感的稳定性,感情融洽的伴侣能很好地照料儿童。一部分未婚父母最终会结婚,使家庭环境趋于稳定,有利于儿童成长。如果伴侣间关系不稳定,经常争吵,不可避免地会减少对儿童照料,儿童缺乏安全感。尤其当（继）父母关系出现严重问题时,儿童的焦虑反应是很强烈的。

家庭经济条件的改变、社区朋友的更换、家居地点的变动会使儿童出现适应性障碍和多种行为问题。受传统文化影响,我国目前未婚家庭仍占少数,相关研究极少。

（七）离散家庭

近年来,随着人口流动,离散家庭在我国农村家庭中的比例逐渐增高。由于夫妻情感联系的变化、照养人的更换、家庭经济来源不稳定等因素,离散家庭儿童的养育面临诸多不确定因素,遭受虐待、产生对立行为、出现违法犯罪事件时有发生,其成长状况急需关注。由于长期见不到父亲或母亲,儿童自幼缺乏完整的亲情教育,在类似单亲家庭的环境中长大,对家庭没有眷恋,对自己将来的婚姻期望不高。有些在外谋生的家长把儿童接到城市中养育,希望给儿童一个好环境,但实际上由于城市整体福利水平的制约,无法安置大批涌入城市的外来人口,他们的家庭生活和儿童的教养质量得不到保障,居无定所、高额的教育费用、新环境的适应、同学的排斥,使儿童产生强烈的自卑感和挫折感。

总之,每种家庭类型均面临特殊的问题。关键是发挥各自优势,克服和弥补不足之处。有研究显示,不同类型家庭养育的儿童,社会适应能力（独立性）、行为问题发生率、智力发展水平等有显著差异。然而,这其中的必然联系尚难定论。因为在影响儿童发育与行为的因素中,家庭类型的影响只是其中一个方面,还需考虑遗传素质、家庭气氛、养育方式、经济状况、知识水平、社会交往等多种因素的综合影响。

【专家提示】

- 根据家庭成员的构成,将家庭分为核心型家庭、主干型家庭、联合型家庭和大家庭四种主要类型。
- 家庭类型的影响只是其中一个方面,还需考虑遗传素质、家庭气氛、养育方式、经济状况、知识水平、社会交往等多种因素的综合影响。

（金　宇）

第五节　家庭功能失调

【导读】

家庭是人类生活中最重要、最基本的组成单位,是独特的社会系统。它不仅为个体的生存和发展提供物质保障,而且提供重要的心理支持和情感支持,对儿童、青少年的心理发展起特别重要的作用。家庭功能（family function）影响儿童的发育行为,家庭功能失调关系到儿童六大方面的影响,即社会、认知、道德、文化、情绪、体格。本节着重介绍的是家庭功能、家庭功能的相关理论、家庭功能失调及其特征。

一、家庭功能

家庭功能（family function）是衡量家庭系统运行状况的重要标志,也是影响家庭成员身

心发展的重要变量之一。家庭的功能比较多,但与儿童生长发育有关的功能可以概括为以下三点:

1. 生存和繁衍的功能　提供衣食住行等基本的生存需求,保障儿童的基本人身安全和个人基本医疗服务以及其他一些物质需求。

2. 养育功能　满足儿童情感方面的需求,建立良好的亲子关系,提供儿童生长发育所需要的各种物质和精神条件,促进其体格和智力的发展。

3. 教育和社会化的功能　首先帮助儿童建立与家庭成员的初步联系,然后帮助其建立与外部社会网络(大家庭、同伴、学校和邻居)和整个社会的关系。

二、家庭功能的相关理论

家庭系统理论认为家庭是一个动态的整体系统,依靠各成员互动而形成;家庭成员之间相互影响,而每个成员的行为又会反作用于整个家庭系统,带来系统的变化。家庭成员依据自己在家庭中的辈分、性别和功能与其他成员的连接形成了次系统,使家庭保持一种较为稳固的结构而行使一定功能。

社会-生态模式由布朗芬布伦纳(Bronfenbrenner)提出,该理论将人际关系分成了五套依次层叠的环境系统,这些系统彼此之间又相互影响。他认为家庭环境及日常家庭生活对儿童可产生直接的影响,而家庭之外的支持系统和可利用资源也很重要,同样对儿童的健康和发展有直接的影响。此外,社会环境包括文化、所处的社会阶层、信仰贯穿于儿童的教育中,也会对儿童的发育产生间接影响,该模式是从多个侧面强调其对儿童的作用。

发育的处理模式强调发育是儿童和父母之间一系列积极的相互作用及其对儿童产生的影响。我们把这个模式和社会-生态模式结合起来,可以勾画出影响儿童发育的多种因素。

三、家庭功能失调

家庭功能失调意味着家庭中缺乏某些必要的元素,常见的家庭功能失调有以下几种:

(一)生存和繁衍功能失调

1. 缺乏安全保护或过度保护　缺乏安全保护是最常见的家庭功能失调,包括父母没有为儿童提供安全的环境(如远离有毒物品和有害物)和父母虐待小孩。父母虐待会对儿童躯体和精神同时造成伤害,儿童可能出现骨折、脑损伤、失明、烫伤等严重影响生长发育的躯体损害。心理上的不良反应在短期内表现为抑郁、焦虑、退缩、攻击行为、社会适应不良、技能障碍,长期后果则包括形成边缘型和反社会人格障碍,出现违法犯罪、自我损害以及精神发育迟滞等现象。

过度保护的父母通常表现为对躯体功能和潜在健康危害过分关注,有时几乎到了疑病症的程度。他们担心孩子的健康,对孩子的每一个微小的躯体不适或变化都会寻求医疗帮助。这种父母多数生长于过度保护的环境中,往往有潜在的焦虑素质,他们的过度保护使他们与儿童紧密联系在一起,儿童成为了他们的感情寄托,容易造成孩子被动、退缩、胆小怕事的性格,出现独立生活能力差、社会化不足等问题。

2. 喂养不足或喂养过度　喂养不足的原因可能是贫穷、食物选择不当或喂养方法有问题,可导致儿童生长发育迟缓,严重者会发生死亡。

喂养过度的直接后果是肥胖,儿童过于肥胖除了会过早地引起一些疾病,比如高血压、糖尿病和冠心病等,还会导致儿童遭到周围儿童的嘲笑,从而使他们出现自尊心下降和退缩等行为问题。

3. 无家可归或多家居住　无家可归是指儿童因为家庭的整体性受到破坏、家庭生活被扰乱或家庭关系支离破碎等原因而无处可去,缺乏生存的基本条件,很难得到正常的养育和教育,这对儿童来说是一种急性应激事件,会严重损害儿童心理健康,影响儿童的生长发育。

多家居住是指在多个家庭居住,这些儿童被称为"溜溜球"和"游荡者"。多家居住的情况可能是由于家庭比较富有,拥有多处住所,父母忽略了在多处居住对儿童的负面影响。另一种情况出现在离异家庭,父母可能为抚养权和生活费发生争执,孩子在随父住或随母住之间频繁变换。这些儿童往往不知道应该居住在哪里,应该听谁的话,有时还会被父母一方诱骗过去,他们往往觉得自己像父母博弈的筹码,儿童易出现焦虑不安、挫败、沮丧等情绪问题。

4. 医疗忽视或医疗过度　医疗忽视的原因主要是父母医疗经验匮乏或者是父母缺乏医疗动机、医疗资源不足或者对医嘱不理解。有研究调查发现不遵医嘱的行为即使是在受过良好教育的父母中也具有很高的发生率,其后果会造成儿童急性感染或其他一系列的健康问题。

医疗过度,代理型孟乔森综合征(factitious disorder imposed on another, FDIA,旧称 Munchausen syndrome by proxy),指的是父母捏造儿童的疾病到医疗机构和相关健康保健机构寻求诊断和支持,有时夸大症状和实验室检验结果。在较轻的病例中,病态性使儿童逐渐相信自己的"病态儿童角色",导致儿童罹患孟乔森综合征或轻微的疑病症、依赖行为。严重的病例甚至故意伤害被照顾者,造成被照顾者明显病态甚至死亡。

（二）养育功能失调

1. 刺激不足或刺激过度　有些家长对孩子发育和智力刺激不足,他们似乎对儿童的社会线索没有反应,意识不到儿童的情感需求,缺乏与儿童玩耍、交流以及促进儿童智力发展的技巧。生活在刺激不足家庭中的儿童可能会出现一系列不良行为,如智力低下、学习困难、焦虑和抑郁倾向、人格障碍、行为紊乱、伙伴关系不良、说谎等。

刺激过度在我国城市独生子女家庭里较为普遍。由于对孩子过高的期望和对将来激烈竞争的准备,家长过度地刺激儿童的成长,过早地安排学习,使孩子远离无拘无束的玩耍和活动。儿童成长过快,认知能力超过应有的水平,而心理适应能力相对落后,造成能力发展不平衡。

2. 不当教养方式　专制型教养方式是一种限制性非常强的教养方式。通常,成人会强加很多规则,期望孩子能够严格遵守。他们很少向孩子解释遵守这些规则的必要性,而是经常依靠惩罚和强制性策略(如权力专断或爱的收回)迫使儿童遵从。他们往往不能敏感地觉察孩子的不同观点,而是专断支配,期望孩子把他们所说的话当作法律,并尊重他们的权威。专制型父母的孩子容易喜怒无常,大多数时间看起来不愉快、易被激怒、不友好,相对来说没有目标,对于周围的事物不感兴趣。

放任型教养方式是一种接纳而过于宽松的教养方式。成人几乎不对孩子提出要求,允许孩子自由地表达自己的感受和冲动,不会密切监控孩子的活动,很少对孩子的行为施加严格的控制。放任型父母的孩子尤其是男孩通常会表现出冲动和攻击性,以自我为中心,缺少自我控制,并且独立性和成就感较低。

不作为型教养方式是一种极度宽松且没有要求的教养方式。这种类型的父母或者拒绝孩子,或者沉浸在自己的压力和问题中,以致没有太多的时间或精力投入到儿童养育中。这些父母几乎没有规则和要求,他们对孩子的需要不予理睬或不敏感。在这种教养类型下成长的孩子,在 3 岁时就已经表现出较高的攻击性和易于发怒等外倾的问题行为。更为严重的是,在童年后期,他们往往具有破坏性,在课堂上表现得非常差。此外,这些孩子经常会成为怀有敌意、自私、叛逆的青少年,缺少有意义的长远目标,他们易于实施反社会行为和违法行为。

3. 教养方式不一致 在有些家庭中,父亲与母亲本身的教养方式存在较大差异,导致他们常常因为孩子的养育问题产生矛盾和冲突。在主干型家庭中,多人参与孩子的教育。父母和祖父母两代人有着不同的成长和教育背景、不同的性格和处事方式,在对孩子的教育上会有较大差异,处理不当时,不但不能实现对孩子的良好教育,反而可能因为孩子的教育导致家庭问题。

4. 家庭互动障碍 家庭系统理论认为家庭互动有三种不同的特征:和谐、脱离、卷入。和谐或有凝聚力的家庭互动是指有清楚的但可渗透的界限,允许孩子获取资源(如支持、温暖)而不破坏与其他家庭成员的关系自主性。脱离的家庭互动是指界限僵硬,在家庭关系方面表现为冷淡、漠不关心、不支持、情感孤独。家庭子系统间难以沟通,家庭成员功能分离,而不是作为一个整体的一部分。在这种家庭中,儿童的外化问题更多。卷入式的家庭互动是指界限不清或缺乏,在关系上表现为情感纠缠、没有缝隙。在这种家庭关系中,儿童可能体验到一定程度的温暖和支持,但获取这些资源时要付出代价,包括敌意和苦恼从一个家庭子系统扩散到另一个子系统、关系被侵入、在个人和心理自主性方面明显受限。卷入式的家庭在年龄较大的儿童及青少年中表现出更多的内化症状。

5. 家庭关系失调 当家庭中某两个人的关系紧张时,其中一方或双方会把注意力投向第三者,第三者则会参与到前两者的问题中来缓解两人间的压力和紧张,这就是“家庭三角关系”。

家庭中常见的一种三角关系是:母亲与孩子联合,父亲在家庭系统中所处的位置比较疏远。这可能带来几个结果:①母亲缓解了丈夫对她的关注不够而带来的压力。②母亲多会成为孩子教育的主要承担者,而过度卷入孩子的生活,孩子多容易依赖,而缺少独立性。父亲参与更少乃至最后没有了发言权,孩子显得更加需要母亲。③夫妻之间共处时间减少,没有沟通交流、培养共同兴趣爱好的机会,距离越远。

有些家庭中,夫妻的某一方占主导地位,并且控制着家庭生活的每一个方面,其他成员要么被动地接受,要么用发泄情绪的行为规避之。占据主导地位的一方决定着家庭中的每一件事情,往往忽略其他成员的观点和情感,情感的表达往往被遮掩,家庭成员之间很少产生情感共鸣,冲突无处不在。

6. 情感功能缺陷 一方面,家庭情感功能的缺陷表现为爱的缺失。因家庭教育方式的不当,或是父母爱的表达不足,使得青少年产生爱的缺失感,不能充分体验到家庭的温情而关闭心扉,变得冷漠且无助。缺少了家庭情感的有力支持,青少年就会成为内心虚弱的个体,进而引发认知上的混乱,极需要到外界环境去寻求温情,需要借助于其他的人、物或事情来寻求力量,对家庭传统的依恋也因此减弱。在此情况下,青少年很容易受到外界不良文化影响而成为边缘少年。

另一方面,家庭情感功能的缺陷表现为爱得过度。这种现象多发生在独生子女家庭中。子女在家庭中处于优越地位。父母在物质、精神、生活上对子女有求必应,为子女提供无微不至的帮助和照料。久而久之,因一切来得太过容易,孩子就会觉得是理所当然的,易形成以自我为中心的性格特征。这种溺爱的教育方式,使子女没有学会爱,不会爱别人,甚至变得冷漠和自私,不会移情,不会正确处理自己与他人、社会的关系,造成生活中的低能。

7. 性虐待或乱伦　几代人之间如果不能保持性的界限,容易出现性虐待或乱伦,引发躯体和行为症状,比如感染性传播疾病、妊娠、过分担心性行为或对性行为恐惧,不信任成年人。女孩遭受性虐待后变得依赖和退缩,男孩则容易效仿性虐待,施加给更小的孩子。

（三）社会化功能失调

1. 家庭内部社会化不足或过度　家庭内部社会化不足多由于冷漠、脱失和缺席的父母而产生。父母对子女态度冷淡的原因多种多样,如父母有精神障碍、抑郁、酒精依赖等。在这种家庭环境中生活的儿童发生发育、情感和行为问题的风险性增高,可表现为抑郁、焦虑、躯体症状、过度活跃、行为问题和情感适应不良。

家庭内部社会化过度一般出现在过度亲密和牵绊的家庭。过度亲密的先决条件包括:极度亲密的两代人、父母与其自己父母的分离和独处不足、父母的不协调、发育危机、性情多变的气质和其他一些相关因素。在这种家庭环境生活的儿童可能对正常的发育任务退缩,表现为分离焦虑的症状,这可能导致儿童回避友谊和抵抗去学校,严重者表现为焦虑障碍、抑郁和躯体化症状。

2. 家庭外部社会化失控和不足　在控制不足、界限不清的家庭中易出现家庭外部社会失控。在这类家庭中,儿童与外界的关系没有界限,父母的角色和管教功能不被重视,儿童不告知父母随意出入家庭,国际上这种儿童被称为"Hurried Children"。这类儿童由于缺乏父母管教以及合理处理家庭外部关系的能力,容易过早地陷入危险性行为、药物滥用和酒精依赖中,他们常常出现焦虑、安全感不足和不快乐,严重者可能出现抑郁、退缩和愤世嫉俗。

家庭外部社会化不足常见于孤立和保守的家庭。在这种家庭环境中成长的儿童往往比较害羞和社交不成熟,给人的感觉是孤独的和边缘的,如果父母阻止他们建立家庭以外的关系,他们往往会离家出走。

四、功能失调家庭的特征

功能失调的家庭成员往往具有共同的特征和行为模式。对于大部分功能失调的家庭来说,某些普遍性的共同特征包括:

1. 当对实际有或者感觉有"特殊需要"的家庭成员表达情感时,缺乏共情、不能理解和对特定的家庭成员保持敏感性。

2. 否认或者拒绝承认虐待行为,可能认为情况是正常的,甚至感觉很好,也可能是明明知道存在问题却刻意回避。

3. 不恰当的自我界限或者自我界限缺失,例如,忍受不恰当的待遇,不能表达可接受和不可接受的待遇,忍受躯体、情感或性虐待。

4. 不尊重他人的界限,例如,在没有正当理由的情况下违反重要的承诺和故意侵犯别人表达出来的界限等。

5. 极端冲突,家庭成员之间打架过多或者出现非和平方式的争论。

6. 由于出生次序、性别、年龄、家庭角色(母亲等)、能力、社会地位等的不同,不平等、不公平地对待家庭成员,可能包括在损害其他人利益的情况下常常姑息某一个家庭成员,或者执行规则不一致。

【专家提示】

- 家庭对儿童的生长发育有着深远的影响,家庭功能失调通常增加儿童发生发育行为疾病的风险。
- 家庭功能受社会生态环境的影响,如社区、学校、文化等,也与儿童与父母之间的相互作用有关。
- 家庭功能与儿童的发育行为密切相关。
- 儿童发育行为的干预中,必须有家庭的参与。

(杨斌让)

第六节 留守和流动儿童

【导读】

农村剩余劳动力大规模向城市转移是中国改革开放以来最重要的社会现象之一,而由此出现了大批乡村留守儿童和城市流动儿童,这两大群体给中国的公共卫生工作带来了新的课题。本节对留守儿童和流动儿童的流行现状、生活教育、心理状态等方面进行介绍。

留守儿童(left behind children)是指父母双方或一方流动到其他地区,孩子留在户籍所在地并因此不能和父母双方共同生活在一起的儿童。流动儿童是指随父母或监护人居住在其他地区,而户籍仍留在原籍的儿童。在中国现代化的进程中,农村大量剩余劳动力向城市转移,在婚育年龄期间,有的外出务工人员将孩子留在了农村,有的则把孩子带到了城市,在留守儿童和流动儿童这两大特殊儿童群体中,农村留守儿童和农村流动儿童占了绝大多数。由于生活中家庭结构、养育环境、教育政策等与普通儿童不同,留守儿童和流动儿童在生存、生活、生长环境方面将会面临更多更大的挑战,他们的心理行为发展也因此有可能受到极大影响,其中以农村留守儿童和农村流动儿童的问题更为突出,国内现有的研究资料研究对象也主要针对农村留守儿童和农村流动儿童。

一、留守儿童

（一）流行病学

进入 21 世纪以来,留守儿童的规模快速增长,根据 2010 年第六次全国人口普查主要数据公报,全国义务教育阶段 6~14 岁儿童在留守儿童中比例是最高的,也说明异地上学有一定的困难。从性别上看,在全部农村留守儿童中,男孩占 54.08%,女孩占 45.92%,与农村非留守儿童相比,无明显差别。但留守儿童在各地区的分布很不平衡,农村留守儿童高度集中在川、豫、皖、湘等劳务输出大省,以四川、河南的农村留守儿童比例最高,分别达到 11.34% 和 10.73%。

（二）监护类型

留守儿童的监护者和主要照养人不仅直接关系到对其生活照顾、实施教育的好坏,也影响着其生理的健康和心理行为的发展。留守儿童监护类型根据监护和照养人的不同,可以分为以下几类:

1. 单亲监护　是父母双方中有一方外出务工而由另一方在家照顾孩子的监护方式,这种方式在农村留守儿童中相当普遍,其中又以父亲外出工作、母亲在家照顾孩子为多,在这种生活方式中,母亲常常需要在照料孩子生活的同时承担一切家务负担和农活劳作。

2. 隔代监护　是由祖辈(爷爷、奶奶或外公、外婆)抚养留守儿童的方式,这是孩子的父母双方都外出务工时最常见的监护方式,这种类型留守儿童的监护人大多是年老体弱、识字不多的老年人,他们的思想、观念都比较陈旧,多数只能保证孩子吃饱穿暖,而很少能考虑儿童在营养、卫生、学习、行为等方面的问题。

3. 亲戚或邻居监护　是外出父母将留守儿童交给被信任的近亲、邻居或朋友来监护的一种监护类型,在这类监护家庭生活的儿童,虽然他们往往在生活上能得到良好照顾,但由于是寄宿他人家中,很多留守儿童会有寄人篱下的感觉,心理发育会因此受到影响。

4. 同辈或自我监护　指在父母外出的情况下,由年龄稍大的哥哥、姐姐来充当留守儿童监护人或留守儿童自己照看自己的监护类型。这种类型多出现在父母双方均外出务工而没有祖辈可以照看,或者父母有一方离世的情况下。根据现有调查,与其他监护类型的儿童相比,同辈或自我监护的留守儿童压力最大,他们一方面要照顾自己的生活和田间的农作物,另一方面还要兼顾学校的功课和学习,所承受的生活压力和心理负担都比较大。

（三）生活和教育

1. 日常生活　由于留守儿童多处于收入少、经济条件差的农村,他们所处的地区整体生活水平都不高,儿童的饮食和营养状况也普遍比较差,在这样的区域背景下,无论是留守儿童监护人还是非留守儿童监护人都很少会考虑孩子的饮食和营养搭配。但有研究表明,在父母双方都外出的情况下,由祖辈照养的儿童营养状况会更差一些,由于老人精力有限,在承担繁重体力劳动的同时很难兼顾到儿童的营养。从卫生条件上看,也同样存在类似情况,祖辈监护的儿童,尤其是生活还不能完全自理的学龄前儿童卫生状况较差,而母亲外出父亲照顾家庭的留守儿童卫生状况也会比其他儿童更差一些。疾病也是留守儿童生活中必然会碰到的问题,一般疾病时留守儿童监护人多数带其至小诊所就诊,在生活困难的家庭往往因为经济原因只能由儿童忍着,而在严重疾病时,无论是单亲监护者还是其他监护人,压力都会增加很多,这种压力多来自对经济和儿童生命的双重考虑。对于较大年龄的留守儿童而言,由于父母一方或双方外出,父母以往所从事的一些劳动将由他们来承担。在农村,儿童常常是家庭中的小小劳动力,非留守儿童也会承担家务及农活,但留守儿童承担的劳动较非留守儿童来说更多、更重。此外,由于监护人安全意识不强、人手不够、儿童自我保护意识薄弱等原因也导致留守儿童安全隐患较非留守儿童多。

2. 教育与学习 根据《中华人民共和国义务教育法》规定,我国儿童正常情况下6周岁入学接受学校教育。许多农村留守儿童正处于接受义务教育的年龄阶段。通过调查分析,6~11岁农村留守儿童的在校比例是96.49%,12~14岁儿童的在校比例是96.07%,表明农村适龄留守儿童绝大部分能够接受义务教育,他们有良好的接受义务教育的机会,这与我国政府一直致力于推行义务教育政策息息相关。但在6~14岁义务教育年龄阶段的农村留守儿童中,尚有4%左右的儿童没有在校就读,值得去关注。结合2010年第六次全国人口普查的数据分析显示,这些儿童推迟入学的问题突出,甚至2.44%儿童从未上过学。而15~17岁的年长儿童与低龄儿童相比,受教育状况明显变差,农村留守儿童读高中的比例很小。各地区的农村留守儿童接受义务教育的情况与当地的教育水平、地方经济发展水平存在紧密联系。西部地区的农村留守儿童未按规定接受义务教育的情况比较严重,部分省份农村留守儿童未接受教育的比例较非留守儿童明显高。留守儿童监护类型也是影响其接受教育的影响因素,母亲外出由父亲监护的留守儿童未接受教育的比例便更高。此外,留守儿童在父母外出前后学习情况对比会出现较大变化,主要表现为学习态度的散漫和学习成绩的下降,这通常与监护人监管督导不力有关。而留守儿童的学习目的与理想也会受到成人打工的双面影响,有些儿童能够体谅父母外出打工的艰辛更加努力发奋学习,但也有相当一部分留守儿童因此受到社会上金钱观念的过多影响,从而失去了学习的兴趣和动力,甚至选择辍学打工。

(四)心理健康

在儿童的成长过程中,家庭始终发挥着举足轻重的作用,家长的关心、爱护、陪伴对他们平稳顺利度过每个生长发育阶段有着非常重要的意义。当农民因为贫穷选择外出打工时,留守儿童只能被动接受成人的决定,虽然成人也会考虑到自己的行为会对孩子的生活和学习带来一些影响,但很少意识到孩子自身对情感的需求。在成人离开家后,他们通常每年很少有机会和孩子见面而以电话等方式与孩子进行联系,以这种间接方式维系两者彼此的亲情;而也有许多外出父母与留守家庭联系的主要对象是留守儿童的监护者而非儿童本身。无论是留守儿童的监护者还是外出的父母,他们都没有把留守儿童与外出父母间的情感交流与沟通看得非常重要和必要,往往忽视儿童这方面的心理需求。

作为和留守儿童接触最多的监护人,由于文化素质较低、认识不足,加上自身劳动压力大、内心苦闷等因素,常无暇顾及与儿童的交流沟通,根据研究统计,近1/4的留守儿童与监护人很少或从来不聊天,即使监护人是母亲,也往往由于其生活的重负和文化水平的限制,无法留意儿童情绪和情感的变化,不能与其进行充分的思想交流。与父母和监护人沟通的欠缺,加上学校教育普遍对儿童心理健康重视程度不够等原因很容易造成留守儿童敏感、孤独、自卑、抑郁、自我封闭、感情脆弱、消极孤僻、缺乏自信和安全感、缺少自我认同感等心理问题。父母和监护人的教养方式也影响着留守儿童性格和人生观、价值观的形成,比如:外出父母不留意儿童的情感需求,而对子女的歉疚往往通过物质方式进行弥补,过度的物质满足和经济供给会促使儿童形成功利主义价值观和享乐主义人生观;隔代监护人的溺爱又会导致儿童形成自私任性、霸道蛮横、自我中心等极端性格等。同时,当留守儿童心理需求无法从成人处获得时,往往将需求的满足转向同辈群体,同辈群体的价值导向会深远地影响留守儿童对生活目标的确立和价值观的形成,甚至影响其今后的人生道路。

近十年来,关于留守儿童心理健康问题的研究广泛开展,多数研究基于心理量表与心理访谈,其中使用较多的有:心理健康诊断测验(Mental Health Test, MHT)、儿童孤独量表(Children's Loneliness Scale, CLS)、艾森克个性问卷(Eysenck Personality Questionnaire, EPQ)、中小学生心理健康量表、症状自评量表(Self-report Symptom Inventory,又称 Symptom Checklist 90, SCL-90)等。

二、流动儿童

(一)流行病学

随着我国改革开放的不断推进,中国城市经济迅速发展,流动人口大量增加。根据2010年第六次全国人口普查主要数据公报,我国流动人口达到2.6亿人,且有继续增加的趋势,其中0~17岁流动儿童为3 581万,而80.35%流动儿童来自农村,从农村流向城市。

从流动儿童年龄分布看,0~2岁儿童所占比例较低,仅占1.55%,2~14岁年龄组比较均匀,每个单岁组年龄所占比例基本在4%~5%,16岁和17岁的流动儿童所占比例超过10%,明显高于其他年龄组。从流动儿童性别分布看,全国流动儿童的性别比(男：女)为114.70 ： 100,这与全国儿童116.24 ： 100、农村儿童117.04 ： 100、农村留守儿童117.77 ： 100 的性别比差别不大。从流动儿童分布的地域看,流动儿童已分布多达全国31个省市,高度集中在广东、浙江、江苏等省份。从流动儿童在流动地居住时间看,相当一部分流动儿童属于长期流动,每个流动儿童在户口登记地以外地区"流动"的时间为3.74年,约1/3 的7~14 岁流动儿童流动时间在6 年以上,这说明很多流动儿童已经在城市长期居住。

(二)生活和教育

流动儿童跟随父母多数由农村进入陌生的城市生活,家庭内部人员结构虽没有发生明显的改变,但家庭外部环境却发生了巨大的变化。城市里优越的生活环境、教育环境、人文环境、知识环境一方面为流动儿童发展提供了难得的生存与发展机遇,同时户籍、经济等条件的限制使得他们又无法享受到与城市儿童同等的权利和机会,迫使流动儿童需要对家庭外部环境进行重新适应。

1. 日常生活　虽然生活在城市,但流动儿童的生活条件和居住地的城市儿童有着很大的差异。大多数流动儿童家庭的经济环境较困难,居住、卫生、营养等生活条件差,平日可进行活动的场所有限。流动儿童父母受教育程度普遍较低,大多从事个体零售和体力劳动的职业,工作时限长且收入不高,流动儿童常常需要独自在家并承担较多的家务劳动。作为流入城市居住的外来人员的第二代,流动儿童在社区、学校等生活场所还常常受到不平等的对待,由于生活习惯、语言等差异,流动儿童在生活的众多方面都可能受到歧视。这让流动儿童常常处于"边缘人"的尴尬身份:没有城市户口常被城市人排除在外,他们不属于城市;而他们又自小离开农村,对农村已缺乏认同感。

2. 教育与学习　绝大部分的适龄流动儿童都能在学校接受义务教育,有的和城市儿童一样进入公立学校,有的进入专门的进城务工人员子弟学校,而随着以"流入地政府管理为主,以公办学校为主"等国家政策的逐步推行,在公立学校接受义务教育的流动儿童人数不断增加。流动儿童家长大多对自己的低学历不满意、对既往自己缺乏学习机会感到遗憾，从而对子女报以很大期望，希望他们能通过受教育改变命运，但他们在如何教育和指导孩子方面知之甚少，无法在课外给孩子提供学业上的指导，同时由于经济条件的限制也无法在孩子教育上投入更多。此外，能接受学前教育的学龄前流动儿童及接受高中教育的流动大龄儿童比例不高，由于公立学前教育机构资源有限，优质的民办托儿所幼儿园学费昂贵，学龄前流动儿童往往无法入托儿所、幼儿园学习，即使有条件接受学前教育者也多数是在收费低廉资质较差的民办托幼教育机构，虽然有许多流动儿童家长同样关心子女的学前教育，但在户籍限制、经济压力面前常常力不从心。高中教育同样有经济因素的原因，完成义务教育后很多父母无法再提供教育方面的费用支持而选择让子女就业，特别是大龄女童，往往初中毕业后就打工挣钱，成为家庭经济的重要来源。

（三）心理健康

与居住地城市儿童相比，流动儿童表现出更多心理问题，如心理压力过大、存在着自卑感、感情敏感而脆弱；内心常常有不平等感、对立感；没有归属感；抑郁、孤独、社交焦虑等问题突出；与人交往合作能力较差；幸福感、自我满足感少；自我评价、自尊水平偏低等。

造成流动儿童心理状况相对较差的主要原因一方面在于社会不公与社会歧视的客观存在，比如在同学关系中，公立学校的流动儿童可能被城市同学瞧不起，甚至城市儿童会有意无意疏远并孤立流动儿童；在师生关系中，部分教师可能会更多关注城市儿童而忽视了流动儿童；在家长中，可能也会担心流动儿童有不良习惯而干扰自己的孩子与流动儿童一起学习玩耍。同时，其他诸如语言问题、环境适应问题以及经常性的转学等原因，也会加大流动儿童与城市儿童间的差异。种种情况下，流动儿童更易结交同样来自于农村的流动儿童伙伴，而难以融入城市儿童的学习与生活，表现出社会适应不良、学业成绩不佳等。另一方面，父母的教养方式、亲子交流是影响流动儿童心理行为的另一个关键因素，虽然流动儿童有机会与父母生活在一起，体会到父母对其照顾、关怀和爱护，但由于流动人员普遍从事工作强度大工作时限长的工作，流动儿童与父母进行深入交谈、沟通的机会并不多，加上流动人员文化程度、从小受教方式、经济水平等因素的影响，多数流动人员对孩子的教养方式简单而粗暴，以专制型命令式的教养方式为主，而不了解也不注重孩子内心真正的想法，缺乏亲子沟通的技巧，这导致很多流动儿童无法从家庭中得到心理上的支持和有益的疏导。

要改善、解决流动儿童的心理状况，使流动儿童融入生活的城市，在居住地快乐生活、学习，需要保持其与父母之间频繁而畅通的沟通，无论生活条件如何，来自于家庭持久的关爱、恰当的交流都会为流动儿童的心理健康发展提供强大的支撑。而社区、学校是儿童成长过程中的重要场所，老师的关注、同伴关系的良好建立、社会的必要支持同样对于流动儿童的心理适应状况起着重要的影响作用。

对于留守儿童和流动儿童这样庞大的群体，对其关注和支持是关系到千万儿童、青少年未来健康发展的重大社会问题，近年来有关他们的生存和发展问题越来越多地得到了政府、公益组织、社会公众的巨大关注。比如，通过家长学校、代理家长、托管家庭、寄宿制学校、社区亲情活动、民间自助行动等活动构建留守儿童生活的良好家庭、学校、社区环境，为留守儿童在生活、学习、安全、情感等方面提供帮助；出台一系列流动儿童管理制度和政策，通过医学、教育、社区、公益组织的力量为流动儿童融合当地社会提供支持和帮助。伴随着现代化、城市化的进程,我国留守儿童和流动儿童不会在短期内消失,他们需要社会的持续关注和爱护,和其他儿童一样,他们的健康成长对社会发展有着重要的意义。

【专家提示】

- 大力开展对乡村留守儿童的健康促进工作,包括:加强乡村公共卫生服务体系建设,在各地政府实施的乡村劳动力转移培训项目中,增加家庭指导内容;鼓励父母和留守子女的亲情联系;有针对性地开展心理健康教育等。
- 改善流动儿童的生活、教育、心理状况的措施包括:维权、改革现行学校保健服务模式、提供心理支持、鼓励良好的亲子沟通等。

（静　进）

第七节　疾病及住院

【导读】

疾病在儿童生长发育过程中不可避免,不同年龄阶段的儿童对疾病及住院的反应不尽相同,若处理不当可造成身心创伤,影响日后的心理及行为发展。本节将重点介绍儿童对疾病的理解、疾病类型及其影响、主要的压力源及应对方式等。

每一个儿童在成长过程中,不可避免会罹患各种疾病,或在门诊治疗,或需要短期住院治疗,或需要长期甚至终生治疗。治疗过程中,通常需要接受各类简单或复杂的检查,甚至需要接受穿刺、手术等措施。这些经历均会对儿童行为和发育造成不同的影响。医护人员在处理疾病及住院问题之前,必须首先对以下三个方面有充分的认识:①儿童的发育阶段、个性心理特征及其对疾病的理解;②儿童疾病的类型,急性轻症、重症濒危还是慢性疾病,此时儿童面临的压力不同;③家庭及医护人员对儿童疾病及压力的反应。这些认识有助于医护人员全面把握儿童病情的发展。

一、儿童对疾病的理解

年龄不同,孩子的发育和认知水平不同,其在面临疾病和住院时所表现出来的问题也相应有所不同。儿童的发育在此不再赘述,本节仅简要介绍儿童对疾病的理解。

（一）经典阶段论

以皮亚杰为代表,认为儿童对疾病的认知发展呈现不连续的阶段性:

1. 前逻辑阶段（2~6岁）　此阶段的儿童通常将病因解释为与疾病同时发生但与疾病没有任何逻辑联系的现象。他们可能知道很多预防疾病的规则,却不知道这些规则背后的理由。如果要求对疾病原因作出推理的话,他们会对所有的疾病给出同一个原因。

2. 具体逻辑阶段（7~10岁） 此阶段儿童能认识到引起疾病的人或物体，并且能够认识到这些人或物体具有"有害的"特质。比如，知道其他感冒的小朋友会把感冒传染给自己，吃了虫子污染过的食物会生病等。儿童还能对病因引起疾病的方式进行一定的解释。比如，感冒是由于冬天屋外的冷空气造成的，但还不能理解看不见的病因机制。

3. 形式逻辑阶段（11~14岁） 此阶段儿童能认识到细菌的存在，理解细菌会引起机体内部器官和过程的功能失调，从而引起疾病。还能认识到心理因素（如情绪）及态度会影响健康或导致疾病的发生，并对疾病的发生及治疗有一定的见解及自我控制能力。

（二）朴素生物理论

"朴素理论"（naive theory）的兴起对经典阶段论提出了挑战，人们普遍认为既往研究低估了儿童的认知能力。儿童早期就对人类认知的核心领域形成了"朴素理论"，包括朴素物理学、朴素心理学（心理理论）、朴素生物学三个核心领域（core domaine）。

儿童对疾病的理解即属于朴素生物学范畴，这一范畴尚存在争议。若儿童像皮亚杰所说，用心理原因去解释生物现象（用"人想要变得大一些"来解释生长），则不能认为儿童拥有朴素生物理论。若儿童在认知水平上达到：①生物－非生物区分（animacy-inanimacy distinction）或称本体区分；②疾病不受意图控制；③对疾病进行因果解释，则可以认为儿童存在朴素生物理论。一系列研究表明，儿童的生物学本体区分约从3岁开始，到5岁时基本完成（从只知道人会生病逐渐认识到任何动物都会生病）。而对于疾病的病因，4岁儿童就能正确判断疾病的产生和痊愈不受意图控制，随着年龄增长可以做出生物学解释，表明儿童对传染、污染等具有实实在在的认识和了解了。但5岁以前儿童仍主要使用行为学（常识性的卫生习惯等）来解释疾病，并非道德规则（因为撒谎了所以生病）。

正是由于儿童对疾病的理解与成人差异巨大，因而容易产生各种想法和情绪。正确把握儿童对疾病的认知水平有助于帮助儿童适应诊疗，战胜疾病。

二、疾病类型及其影响

（一）急性轻症疾病

急性轻症疾病主要指儿童期一般呼吸道和胃肠道感染等疾病，约占儿科普通门诊量的50%或以上，通常被认为与儿童的发育和行为无关或关系不大。但许多有经验的儿科医师相信，这些普通的经历与儿童发育行为存在密切关系。

急性轻症患儿除了承受着疾病本身及治疗带来的不适感以外，还可能因请假、卧床休息、限制饮食等因素失去部分正常社会接触，致使活动受限，亲子关系出现短暂变化（如父母变得纵容或敌对），因而出现一系列的情感及行为反应：依赖、退缩、易怒、难控制、自卑等。需要注意的是，儿童的气质类型也会影响到他们的感受和反应，其中的个体差异可影响疾病的临床表现和演变，甚至会影响到医师的判断。

面对急性疾病或住院的孩子，绝大部分父母都会在某些方面表现出负性情绪，他们可能退缩、易激怒、依赖、易惊、压抑，这些情绪可影响到孩子对疾病的认知，甚至在治疗期间不能有效地配合医师，不遵从治疗计划等。但是，若父母的情绪反应与现实不符，就有必要探讨深层原因，如父母的个性特征、家庭和社会经济状况、神经症的潜在可能等。

（二）住院治疗、外科手术和医疗操作

儿童可能因为严重疾病、慢性躯体疾病或外伤需要住院接受内科治疗或外科手术。他们被迫离开熟悉的环境和日常生活,突如其来的住院往往使他们感到混乱、不知所措,即使是经常住院的孩子也容易感到焦虑和不安。常见的焦虑源包括离开父母的照顾、兄弟姐妹间的相互照应等。除了对环境感到困惑,孩子们往往很难理解发生在自己身上的一切,既往的患病或住院经历也会影响到他们的行为及情绪反应,孩子可能对自己的行动和愿望不起作用感到很无助。了解孩子的体验和想法,有助于帮助他们更好地适应住院环境,减少异常反应和行为。

父母对疾病的态度和父母自身的体验也会影响孩子对住院的反应和应对能力,大量研究表明,通过降低父母焦虑水平有助于帮助孩子应对疼痛性的医疗操作。而住院期间探访人数、住院时间均影响到儿童出院后的调适。住院儿童常见的行为问题包括行为倒退、依赖性增强等。情绪障碍多见于6月龄~6岁的儿童,严重程度往往与住院时间或次数成正相关。

（三）慢性健康状况

慢性健康状况(chronic health condition)通常是指这些状况持续时间 >12 个月,并且严重限制了日常的活动,包括慢性疾病和慢性残疾。据估计,依此标准约 10%~30% 的儿童受慢性健康状况影响。其中,慢性疾病包括哮喘、囊性纤维化、先天性心脏病、糖尿病、注意缺陷多动障碍和抑郁症等。慢性残疾包括脊髓膜膨出、听觉或视觉受损、脑性瘫痪和肢体残疾等。

1. 对儿童的影响　有慢性健康状况的儿童存在一些活动上的限制:频繁的疼痛和不适、生长发育异常、经常住院和门诊治疗,有严重残疾者可能难以正常上学和参加同龄孩子的活动。慢性健康状况发生时的发育阶段不同,儿童、青少年的反应也有差异。

（1）婴儿期:影响基础发育,缺乏相应的反应,如听觉障碍儿童难以回应家长的呼唤,语言获得困难、沟通困难、行为问题等发生率高。婴儿期繁多的医疗、手术和护理,会令父母产生孩子脆弱和特殊的感觉,这些感觉会持续多年,影响亲子关系和孩子正常发育。

（2）幼儿期~学龄期:早期独立性发展迟缓,恢复力减弱,因缺课而妨碍学习和社交。由于需要父母额外的照顾,与父母的正常分离变得困难。

（3）青春期:青少年独立意识强,如果青少年要为日常生活而求助于父母或其他人,他们可能会为无法独立生活而感到痛苦,其对立及反叛情绪可能更为明显。青少年最不愿意被认为和同龄人有不同之处,持续的疾病、非正常的体态特征等任何使青少年迥异于同龄人的状况都可能影响到他们的自我概念和自尊,产生自卑、抑郁等情绪。父母应在青少年能力范围内鼓励其自力更生,避免保护过度。

2. 对家庭的影响　过度保护是父母对慢性疾病状况患儿的正常反应,家长必须监控孩子的健康、检查器材、施行用药、提供物理疗法等,总是事无巨细地关照、保护孩子。父母通常难以判断哪些事情是孩子力所能及的,生怕孩子吃苦、受罪,因而无意识地造成过度保护。从心理发展来看,过度保护会造成以下影响:①影响孩子的社会化,人际交往局限于父母和同胞,无法从广泛的交往中掌握社交技巧;②压制孩子的求知欲和学习动机,父母从各方面满足了孩子的需要,抑制了孩子的内在动机,慢性疾病状况本身亦削弱了孩子的意志力,以及探索外界事物的主动性和积极性;③影响孩子的智力发展,智力的发展需要刺激,但慢性疾病状况及过度保护限制了孩子探索外界,动手动脑情景减少。

此外,过度保护的父母经常诉说有疲劳、抑郁、与社会分离的感觉。额外的照顾重担会影响家庭凝聚力,减少家庭参加社会文化活动的机会,同时削减了父母留给同胞的时间。同胞可能会因此变得抑郁、出现问题行为、学习成绩下降;也有可能发展出照顾慢性疾患同胞的技能及责任感。

（四）儿童的主要压力源

疾病及住院给儿童带来的不适及压力可总结为表 2-7-1。

表 2-7-1 疾病及住院带来的压力源

压力源	• 疾病本身带来的痛苦和创伤
	• 日常活动受限
	• 各种检查、操作、治疗带来的疼痛及恐惧
	• 对疾病的认识有限而产生情绪反应
	• 身体形象改变所造成的情绪影响
	• 陌生环境使其缺乏安全感
	• 离开亲人及接触陌生人
	• 中断学习
	• 隐私权的丧失

三、家庭及医护人员面临的压力

（一）家庭

如前所述,由疾病本身及治疗而导致的家庭开支增加、睡眠休息减少、工作受到影响等都可能使父母感到焦虑、愤怒、内疚、疲劳、压抑……家长的情绪反应会直接或间接地影响到患儿的情绪;若父母对当前生活所表现出的抱怨、颓废,会使孩子过早感受到来自生活方面的压力,产生不安全感、愧疚感;若父母情绪不稳定,容易激惹,孩子容易产生紧张心理,并往偏激的方向转化,不利于孩子性格塑造和心理发育。

医师应了解家长的需要和期望,倾听父母的顾虑;向父母提供有用的信息,提高他们对疾病的自信心。给予家长信心,不必一味反对那些效果不大但没有害处的家庭治疗方法。需要注意的是:①所有正在体验灾难性疾病的儿童及其家长均需要得到敏锐、热情和有能力的医护人员的帮助;②花一定的时间与患儿和家长沟通,有助于医护人员给予帮助。例如,父母对腰椎穿刺知识的了解并不能改善疾病本身,但它能够减少恐惧和焦虑;术前对患儿进行充分的解释,也可减轻患儿的恐惧和焦虑,增加患儿的控制能力。

（二）医护人员

1. 情绪及情感反应 医护人员同样有情绪、情感,一些特别的情况或疾病可能会唤起医护人员强烈的情感反应,如:面对挑衅性的病人、拒绝进食的神经性呕吐患者容易往往感到愤怒、沮丧;而面对罹患癌症的 2 岁患儿、5 岁的白血病患儿容易激发医护人员强烈的救助欲望,但在死亡步步逼近的同时又深感不安。医护人员对悲剧场面的情感体验是复杂而痛苦的,其中可能夹杂着不能治愈疾病的罪恶感,对自己无能的愤恨,还可能包含侥幸心理或解脱感(病的并不是我或我的孩子)。尽管这些都是正常的情感反应,但医护人员应注意调控自己的情绪情感,不随意向患儿或家属宣泄,学会适应不同的病人。

2. 共情（empathy）　孩子在罹患严重疾病、接受痛苦的医疗操作时，往往表现出不知所措、困惑、痛苦，如何面对这些孩子对各级医护人员来说是一种挑战。医护人员必须了解疾病、死亡和疼痛性操作可能带来的感受和体验，了解不同年龄阶段的患儿对疾病的理解程度，才能更有效地为孩子们提供支持。

3. 反移情（countertransference）　反移情是医师把对生活中某个重要人物的情感、态度和属性转移到了病人身上，是一种无意识的、非理性的情感。例如一个 11 岁的患儿，其父亲特别爱发号施令，主诊医师看到这种现象显得过分的愤怒，原因在于这位医师的母亲也是一个极喜发号施令的人，医师年幼时饱受其苦。因此，医护人员在面对患儿、处理医患关系时，有必要先内省一下自己的心理无意识反应。

4. 面对死亡　住院患儿的死亡是医护人员面对的最具压力的个人和专业体验，面对死亡本身是一个重要的课题，而如何和家属沟通病情，共同面对生命的终结，在患者死亡后如何告知及安慰家属更是异常重要的环节。医护人员需要对生命保持敬畏之心，对抢救及死亡的态度应端正，若家属觉得医师已经尽力，可在心理上得到很大安慰，医师也能从中得到一定的慰藉。

四、减少压力与行为问题

每个孩子在成长过程中都不可避免地患上或轻或重的疾病，因而患病过程和经验在某程度上也参与构建孩子的社会能力和个性发展。家长及医师的恰当引导，可帮助儿童逐渐学会克服不适感，并在战胜疾病中获得自信。医师有责任确保患儿接受预防性护理和健康监管，评估慢性疾病对儿童发育和行为的影响；评估家庭力量和应付技巧，针对患儿疾病对家庭进行教育，帮助他们加强应对和培育孩子的技能。以下几点有助于减少疾病及住院带来的压力及行为问题。

1. 儿童病房的设置　儿童病房的结构、设计及管理应适应儿童的心理特点。为孩子提供良好的住院环境，设立游戏室供儿童娱乐，定期开展相应的活动帮助孩子们有效应对他们因疾病、创伤、医疗护理和住院而产生的不适感，改善既往的住院体验。

2. 开展疾病相关的健康教育　在医疗机构为家长提供必要的文献与书籍，开展相关健康教育活动、支持性活动；定期了解患儿对疾病的理解，澄清父母从各种渠道获得的信息，与患儿以及家属保持沟通。

3. 合理检查和治疗　不必要的操作、检查和过度治疗可能给孩子带来直接的伤害，也可能间接地影响儿童行为和家长的心理，如高估疾病严重程度、过分依赖医师和治疗等。

4. 重视儿童的不适及感受　传统医学模式下极易出现"重视疾病忽视患儿"的情形，这将使孩子承受疾病以外更多的惊恐和压力。此外，医师和家长故意轻视儿童的顾虑或欺骗，都将增加儿童的疾病痛苦体验。通过聆听孩子的顾虑，对其做出诚实及支持性反应，有助于孩子尽快适应。

5. 系统准备及操作　系统地为住院及外科手术作准备，诚实、恰当地告知孩子，可考虑让即将住院或手术的孩子参观和准备，与正在住院或近期住过院的其他孩子及他们的家人会面等。由孩子选择操作的时间、地点以及陪同人，保持孩子的能动性和自主性。

6. 鼓励探视　鼓励父母尽可能与孩子待在一起，开放探访时间，使朋友、老师及兄弟姐妹能经常探视。

7. 多学科协作　心理学家、社会工作者和精神病医师可以帮助提高治疗护理的质量，提高儿童的调适能力。医疗服务通常来自家庭、社区儿科医师、家庭医师及专业护士等各个方面，要协调各方的服务，并将重点更多地放在沟通和家庭支持上。

8. 学校配合　学校是孩子的主要活动场所之一，由于疾病对孩子的影响，他们往往需要特殊的教育服务，如相应的学校环境，更为弹性的上学日程，可施行药物治疗或紧急护理的应对计划等。

【专家提示】

- 对疾病的认知、疾病的类型、儿童的个性特征等因素均影响到儿童在疾病和住院时的行为和情绪表现，儿童的应对方式也应该相应有所不同。正确把握这些方面有助于医护人员了解病情发展，做好诊疗、护理及预防促进工作。
- 在儿童患病时，家庭及医护人员同样面临相应的压力与挑战，他们所表现出来的情绪和行为也在一定程度上影响着儿童的病情表现及发展。

（静　进）

第三章

诊疗程序和内容

第一节 访 谈

【导读】

　　发育与行为儿科的访谈（interview）是指医师与病人之间有意识、目的明确的互动过程，是一个有计划的医疗活动，访谈是评估的一部分，也是诊断过程中必需的一个环节。本节在访谈的目的、方法和技巧等方面进行了阐述。

一、访谈的目的

　　在美国，大约有50%有心理行为问题的儿童是被基层儿科医师识别的。在我国，儿科医师，特别是儿童保健医师、发育行为儿科医师，是识别儿童发育和行为问题以及提供早期干预的重要资源。要对儿童发育心理行为问题进行恰当的处理，识别症状是其先决条件，而访谈是识别症状的重要过程。大量研究提示，有效访谈会提高医师获取信息的质量，同时在随后的咨询阶段，会增强儿童和家长对治疗建议的依从性。

　　访谈是一种目的明确的医患交流，临床上有三种意义的访谈，即诊断性访谈、治疗性访谈和追踪性访谈。

　　1. 诊断性访谈　这是在评估的基础上，医师经过综合的分析按照疾病或障碍的诊断标准对个体儿童作出诊断。一旦诊断明确后，对家庭的解释是很重要的。由于我们身处在信息化时代，家长会从各种渠道了解儿童发育或行为症状的相关信息，甚至疑惑各种障碍，并冠以相应的名称，因此在临床上出现了各种现象，有的家庭以先入为主的印象，当医师诊断与家庭的想法不一致时，医师需要解释诊断的依据；有的家庭过于乐观，明明症状很严重，诊断很清楚，但家庭却难以接受，甚至会推翻诊断，到处求医，医师需要有足够的耐心说服家长。因此，在访谈中应当达到家庭能够欣然接受医师诊断的目的。

　　2. 治疗性访谈　现代医疗的方法有别于传统的医疗措施，不再局限于药物治疗，而是综合性治疗，而药物治疗只是其中的一部分。同样因为家庭从各种渠道获取信息，其中某些错误的信息往往严重干扰家庭对医师建议的治疗的接受度。例如，当医师诊断某一儿童为注意缺陷多动障碍，并清楚告知规范化服药治疗时，家长往往顾虑重重，很难接受，有的家庭迟迟不治疗，贻误病情。有的家庭非但不接受医师的建议，还盲目采纳各种所谓的替代疗法，直至无效才又回到原处；还有的家庭治疗不按照医嘱，随意性很大，时而治疗，时而又不治疗。而恰恰发育行为儿科中许多神经发育障碍属于慢性疾病，坚持治疗必不可少，所以临床上医师在家庭同意对儿童采取治疗前，必须对特别的疾病解释清楚其来龙去脉，让家庭有足够的认识，而这是治疗的先决条件。其次，在访谈中要鼓励家庭达成治疗的共识。我国文化传统使祖辈对孙辈关爱有加，常直接参与做出治疗决定，易出现家庭成员对儿童治疗的意见不一而导致中断治疗,所以治疗需要家庭一致性的决定。另外,治疗并非只是医师单方面的行为,还需要家庭的积极参与,而访谈恰恰能达到医患交流的目的。

3. 追踪性访谈 正如前述,许多神经发育障碍是慢性病,一旦儿童进入治疗便是一个长期的过程,追踪性访谈可以了解家庭对医师所提建议的依从性,判定治疗的有效性,并通过赞赏家庭和儿童付出的努力和成功给予反馈,同时可调整因治疗收效甚微而决定再评估或修正的治疗目标及措施。在追踪性访谈中,更需要多渠道地反馈信息,包括家庭、教师、邻居及儿童本人,于是近年来提倡医教结合,在保证信息的全面性、可靠性的同时,充分调动儿童周围的环境资源来辅助治疗以获得临床上最大的疗效。此外,儿童的发育是一个动态变化的过程,神经发育障碍又是一个长期治疗的过程,追踪的含义就可想而知了。所以,儿童发育行为障碍病例需要建立个人医疗档案,如果访谈从诊断到治疗和长期追踪能保持完整的个人档案的话,这便是一项高质量的医疗服务。

二、访谈的操作和注意事项

医师通过访谈可尽快取得信任,减轻儿童和家庭的焦虑,使其逐渐建立自信和学习解决问题的能力。有效的访谈需要了解儿童正常与异常行为、疾病、父母性格、家庭、文化背景、社会经济影响等情况,这需要医师不仅具备良好的沟通技巧,还要综合医师本人的经验、判断、技术、知识和个人风格。以下就访谈中的注意事项和技巧进行详细阐述。

（一）访谈环境

访谈时,房间构造、家具布置、参与者状态以及是否存在干扰因素都会严重影响访谈质量。如下建议可能对增进医患沟通和交流有效:

访谈者应与病人对面而坐,保持距离适中,两人之间无其他家具阻挡。在儿科诊疗过程中,一般医师坐在桌子后面;但在发育行为儿科的访谈中,为增强访谈效果,建议医师把椅子从桌后移出,直接与病人面对面。如果有多个家人陪同过来,应该准备充足数量的椅子。

医师应与病人处在同一高度。交谈时,不能病人坐着而医师站着。如果在病房中访谈,医师应当把椅子挪到病床边,降低床的高度,以使医师和病人的视平线在同一高度。

与家长交谈时,儿童在场会很有帮助。如儿童已到适合参与访谈的年龄,应让儿童坐在父母旁边。如儿童太小不能参与访谈,应该提供玩具及足够的空间供孩子玩耍。应当仔细选择所提供的玩具,避免孩子玩得太过兴奋而影响访谈,例如画图工具常在访谈中使用。

访谈过程应当避免干扰,如避免电话铃声或他人敲门。访谈时,手机调至振动模式。可采用标志如"房间正在使用中"等来避免不必要的干扰。

如果访谈涉及情感,比如告知坏消息,应首先确保会谈的私密性,同时准备纸巾。

（二）访谈对象

在儿科采集病史时,受访对象可为儿童,也可为家长。婴儿期至学龄前期,医师主要是从照养人处获取病史,此外,访谈的同时,如果有机会观察孩子同照养人互动过程也可获取部分信息。

当儿童5~6岁,掌握足够语言来表达愿望和感觉时,应让儿童参与访谈。鉴于儿童注意时间维持比较短,在与家长进行长时间访谈时应提前给儿童分发玩具或者画图工具。对于兴奋性很高或过度活动的儿童,医师应当提前尝试控制,例如移开易破碎物件,或者将儿童安置在规定的活动区域,以便访谈顺利进行。在某些情况下,也可以不让儿童参加访谈,例如儿童破坏性行为很强,医师预料到若儿童在场可能会阻碍访谈顺利进行时。又如,当医师观察到照养人在谈到孩子问题时儿童非常生气或受伤,或者医师预见到所需收集信息较敏感(如性行为),容易激起儿童的情绪反应,或者照养人在儿童面前不愿详谈的时候,儿童也可不必与家长同时接受访谈。

当儿童 9 岁左右,已经能够提供有意义的信息时,访谈对象不仅包括照养人,还应包括儿童本人。此期,与儿童的访谈包括单独访谈和家长参与的共同访谈两部分。

(三)访谈中的沟通技巧

医患访谈过程中触及的一些信息往往是儿童或者照养人不愿触及或感到尴尬的。获取信息及给出建议的过程可能激起受访者强烈感情。如果访问者态度冷淡、采用公事公办口吻或过早下结论,则受访者可能扭曲或隐藏信息。对于医师而言,有效沟通包括聆听、观察、叙述和交换信息。医师需要聆听受访者所说内容、陈述内容的方式和情绪,关注其动作、神态、眼神接触、声音、语气以及家庭成员之间的相互作用等。在访谈中,医师的沟通技巧和会谈技术应在自然状态下有组织地灵活展开,而非审问式或无序进行。以下六点是在访谈中应该注意的沟通技巧:

1. 仔细观察 面谈沟通首先要做到仔细观察。观察的时候,医师除了要注意患儿(家长)所说的内容和他们陈述的方式,还要注意其动作、表情、眼神,声音的特点如语气、语调、语速和音量以及家庭成员间的相互作用等,从这些方面对患儿的正常与异常行为、病情严重程度、性格、期望、家庭、文化背景、社会经济背景等信息进行快速有效的了解和判断,为后面提供有效的治疗干预建议和指导打好基础。

2. 积极倾听 医师保持积极倾听可使面谈容易展开。因此,医师可通过一些身体姿势如前倾的坐姿,适当的眼神接触,关心的面部表情以及和蔼的态度来表达积极倾听的效果。此外,应尽可能避免无关的身体扭动或手脚活动等不耐烦或心不在焉的表现。也不宜频繁间断做其他事情(如接电话)。但应注意,积极倾听不等于一味地听,医师应结合专业判断,在与患儿病情有关的信息处要有所聚焦,积极倾听,适当提问。这样才能让受访者感到被关注、被尊重。

3. 细节聚焦 患儿或其家长在陈述病情的时候可能会事无巨细地描述,可能导致与病情有关的信息被湮没,医师应帮助其聚焦与病情有关的细节,引导患儿或其家长有针对性地叙述相关细节,注意应采用鼓励的话语如“就这方面再多给我讲讲”来引导患儿或其家长进行描述。此外,适当的沉默也能够起到问题聚焦的作用,医师应该意识到,沉默不是浪费时间,有时反而是给其整理思路、恢复情绪甚至反省的机会。但有些患儿及其家属可能不习惯长时间的沉默,因此医师应该根据患儿的反应来作出沉默,一般为 5~30 秒。

4. 澄清解释 有时患儿及其家属的叙述可能宽泛而含糊,此时医师需及时询问澄清以明确对方表达的意思,同时也应跟患儿及其家属确认是否准确理解了医师的问题。交谈中,当患儿或家长对其疾病认识产生了困惑时,医师应做适当的解释和启发,但应避免使用过多专业术语、信息倒灌或语速过快,使对方忙于理解和记录,造成不必要的澄清。只要让家长明确了儿童的问题所在及其影响,促使家长意识到应提高对儿童行为的洞察力即可。解释也能鼓励患儿及其家属说出其感受和想法,以便医师更好地理解相关问题,也能帮助患儿做出推论和决定。当患儿及其家属对其障碍行为或疾病有误解时,如把注意缺陷多动障碍看作是孩子不听话、违逆对抗或只是单纯的调皮时,医师的专业解释可以起到十分重要的提醒作用,一方面让患儿及其家属得到重视,另一方面也解除了疾病带给他们的困惑,可以消除他们的疑虑。而对于患儿及其家属明显的矛盾回答,医师可以直接问"我有些不明白,我想知道你的真实感觉是什么? 你想得到什么?",若患儿及其家属始终含糊其辞,或有说谎的迹象,医师应避重就轻,适当忽视,避免让患儿感到医师咄咄逼人。

5. 回应和支持　医师应适时回应患儿及其家属,尤其当其提出了自己的疑惑时,应根据其理解水平,使用通俗易懂的话语,友善耐心地解释病因、病情和治疗措施。恰当时候重复对方所说的关键词或词汇,可使双方明白该内容的重要性以及聚焦于关键问题,同时让患儿及其家属感受到被理解。此外,在回应的时候不要忘记支持及鼓励受访者,如对其的某些情感活动如担心、内疚等予以理解和认可等回应,以表达对其关心和支持的态度。医师适当表达同情、理解和支持,这有利于患儿及其家属形成对医师的信任感、降低防御心理,使其表达出个人的思想、行为和真实情感以及就诊的真正原因,有利于探查出导致其疾病的隐性信息。

6. 总结　指医师对面谈内容的概括以及根据面谈内容做出的指导。总结的时候应提炼诊断信息,让患儿明确其疾病的现状(包括病因、危险因素、病情严重程度以及治疗和干预的方向方法),聚焦于有效的解决方法上,如无有效的解决方法,则应该提醒患儿及其家属学会接纳以及适应现状,有效的总结可以大大降低他们的困惑、迷茫以及焦虑等负面影响。应该注意的是总结的时候应不断与患儿及其家属沟通他们的想法,以便根据他们的想法去调整建议。

（四）访谈中的有效询问

有效询问是采集病史的重要方法。日常访谈中,常常采用如下技巧提高询问的效果:

1. 开放性询问　给予儿童或家长宽泛回答空间的询问方式。在病史采集初期,这种询问尤其重要。比如:"今天因为什么来看病?"或者"今天我能为你做些什么?"这种笼统的问题可以使病人用自己的语言描述问题,同时能引导出更多信息。

2. 具体化和鼓励　当儿童或家人完成了开放式描述后,医师可以逐一问些具体问题来帮助理清思路。此外,还可以插入一些短语,如"然后呢?"等鼓励病人提供更多信息。提问后应留出时间以供病人回答。在访谈快结束时,医师可以说"还有什么吗?"来确认信息的完整。这种询问,可以防止遗漏受访者由于尴尬或者自认为不重要而有所保留的信息。

在发育行为儿科临床中,由于很多儿童的行为问题可能已存在很久,针对当前情况,特别询问"你这次来就诊的主要目的是什么?"很有必要;此外,为了解家庭的就诊期望,询问"你希望从今天的访谈中得到什么?"也很重要,这样医师和家庭就可以共同设置"治疗目标"。

3. 避免引导性询问　在引导性询问下,病人常常会猜度医师的想法,给出他们认为医师可能想得到的答案。例如,在询问药物效果时,如果医师问"药物对孩子的行为有帮助吗?"常常暗示他希望药物有用,这会使家长在决定是否给出诚实回答时感到为难。如果换成"药物对纠正他的行为有没有什么作用？"则询问效果更好。若家长给出肯定答案，则可继续询问"有哪些变化？"

（五）访谈中的讨论

医师应在访谈过程中告知家长诊断或评估结果，并制订治疗计划。此时，医师不仅要如实告知家长病情，还需要采用最容易让家长接受的方式。这对加强医患关系同时提高医师治疗的依从性非常重要。针对该目的，介绍如下几种在讨论和诊断中非常有效的访谈方法。

1. 征询家长的意见及寻求理解　医师在给出诊断结果或治疗建议前，聆听受访者的想法很重要。几乎所有病人在诊断过程中都会有自己的想法或担忧，比如"到底是什么问题？"及"应该如何治疗？"等。这些想法通常来自亲戚、朋友或老师。如果受访者想法与医师结论相吻合，则其想法可纳入咨询建议，增强治疗效果。但更多时候，受访者常常对治疗存在误解，此时，若想要治疗有效，就必须首先让家长和儿童陈述误解。此外，当存在几种治疗方案的时候，聆听和尊重家长和儿童的想法就更加重要。治疗过程中，医师还需要关注家长和儿童的担忧。有时候，儿童由于对自己的想法不确定，或者担心自己的想法很傻，不愿直接说出自己的担忧。此时，医师可以主动询问，例如"对于未来的情况，您有什么想法？"

2. 讨论诊断结果　访谈中如果涉及讨论诊断结果，应当从最明确的诊断结果开始。当诊断结果比较糟糕时，医师应在讨论结果的同时给予受访者希望，如"对于这种情况我们有多种办法"或是"我们将一起为孩子努力"，然后，医师应短暂沉默，同时观察受访者反应。受访者反应可能是沉默、哭泣，或直接给出一连串问题。医师应答要有所不同。如病人沉默，医师可问"你在想什么呢？"病人哭泣，则表示需要同情，同时给家长一些时间平定情绪。

3. 讨论治疗计划　医师应简洁清楚地勾勒出治疗计划，并根据家庭的意见做出调整。此时，医师应暂停片刻观察病人反应。然后，询问"你认为这个计划怎么样？"并讨论细节。访谈中，医师应根据病人反应及时适当回应。此外，还应了解家庭之前已尝试过哪些治疗建议。如果有些建议已经尝试过，医师应进一步了解其效果及家庭的看法。同时了解受访者对其他治疗方法或其他医师建议的看法。对此，常采用开放性询问，如"关于治疗，你还有其他看法吗？"

【专家提示】

- 访谈应注意：清楚访谈目的；强调儿童的发展性；持多因素的观点；做全面的评价；需从多种来源收集信息；通过多种形式采集信息；清楚诊断标准。
- 访谈对设置有一定要求，如应保证隐私性，避免干扰因素。
- 医师对家长和儿童的态度是共情性的支持，不能跟着一起情绪化，不能代替家长或儿童做决定。
- 对儿童的精神状况检查强调从儿童发展的背景出发，从发展性的视角进行评判。

（金星明）

第二节　随　　访

【导读】
　　随访(follow up)是发育行为问题或障碍中不可或缺的临床技术。它是在治疗过程中对疗效的动态化的评判,同时又提升了医疗服务质量,使儿童和家庭释放不良情绪,寻求帮助。儿科医师在随访中不断提供相关疾病知识和信息,指导儿童及家庭正确对待疾病,并指导环境干预,提高儿童的生存和生命质量。

　　在发育行为儿科临床中,随访是非常重要的临床技术。一般来说,随访是在发育行为问题或障碍评估和诊断的基础上,对治疗措施评估其症状消失、改善、无效、恶化,或新的症状出现等情况,寻找或维持最佳的诊治方案。此外,随访中帮助父母释放痛苦的情绪,给予患儿心理上的积极支持,提供医疗上所需的信息。同时指导家庭的环境改变,鼓励父母对儿童发育行为问题或障碍适当的应对方法。从某种程度上来说,随访其实就是临床对慢病的管理。

一、目的

　　随访即当问题或障碍进入治疗之后,医师对儿童及其家庭的定期监测、评估、咨询等一系列支持性医疗服务的过程。在随访中获得儿童治疗或干预之后的动态变化信息并及时调整治疗或干预方案,提供家庭咨询,提升医疗服务质量。

二、随访的适应证

　　随访一般用于慢性疾病或障碍的医疗管理。在发育行为儿科的临床实践中,语言障碍、注意缺陷多动障碍、孤独症谱系障碍、遗尿症等疾病需要长期追踪和监测。随访需建立在和谐的医患关系基础上,医师建议随访后,应征得儿童和家庭的理解和同意,方可进入约定的随访过程。

三、随访的操作

(一)治疗的评估

　　儿童发育行为问题或障碍的治疗过程的时长因人而异,这个过程需要通过随访实现。随访不仅仅针对药物治疗,也针对非药物治疗,如行为治疗、语言治疗等的疗效评估。对于药物治疗的儿童,传统儿科用药往往根据体重计算用药剂量。部分慢性发育行为障碍的儿童,可在随访中根据体重的变化而调整用药剂量。但也有部分发育行为障碍的药物治疗不是根据体重决定剂量,而是在随访中根据用药疗效的评估来调整剂量,以获得最大的疗效,最小的副作用。不仅如此,在随访中,当发育行为儿科医师发现用药无效时,则需要再次评估后确认诊断,在此基础上,有可能变更诊断或药物,并对变更药物进行疗效评估。

对于非药物治疗的儿童和家庭来说,随访依然是必要的。如在随访中评估行为治疗的疗效,评估父母所用的行为矫正方法是否适当,以及修正或调整各种行为矫正策略;发育迟缓儿童和家庭在随访中得到发育行为儿科医师的发育评估和养育指导,使患儿父母在教养中开发儿童的潜力,提高儿童的生存质量;语言障碍儿童的语言治疗是在随访中由专业人员教会儿童的家长配合语言治疗的家庭实践,在家庭中改变语言环境,促进家长与儿童的交流,改善语言障碍儿童的交流功能;而各种障碍儿童虽然确诊后的治疗不一定是在发育行为儿科,如脑瘫、癫痫等儿童的治疗或干预,但是随着病情的稳定、年龄的增长、治疗的进步,他们的发育行为一定是由发育行为儿科医师进行评估,并与其他的亚专科相互沟通,向家庭提供个体化的养育建议和指导。通过随访,可让儿童和家庭及时获得治疗后的评估结果和相关的信息。

(二)儿童和家人释放痛苦情绪

有一些儿童及其家人在诊断发育行为障碍后,情绪上非常痛苦,特别是患儿父母或其他照养人。因此,在随访中,要帮助他们释放痛苦情绪,否则他们难以聆听医师的建议,配合治疗。在随访时,医师可通过公开讨论疾病的方式进行,例如,在讨论过程中,发怒的父母可对儿童遗粪现象发泄情绪;担忧的父母可对儿童抽动症述说自己的忧虑;胆怯的儿童可在随访中表达自己对疾病的害怕;悲伤的儿童可能在随访中宣泄对亲人亡故后的哀悼等。此时,随访的气氛应当是放松的、私密的,医师要鼓励儿童或其父母的表达。通常来说,医师以公开的方式问道:"你看上去很生气(担忧或悲伤),不妨告诉我什么问题困扰你了?"并反复应用带有情绪的词语进行公开讨论,这可解除儿童或家人的顾虑,在这个过程中,医师只是聆听,没有任何责备或批评,甚至还表示同情。使儿童或家人感到他们在善解人意的医师面前宣泄了个人的极度痛苦后,恢复了镇静,情绪得到了平衡。

在此基础上,要向儿童或家人提供治疗中必要的信息,医师在耐心的聆听后,清楚了他们的顾虑所在,此时就要用真诚的谈话方式告知病情,谈话要简单易懂,不要用太专业化的医学术语,并且可以把儿童的障碍淡化成普遍性,例如医师会对一个多动症的父母说:"你知道多动症在我国学龄儿童很多,每个班级可能都会有 1~2 个这样的学生。"同时医师在传递病情信息时,注意自己的面部表情不要过于紧张,有时,父母和儿童对医师的肢体动作的关注胜过语言和推理。只有这样,才能减轻他们的焦虑。

(三)医教结合

随访时的医教结合,是指发育行为儿科医师将疾病相关知识及医疗观点教导给儿童或其父母,传授医疗信息,纠正错误概念,帮助儿童和其父母建立信心,配合治疗。教育的方式可以在门诊进行,但时间有限;也可以小组的形式,把罹患相同疾病的患儿家庭召集在一起,针对特定的疾病讨论、交流和分享;还可以通过科学的宣传手册、录像等形式让儿童和家庭获得相关的医学知识。

在医教结合中,医师要赞许父母在治疗中的配合、依从性以及积极的参与性。发育行为儿科医师以家庭为中心,让父母做决定,而不是代替父母下指令。即使有一些无经验的年轻父母对儿童的疾病过分焦虑和无助,他们需要暂时地依靠医师,但还是要逐渐引导他们自己做明智的选择来解决问题。如果父母的决定并不适当,发育行为儿科医师可保留性地与父母讨论,并尊重他们的选择;对于一些治疗成功的案例,发育行为儿科医师要与儿童和家庭一起,分享他们的成功,赞赏儿童症状的改善。对于一些摇摆不定、间歇治疗的家庭,发育行为儿科医师要增加医患沟通的次数,提高父母的重视程度以及对医疗建议的接受程度。对慢性发育行为障碍的儿童及家庭来说,每一次随访其实都是医教结合的实践。

(四)提供环境干预的建议

环境干预包括家庭内、外环境的特殊改变,目的在于减少环境中不良因素的影响,调动周围有利的资源帮助儿童及其家庭,尤其是发育行为严重障碍的儿童。环境干预不仅仅需要家庭的改变,也需要儿童学校的配合、社区的支持,甚至社会的关爱。对于家庭,医师应帮助父母理解儿童的疾病或问题,预防可能发生的安全问题及其他健康问题,提供科学的育儿方法,以便促进亲子交流,培养儿童独立的生活技能。对于学校,医师应提供建议,改善儿童学习环境,根据发育水平有针对性地进行学习指导,帮助儿童逐步提高学习技能。尤其是特殊教育学校,应紧密地与发育行为儿科医师建立合作伙伴关系,定期监测儿童的生长发育,制订和调整教育目标,充分挖掘残疾障碍儿童的最大潜力。社区应为儿童提供充足的游戏活动场所和娱乐设施,使儿童有更多的机会参加同伴的游戏活动,得到更多的环境刺激。除此之外,发育行为儿科医师还可充分利用社会资源,呼吁对特殊儿童的关爱,帮助特殊儿童取得社会各方的支持和帮助。

(五)建立个人医疗档案

为保证随访的质量,对于发育行为障碍的儿童建议建有特定的医疗档案,这样才能自始至终熟悉病人的病情和治疗或干预的全过程,避免每一次就诊中都要搜集碎片化的信息而降低医疗服务质量。目前在临床中建立个人医疗档案可能会遇到一定的困难,但一定是必然的趋势。

综上所述,随访是一种支持性的医疗服务过程,在这中间,发育行为儿科医师治病又治人,同时又关注环境的改变,提高儿童的生命质量和家庭的生活质量。

【专家提示】

- 随访对发育行为问题或障碍的儿童及家庭是一种支持性的医疗服务。
- 定期随访具有很大的挑战性,需要对儿童和家庭分别进行健康教育、信息反馈,并提供各种活动的帮助。

(金星明)

第三节 家庭功能指导

【导读】

　　家庭功能(family function)的好坏关系到儿童生长发育的各个方面,家庭功能指导的目的是指导家庭给儿童提供恰当的物质环境和精神环境,促进儿童身心健康发展。本节主要侧重于介绍家庭功能指导、家庭干预以及家庭干预未来的方向。

　　保障儿童健康、促进儿童发展是家庭的责任。家庭中的各种因素关系到儿童的身心健康与发展,应当引起专业人员的重视。

　　首先,家庭为儿童提供食物、居所及稳定的环境,这是儿童营养和体格生长的最基本保障。然而,这种基本的保障与父母教育背景、家庭经济状况、家庭所居住的环境等有密切的关联,直接影响着儿童的健康和发展。其次,家庭是操控儿童情绪的场所,儿童在安全的环境中学习信任他人,调节自己的情绪,并能够顺利过渡进入幼儿园或学校,接受学习和外界的挑战。如果儿童在家庭中有不良的经历,则可在入园或入校后发生学习或行为问题,而且同伴关系紧张。不过,不良经历是相互影响的,儿童的行为特征影响家庭,而家庭又影响儿童的发育。再有,家庭信念及家庭文化常常代代相传,影响着育儿的实践。一些家庭出现忽视、物质滥用或父母心理障碍等情况,将会置儿童于不良的健康和发展的风险中。

一、家庭生活复杂性的理论框架

(一)生态系统理论

　　布朗芬布伦纳(Bronfenbrenner)提出的生态系统理论认为儿童在成长过程中受到多个系统的影响,如图 3-3-1 所示。其中家庭环境即属于微观系统的一部分,家庭环境及日常家庭生活对儿童可产生直接的影响。具体理论参见第一章第四节。

(二)发展情境论

　　发展情境论(developmental contextualism)强调发育是儿童和父母之间的一系列积极的相互作用,并对儿童产生影响。它是由 Sameroff 及其同事提出来的。我们把这个模式与社会–生态模式结合起来,勾画出影响儿童生长发育的多种因素。

　　在临床中,我们很难发现单一因素造成儿童最佳或不良的发育结局,儿童的发育结局通常是文化、经济、家庭支持、儿童特征等多种因素的共同作用。对于发育行为儿科医师来说,这一模式使我们认识到儿童对环境的影响以及环境也对儿童产生的作用。在临床中,我们也常常遇见一些父母对养育孩子方面的困惑,试图从书本或网上寻找育儿的经验和答案,这种单一的视角很难给父母帮助。因此,我们要应用这个模式,使父母或照养人认识到儿童发育是他们和儿童之间相互作用的结果。

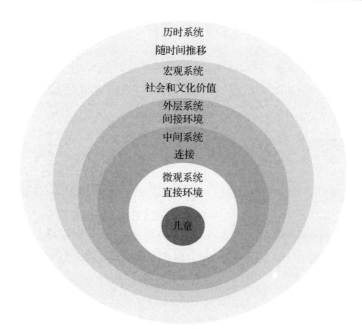

图 3-3-1 生态系统理论

儿童在贫穷的环境中成长可造成慢性的健康问题,包括哮喘、肥胖、糖尿病、高血压等。而经济低下不仅影响家庭生活中的基本需求,也对家庭关系和家庭养育产生不良的作用。不良的家庭环境指拥挤、嘈杂、居住问题、家庭分离、暴力、单亲家庭、父母教育水平低下等。其对儿童的不良影响取决于贫穷持续的时间和儿童当时的年龄。因此,发育行为儿科医师要帮助家庭适当地调整这些高危因素,将家庭视作一个整体,提高有利于儿童发展的家庭功能。

二、家庭的功能

家庭功能通常包括以下几个方面:①提供恰当的刺激和保护;②建立安全依恋;③提供适当的社会化发展教育,从而确保儿童的情绪、认知、社会化发育。

1. 家庭可为儿童提供恰当的刺激与保护 儿童大脑的正常发育需要恰当的环境刺激,且刺激需在特定的年龄范围内给予。在该特定时期,个体对形成这些能力和行为的环境因素特别敏感,是特定能力和行为发展的最佳时期,称"关键发展期"。不同能力和行为发展的敏感期是不同的,如:6 个月的婴儿学习咀嚼和吃干的食物、9 个月 ~1 岁学习分辨大小和数量、2~3 岁学习计数和口语(第一个敏感期)、2.5~3 岁学会讲规矩、3~5 岁发展音乐才能、4~5 岁学习书面语、4 岁以后发展形象视觉、5 岁前后掌握数字概念(口语发展的第二个敏感期)、5~6 岁是掌握汉语词汇能力的敏感期。

2. 建立安全依恋 安全依恋的建立对儿童的生长发育具有十分重要的意义。依恋理论认为,早期亲子关系的经验形成了人的"内部工作模式",这种模式是个体对他人的一种预期,决定了人的处世方式,可用以调节、解释和预测关于自我及他人在多种关系上的依恋行为、想法和感受,决定了个体与外部世界的互动。

3. 适当的社会化发展教育 家庭规则如进餐时间、周末活动安排、生日聚会等有助于儿童建立良好的生活习惯和规则,促进身心健康。此外,家庭价值、社交互动反映了家庭的文化,通过潜移默化的作用影响着儿童的社会化进程。

家庭生活中难免有冲突或意见相左,关键在于如何有效地解决问题,持久的家庭冲突将会影响儿童的正常生长发育,严重者导致儿童行为问题的发生。发育行为儿科医师在接待存在发育行为问题或障碍的儿童时,应注意其家庭功能是否正常,指导父母为这些儿童提供一个良好的家庭环境,从而促进这些儿童的发展。

三、家庭的干预

(一)干预模式

这个模式的原则是:不管是儿童的行为问题受到了家庭的影响,还是儿童的问题行为影响了家庭,都可从多个方面去改变问题行为。在医患沟通中,发育行为儿科医师要关注家庭在临床干预决定过程中的作用(图 3-3-2)。把治疗方案与家庭日常生活规则结合在一起,取得家庭成员的理解、同意,并能积极配合医师的治疗。

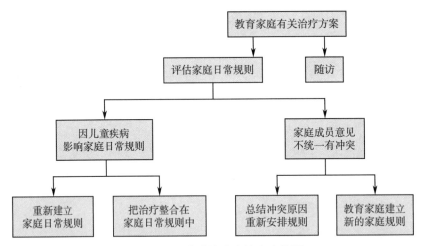

图 3-3-2　临床治疗中的家庭作用

(二)提供良好的家庭环境

1. 把每一个孩子作为独立的个体来对待　每个孩子都具有自己的气质、看问题及与周围世界互动的方式。父母亲需要把孩子当作独立的个体去对待,使自己与每个孩子的关系个体化,强化其优势和才能,避免与其他兄弟姐妹或者朋友做简单直接的比较。即使是患有慢性疾病的儿童,也应充分尊重他们的独立性和自主权。

2. 制定家庭常规　家庭通过组织日常活动来满足儿童发展的需要,儿童及父母可从具有预见性的日常常规中获益。当大家都遵从同一种模式时,固定的日常安排、进餐及就寝时间对每个人来说会更容易实现,同时促进儿童对规则的熟悉和掌握。家庭常规活动所创造的归属感与青少年以及成人的自尊、健康密切关联。

3. 积极融入家庭和社区　当家庭成员感觉与朋友及亲戚联系紧密并被支持时,他们会做得更好。通常这种关系需要父母做出积极努力以保持与他人的社会交往或参加公民活动。

4. 对自己及其他家庭成员的期望切合实际　儿童的自我意识、适应和技能是不断变化的。通过观察、阅读书籍、交谈等方式,正确地表达对孩子的合理期望。考虑到资源和时间关系,父母亲所能做到的事情也有其局限性。不存在"超级父母",尽力而为就好。

5. 家庭成员共处以建立良好关系　在与孩子及配偶相处的时候,尽量保持快乐的、放松的、相对没有冲突的氛围,以建立良好的家庭关系。

6. 父母要关注自己的需求　应该有一个健康的个人生活(包括合理饮食、运动和睡眠习惯)。当父母自己的情绪需求获得满足时,孩子也将会健康成长。当父母亲的关系和谐时,孩子也会做得最好。

7. 为自己的生活承担道德和社会责任　行为和言语可以体现出父母亲的价值观,父母在承担道德和社会责任的同时,也为孩子树立了重要的角色榜样。

8. 承担恰当的家庭角色　家庭角色是个体实现家庭功能和需求、反复发生的行为模式。家庭内的个体要同时实现工具性和情感性角色。工具性角色与物质资源(例如食物、衣服和住所)、决策和家庭管理的供给有关。情感性角色对家庭成员提供情感支持和鼓励。此外,家庭也必须考虑角色分配和责任问题。

(1)建立明确的角色:角色应该能清晰地被确认。家庭成员必须知道和承认他们的角色和责任。例如,父母对他们的父母角色有明确的认识。他们提供物质资源、教导和支持性的养育环境以促进孩子躯体和情感的发展。建立明确的角色有助于家庭更有效地运作。如果个体不能实现其角色,那么其他家庭成员不得不做额外的工作,这会让他们感觉怨恨和负担过重,从而伤害家庭功能。

(2)允许灵活性:健康家庭必须具备角色灵活性。家庭角色会随着时间自然发生变化,在发生危机时也可能发生变化,比如当家庭成员生病严重或意外死亡时。在这些情况下,健康与功能失调的家庭的区别在于健康家庭能调整和适应。调整和适应常常需要暂时或持久的角色转变,有时需要其他家庭成员承担额外的角色(例如,提供经济来源)。

(3)公平分配角色:在健康的家庭中,每个家庭成员有责任承担特定的角色。这些角色分配至不同的家庭成员中,没有人被要求承担太多的责任。如果家庭成员被迫承担太多的角色,就会产生问题。例如,当全职工作的母亲被期望照料孩子和完成大部分家务,只得到其他家庭成员极少的帮助,就会让母亲感到负担过重,无法完成角色所承担的责任,从而做出改变。

(4)负责任地完成家庭角色:运作良好的家庭成员严格地执行角色、尽力完成任务。健康的家庭要求儿童也承担适当的家庭责任角色。

(三)采用正确的教养方式

父母的教养方式是家庭教育的主体,对他们的心理发展、人格形成、学业成绩和社会适应性等都有重要影响。在整个儿童和青少年期,教养方式的两个维度——父母的接纳或回应性、要求或控制性(有时也称为许可或限制性)尤其重要。

接纳或回应性是指父母对子女表现出的关爱和提供支持的程度。接纳或回应性高的父母经常微笑地面对孩子,表扬和鼓励孩子。当孩子做错事情时,即使他们会相当严厉地批评孩子,也仍表达出温暖的关爱。较低接纳和相对无应答的父母经常批评、贬低、惩罚或忽视孩子,并且几乎不会告诉孩子他们是值得重视和被关爱的。

要求或控制性是指父母对孩子限制和监管的程度。要求或控制性高的父母会提出许多要求来限制儿童的表达自由。他们积极地监控儿童的行为,以保证儿童遵守规则。控制或要求性低的父母,其限制性就少得多,他们对孩子几乎没有什么要求,给予孩子足够的自由,并由其自主地决定自己的活动。

根据这两个维度,可以把教养方式划分为以下几种:

1. 权威型教养方式 权威型的父母对孩子提出合理的要求,对他们的行为作出适当的限制,设立恰当的目标,并坚持要求子女服从和达到这些目标。在这种教养方式下成长的儿童,社会能力和认知能力都比较出色。在掌握新事物和与他人交往过程中表现出很强的自信,具有较好的自控能力,并且比较乐观、积极。这种发展上的优势在青春期仍然可以观察到,即这类青少年具有较强的自信,社会成熟度更高,学习上也更勤奋,学业成绩也较好,有更高的个人抱负。

2. 专制型教养方式 专制型的父母对孩子的要求很严厉,提出很高的行为标准,孩子很少有讨价还价的余地。如果孩子出现稍许的抵触,父母就会采取体罚或其他惩罚措施。在这种教养方式下成长的儿童表现出较多的焦虑、退缩等负面的情绪和行为。在青少年期,他们的适应状况也不如权威型教养方式下成长的孩子。但是,这类儿童在学校却有较好的表现,出现反社会行为的比率很低。

3. 放纵型教养方式 放纵型的父母对孩子充满了爱与期望,但是忘记了孩子社会化的任务,他们很少对孩子提出要求或施加任何控制。在这种教养方式下成长起来的儿童表现得很不成熟,自我控制能力尤其差。当被要求做的事情和愿望不相符时,他们就会以哭闹等方式寻求满足。对于父母,他们也表现出很强的依赖和无尽的需求,而在任务面前缺乏恒心和毅力。

4. 忽视型教养方式 忽视型的父母对孩子的成长表现出漠不关心的态度,他们既不对孩子提出什么要求,不规定行为标准,也不表现出对孩子的关心,有的只是提供食宿而已。由于和父母之间的互动很少,在这种环境中成长的儿童出现适应障碍的可能性很高。他们对学校生活没有什么兴趣,学习成绩和自控能力较差,并且在长大后表现出较高的犯罪倾向。

(四)培养良好的家庭互动模式

目前,独生子女家庭占到很大一部分比例,父母往往把双方甚至几代人的期望都强加在子女身上,从而出现一种病态的注重亲子关系、忽视夫妻关系的现象——在亲子次系统内出现父母与孩子之间的界限过于纠缠;而在夫妻次系统内,丈夫与妻子之间的界限过于疏离。这往往会阻碍家庭或家庭成员的健康发展。

在家庭中应构建起清晰而灵活的家庭界限。清晰的界限使子女在次系统内免受其他家庭成员的过分干涉,能较好地培养他们的独立自主性;同时,在遇到困难或问题需要帮助时,能及时地获得来自家庭系统内其他成员的支持,这对孩子的健康成长来说具有重要意义。每一个家庭在教育子女时,应特别注意避免不良家庭三角关系的形成。

1. 家庭成员之间的直接沟通 人与人之间的良好沟通在任何一个群体中都十分重要。无论是采取面谈的形式,还是写信、打电话等方式,良好的沟通都有助于双方清楚地了解自己及他人,通过沟通让每个人充分地表达自己的想法,这样就可能最大限度地减少误解,减少相互负面的影响。

2. 给予表达的机会 对于缺乏表达的家庭成员,其他人需帮助其搭建直接沟通的桥梁,而不是代为表达,当传话筒。在必要时刻需要转述对方的观点时,应简单表达或说明即可,不应表达自己的意见,不进行"添油加醋"的再处理,争取去掉附加值,保持事情的原貌。

3. 不要形成任何的家庭同盟关系 夫妻次系统之间如果有矛盾冲突,应通过两者之间的良好沟通及时解决。不要将孩子或长辈拉进来。夫妻次系统之间的矛盾冲突也不能以迂回的方式发泄到孩子身上。夫妻之间的问题不转嫁到孩子身上。成年人应直接沟通,面对问题,让孩子免于为成年人承担和选择。

4. 平衡家庭成员的关系　家庭中每个人都是宝贵的资源,如果一个家庭能经常注意到家庭成员之间的良性互动和平衡,给家庭中的每个成员以成长的空间,让家庭中的每个成员都发挥其良好的状态,家庭就会处于积极的状态,家庭中的每个成员也将充满生机和活力。

四、家庭功能指导的未来方向

From Neurons to Neighborhoods：The Science of Early Childhood Development 这本书的作者提出儿童发育是行为、经济和政治科学知识的整合体。家庭在促进儿童健康的过程中起着至关重要的作用,但作用模式及方向的相关研究仍相对滞后,例如家庭系统的复杂、家庭内多种高危因素以及文化如何对儿童发育和行为的产生影响等。未来需要从多个层面进行分析,包括儿童生理状况、认知功能等。同时也要关注家庭的文化背景、经济、地域等因素对儿童的影响。在临床工作中,还要关注到儿童的身体健康问题是如何影响家庭的信念、改变家庭日常的生活规则。家庭功能指导要注重家庭的优势,旨在恢复整个家庭的健康功能状态,而不是针对儿童的症状。

【专家提示】

- 家庭生活的理论框架由社会–生态理论和发展情景论构成。
- 家庭在促进儿童健康的过程中起到了至关重要的作用,应当引起专业人员的重视。
- 家庭功能指导要注重家庭的优势,旨在恢复整个家庭的健康功能状态,而不是针对儿童的症状。

（杨斌让　江帆）

第四节　父母及养育者指导

【导读】

门诊咨询是临床解决发育行为问题最有效的方法。发育行为儿科医师在咨询过程中将专业知识与面谈技巧相结合,能合理处理家长关注的问题,避免过度药物治疗和转诊。本节重点阐述:家长指导有哪些常见的咨询类型? 发育行为儿科医师应如何进行家长指导?

行为问题在儿童时期很普遍,所有儿童偶尔都会有行为问题,但只有 10%~15% 会影响儿童生活,因此,医师需要为家长提供儿童发育行为问题咨询,在咨询过程中指导父母及照养者（以下简称家长）。儿童行为问题咨询不同于其他咨询,它有以下特点:针对的是固定的儿童与家人;注重目前的问题;关注的是行为（而非想法或情绪）;注重行为和发育方面的偏离（就程度而言,行为问题只是问题而不是障碍）;有重点地评估（不一定做全面评估）;就一个问题进行多次约见;采用以行为为导向的、直接的、特定的干预方法;注重方法的实用性（无需解释其理论依据）;提供父母指导、教育和环境干预;保证随访,每次20~30分钟;设定最少随访次数（大多数行为问题需 2~3 次,最多 6 次）;设定较短的疗程（通常 3 个月）。

医师在咨询中的作用是:澄清问题、指导改变。医师要知道如何与家长沟通,如何取得家长的信任。为此,医师必须重视家长,要认同和尊重家长的期望,因为只有家长才最了解孩子,而对孩子而言,家庭是不可取代的,儿童始终会受到家庭成员的影响。如果咨询无效,应及时转诊。

发育行为儿科医师需要参加专门的培训,学习多种干预方法。在选择具体的治疗策略时,问题的性质、家庭的应对方式、不同方法对家庭成员的影响都应予以考虑。以下总结了发育行为儿科门诊中的常见咨询类型,讨论了对家长的具体指导方法。

一、宣泄

任何咨询都必须在处理好情绪之后才可能奏效。有的家长来咨询时情绪非常激动,甚至无法讲述病史,也无法接受建议,所以首要问题是宣泄情绪,即首先处理强烈的情绪问题。比如:患儿功能性大便失禁,家长需要宣泄愤怒;患儿屏气发作,家长需要宣泄害怕情绪。

宣泄的环境应舒适、有私密性。宣泄可以从医师鼓励家长谈话开始,如"你很生气/担心/难过,跟我说说吧!"重复家长的话可让宣泄继续,如家长说自己很尴尬,医师说:"你很尴尬"。医师的正确反应非常重要,注意,是倾听而不是评论,任何指责都可能打断宣泄。即使家长表现过激,医师也必须表示认同,如"事情是很不幸",不要说"事情可能更糟""要是没有发生就好了"之类的话。宣泄者只有感到被真正理解了,痛苦才能减轻,情绪才可能恢复平静。

二、健康教育

健康教育是指向患儿和家长陈述事实、提供医学知识,其意义在于消除焦虑、消除误解、培养良好的情绪。健康教育有以下几种方式:

（一）根据要求提供健康教育

应患儿或家长要求提供健康教育,这种方式尤为有效。例如,青少年普遍对粉刺、性传播疾病、避孕、刺青、吸烟等问题有兴趣,医师需要深思熟虑后回答。家长则可能问养狗的问题,医师要提醒狗咬人的危险,如果家长非养不可,应提醒他们绝不能让狗和孩子单独在一起。

（二）预见性指导

医师提供意见以预防可能发生的问题,如营养、预防伤害、行为管理、发育刺激、性教育和一般的健康教育,每次咨询都可有这类指导。孕期家长最常见的问题有:母乳喂养、母婴同室、父亲陪产、必要的婴儿设施等。

（三）提供宣传资料

健康教育非常耗时,更有效的方法是提供医师编写的宣传单、健康手册、书籍等,其内容更详细。也可在候诊室播放针对特殊人群(如新生儿、哮喘患儿)与健康有关的 CD 或 DVD。宣传资料可作为家长指导的补充材料。

三、安慰

安慰是一种特殊的健康教育方式,可减少或消除患儿及家庭不必要的恐惧和焦虑,尤其是身心健康方面的焦虑。安慰是发育行为儿科医师最常用的咨询类型,效果非常显著,如果遵循指南操作,疗效可能更为明显。以下是操作指南。

1. 事先收集详细病史　安慰的时机不能太早。病史了解不充分,是难以说服家长的。家长只有在确信医师已对问题做了充分研究、了解问题的根源后,才会接受安慰。

2. 有针对性　医师要认真倾听家长谈话,找出其关心或担忧的关键所在,比如,反复头痛的担心脑瘤、反复腹痛的担心阑尾炎、胸痛的担心心脏病。明确家长最担心的问题后,应仔细检查儿童,一旦没有发现体征,就应明确表态,以肯定地消除其疑虑。泛泛而谈如"没什么""一切都正常"或其他夸张的承诺都会使家长怀疑医师不负责任,从而不信任医师的任何建议。

3. 态度要诚实　医师应说实话,如果家长发现医师有所隐瞒,安慰就不会有效。但医师也不必说出他所思考的所有问题,如鉴别诊断,以避免引起患儿焦虑。

4. 语言要简短　安慰应尽可能言简意赅。不要讨论事情的各方面。讨论过多会令家属怀疑医师是否掩盖真相,或是仅局限于医师个人的意见。

5. 说明问题的普遍性　在适当的时候,要评价儿童问题的普遍性,如"哪个 3 岁孩子不发脾气""每个 16 岁孩子的家里都有争吵",这样才能减轻家长的焦虑。

6. 应用肢体语言　如果家长紧张,而医师保持平静地倾听、体检,家长就会想到"医师都不紧张,看来问题不严重"。肢体语言往往比语言更有效。

7. 举例　医师要让家长确信孩子没问题的情况很多,如:婴儿大便时满脸通红、发出用力的声音,并不是便秘;婴儿摇头、摆动身体是在自我安慰着入睡,并不代表有情绪问题;婴儿吸吮拇指是愉快的,并不意味着没有安全感。关于婴儿腿脚形状的问题,可以向家长保证:在独立行走一年以后,孩子的下肢才有可能看起来是直的。要避免家长错误地希望婴儿能快速自我矫正。

四、澄清问题及原因

（一）倾听

医师常犯的错误就是过快地提供建议,尤其是年轻医师。医师要了解家长,就应该倾听家长的心声,让他们陈述自己的特殊情况。任何评判家长是否有理的结论都应该推迟到医师完成倾听之后。倾听本身就是一种治疗,倾听表现出对家长的尊重,鼓励他们做出自己的决定。

（二）获取更多病史信息

如果医师观察到孩子很快乐,而且家庭关系积极,那么在孩子只有一两种行为症状时,可以直接提供建议。对比较熟悉的家庭,医师可单刀直入地问以下三个问题:①他 / 她还有其他行为问题吗？②你认为他/她为什么会有这样做？③你试过哪些纠正的方法？这样做,医师能避免提供已经失败过的建议。对多个行为症状的儿童,医师应当获得全面的心理社会信息,然后才给予指导。

（三）澄清问题

澄清问题包括确认问题、解释可能的原因和后果,其目的是帮助家长理解孩子的行为。医师必须和家长一起仔细回顾所要改变的行为模式,家长先总结,然后医师可以说:"看来,你最关注的是……"医师可以通俗地解释问题产生的原因,例如核心问题是恶性循环或力量权衡的病例(如家长的高压导致儿童反抗,家长持续的批评导致儿童自暴自弃、抑郁),原因在于家长太严厉或者太宽容。如果家长的分析是正确的,医师应及时赞扬。

（四）减轻家长的负疚感

有家长会把问题归结到自身并自责,尤其是在医师梳理完亲子关系要求家长进行改变的时候。减轻家长负疚感有几种方法:一是说明家长行为的普遍性——"每个人都这样做过";二是对家长表示理解——"我很理解你";三是在作病因分析时,把家长、兄弟姐妹、亲戚、学校等因素相提并论,说明"你只是问题的原因之一";四是把家长的错误归结于过去——"那已经是很久以前的事情了,后来又发生了很多事"。重要的一点是,医师要强调"所有的家长都会犯错误,而且犯错误本来就是家长行为的一部分"。医师应强调亲子关系中积极的方面。如果问题在于家长的溺爱,可以说"你太爱他们了""你已经很努力了",也可以总结"现在需要向前看而不是向后看"。

五、支持家长

医师应鼓励家长成为家庭医疗卫生服务的积极参与者。医疗卫生服务的趋势是自我照顾,医师的作用在于培养家长独立作决定,家长最终能独立解决问题、成为自我照顾者,这是一个循序渐进的培养过程。

（一）完善家长的处理策略

在澄清问题之后,家长一般会有自己的看法。医师可以引导他们:"这个问题已经了解了,你们有什么解决办法吗？"如果家长的计划是合理的,应表示赞同。家长常把医师当作调解人,希望医师帮助他们完成计划,这时要增强家长的自信并且鼓励执行。"补充家长策略"的前提是医师自己要掌握解决大多数问题的方法,在选择策略时必须把家长的生活方式、文化习惯、价值观考虑在内,一定要鼓励家长自己作最后的决定。如果家长的计划不可行,医师应提供其他处理方法。

（二）赞同家长的正确育儿方法

医师每次咨询都可以称赞家长的教养技巧,如有意提及孩子有礼貌、有耐心、勇敢、会交流、合作能力强或者其他可取之处,使家长知道他们做得很好。孩子有情绪问题的,家长通常会自我防御,他们非常需要听到医师说"我知道你们是爱孩子的"。

（三）避免批评家长

批评家长有很多副作用。首先,它会导致家长产生内疚感。很多家长会自责是自己引起了孩子的症状,比如对孩子大发脾气。此时,医师应减轻家长的自责,而不要指责家长。其次,被批评的家长可能会不满医师,继而拒绝医师的建议。因此,即使发现家长的方法是有害的,医师的反对意见也应委婉表达,如"最近我们发现了更有效的方法"。

六、儿童行为管理

医师应给家长提出具体的行为管理策略建议。标准的简短咨询是针对症状给出明确的病因,更个体化的建议要对不同病因的亚型提出鉴别诊断。医师应有所有常见问题的处理预案(含 1~10 条意见),实用、明确的指导最有效。指导内容应限于自己的专业范围,要避免跨专业提建议。

以违拗行为为例,来看如何指导家长进行儿童行为管理。首先,要让家长认识到:违拗是大多数两三岁儿童都有的行为,代表着孩子开始独立。孩子说"不"不应该被当成是对家长的不尊重,他的意思其实是"我必须这样吗?"如果家长能保持幽默感,违拗期将只持续 6~12 个月。其次,当孩子说"不"时不应受到处罚。第三,家长应尽量减少命令和规定,避免不必要的要求,只把保证安全作为违拗时期的优先事项。第四,家长应给孩子选择的机会,让其体验自由感。比如:让孩子看喜欢的书、吃喜欢的东西。医师检查耳朵时可以问孩子想先检查哪只耳朵。孩子越早获得"决策者"的感觉,违拗阶段就越短。第五,在不该选择时不应提供任何选择的机会,如乘车要系安全带、该睡觉时就睡觉不容商量。第六,当给孩子提要求时,可以给 5 分钟时间来准备。家长必须避免两个极端:一是惩罚孩子,一是对孩子的"不"让步。

以下是医师指导家长进行儿童行为管理的具体指南。

(一)确认家长接受建议

医师指导后,需要看家长的反应,可要求家长复述指导的内容,如:"请回顾一下,我们的新计划怎么做?"为避免抵触情绪,医师还应问家长能否接受建议,"你们觉得计划合理吗?""你们觉得这个方法如何?"如果家长似乎不信服这种做法,医师必须说服他们或者另外提供一种建议。

(二)写行为处方

医师应将家长已同意的要点写下来交给他们,同时自己也复印一份保存。另一种方法是给家长提供该问题的宣传资料,也可写下特殊的建议。这样可以确保医师的计划不会被遗忘,家长通常喜欢这种做法。

(三)随访

医师应有至少一次门诊或电话随访。与以上方法相比,随访更有安慰作用,更有健康教育意义。两次以上的随访,可要求家长做书面记录(行为日记),为讨论提供材料。第二次咨询应安排在 1 周后,应先评估行为症状的改变(减少、消失还是毫无变化或加重),再根据评估结果修正治疗计划。如果数次随访后治疗失败,行为问题又相当严重,则应召开家庭会议或转诊。

(四)保证家长的依从性

家长不坚持治疗可以表现为失约、不落实建议、不给孩子服药、到处求医等多种形式。而保证家长的依从性、促使家长坚持治疗的方法包括:由家长选择治疗目标和治疗计划、解释治疗的理由,纠正错误的看法、简化治疗方案、把治疗与生活常规结合起来、提供书面的指导等。良好的医患沟通有助于增加家长的依从性。

(五)医师常犯的错误

指导家长时常见的问题是医师固执己见。医师的要求与家长希望或者实际的行为之间的差距应该越小越好。如果医师期望过高,将失去家庭的依从性。要记住,建议只是一种参考意见,并不是要求,也不是命令,不应强迫家长接受。例如:家长常常愿意与孩子同睡一个房间,尤其是母乳喂养的母亲,喜欢婴儿在断夜间奶之前(例如 3~4 月龄)睡在自己卧室里,这往往与医师的意见不同,但事实上并没有证据显示家长的做法有害。

七、延长咨询

对 1~2 个行为症状提供指导,属于简短咨询,1~2 次随访即可有效。每个医师都应能够提供简短咨询。而延长咨询需要较长时间和广泛接触,需要 3~6 次甚至更多次的咨询,适用于有多个或复杂症状的儿童,常见的是心身问题咨询及行为管理咨询,家长指导需遵循特别的要求。

(一)心身问题咨询

发育行为儿科医师必须有充分的儿内外科训练基础,能够治疗儿童器质性疾病(如:反复头痛、腹痛、晕厥),而心身治疗的主要问题是把家长的关注重点从器质性病变转到非器质性病变。其关键在于医师要在新诊断中获得家长的信任。

心身问题的评估和咨询步骤如下:

1. 询问病史。
2. 仔细进行体格检查。
3. 足够的实验室检查,以使家长及儿童确信身体健康。
4. 完成全面评估后告知家长诊断。
5. 说明儿童身体非常健康。
6. 向家长解释情绪可引起身体不适的症状。
7. 向家长解释儿童的症状并非躯体疾病所致。
8. 消除家长对疾病的怀疑。
9. 向家长说明该情况在正常儿童的普遍性。
10. 让家长确信医师能有效治愈。
11. 鼓励儿童正常活动,特别是应正常上学。
12. 让儿童与同龄儿童有更多的相处时间。

(二)儿童管理咨询

发育行为儿科医师必须有儿童管理咨询的技巧。医师需要提醒家长,首先应改变家长的行为和反应,儿童才会跟随家长的行为改变而改变。儿童管理咨询的步骤是:

1. 教会家长行为矫正的基本原则。
2. 列出儿童问题行为的类别。
3. 帮助家长认识其解决问题的优势。
4. 制订治疗计划,或每一步靶行为的后果。
5. 在诊室给家长做示范,如何正确地应答儿童。
6. 友好温和地纠正儿童行为。
7. 表扬儿童的适应性行为。
8. 制订治疗计划,提供针对特殊行为的健康教育手册。
9. 提供随访。

对以离婚、学习和青春期为中心的问题的处理需要接受专门的培训。医师必须设定能实现的目标和不能实现的目标。虽然可采用行为矫正法和家长指导,但主要的工作还是要积极倾听、开家庭会议、澄清问题和取得家庭支持。

医师常犯的错误是对象选择不当,需要长期心理治疗的儿童和经过短期咨询毫无效果的儿童都不适宜延长咨询,应及时转诊。

【专家提示】

- 发育行为儿科门诊最常见的咨询类型有宣泄、健康教育、安慰、澄清问题及原因、支持家长、儿童行为管理、延长咨询。
- 医师应接受专科培训,学习各种干预方法,面对具体问题时能够熟练应用、灵活处理。
- 医师要尽量避免咨询中常犯的错误。

（李廷玉）

第五节　医患沟通和检查评估技巧

【导读】

医患关系（doctor-patient relationship）是以疾病为纽带,以恢复健康为共同目标而建立起来的关系。通常,医学治疗效果并不仅仅取决于医师的专业知识与技能,也取决于建立良好医患关系的能力。良好的医患沟通可以帮助医师更好地了解病情,更充分地理解患者,使患者更好地配合治疗,因而也能得到更好的治疗效果。

一、医患关系模式

一般可将医患关系概括为主动－被动型、指导－合作型和参与－协商型三种基本模式。

1. 主动－被动型　医师具有绝对权威,处于主动支配地位,决定诊疗方案,患者处于被动从属地位,极少提出个人意见,多数情况下无条件地执行医嘱。当前急救医疗多属于这种模式,尤其急危重病情下,患者完全被动接受医师的治疗操作,如急需抢救的昏迷、休克患者、手术麻醉患者、婴幼儿、急症精神病患者的救治等。

2. 指导－合作型　是现代医学诊疗过程中比较普遍的互动模式,医师仍具有相当的权威性,运用专业技能指导患者接受治疗;患者有自主意识,愿意接受医师的指导,也可提出疑问,医师给予解答,患者听从医师的意见,主动配合治疗。医师与患者之间能及时密切合作,提高疗效。

3. 参与－协商型　医患双方是平等的,治疗计划由医师和患者共同协商制订。由于患者参与治疗计划的制订,在执行治疗计划时就会更加清楚要如何实施和配合。该型医患关系符合生物－心理－社会医学模式要求,医师充分尊重患者的意见,注重患者的心理感受,充分调动患者的积极性,使其更好地配合治疗,同时改变与疾病有关的不良生活习惯和错误认知,协调社会关系,促进患者恢复社会功能,以达到全面康复的目的,适用于慢性病和轻型精神障碍治疗。

二、医患交流技巧

医护人员运用专业知识与技能为患者诊治疾病是医患交往中最基本的内容。医患交流技巧包括言语和非言语交流两个方面。医师与患者交往中须遵循尊重、理解、关注、倾听、鼓励、支持等原则,医师需尽量做到反应敏捷、沉着冷静、话语有度、言而有信、求同存异,根据病人的需求适时调整治疗方案和沟通策略,但在注意人际沟通的基本技巧的同时,也需根据医疗服务特点加以灵活运用。

（一）言语交流技巧

交流时,医师运用语言可以传达对患者的尊重、关心、鼓励和支持等,可起到促进疗效的作用。反之,也可表露出蔑视、冷漠、厌烦和放弃,对治疗起反作用。语言能治病,希波克拉底曾说过"医师有两件东西能治病,一是语言,二是药物。"语言也可致病,所谓"恶语伤人",医师不良的语言表达也可刺激患者出现不良的情绪反应,甚至加重患者病情,阻碍疾病的治疗。

在言语交流中,医师须善于倾听患者叙述,也要善于发现患者性格特点、情感反应、应对能力等,尽量了解其生活经历、家庭情况、工作状况、人际关系、文化水平、言语表达能力等信息,结合病史、症状、体征和必要的检查做出准确判断,对症下药,对因治疗。医师与患者言语交流时要遵循严谨精确、实事求是的原则,也应根据患者理解能力和对疾病的态度做适当调整,使用通俗易懂的语句,帮助患者答疑解惑、缓解压力、树立信心、服从治疗。恰当运用语调的抑扬顿挫和语速的快慢缓急可增加语言的表达效果;适当使用委婉、含蓄或幽默的表达方式还可避免尴尬、缓解紧张、调节气氛,融洽医患关系。

（二）非言语交流技巧

体态语有时传达的信息含量甚至超过语言,可展露人的情感微妙变化、下意识行为等。医师若善于运用和捕捉对方的体态语,通过表情、眼神、动作、姿势来交流情感和信息,则有助于促进医患关系。

1. 目光　指通过目光接触传递信息的交流方式。眼睛是"心灵之窗",可传递个人内心活动状态,如情绪活动、意图、个人感受等。医患互动时,医师可通过目光接触了解患者内心活动,并向患者适当地表达权威、亲和、关切、安慰、鼓励、支持等信息,是必不可少的技巧。医师应避免眼神游离、不看患者或注视时目光斜视、游移、凝视等,以免让患者感到被冷落、被轻视以及不自在,或认为医师不怀好意等误解。医师的积极心态往往通过积极的眼神来传达,这对增加患者的信任感和促进其积极配合均有帮助。当然,有时为减轻患者较强烈的情绪反应,医师还需控制真实感受和适度隐藏目光信息。

2. 面部表情　表情可表达人的复杂情绪活动和思想。微笑是最直接、准确、迅速地传递信息的表情,是社交中最常用、最重要的表达方式之一。医师善用微笑,可达到表达对患者的尊重、理解、关心和鼓励的作用,是建立好感和增进彼此的信任的润滑剂,也是医师职业行为中应遵循的基本道德体现。医师表情若显出傲慢、冷若冰霜、面无表情,甚至露出鄙夷、歧视或不耐烦,则容易使患者感到紧张、恐惧、抵触、气愤和自卑,不愿配合诊疗,甚至引发医患争执与纠纷,阻碍诊疗工作。医师热情诚恳的态度通常会使患者释放心理压力,积极愉快接受诊疗,且易调动患者积极情绪,利于促进疾病康复。

3. 体姿与手势语 体姿包括坐姿、立姿、步姿等。医患交往互动时,医师上身略前倾的坐姿可以表达对患者的关注,挺拔的站姿易给患者带来信任感,稳健的步态也可传递医师的沉着与稳健,利于获得患者的信任、增强其信心,随和的举止又可让患者感受到医师亲切自然。而交往中恰当应用手势,往往会增加语言表达内涵和力度,甚至可以替代语言来表达个人的意图与感受。医患交往中,医师使用手势语要适度,幅度过大、手势过多则反而影响表达效果,给患者造成不良印象。手势语是语言的辅助工具,因此要与讲话的内容协调一致,不要太死板、太刻意。使用手势语还应表达自然,便于患者理解,应避免使用易造成误解的手势语。另外,医师也要善于观察患者的眼神、表情、动作和姿势,体察患者的内心感受和真实想法,因人而异地制订诊疗计划。

三、约见面谈

约见面谈(interviews)是医师与患者之间进行有意识、有目的的交谈,其目的是建立医患之间互相信任的关系以及快速准确地搜集信息,为后期有效的治疗干预的实施提供依据和打好基础。面谈导向是诊断性和关怀性的,除了让患者意识到自己的问题所在,获得解决问题的能力外,让患者感受到关心支持,建立自信心更为关键,为达到以上目的,需要医师掌握以下的面谈技巧和方法。

1. 面谈环境设置 面谈的房间要有足够空间,保证安静明亮,避免刺眼强光和嘈杂音,但应注意不能过分封闭和压抑。最好能配有一定的游戏空间,便于观察儿童玩耍时的行为特点。室内布置及座位要使对方感觉舒适。入座时采用自然和随意的方式,让患者及其家属按个人意愿就坐,这样可从中发现家庭成员关系特点,对患者的问题可能可以提供信息。医师和患者应保持一定距离(50cm 左右),理想角度是 90°,平坐平视,通过这样的环境设置使患者及其家属感到安全、自在、平等、受尊重。室内可挂一钟表,便于在场人员根据钟表时间来调节面谈速度,避免医师看手表给对方造成医师注意力不集中、不感兴趣或是应付的误解。

2. 首次面谈 首次见面,医师应该首先做到准时到诊,若因故迟到或不能按时出诊时,应提前及时通知对方。这对建立彼此的信任具有重要的作用。邀请患者及其家属入座时应遵循自然随意原则,由家庭成员按其个人意愿就坐,此法也可从中发现家庭成员关系方面可能存在的问题。首次面谈应该告知时间限制,告诉患者及其家属谈话将进行多久,使他们意识到时间有限,邀请他们提出对面谈的期望,有利于让医师和患者都进入角色,一般一次面谈可掌握在 20~30 分钟之内。但心理门诊面谈不同于传统医疗性诊断那样迅速、顺利和可预测。视情况可有一定伸缩,但不宜过长。此外,应向患者及其家长介绍工作范围,避免患者及其家长出现不合理的期望。

3. 自主陈述 约见面谈首先要明确患者及其家属的主要目的是什么。医师应采用开放式的问题,主要获取三个方面的信息:①目前存在的问题;②核心问题的细节;③欲解决的问题的主次。例如"谈谈您来访咨询什么问题""你们今天为什么来这里?""孩子的哪些问题让你们感到担心？"。自主陈述过程也应该尽量避免扩大提问范围或突然改变话题，或谈论不相关的问题。如果对方的问题过于概括、含糊或情绪化述说，如"不知怎么说好""我不知怎么办是好""我最近很绝望"时，医师可引导患者及其家属对目前最不放心的问题进行描述，或根据专业判断挑选一个关键的问题让患者及其家属进行描述。

4. 问题聚焦及信息补充　对患者及其家属以及医师达成的最主要的行为问题进一步聚焦，了解问题形成可能存在的前因后果，补充探查儿童当前行为问题的背景情况，可对以下几方面进行评估：①儿童的气质、健康状况、发育情况、认知能力；②家庭教养方式、父母的信念、对孩子的期望；③社会-环境状况，如家庭支持系统、学校的资源、社会健康保健资源、社区资源等。这些生物-心理-社会因素可帮助了解和诊断儿童的问题，并将儿童、家庭和社会看作是"连续统一体"的一部分，对儿童的治疗也有指导作用。

通常，家庭对儿童的影响是最持久和最主要的，医师必须探究家庭成员和家庭环境对孩子成长和潜能发挥的影响。对家庭进行详细了解和评估是诊断与治疗的重要组成部分之一，如儿童在家庭中的生长发育情况、家庭结构和功能、家族病史和社会背景等。医师可直接询问家长是什么原因造成孩子目前的问题，这对了解家长的内省程度究竟如何、他们最关心的事情是什么或对问题形成原因有无偏见等是有帮助的。

对家长的表情和心态进行观察，也可获得有价值信息，如家长是否愁容满面、过分焦虑和担心，对孩子是否过度关注和干预，是否用恐吓或哀求方式要求孩子，对孩子情况描述是否有自相矛盾，父母是否表现神经质，是否对孩子的态度冷淡和缺少了解，是否埋怨学校（幼儿园）要他们来咨询等，这对了解父母对孩子疾病的态度以及这些态度在多大程度上影响孩子是有重要的意义的，也为后面的治疗和干预建议提供了一些切入点。

另外，儿童行为问题常与心理社会因素有关，会谈应该了解如：①游戏和伙伴关系；②教师评价和学业成绩；③家庭结构和功能；④情绪状态；⑤社交方式等心理社会因素。

儿童问题如有耽误就诊则需了解其原因是什么。除了要了解孩子方面的原因之外，也要去探究其家庭社会的因素。常见原因可能有：①儿童感到焦虑或抑郁，病情恶化导致的求医行为弱化；②家庭出现重大生活事件，如离婚、重病、死亡或经济困局分散了儿童及家长的注意力。

5. 提供支持　医师给予患者及其家属支持是约见中的重要组成部分。支持不仅仅是说辞或语言上的安慰开导，也不能用约谈的时间来衡量。医师对患者及其家属表示出真正的同情，约谈中表现出真正对对方的兴趣，用语言表现出尊重而不是批评的态度等，均是支持性作法。

具体可借鉴以下做法：医师应该让患者适时表达自己的期望、感受与评价。患者是非常在意医师的看法的，得到医师对他们的期望的认可，患者及其家属多会获得信心，理解患者及其家属的感受，鼓励他们说出自己的感受，一方面他们的情绪得以宣泄，另一方面他们会感到被尊重，因此自己也能从情绪中脱离出来，得到支持与力量，才能够重新审视自己的问题。患者及其家属的评价可能并不完全正确，但医师对他们的评价表示理解也会让他们感到支持，在这样的基础上，他们也才会更容易接受医师的纠正。

明确的诊断可以减少不确定性给患者及其家属带来的焦虑和失控感，也会使对方得到一定的支持。但未能做出诊断前，应该向患者及其家属解释尚不能确定的因素，并保证会努力地去做出明确诊断。这也可以帮助他们淡然地面对生活的变数。

四、评估和检查儿童的技巧

检查和评估儿童的目的类似于临床的内科检查,但有所区别。与内科检查相似之处在于通过检查了解儿童的体征,以更好地了解孩子的健康状况,此外,通过互动式的检查和评估过程,可尽快与儿童建立相互信任的关系,减缓或消除儿童的恐惧。不同之处在于通过医师与儿童的互动,给养育者提供示范,让家长理解使儿童配合与服从指令的方法或技巧。具体的方法和步骤如下:

（一）检查评估技巧

1. 使用儿童式语言　儿童在面对医师等权威人士的时候可能会感到恐惧紧张,表现出拘束、逃避甚至抗拒的举动,为了消除儿童的紧张情绪,医师可以使用儿童式语言,以聊天的方式来引入检查,从儿童的日常生活或感兴趣话题出发,询问如儿童的姓名、年龄、学校/幼儿园、喜欢的玩具或最要好的朋友等。循序渐进地与儿童熟悉起来,在儿童说话时要保持兴趣盎然,鼓励其积极表达。

2. 父母参与　年幼儿童喜欢父母陪伴而不愿单独与医师相处,只有父母在场时他们才有安全感,比较自然和愿意配合问询与检查。年龄稍大或到了青春期的儿童则有些话只愿讲给医师听而不愿让父母听到,此时可以分开问询。但有时年幼儿童在面对父母时也会产生掩饰,这时就应该创造可以单独跟儿童对话的机会,而当年长儿童提及某些与父母相关的并且对病情有帮助的想法时,应该询问其意见,如有可能,应让父母参与。检查与评估时,医师须对儿童及其家长持同情、亲切、真诚的态度,语调要柔和,保持微笑或淡定的表情,耐心的倾听,着装整洁等。这对消除父母或儿童的戒心、抵触极为重要,良好的信任互动可使对方容易倾诉和表达内心想法,甚至可表达一些潜意识问题。

3. 善用游戏　为了达到与儿童亲近和了解真实情况的目的,可采用一些特殊技巧,如使用玩具或游戏吸引儿童,利于消除儿童的防御或抵触,也可发现儿童游戏活动中的细微异常。儿童倾注于玩耍时,可能会表现出父母或教师未曾叙述的情况,如儿童潜意识活动或某些情绪问题等,这在绘画游戏中较易表现出来。游戏还有助于发现和评估发育障碍的严重程度及语言落后儿童的功能水平,如中、重度智力低下或孤独症儿童通常不会玩想象性游戏（模仿过家家、喂食、开汽车等）。

在儿童自然玩耍状态下,可从以下几个方面观察和判断其行为:①对视:了解儿童有无眼神游离、对视回避、潜在的情绪心理活动等,尤其利于判断是否孤独症类问题;②活动:观察儿童有无不符合场景的行为表现,如多动、冲动、兴奋、违拗、攻击等;③协调运动:有无动作笨拙、步态欠协调、手眼精细动作是否协调等,也可通过软体征检测或非结构式活动检测了解儿童的运动协调性;④行为动作的固执性:儿童有无刻板重复的动作、固执的行为活动、重复语言等;⑤冲动:观察儿童有无不合场景的突发行为,不顾及危险的活动,攻击或骚扰他人;⑥耐受性:了解儿童是否容易提出各种要求或条件,不满足时是否容易哭闹、纠缠父母,有无提出无理需求等;⑦动机:了解儿童活动动机如何,是否容易放弃,或过分执着等。

（二）检查评估步骤

1. 初步检查　建议首先检查儿童双手。其优点在于既不过于亲密,又像握手一样容易让儿童接受,也可发现儿童掌纹皮纹情况、有无啃咬指甲（焦虑儿童多有啃咬指甲现象）、有无伤痕淤青等。对过分敌意或害羞的儿童则先保持一定距离,通过聊天慢慢接近他们。这一过程还会帮助医师了解儿童的基本社交能力究竟如何。

2. 肢体检查　主要检查儿童上肢形态和力量,关节的活动度和灵活性,控制运动以及区分左右的能力。如果儿童不合作或者过分冲动,则可给予游戏活动和鼓励,如快速翻转手掌、竞拍对方的手掌等。若儿童开始配合,可进行各种神经系统软体征、工作记忆、短时记忆、语言、运动协调以及快速反应能力等检查。当然,神经系统软体征阳性可能多见于发育异常儿童,但它不是特异的病症依据,仅供医师做参考。区分左右的检查是以儿童身体为中轴,先检查一侧身体部位,如"给我看看你的左手";再检查对侧身体,如"用你的右手摸左边的耳朵";然后区分他人的身体部位,如"指出我的左手";最后区分他人的对侧部位,如"用你的右手握我的右手"。工作记忆检测可通过简单背随机排列数(如电话号码)、复述医师说的一组词等,初步看出儿童的注意力情况、短时记忆能力及执行功能等。通过上述检查,还可观察到家长对孩子的态度、家长的情绪以及对儿童的期望表现等。

3. 大运动测验　通过指令让儿童做些大动作,如起蹲、张开双臂走一字线、闭眼单腿直立等来观察其服从指令能力、自我控制、冲动性、协调运动能力等。期间须及时给予儿童鼓励和赞赏,以保持检查的流畅性。

4. 初步认知判断　门诊常用绘画测试来分析儿童的一般心理活动,方法简便易行,容易使儿童接受和配合。3 岁以上儿童通常喜欢画画,可给予一张纸和一支铅笔,告知随便画一个人或画家里人,医师指导语句要简单清晰。其间观察儿童对语言的理解能力、服从指令能力、利手情况、持笔姿势、手眼协调情况、绘画技能及水平、绘画表现手法、与周围人的互动情况等。通过儿童绘画作品,根据其人物绘法、大小、线条走行、各部位结构比例、细节,各成员排序、大小、动作、附加物、表情、颜色、涂抹,成员的相互位置等特点来推测儿童的情绪状态、心智发育及与家庭成员关系的亲密度等。有时也可用沙盘游戏来让儿童摆设不同的场景,以推测其某些潜意识活动。这类方法推测的儿童心理活动多少带有主观成分,且与医师个人的经验有关。

需要注意的是,儿童心理发展的特点和异常行为具有多样性,优势和不足常常共存,很多行为问题或障碍并不是由简单清晰的因果关系所导致。儿童心理行为障碍的病因是复杂多样的,同样的心理障碍也可能表现形式不同(如品行障碍既可以表现攻击和诈骗,也可表现偷窃和毁物),导致特定障碍的途径是多样的、交互的,而非线性静态的,我们应该根据每个儿童、每个家庭的情况灵活调整互动技巧和方法。

【专家提示】

- 医师应该学习医患沟通的技巧,尤其需要保持关心和尊重患者及其家属的态度,这样才能取得病人的信任,以使我们更好地了解患者的病情,更好地促进治疗的效果。
- 发育与行为儿科学对儿童的检查和评估与内科检查的原理类似,但有其特殊性。评估检查的时候应遵循一定的步骤,从儿童的肢体表征、运动能力以及认知判断入手,善用儿童式语言、父母以及游戏帮助我们更好地与儿童互动,以使我们能够跟儿童快速建立关系。

(静　进)

第四章

发育与行为的评估和诊断

第一节 原则与实施要求

【导读】

在儿科就诊人群中,大约有8%的患儿在24~72个月中经历过严重的发育和行为问题,此外,这一比例随年龄增长还会逐年增加,到18岁之前可达到12%~25%。对于上述问题如何评估、采用何种评估手段、对评价指标和结果如何解释等,这些都与心理测量(psychological measurement)有关,也在发育行为儿科就诊过程中常常遇到。本章就发育行为相关的心理测量方法和相关参数进行专门介绍,旨在为临床实践中正确理解临床心理测试目的、解读测试结果提供理论依据。

一、概述

系统和全面的心理测量(psychological measurement)包括多个阶段,涉及提出测试评估方案,收集数据,进行测试并得出评价结果,进而形成诊断假设,提出解决方案以及治疗后随访及进一步评价。使用量表和测查工具进行测试的过程,实际是把某个儿童和我们设立的"正常"标准(即对照组儿童)进行比较,进而发现不在"正常范围"的儿童。按照统计学中参考值的设定原理,这种不属于"正常范围"的儿童大约有5%。然而,值得注意的是,所谓"正常"与否其实只是对基于数据的描述,在统计学上本身即具有"假阳性"的可能,故而只能提示儿童存在问题的可能性,而绝非诊断或结论。通常来说,有三方面的变量来源可能影响测量结果:量表的特异性,"正常"和"功能受损"儿童的划分标准。

在临床实践中,决定使用何种测量手段需要根据具体问题而定,同时应考虑时间成本和测量成本等相关因素。根据测量目的、测量复杂程度不同,心理测量通常划分为如下三个层次:第一层次是筛选性测试,其结果通常只具有提示性;第二层次为诊断性测试,这些测试针对发展、认知、成就、语言、动作、适应性等功能开展,相比第一层水平的结果,该层面测试结果具有更强的预测性;第三层次测量通常针对一些特殊领域进行专项评估,然后结合前两个层次结果、生活史、访谈记录和临床观察结果最终对受试儿童进行全面评估。

一般来讲,无论筛查抑或诊断性测试,在其测试方法建立过程中,都需要特别重视常模样本的选择问题。用于全国范围推广的测量工具,常模样本需具有全国代表性,人口学变量必须能涵盖所有样本的人口学特征,如样本选取地区(西部、中西部、南部或者东北)、民族、社会经济状况等。如果量表样本不具有代表性,样本的人口学特征则可能有偏倚,在将结果推广到一个更大的群体中时就缺乏科学依据。在选取常模样本时,需尽可能地将每个年龄段的被试都选取在内,而且年龄跨度需与待测能力的发育年龄对应,这样,测量结果才具有稳定性和可推广性。此外,样本选取过程中还需考虑男女比例问题等,以保证不同发展模式的群体间可进行比较。

在心理测试量表引进和发展阶段,需要对一些项目不太实用或者评估效果较差的指标进行删减和完善。实践中,通常采用全面条目分析法(conventional item analysis),对量表中回答正确率较低的一些项目或者一些维度进行逐项分析。此时,常用的统计变量包括项目区分指数(item discrimination indexes,条目之间的相关度)和项目效度(item validity,通过t 检验和卡方检验获得的常模和特定群体之间的比较结果)。此外,近期比较成熟的量表贝利婴儿发展量表第 3 版(Bayley Scale of Infant and Toddler Development, 3rd Edition)以及斯坦福 – 比纳量表(Stanford–Binet Ⅴ)的完善过程中,还涉及项目反应理论(item response theory),项目反应理论的分析方法可处理二分变量等常规方法无法处理的数据。该理论认为被试儿童在测验项目的反应 / 成绩与他们潜在特质 / 能力有关,故通过项目反应理论建立的量表之间,其项目参数具有恒久性和可比性。项目反应理论通过项目反应曲线综合各种项目分析的资料,使我们综合直观地看出项目难度、鉴别度等项目特征,从而起到指导项目筛选和编制测验比较分数等作用。此外,量表发展过程中,对项目内涵间的差异及设置的合理性进行分析也非常重要,这一步骤称为项目区分度检验。

二、标准化测试

标准化测试又称标准化常模参照评价(standardized norm–referenced assessments, SN-RAs),是用于测量婴儿、儿童和青少年发展最常用的评价系统。标准化测试常通过一系列任务来考察儿童在某种能力上的表现,然后将这些结果与标准化量表中的参照标准进行比较。当被试对象为婴儿时,严格执行手册规定的程序非常困难,在施测速度和顺序等程序上可以适当灵活,但施测规则仍应该严格遵守。

通常利用 SNRAs 可帮助临床医师了解两方面的问题:①被测儿童较对照组常模比较水平如何?②被测儿童究竟有何缺陷。SNRAs 对于解答第一个问题很重要,通过 SNRAs 评价结果可以发现儿童发展的优点和不足,进而帮助临床诊疗。需要注意的是,SNRAs 数据可以为临床提供参考,但不能据此对儿童发展做出终结性评价。此外,单独一项测试结果只能反映儿童某方面能力,不能揭示儿童认知和行为发展的全部内涵。

此外,SNRAs 测试并不具有普适性。尤其当我们考察对象是婴儿时,由于婴儿存在对环境不熟悉等因素干扰,加之测试的目的为评价而非诊断,因此要充分考虑 SNRAs 测试的可行性和有效性。这也提示,发展 SNRAs 以外的其他评价体系非常必要。目前,常用的替代性评价方法包括标准参照评价(criterion–referenced)和课程参考评价(curriculum–based)。实际上,课程参考评价也包含在标准参照评价中,这两种方法可以帮助我们回答第二个问题,即儿童能力究竟存在哪方面缺陷以及如何发展其潜力。

在标准参照评价测试中,儿童在某个领域获得的测试分数反映其在该领域(如,颜色、数字、性状、字母等的认知能力)获得技能的程度,通常用百分比来表示。布莱肯基本概念量表修订版(Bracken Basic Concepts Scale–Revised, BBCS)就是基于标准参照的一种工具,这一个量表可以分别考察儿童在六个领域的能力掌握程度,也常作为儿童入学准备后能力表现的一个预测指标而被广泛使用。基于课程参照的评价,主要目的是为帮助儿童达到某种训练目标。国外比较著名的量表系列如"婴儿和儿童的心理测量、评估和项目计划"以及针对婴儿和儿童特殊需要而设计的"卡罗莱纳课程"都是基于课程参照评价方式而设计的量表。

综上,标准化常模参照评估、标准参照评估以及课程参考评估在儿童心理测量和评价实践中作用各不相同,但相互间又起到互补和支持效应。究竟选用何种评估方式需要仔细分析受试对象、测试环境以及评价目的等诸多因素。

三、心理测量学中常用的一些术语

正态范围(normal range):依据统计学原则,针对某种测试得到的儿童发展能力分布或测试分数分布来界定的某个特定范围。正常情况下,儿童发育水平是一个钟罩样的正态分布曲线。这种曲线所反映的发展能力分布情况对于心理测量学中常模建立和发展非常重要。

(一)描述性统计

平均数(mean,M):是考察一个样本分布集中趋势和平均分数的指标,因为平均数有可能会受到一些极端值的影响,因此,如果一个样本中各被试之间的差异过大,平均数其实是不能反映集中趋势的。

众数(mode):是另外一个在统计分布上具有明显集中趋势点的数值,代表数据的一般水平(众数可以不存在或多于一个)。众数是一组数据中出现次数最多的数值。

中位数(media):是指将统计总体当中的各个变量值按大小顺序排列起来,形成一个数列,处于变量数列中间位置的变量值就称为中位数,也是考察数据集中趋势的指标。中位数不受极端值影响,因此适用于多变量的大样本。在一个偶数个数的数据中,中位数是相邻的两个中间数字的平均数。

全距(range):是反映数据离差的指标,即一个数据分布中最大值和最小值之间的差再加1。然而,如果一个测量的分布中最小数和最大数是两个极端值,那么以这两个数衡量的数据范围不是一个可信的得分范围,尤其当遇到一个偏态样本时,常采用四分位数(inter-quartile range)进行描述,它反映的是中间50%数据的离散程度,即当把所有数值由小到大排列并分成四等份,处于三个分割点位置的得分就是四分位数。分数之间通过三个四分位数进行区分,第一个四分位数,是该样本中所有数值由小到大排列后第25%的数字。第二个四分位数,等于该样本中所有数值由小到大排列后第50%的数字。第三个四分位数,又称“较大四分位数”,是该样本中所有数值由小到大排列后第75%的数字。

标准差(standard deviation,SD):一个分布中考察数据离散程度的指标,即考察各数据偏离平均数的程度。它是在一个特定的数据分布中,每一个单独离差之和的平均。标准差越大,那么这个数据的域值范围越大。在一个正态分布的数据中,68%儿童的得分应该在 -1 个标准差和 +1 个标准差之间。一般意义上来讲,多数智力测试和发展测试量表,其常模的平均得分为100分,标准差为15。其他一些量表分数,如韦氏量表(Wechsler Scale),常模的平均分为10分,标准差为3,全距为7~13。如果一个儿童的得分低于常模两个标准差,即智力为70分时,提示该儿童可能存在认知问题。

偏态(skewness):得分不符合正态分布的数据都可称为偏态。例如,对一群社会经济水平较低的贫穷儿童进行智力测验,结果可能是常模平均分以下的儿童数量在增加。这是一种正偏态分布(曲线的尾部越来越接近于正分,也就是趋近 X 轴的右侧部分)。在这种情况下,众数比中位数小,而中位数又比平均数小。基于正态分布的百分比会低估得分少的一端数据,高估得分高的一端数据。相反,如果这个测试的对象是社会经济水平较高的个体,呈现出的数据就是一个负偏态分布,单从分布图来看,这些孩子的表现都非常好(曲线的尾部接近于低分端,也就是趋近 X 轴的左侧部分),在负偏态分布中,中位数小于平均数,而平均数小于众数,同理,基于正态分布的百分比会高估得分少的一端数据,低估得分高的一端数据。由于偏态分布的数据明显偏离正态分布,故我们对数据结果进行解释时要持谨慎的态度。

峰态(kurtosis):反映的是一组数据分布的峰值和平缓度。一个呈平缓分布的数据,数据多分布在两端,中间数据较少,称为低峰态分布(platykurtic)。和正态分布相比,当峰值高于正态分布的平均数,数据则多分布在中间,集中在平均数附近,尾巴两端的数据较少,这称为高峰态分布(leptokurtic)。

（二）原始分数的转换

1. 线性转换（linear transformation）　在心理测量时,通过对儿童测试原始分数的线性转换可以使我们了解儿童个体发展水平在群体中所处的位置。常用的线性转换包括 Z 值转化和 T 值转化。Z 值是一种标准化值(标准化过程是指将原始数据转化成 Z 值的过程,具体算法为用原始分减去平均分后再除以标准差,所得的值即为 Z 值),Z 值为 1 时,也就是说这个得分高于平均分 1 个标准差,Z 值为 –1 时,意味着得分低于平均分 1 个标准差。平均分的 Z 值刚好为 0,因此 Z 分数在 –1 和 +1 之间就是正常得分范围。换句话说,如果一个儿童的原始分数转化后 Z 分数为 1,也就是意味着他的得分高于样本中 84% 儿童的得分。

T 值是另外一种形式的线性转换。表示为:(Z 值 × 10)+50,从公式中可以看出,T 值的平均数为 50,标准差为 10。因此,Z 值为 1,相当于 T 值为 60。T 值在心理病理学的测试中使用广泛,如明尼苏达多项人格测试问卷（Minnesota Multiphasic Personality Inventory–A）、康奈尔评价量表（Conner Rating Scale）、儿童行为检查测试（Child Behavior Checklist）,在这些量表中,当 T 值达到 70 或者更高时,意味着在很多病理特征上具有相关性,很多计分系统中,都以 T 值为 70 作为一个分界点。

2. 等面积转换（area transformation）　等面积转换最常用的统计量是百分位数（percentile）,指按照从小到大的顺序排列,将最小值与最大值分为 100 个等份,每一个等份为一个百分位数。按照从小到大顺序确定个百分位的数值,即百分位数。当变量呈非正态分布式时,百分位数能更准确地反映出被测儿童相对于常模的发展程度究竟。一般采用第 3、10、25、50、75、90、97 百分位。第 3 个百分数在临床上通常被作为一个节点,第 10 分位是曲线下 10% 的面积（每个十分位包含这一范围内 10% 的典型发展儿童）。对于父母和教师来说,百分位数的概念很容易理解,常常作为一个参考标准来描述在一组分数分布中,特定儿童的得分处于什么样的位置。比如,韦氏智力量表第 4 版中,智力为 70 分对应着第三百分位,意味着有 3% 的同龄儿童智力低于 70 分,97% 的儿童分数高于 70。

四、心理测量的评价指标

当对一个儿童心理测量得分进行诠释时,除了要保证数据结果的合理性,还需要考虑数据的一些其他特征。尤其是对不同文化下、不同种族儿童进行测量和结果解释时,诠释更要谨慎。所用参照标准的敏感度、特异度、信效度等均是我们要考虑的重要问题。

（一）敏感度和特异度

通常情况下,对测量结果进行解释时,我们必须考虑这一测量工具中一些关键划分点。

敏感度（sensitivity）是指通过量表正确测量出有问题儿童的比例。儿童是否有问题在量表中有一些关键的分数点，如果低于这个分数节点可能就被视为是有问题。在实际测量中，当儿童的确存在有问题但量表测量结果却显示正常，这样的结果我们称为假阴性（false-negative scores）。在发育与行为儿科学中，金标准（gold standard）（区分是否有问题的分数点）通常不是一个绝对值，而只是一个参考范围。敏感度这一术语可以被概化成一种具有包容性的值域，理想的敏感度是在 70%~80% 范围内。特异度（specificity）是指经过量表正确判别为正常儿童的比例。如果正常儿童经过量表测量，所得分数提示为有问题，我们称为假阳性（false-positive scores）。理想的特异性指标是在 70%~80%。测试目的不同，对量表的敏感度和特异度要求不同。例如，在筛查性测试时，为保证可能有风险的儿童不被遗漏，对量表敏感性要求大于特异性。而在诊断性测试量表中，量表特异性的要求则更高。

实践中，通过调整节点分数（cut-off scores），我们可以调整量表敏感度和特异度。当放宽判别疾病的节点标准时，一些有问题但却没有被筛查出来的孩子比例会变少，这时发生假阳性结果（false-positive findings）的可能性会增加。反之，特异性增加，那些原本正常的儿童被判定为有问题的比例也会减小，但那些确有问题的儿童很可能被遗漏，容易引起假阴性结果（false-negative findings）。

阳性预测值（positive predictive value）指量表把有问题儿童错误判定为没有问题儿童的比例。它反映的是当测试结果为阳性时，发现问题的可能性。理想的量表其阳性预测价值的范围为 30%~50%。阴性预测值（negative predictive value）指量表把正常儿童错误判定为问题儿童的比例。它反映的是当结果是阴性时，不出问题的可能性。阴性预测值受疾病的患病影响。在某种患病率疾病（或问题）中，特异度较之阴性预测值是更为可靠的统计学指标。

（二）信度和效度

信度（reliability）指测量方法的可信程度，代表测量方法的稳定性。内部一致性（internal consistency），指一个量表之内所有项目或者一组项目所测量的同一种能力（例如语言能力和视觉运动技能）是否一致。较高的内部一致性说明问卷条目之间高度相关，在统计上可以用克伦巴赫 α 系数（Cronbach's alpha）、分半信度（split-half reliability）、库－李信度（Kuder-Richardson reliability）等指标来考察。克伦巴赫 α 系数（Cronbach's alpha）测量的是量表内部各题目考察内容的一致性程度（内部各项目之间的相关性）；分半信度（split-half reliability）是通过将测验分成两半，计算这两半之间的相关性而获得的信度；库－李信度通常用于测量二分变量的信度系数（如，"是"或"否"）。此外，重测信度（test-retest reliability）在发展和心理测试中也非常重要，我们通过对同一群体进行重复题目的测试来考察施测题目在实施过程中的准确性。重测信度考察过程中样本重复实施的时间间隔很重要，两个重复实施的时间间隔越久，获得的一致性信度越高，说明这个测试工具的信度越好。一般来讲，重测信度达到 0.70 可被认为中等级信度，超过 0.80 被认为良好信度，超过 0.90 则提示测试工具的信度极好。评分者信度（inter-rater reliability），是指不同评分者评定同一对象的一致性，最简单的估计方法就是随机抽取若干答卷，由两位独立评分者打分，再求每份答卷两个评判分数的相关系数。信度的影响因素有很多，如重测间隔时间（间隔时间越久，越能反映出信度），答题者对测验目的的猜测（答题时猜测的成分越多，问卷的信度就会越低）等。不同的测试环境和练习效应（practice effect）等也都会影响测量工具的信度。

　　效度（validity）即测量的有效性,通过将测量方法与经典测量方法比较,检验测量方法本身在设计上有无针对性。实践中,一种测量工具对于测量某种能力有效,但对于测量其他能力可能效果有限。此外,测验效度还具有情境特异性。例如,一项智力测验在考察儿童认知能力上有用,但对于认知障碍儿童干预和治疗来说,其效度就值得商榷。因此,衡量一个测试方法是否有效,临床工作人员必须清楚自己的测验目的,了解待选测量工具的适用范围、适用情境以及具体操作程序。

　　内容效度（content validity）指量表中所选题目对测试目标适用性,从而确定测验是否体现欲测目标。结构效度（construct validity）指通过测验能够检测到的特定心理结构或特质。效标效度（criterion-related validity）指当前测验分数与效标资料之间的比较,其中效标资料可以是另外一个相关测验。根据效标资料是否与测验分数同时获得,可以分为同时效度（concurrent）和预测效度（predictive）两种。同时效度里,两个测验同时进行,测验结果之间存在相关。而在预测效度中,待研究测试在一个时间进行,而参照测验在稍后的另外一个时间进行（例如,贝利婴儿发育量表在儿童36个月的时候进行测试,而用于效标的韦氏学前智力测验则在儿童4.5岁时进行）。

　　区分效度（discriminative validity）是指筛查测试检测出特定问题的程度。例如,孤独症可能是大家普遍关注的一个问题,其中一个测查量表婴幼儿孤独症筛查量表（Modified Checklist for Autism in Toddlers, M-CHAT）可以把典型孤独症和心理发育迟滞儿童区分开来。表面效度（face validity）指的是测量的内容与测量的目标之间是否适合,即测量所选项目是否符合测量目的。效度受测试相关因素影响,如施测者和测验者之间的配合、被试的障碍、动机;也受效标相关因素和一些干预事件影响。

　　信度和效度的关系:统计学上,信度上可以使得一个量表的效度更高,也即信度是效度的必要条件,但非充分条件。在现场操作时常常发现,一个测量工具信度可以很高,但当测试内容与测试目的不相符时,则效度很低。因此,没有信度的测试工具谈不上效度问题,但有信度的测试工具,其效度可能良好,也可能不好。通常,效度高的测试工具其信度都在良好标准以上。

　　（三）年龄和年级的匹配

　　在一些发展心理学相关测试中,如儿童发育商（developmental quotient）和学业成就评定,常常需要根据测试原始分数换算出年龄和年级的匹配分数。该统计量描述个体在年龄和年级上的分布情况,可以帮助医师和父母对儿童能力发展有一个整体把握。发育商是通过发育龄（developmental age）除以实际生理年龄（chronologic age）再乘以100计算得来的。在测试中,发育龄指儿童认知和行为达到的年龄水平,而发育商反映了儿童认知和行为发展的速率。在发育商和智商解读时,需要注意由于不同年龄的标准差不一样,故不同年龄之间的智商或者发育商之间并没有可比性。此时,我们可以用发育商偏离（DQ deviation）来估计不同年龄段的发展情况,并进行年龄之间的比较。发育商偏离值是呈正态分布的常模,其标准差相同,平均数为100,标准差为15。故一个智商偏离值为85的6岁小孩和一个智商偏离值为85的9岁小孩其智力水平是一样的。

　　（四）弗林效应

　　弗林效应（Flynn infect）指在测试工具使用过程中,测试常模分值通常每年会增长

0.3~0.5分；也即每十年会增长3~5分。例如，针对同一受试对象，采用早期版本的韦氏儿童智力量表和新版韦氏儿童智力量表进行智商评定，可发现两者获得的分值间常常存在差异。这也部分诠释了各种量表每隔若干年即需要更新的原因。因此，当换用新版测试工具进行评定时，若发现受试儿童存在分数降低现象，不能盲目归因于其认知能力损伤。实际上，这种分数下降可能是由于新旧版测试中使用的标准不同造成的。例如，一个使用早期版本所测得的智商为70的儿童，在进行新版测试中所得分数可能会更低，这时需要谨慎判定儿童是否存智能发育迟滞。

最后，需要强调的是正确理解实施临床心理测试的目的和正确解读临床心理测试的结果极为重要。各种临床心理测试是为临床医师诊疗提供了有力的参考信息，但临床医师切不可仅凭测试结果进行盲目诊断。临床医师在实施心理测试的过程中，需要深切理解并体会父母对儿童的担忧，仔细结合临床观察和病史，正确解读测试结果，并为家长提供进一步的评价和建议，或者及时进行转诊。

【专家提示】

- 在儿童心理测量和评价实践中，常常采用标准化常模参照评估、标准参照评估以及课程参考评估等不同方法。最终决定选用何种评估方法需要仔细分析受试对象、测试环境以及评价目的等诸多因素。
- 量表测量学中常用的描述性统计量包括平均数、众数、中位数、标准差、全距、偏态、峰态等。
- 对心理测量得分进行诠释时，除了要保证数据结果的合理性，还需要考虑数据参照标准的敏感度、特异度、信效度、年龄和年级匹配、弗林效应等问题。尤其是对不同文化下、不同种族儿童进行测量和结果解释时，诠释更要谨慎。

（李　斐）

第二节　发育评估

【导读】

　　本章节主要介绍根据当前发展心理学进展建构的有效评估（evaluation）方法和常规实用措施，包括发育评估、智力或认知能力评估、行为和情感评估等方面。需要注意，临床面谈和行为观察方法对全面评估尤为重要。

　　比起单纯心理测试，发育评估（developmental assessment）是对儿童病史询查了解、访谈、观察、正规或非正规的心理行为测试等搜集信息的过程，用于制定和解释治疗决策。广义的评估还包括对儿童的家庭、学校（幼儿园）环境、伙伴等的了解。评估的目的在于找到儿童的问题症结及其所在家庭面临的问题,从而提出和实施解决办法,促进和提高儿童及其家长的健康。

婴幼儿智力正处于发育期,5~6岁前所观察到发展指标也与智力有关,因而智力评估在临床上用途最广。根据评估目的,可将发育评估分为筛查评估和诊断评估两类。筛查的目的是识别儿童是否存在某一特殊问题,据此能否提供相应的干预措施;诊断性评估则旨在确定儿童发育问题的性质、严重程度以及可能出现的预后。

一、注意事项

发育评估须注意以下三个关键点:一是,对儿童心理行为问题的评估与界定必须慎重,避免给儿童贴"标签"。儿童所表现的行为问题可能是适应异常或特殊环境的一过性表现,如慢性疾病、遭受虐待、创伤经历、考试焦虑、分离焦虑等,最终还须结合医学观察和权威诊断标准(如 DSM-5 或 ICD-10)做出诊断。二是,儿童发育具有可塑性和动态性,发展过程的不同阶段表现特征有所不同,受疾病,亲子、同胞、伙伴、师生关系等多种因素影响。因此,发育评估得出的是一个相对值,医师依此做参考,并须充分考虑上述关系后才能够做出判断。三是,儿童发育和发展具有多样性,优势和不足常常共存。必须考虑"问题"儿童自身能力的结构特点和背景,特别是其环境适应能力和优势能力(如阅读障碍儿童很可能具有音乐、舞蹈或体育方面的天赋),也须考虑儿童性别、年龄、文化传统、信仰、语种及价值观(如少数民族)等因素。

二、发育评估的方法和技巧

广义的儿童、青少年发育评估,既包括传统医学检查方法,也包括专门针对发育的测量学技术和检测手段。为保证评估结果的真实性、科学性,主张综合采用多种方法,以保证收集的资料更加全面。

(一)评估方法

1. 健康状况及既往史的自我报告 通常采用调查表,让儿童家长或者青少年自己填写。报告内容涉及既往出生情况,喂养及生长发育、健康、家庭与社会功能及生活情况等。上述方式在大规模人群调查中也经常用到。

2. 发育相关的病历书写

(1)一般资料:包括姓名、性别、出生年月、实足年(月)龄、幼儿园学校年级、就诊日期。父母亲姓名、年龄、文化程度、职业、兄弟姐妹的年龄、学习、工作情况。病史提供者姓名、与患儿关系,对患儿了解的程度,所提供病史的可靠性及联系电话、地址等。

(2)主诉和现在史:主诉是指由陪诊者(最好是主要抚养人)和患儿本人主动提供、要求解决的最主要问题和病情。此时,最好让家长或者患儿主动陈述,医师不要过多提示或诱导。现病史是诊断的关键性资料,需要重点了解如下内容:发病形式、症状表现(以及对诊断有鉴别意义的阴性症状);发病时间及病程;可能病因或诱因;过去求医情况;发病前后活动记录,如儿童日记、绘画、作业、成绩单、老师评语等。

(3)个人生长发育史:包括:①围产期情况、出生情况、喂养史、健康史等。②儿童期发育情况,如运动、语言发育、控制大小便情况、情绪控制、利手的分化情况等;学习情况、入托入学情况,第二性征发育,是否寄宿、学习成绩及在校表现,学习时注意力、理解力、记忆力等,老师评价、留级或转学原因等。③儿童兴趣爱好、性格特点及人际交往。④父母期望、养育环境及态度等。

（4）家庭情况：包括经济收入、父母婚姻情况、居住条件、父母和家人精神健康状况及人格特点；儿童在家中所处地位；家族精神病史。家族有无药物、酒精依赖成员等。

（5）体格检查及神经系统检查：儿内科的体格检查及神经系统检查。

（6）精神状况检查：①直接观察。从儿童进候诊室，其父母或自己提供病史时，医师就应留意儿童的语言、认知水平、情绪、社会行为及运动异常等表现。②个别交谈。交谈时采用适合儿童年龄或理解能力的方式及语言，便于儿童理解和做出适宜的反应。

（7）其他实验室检查：如神经电生理、脑形态或功能学检查、遗传学检查、生化检查等，可根据病情需要酌情选择。

（二）信息收集技巧

正确掌握收集儿童、青少年的发育史及相关检查方法并正确进行评估，对于做出正确的临床诊断非常重要。由于儿童处在发育阶段，其体格及认知发展均处于动态变化中，故儿童发育评估及病史收集必须体现发育特点。此外，学龄前儿童病史通常由家长提供，由于不同病史提供者观点及看法存在差异，所收集的间接病史资料可能存在不确定性和差异性。因此，收集病史时，医师需要掌握如下技巧：

1. 熟悉儿童各年龄阶段的发育水平和特征 整个评定过程要明确其发展的年龄特性或不同的发育阶段。因此，医师必须熟悉不同阶段儿童发育水平和特征，才能准确评定儿童发育是否正常。其次，关注不同认知能力的年龄和发育特点。例如，智力可分为流体智力和晶体智力，流体智力是一种以生理为基础的认知能力，随神经系统成熟而提高，如知觉、记忆、运算速度、推理能力等，属于人类基本能力，受先天遗传因素影响较大，受教育文化影响较少。晶体智力是指通过掌握社会文化经验而获得的智力，如词汇概念、言语理解、常识等记忆储存信息为能力，一直保持相对稳定。

2. 掌握交谈和评估技巧 掌握与家长交谈技巧，可明显提高收集病史的准确性与可靠性。与家长约见交谈中，首先要取得家长信任，表示理解和同情，消除顾虑。在收集发育史、疾病史时，要注意避免回忆偏倚，避免情感因素影响。有时可请教师等接触紧密人协助提供病史。

3. 了解检查儿童的技巧 针对儿童的检查包括交谈与观察。通过与较大儿童面谈可得到重要资料。有时，直接和儿童面谈获取的资料甚至比来自于父母和教师的间接资料更为准确。临床观察包括自然场景观察和标准场景观察两种。

（1）自然场景观察：是指在日常生活环境中对受检儿童发育水平进行观察，这种观察方法需要观察者具有敏锐的洞察力，可不仅观察发育水平，也可观察行为，但耗时较长且需与受检儿童接触。

（2）标准场景观察：是在特殊实验环境下观察受检儿童对特定刺激的反应。上述观察是预先设计，按照一定程序进行，每个受检儿童都接受同样刺激内容，观察结果具有较高可比性和科学性。虽然标准场景观察内容局限，但是针对某些特定发育特征的观察更为明显和有效。

（3）正确辨析不同来源的资料：儿童在不同场景中表现可能不一致，医师应根据情况灵活分析资料和结果，进行综合评定。在评估过程中，医师需要保持同情、亲切、真诚的态度,语调柔和、表情微笑、耐心倾听,使儿童感到安全、亲切、可信,以期发挥最大潜能。

（4）临床观察和评估的注意事项:为建立与儿童亲密关系,了解真实情况,有时可采用一些特殊技巧,如游戏技术。游戏是与儿童沟通的良好手段,也有助于评定发育障碍严重程度。提倡在发育行为门诊设立观察室,在医师与家长交谈时,可以让儿童独自待在观察室内,观察室内设有简单桌椅,儿童画册、书籍和少量不同类型玩具,医师可通过单向玻璃或摄像头观察儿童真正表现。临床观察时还尤其需要重视观察如下几方面:

1）对视观察:了解儿童有无眼神游离、对视回避等,在判断发育水平的同时,鉴别是否存在孤独症谱系障碍表现。

2）观察活动水平:观察自然状态下的活动情况,有无与场景不相符的行为表现,如多动、冲动、兴奋、违拗、攻击等。

3）观察协调性运动:观察有无动作笨拙、手眼精细动作欠协调等。必要时,可通过绘画、游戏了解儿童手眼协调、智力等发展。也可通过软体征检测或非结构式活动检测了解儿童的运动协调性。

4）观察行为固执性:儿童有无刻板重复动作、偏执行为、重复语言等。

5）冲动性:观察儿童有无不合场景的突发行为,不顾及危险的活动,攻击或骚扰他人。

6）需求耐受性:了解儿童是否容易提出各种要求,不满足则哭闹纠缠父母,常提无理需求等。

7）动机:了解儿童活动动机,是否容易放弃,或过分执着。

总之,对儿童进行发育相关的评估,离不开与其相应年龄的正常发育和行为水平相比较。此外,还需与所处环境相联系。

三、婴幼儿发育筛查

发育筛查的目的是对婴幼儿群体在规定年龄范围或月龄进行评估,以筛出发育可疑或偏离正常水平的儿童,旨在做进一步诊断性评价,采取针对性保健干预。筛查实施通常较简便,适于基层使用,但它不能准确评定婴幼儿发育水平,因此不能给出发育报告的凭据,更不是诊断和治疗的依据。

（一）发育筛查过程

在临床实践中,发育筛查通常分为三个筛查过程:

1. 非正规筛查　包括在常规保健检查中观察儿童,询问儿童发育状况,或进行与年龄相符的发育筛查。实施非正规筛查时,测试者主要依赖父母谈话提供情况,不宜单凭直接观察进行记录。其优点是方法简便易行、所需时间和资料少,但对经验不足的测试者,以及具有生物或环境高危因素的儿童,应使用常规筛查方法。

2. 常规筛查　主要运用标准化测试工具对群体儿童进行系统发育筛查,适合于群体儿童保健工作。实施标准化的预先筛查,可以节省时间、人力及费用。

3. 重点筛查　适用于一些高危疾病如脑性瘫痪、遗传代谢性疾病的儿童,也适用于具有高危因素出生的儿童。重点筛查也可针对其他医师、老师以及托幼机构及社区怀疑有问题的儿童实施。

（二）发育筛查注意事项

1. 0~3 岁新生儿或婴幼儿应重点进行发育筛查　筛查测试不合格时,不能直接得出结论,如筛查结果不能作为发育迟缓的诊断依据,需要作进一步诊断性评估。早产、低出生体重儿童的父母第一年应根据婴儿的具体情况增加发育筛查次数,也可使用调查问卷,及早识别潜在问题。

2. 发育筛查指导方针　尽管发育筛查操作简单、经济方便,对于进行筛查的人员仍然需要受过良好培训方能进行,通常可由经过培训的护士或技师进行。发育筛查时,应遵循以下指导方针:①正确选用筛查工具,保证筛查可靠和有效。②进行筛查的人员需经过详细和综合的专业培训。对测试任务和操作越熟悉,筛查结果越有效。③发育筛查基于儿童发育的周期性和阶段性。④筛查过程应有家庭成员参加,并应利用多种途径的信息。⑤发育筛查不通过或可疑者应做诊断性评估。

3. 如果儿童所患先天性疾病或慢性病的临床表现涉及认知、言语、动作障碍等,应建议患儿到医疗机构进行相应评估和治疗。一些由于生物学因素(如颅内出血、出生窒息或脑膜炎)或环境因素(如物质滥用的父母)而处于高危情况的儿童,必须定期接受发育筛查,必要时,还需要进行多学科联合诊疗。未接受过发育筛查的学龄前儿童通常需要接受至少一次普通发育筛查,但通常只能筛查出中到重度发育缺陷儿童。对于轻微言语、感知、运动等缺陷儿童,尚需要采用特定工具进行专门评估。

一般而言,婴幼儿言语能力有限,故其发育或心理发展状态主要通过运动或动作反映出来。至今研发出的主要发育筛检工具大多也是通过养育者或主试人员对婴幼儿动作和达到的反映水平来评价。

以下简要介绍临床常用的丹佛发育筛查测验(Denver Developmental screening Test,DDST)。DDST 由美国儿科医师 Frankenberg WK 和心理学家 Dodds J.B. 于 1967 年研制,该量表目的是对儿童发育情况进行筛选而非用于诊断,操作简便且易评价,评估需时约 20 分钟,适用于 0~6 岁婴幼儿,评定内容包括 105 项(国内修订版为 104 项),涵盖了儿童发育的四个能力区:①个人 – 社会:与他人的互动能力和表达需求;②精细动作 – 适应性:手眼协调、手指动作、操作性能力;③语言:听理解和表达意思的能力;④粗大运动:坐、走、跳跃等整体大运动能力。国内修订版 DDST 式样如图 4-2-1。

该测验所示每个项目由一横框条作范围表示,且按年龄发展水平置于相应位置,横条上 4 个点分别代表正常儿童通过率百分位区间 25%、50%、75% 及 90%。横条内"R"为询问家长所得结果,亦应结合实际检查。横框条旁所注 1~28 是注解,测试时按注解进行,表的顶线与底线均有年龄标记。

测前准备:①向家长说明目的是发育筛查,而非智商,不要求儿童全部、正确完成;告知家长有些项目不能正确完成时无需紧张、不宜协助来完成;对询问项目要求家长实事求是反映。②测试是否顺利完成与儿童配合程度相关,故尽可能使被测儿童情绪稳定、感觉安全舒适,手脚活动不受限,双手能接触到检查用具。③根据儿童出生年、月、日正确算出实际年龄。若为早产,要减去早产周数,在测试表上划出年龄线,在表格顶线上面注明检查日期。

每个能区测试先自年龄线左侧开始,至少先做 3 个项目,然后再向右进展,年龄切线上的所有项目均要检查,再进入另一能区项目检查。对询问项目不可予以暗示,若每项重复3 次不通过则为失败。每项评分记录在横框条 50% 处,以"P"示通过,"F"示失败,"R"示不配合,"No"为无机会或无条件表演,总评时"No"不予考虑。测试结果分异常、可疑、正常及无法解释四种。

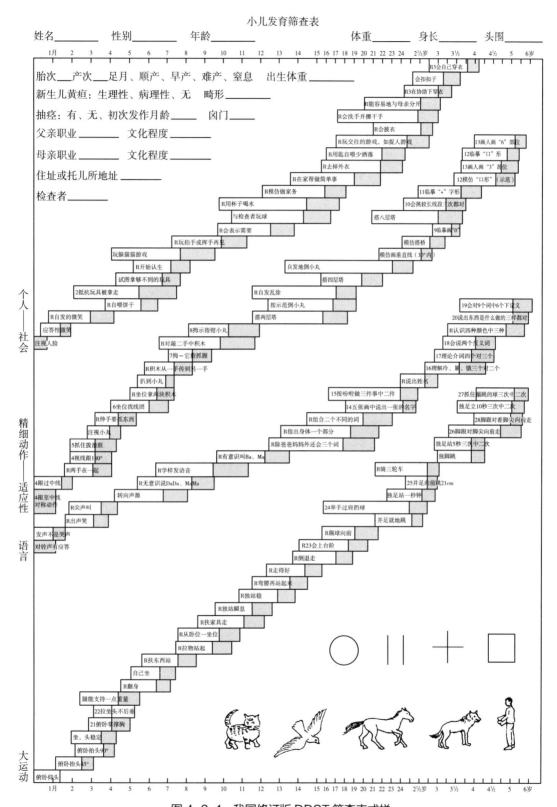

图 4-2-1 我国修订版 DDST 筛查表式样

（1）异常有两种情况：①2个或以上能区、每能区2项或以上的发育延迟；②1个能区2项或以上发育延迟、1个能区或以上有1项发育迟缓和该能区年龄切线项目均为"F"。

（2）可疑有两种情况：①1个能区有2项或更多的发育延迟；②1个能区或更多的能区有1项发育延迟和该能区切年龄线的项目均为"F"。

（3）无法解释评为"No"的项目太多，以致最后结果无法评定。

（4）正常，无上述情况。

若第1次为异常、可疑或无法解释时，2~3周后应予复查。如果复查结果仍为异常、可疑、无法解释，且家长认为测查结果与儿童日常表现一致则需进行诊断性检测，以确定儿童发育是否异常。

四、诊断性评估测试

此类测试针对发育、认知、语言、动作等功能展开，相比筛查结果，该层面测试结果通常对临床诊断具有更强的预测性，或提示可以作为临床诊断的依据之一。目前，我国临床经常使用的诊断评估测试量表包括格塞尔（Gesell）发育量表和贝利（Bayley）婴儿发育量表。

（一）格塞尔发育量表

该量表由美国著名儿童心理学家格塞尔（Gesell A）于1940年研制，它主要是以正常婴幼儿行为发展水平作标准，评价儿童个体的行为反应程度，并以年龄来划界。根据被测儿童的行为模式与其实际年龄相比，换算出所谓发育商（developmental quotient，DQ），其意义不同于智力商数（IQ）。

该量表设计的初始目的是判断小儿神经系统发育状态及其功能成熟程度，并界定了婴幼儿发育关键年龄为4周、16周、28周、40周、52周、18个月、24个月、36个月。量表测试内容包括适应性行为、大运动、精细动作、语言和个人–社会性行为五个方面，供出生4周~3岁婴幼儿测试用。举例来说，如果适应行为的DQ值在85以下，表明可能为功能发育可疑或潜在问题，如果DQ为75以下，即可判断发育落后。整个测试约需1小时，主要从以下四个方面对婴幼儿行为进行测查：

1. 动作 分为粗动作和细动作。前者指身体的姿势、头的平衡以及坐、立、爬、走、跑、跳的能力，后者指使用手的能力。

2. 顺应 对外界刺激的反应或顺应新情境的能力，如对物体和环境的精细感知、解决实际问题时协调运动功能的能力等。

3. 言语 指理解语言和语言的表达能力。

4. 社会应答 与周围人们的交往应答能力和活动自理能力。

全测试内容共有63个项目，针对不同月龄儿童测试时实际内容远多于此，共有8个分量表，分别界定于儿童4周、16周、28周、40周、52周、18个月、24个月和36个月节点进行测试判别。因为按格塞尔观点，这8个月龄为关键年龄点，在此节点上儿童发育变化最大，是发育行为的发展转折点。依此8个年龄成熟度表为基线，判断被测儿童的DQ。

DQ 的换算公式为：发展商数（DQ）$= \dfrac{测得的成熟年龄}{实际年龄} \times 100$。

（二）贝利婴儿发育量表

该量表由美国儿童心理学家贝利（Bayley）于 1930 年和 1933 年分别研制与修订，称为贝利婴儿发育量表（Bayley Scales of Infant Development），后于 1969 年又进行了修订，国内即据此作了中国修订版。贝利婴儿发育量表适用于 2~30 个月儿童，包括三个分量表：

1. 智能量表（mental scale）　包括知觉、记忆、学习、问题解决、发育、初步的语言交流、初步的抽象思维活动等。

2. 运动量表（motor-scale）　测量坐、站、走、爬等粗动作以及双手、手指的操作技能。

3. 婴儿行为记录表（infant behavior record）　为等级评定量表，用来评价儿童情绪、社会行为、注意广度以及目标定向等能力。

评定智能发育的为智能发育指数，评定运动发展水平的为心理运动发展指数，两者可以不完全一致（表 4-2-1）。

表 4-2-1　贝利婴儿发育量表

智能量表部分						
项目号	项目安放的年龄（月）	场景*	项目	记分		
				通过	失败	其他
47	3.8（2~6）	A	头转向铃声			
48	3.9（2~6）	C	头转向拨浪鼓			
49	4.1（2~6）	H	手接近方木			
50	4.3（2~7）	G^2	主动玩桌子边角			
51	4.4（2~6）	H				
…	…	…	…	…	…	…
运动量表部分						
项目号	项目安放的年龄（月）	场景	项目	记分		
				通过	失败	其他
45	11.0（9~16）	I	独站			
46	11.7（9~17）	I	独走			
47	12.6（9~18）	K	自己站起来			
48	13.3（9~18）	I	投球			
49	41.1（10~20）	L	向侧面走			
50	14.6（11~20）	L	退走			
…	…	…	…	…	…	…

注：*场景指做检测时的情景：A. 对铃声的反应；C. 对拨浪鼓的反应；H. 玩积木；G^2. 摆弄物体；I. 从竖直到走路；K. 独自从地板上站起来；L. 走路的技巧

【专家提示】

● 早期识别发育异常儿童是预防儿童残障的关键环节,应通过定期体格检查、发育史询问及合理选择恰当的筛查工具,对儿童的认知、行为、情绪、社会适应能力进行定期、连续的测试与评价。
● 注重评估技巧,基于测评结果进行合理整合和解释结果,并提供干预建议。

(李 斐)

第三节 行 为 评 估

【导读】

儿童的行为监测(behavior monitoring)是指通过定期的行为测试,对儿童进行纵向的行为评估(behavioral assessment),基于评估的结果,预见性地指导家庭促进儿童的心身健康,并且早期发现儿童和行为的异常、及早进行干预,减少严重发育障碍的发生和发展。本章节将重点介绍儿童行为评估的目的、方法和相关工具,重点介绍了各类行为评估量表的适用条件、基本内容和计分方法等。

行为(behavior)是指儿童在环境中与他人关系中所表现的行为方式,以及适应环境的能力。行为调节(behavioral regulation)是指儿童的行为表现、行为动机,以及与环境的调整。行为调节的基本内容包括:①社会关系中的行为能力,如与父母、兄妹、同伴、老师、成人相处的能力,成功性、同情心、合作性、参与、信赖;②成就,即在校、家、社区中的表现好坏、努力程度、动力及满意情况;③自我表现和自我肯定,如学习中的自尊、社会价值、外观、体格能力、自我保健、处理应激、自我控制或调节等;④内在状态包含情绪和思维的合理性、清晰性;⑤应对问题的解决方法;⑥舒适的生理功能,如吃、睡、排泄等。

由于儿童的行为与发育密不可分,因此发育和行为的筛查和监测常常是混为一谈的,但实际上两者还是有区别的。行为评估(behavioral assessment)既可反映儿童的发育水平,又可反映环境对行为的影响,一次性的行为评估只能反映当下儿童的行为表现与环境之间的适应状况,不能反映和预示日后的情况,特别在行为筛查中发现有问题或怀疑障碍时,或已经处于行为矫正及治疗的阶段中,行为监测(behavior monitoring)即定期的行为评估和跟踪随访尤为重要,这为临床对行为问题或障碍的诊治提供极大的帮助。

一、目的

为了促进儿童的良好行为发育,早期识别儿童的行为问题或行为障碍,发育与行为儿科医师应进行儿童的行为筛查及监测。

二、方法

（一）行为史

在监测中，描述儿童的行为表现较发育里程碑更为重要。医师应当询问其与父母、兄弟姐妹和其他家庭成员，以及其他同龄或非同龄儿童和非家庭成员的关系及存在的冲突；应当调查儿童日常生活中的表现（包括进食、睡眠和玩耍），并关注儿童的服从指令情况、发脾气、注意力、活动度、冲动行为以及是否存在攻击行为等；应当记录儿童的异常行为表现（包括重复言语或玩耍、对某事物的过度关注或特殊的想法、手的异常活动、特殊的注视，或手和脸的自伤行为）。

（二）行为观察

从儿童进诊室的那一刻开始，医师就开始了对儿童行为的仔细观察。通常行为观察中要借助玩具的作用，观察儿童如何玩、活动水平、注意力等。虽然儿童在诊室中的表现与在家不尽相同，但是这样的观察有助于补充父母对孩子的行为报告。此外，还可观察到儿童玩耍的技能、兴趣所在以及活动中是否有重复性运动、多动、冲动、抽动等行为。

行为观察也可以为医师要求儿童画一张自己家庭成员的画来洞悉家庭情况、儿童的视觉运动发育状况以及注意功能。当儿童画完后，医师围绕所画的内容与儿童交流，从中了解儿童的语言能力以及家庭关系等。

在诊室中，行为观察的信息应整合在访谈和问卷中。临床可参照世界卫生组织的功能、残疾和健康国际分类（International Classification of Functioning, Disability and Health, ICF）标准，分析儿童三个层面的功能，即身体功能、日常生活活动功能和社会参与功能（表4-3-1）。

表4-3-1　ICF 中的行为观察

ICF	学龄前儿童	学龄儿童
学习和知识应用	● 画图质量 ● 认字、数字和数数 ● 记名称（物品）	● 读、写、算的技能 ● 画图质量 ● 图画记忆
一般任务和要求	● 活动水平 ● 冲动程度 ● 处理挫折的能力，如等待、紧张、医学检查	● 活动水平 ● 集中精力和记忆能力 ● 思维和言语沟通的组织能力
沟通	● 言语成熟和清晰 ● 能用非言语沟通 ● 主动交流和维持话题 ● 多种沟通功能	● 交流能力 ● 语用技巧 ● 叙述故事、描述事件能力 ● 书写交流
自我照顾	● 如厕，包括使用尿布情况或要求如厕 ● 穿脱衣服 ● 卫生情况	● 自我修饰情况 ● 系鞋带

续表

ICF	学龄前儿童	学龄儿童
运动	● 走、跑、跳	● 步态 ● 精细运动控制
人际交流	● 打招呼 ● 对赞赏后的反应 ● 维持共同关注的能力 ● 父母–儿童交流状况	● 幽默 ● 主动交流 ● 对交流的应答 ● 父母–儿童交流状况

发育行为儿科医师在访谈或体格检查中,特别要关注儿童的沟通技能,如词汇量、句子的长度、语法、表达的清晰度和正确性、在交流中的言语和非言语表达情况等;儿童的日常生活技能往往要听取父母的报告,对学龄前儿童问及如厕、穿脱衣服、自己吃饭等,对学龄儿童则问及更多的生活技巧如洗澡、清洁等问题。医师在诊室里还要观察儿童的活动状况,学龄儿童还需注意精细运动技能如书写和画图,一般来说,9 岁以上的儿童可以与医师直接交流,而不是完全由家长描述儿童的情况。除此之外,医师可直接观察到父母与儿童的互动、医师与儿童的互动,这反映儿童的社会交往技能。不过,儿童在诊室中的交流行为往往因为害怕而表现与家中截然不同,敏感的医师可以仔细观察儿童进入诊室是否很警觉,对医师招呼他时的反应,在害怕时是否看着父母寻求安全和安慰、父母如何应对儿童的害怕等。

（三）行为监测

所谓监测是指每间隔一定的时间对儿童的行为进行再评估,以便发现该儿童的行为变化,特别是当医师对问题行为进行干预后,行为监测可以反映干预的效果,如果无效,则应当调整干预方案,继续随访,直至问题行为消失。对于正常儿童,行为监测应当纳入儿童保健门诊作为常规检查的内容,这有利于儿童保健医师动态地观察儿童在成长过程中的行为变化与发育之间的关系。

（四）行为筛查量表

适应行为指个体适应自然和社会环境的有效性,或是个人独立处理日常生活与承担社会责任达到他的年龄和所处社会文化条件所期望的程度。我国自 20 世纪 80 年代中期就开始自行研制或引进修订儿童行为评定工具的工作,较具有代表性的有如下几个:

1. 儿童适应行为评定量表（Adaptive Behavior Scale） 适用于 3~12 岁智力正常或低下儿童,用于评定儿童适应行为发展水平,协助筛选或诊断智力低下及制定智力低下的特殊训练计划。量表共有 59 个评定项目,分 3 个因子和 8 个分量表:①独立功能因子:由感觉运动、生活自理、劳动技能及经济活动四个分量表组成,评定与自助有关的行为能力;②认知功能因子:包括语言发展和时空定向两个分量表,评定语言功能和日常认知应用技能等与认知功能相关的行为;③社会/自制因子:含个人取向和社会责任两个分量表,评定个人自律、遵守社会规范等方面行为。该量表有城乡两种版本,评定须按手册规定方法实施,即根据知情人（家庭亲人或养育者等）的报告和主试在现场观察进行项目评分。评定结果采用适应能力商（ADQ）、因子 T 分及分量表百分位表示,能力商分级与智商一致,利于比较。ADQ 反应评定儿童总的适应行为水平,判断有无适应能力缺损。3 个因子 T 分分别反映受评儿童适应行为三个方面的水平,依次判断其适应行为的优势与不足。亦可根据儿童分量表百分位绘出百分位剖图,标注出各领域适应行为的强弱项,用于制订针对性训练计划。

2. 婴儿－初中学生社会生活能力量表　该量表系我国对日本 S-M 社会生活能力检查的修订版,适用于 6 个月 ~15 岁儿童,用于评定儿童社会生活能力,协助智力低下诊断。

量表共 132 个项目,分 6 个领域:①独立生活能力:评定进食、脱换衣服、穿着、料理大小便及个人与集体卫生情况;②运动能力:评定走路、上阶梯、过马路、串门、外出能力等;③职业能力:包括抓握东西、涂鸦、家务及使用工具等技能;④沟通能力:评定言语反应、言语表达和理解、日常言语应用技能;⑤社会化:包括游戏、日常交往、参加集体活动等方面;⑥自我管理:评定独立性、自律、自控、关心别人等方面。各领域项目混合,按难度从易到难排列,并设 7 个年龄起始点。

检查由相应年龄段开始,连续 10 项通过,则为前面项目通过,继续后面检查,直至连续 10 项不能通过时终止评定。因此,每个年龄阶段评定项目不多,评定时间较短。评定后将累加粗分转换成标准分(标准化九级分制)来判断儿童社会生活能力水平。

3. Achenbach 儿童行为量表　是应用较广泛的行为量表,包括父母评定(即 CBCL)、教师评定和青少年自评三套量表,内容相近,适用于 4~16 岁儿童及青少年。量表分三部分:一是一般项目,如姓名、性别、年龄、父母职业等;二是社会能力的 7 大项;三是行为问题,包括 113 项,要求父母根据儿童最近 6 个月内表现填写。

行为问题 3 级评分,0 分为无此症状、1 分为出现或有时候出现、2 分为经常出现或明显,各分相加得粗分,以标准化常模 98 百分位为划界分,凡得分高于此者,认为该项行为有问题。

4. Rutter 儿童行为量表　由英国儿童精神病专家 Rutter 设计,20 世纪 80 年代初引入我国。本问卷分家长用和教师用两种,前者包括 32 个项目,后者包括 26 个项目。分析时将行为问题分为两大类:第一类称为"A 行为";第二类称为"N 行为"。A 行为即为违纪行为或反社会行为,包括的项目有:经常破坏别人和自己的东西、经常不听管教、经常说谎、欺负别人的孩子、偷东西。"N 行为"即为神经症行为,包括:腹痛、呕吐、经常烦恼、对许多事情都感到烦、害怕新事物和新环境、到学校就哭或拒绝上学、睡眠障碍。

两种问卷评分均分为三级:从来没有此种行为评 0 分;有时或每周不到 1 次或症状轻微评 1 分;症状严重或经常出现或每周至少 1 次应评 2 分。父母用表最高分为 64 分,教师用表最高分为 52 分。前者临界值为 13 分,后者为 9 分。总分高于或等于临界分时,被评儿童视为有问题,当 A 项目总分大于 N 项目总分时,可视为有反社会行为;反之则为神经症行为;当 A 项目与 N 项目总分相等则为"M 行为",即混合型行为。

5. 其他常用量表

(1)儿科症状检查表(The Pediatric Symptom Checklist,PSC):该问卷包含了 35 个问题,反映儿童日常生活的心理和社会功能。由儿科医师将问卷发给家长填写,主要根据儿童最近 6 个月的情况填写,适用于 4~16 岁儿童。

(2)2~6 岁学前儿童行为量表:我国已于 2006 年编制适用于托幼机构幼儿和学龄前儿童的行为问题筛查。

(3)Conner 父母症状问卷(Parent Symptom Questionnaire,PSQ):该量表适用于评估 3~17 岁儿童、青少年行为问题,临床上对注意缺陷多动障碍、情绪障碍儿童的识别有一定的辅助作用。我国 2001 年进行该量表的标准化,制定了全国城市儿童常模。

（4）学习障碍筛查量表:主要用于学习障碍或注意缺陷多动障碍、协调运动障碍类儿童的教育筛查,由教师进行评定。适用于 5~15 岁儿童。量表内容包括言语和非言语两大范畴的五个功能区域,下属 24 个条目,用症状描述形式的五级评定方法。五个功能区和子条目包括听理解和记忆、语言、时间和方位判断、运动能力和社会行为。

除以上所述,用于评估儿童发育和认知的量表不胜枚举,新量表还在不断被研发修订,临床应用效果各有差异,使用者评价不一,无疑会给临床医师在选择使用上造成一定困惑。为专业研究和临床准确判断来选择合适的评价工具,事实上是较困难的。医师设想仅凭评估量表来提高诊疗速度与诊断的准确性是不可取的,很可能导致临床误判和漏诊增加,或出现评估量表的滥用。因为,所有测评量表条目几乎来自于修订者测评经验对某些具有共性的发育特征或临床症状进行整合概况的结果,难免存在各自的偏重与不足,在甄别个体差异方面显现的微细差别有着各自的局限。何况每个儿童当时的具体情况各不相同,施测人员的水平各有差异,照养者的主观评价也彼此不同,容易导致评估结果有上下浮动,甚至出现误差。因此,各类量表工具的测评结果仅供医师诊断时作为参考依据,真正准确有效的诊断仍来自于医师的临床专业技能和敏锐观察,同事须注意结合其他类医学检测结果。

【专家提示】

- 须熟悉各类评估量表的优缺点及其应用原则并熟悉各类量表的理论架构与数字结果的真正含义。
- 尽管有关测试的知识很重要,但医师是评估程序中最重要的环节。

（金星明）

第四节　语　言　评　估

【导读】

语言的发展遵循一定的规律并呈现不同的年龄特征。语音和语言评估（language assessment）是了解儿童语音、语言发展状况,早期发现发育异常,并据此制订个性化干预措施的有效手段。本章节重点介绍了国内常用的语音、语言评估工具。

一、概述

（一）定义

语言（language）是人类社会中约定俗成的特定符号系统,人们通过应用这些符号达到交流的目的。语言能力包括对符号的运用（表达）和接受（理解）两方面。语言功能包括语音（phonology）、词法（morphology）、句法（syntax）等内容（表 4-4-1）。语音（phonology）是语言的载体，它由人的发音器官发出，负载着一定的语言意义，与一般的声音有着本质的区别。构成语音的要素包括音高、音强、音长、音色。

表 4-4-1　语言相关术语

术语	定义	举例
音素	语音的最小单位	d、t、m、n、h
语音	如何把音素组合成词语	不同音素的组合形成不同的词语
词法	词语间组合的规则	"红色的衣服"
词汇	词语	"爸爸""妈妈"
语法	单词组合成句子的规则	"小明正在吃苹果"是一个句子，而且有主语、谓语和宾语，符合句子结构
语义学	单词和句子的含义	表示所属关系"我的鞋""爸爸踢球"
语用学	语言运用的社交意义	例如产生和保持语言交流，表达观点和情绪

美国听力言语学会（American Speech-Language-Hearing Association, ASHA）将语言（language）的成分界定如图 4-4-1。

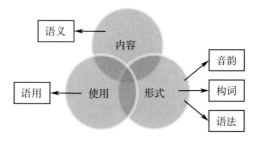

图 4-4-1　语言成分示意图

（二）语言发育

儿童语言发育过程中，语言理解优先于语言表达。语言发育过程可分为前语言阶段和语言阶段，语言发育进程详见表 4-4-2。

1. 前语言阶段　学习语言不仅仅是学会说话，会说话之前，要先学会听懂语言。这个过程包括：学会听懂相当多的词汇；懂得语言是用于有意识的沟通；形成概念，辨认和确定周围环境中的人、事、物以及各类活动；明白"词汇"只是代表这些概念的符号；从听到的言语流中分辨"词汇"及其"语音"。

随着年龄的增长，婴儿能区分相似的语音如 /ba/ 和 /pa/，发出一连串的语音，并将音节进行组合，发出类似单词的声音，从而进入语言学习的起始阶段。在生后 6 个月内，婴儿已经学会控制自己的口腔发出元音和一些辅音，并有响度和音调的变化。6 个月后，婴儿能发

表 4-4-2 儿童语言发育进程

年龄	语言理解	语言和言语表达
0~3 个月	● 对响声警觉 ● 熟悉的声音可以使其安静或微笑 ● 增加或减少吸吮行为对声音做反应	● "咕咕"发声表示愉悦 ● 用不同的哭声表达不同需求 ● 看见熟人可微笑
4~8 个月	● 对声音做出定位 ● 对音调的变化有反应 ● 认识发声的玩具 ● 关注音乐	● 开始产生清晰的元音 ● 模仿成人的口腔运动、元音和非言语的运动（如咂舌头） ● 将辅音和元音结合起来咿呀学语（如bababa），常伴有"b""p""m" ● 独自一人或与成人玩耍时发出"咯咯"声
7~14 个月	● 能区分出说话声和其他声音 ● 理解常用的单词 ● 能遵循单步骤指令 ● 喜欢玩轮流性的游戏，如躲猫猫	● 可发出连续的咿呀学语声 ● 增加了"k""g""t""d"的声音 ● 使用讲话声或非哭闹声取得并保持关注 ● 使用 1~2 个有意义的单词
1~2 岁	● 识别至少几个身体部位 ● 在情景下可遵循简单指令，如"扔球" ● 在情景下理解简单的问题，如"鞋在哪里？" ● 听故事、唱歌、韵律 ● 指出书中熟悉的图片	● 18 月龄时至少使用 10 个单词 ● 使用许多不同的辅音 ● 简化成人的语言（省略音节、辅音或词的结尾） ● 18~24 个月词汇量稳定增加 ● 开始连字成词和提问
2~3 岁	● 稳定地识别身体部位 ● 可以回答"什么""哪里"的问题 ● 能遵循两步骤指令，如"拿好你的鞋，给我"	● 绝大部分时间，讲话能被照养人理解 ● 几乎每个事物都可以用单词命名 ● 可以使用 2~3 个词的短语来提问或描述事件 ● 使用讲话来引起关注或做出请求
3~4 岁	● 理解简单的问题（哪里、为什么、什么、谁），并做出合适回答 ● 通过与成人对话、听成人朗读学习单词和句子结构	● 陌生人可理解其大部分讲话 ● 会讲故事或描述熟悉的事情 ● 使用 4 个词以上的长句 ● 通常讲话流利，没有重复的音节或单词
4~5 岁	● 关注并可理解短故事 ● 可以根据故事情景回答问题 ● 理解成人所说的家里、学校及周围所发生的事情	● 构音清晰（"zh""ch""sh""z""c""s"可能还不准确） ● 使用句子提供许多细节（如"我想读我的书"） ● 讲故事能围绕一个主题 ● 可清晰地与其他儿童、成人沟通

出一连串的音节；9 个月后，婴儿对母语中音素的识别较非母语更为准确。1 岁时，能通过非言语方式对指令作出反应，如跟他说再见时会招手。

2. 语言阶段 正常儿童在大约 12 月龄时能理解并开始说出第一个词语如爸爸、

妈妈,刚开始的学习速度比较慢,18月龄词汇量大约能扩增至50个左右,此时儿童开始将2~3个词语组合成短语或句子,此后学习速度加快。2~3岁时词汇量明显增多,用词较恰当,并能表达自己的情绪、希望、兴趣等,能在交流中灵活应用已学词汇表达自己的意图。3岁时会说简单的句子,会遵循连续的2~3个指令,并且逐渐学会用代词;能回答"是什么、在哪里"等简单问题。4~5岁是开始掌握语法规则:他们能主动参与对话交流,尽管有一些发音不清晰,但陌生人基本能听懂;学会讲故事;开始出现更为复杂的语言形式,如条件句(如果……那么……)、反问句、祈使句等;在不同的情境下使用恰当的语言进行交流。

3. 语言发育的差异性 正常儿童之间的语言发育速度存在个体差异,约5%~8%的学龄前儿童存在言语发育迟缓,且男孩比女孩更常见。这些早期发育差异一般不影响将来的语言发育水平。大样本追踪研究显示,2岁时表现言语发育迟缓的孩子中,80%在7岁时赶上了同龄人;若不予任何干预措施,则可能会发展为远期的认知、社交、情绪问题。

二、评估目的

(一)筛查

大部分接受筛查的儿童是由于父母或教师担心其语言发育状况,此类就诊往往提示儿童的语言发育在某种程度上引发了父母或老师的担忧,甚至干扰了其正常的活动,需要寻求一定的帮助。筛查是快速、有效地测试儿童的语言功能,评定儿童是否存在语言损害的高风险,未通过筛查者不能诊断为语言障碍,需要作进一步评估。

(二)建立基线功能水平及干预目标

儿童接受筛查后,需根据筛查结果确定是否需要干预,因而需要通过评估确定孩子的基线功能水平。评估须在几个不同的场景观察儿童的沟通行为,仅在相对陌生的医院场合获得的评估结果难以准确反映儿童沟通能力的全部。此外,还应评估孩子的相关能力,如听力、认知、口腔运动能力等。基线水平评估除明确儿童面临的困难外,还应发现孩子相对较好的功能领域,有助于建立干预目标。

(三)干预监测

语言的发育是一个动态过程,因而干预过程中应定期评估干预效果,调整干预目标及方案。

1. 干预效果评价 通过评估评价干预效果,是否达到预期目标,何时进入下一阶段的干预,如果没有达到预期效果,是否需要调整干预方案。

2. 确定干预的终止时间 需要考虑的问题包括:①是否需要更大的改变?②是否存在更大改变的可能性?③获得更大的改变是否符合收益?最后一个问题必须明确孩子及其家庭的目标和感受,例如,接受干预的患儿可能尚未达到年龄相当的语言技能,但干预治疗所花费的时间干扰了其他活动(如运动),在某种程度上家长及孩子可能选择终止干预。其他终止干预的原因包括:

(1)儿童已达到所有的干预目标。

(2)儿童到达平台期,调整干预计划的努力并未取得更大的进步。

(3)儿童正在进步,但并非由于干预计划所致。

三、语言发育评估方法

评估儿童语言发展状况的常用方法可分为标准化测试、自然语言样本分析、父母报告（教师报告）三大类。

（一）标准化测试

标准化测试有明确的指导语和计分标准，其优势在于可比较个体间的测评结果。尽管信效度良好，但根据国际使用经验，标准化测试对于 30 月龄以下的儿童并不十分适用。目前国内常用的标准化测试如下：

1. 婴幼儿语言发育进程量表（Infant and Toddler Language Development Scale） 2005 年上海市 0~35 月龄语言发育常模建立，量表即在此常模基础上编制而成。量表包括三部分：语音和语言表达（9 项）、听觉感受和理解（10 项）、视觉相关的感受和理解（13 项），共计 32 项。每项测试都有明确的指导语，通过得 1 分，不通过得 0 分，最终结果为正常、异常或可疑。量表可对 0~35 月龄儿童的语言能力进行评估，也可作为儿童语言干预目标的制订依据。

2. 皮博迪图片词汇测验（Peabody Picture Vocabulary Test, PPVT） PPVT 施测方法极为简单，主试呈现四张卡片并说出一个目标词汇，由被试指出一张与词汇意义相一致的图片，答对得 1 分，反之得 0 分，连续 8 个词中有 6 个错误时测试终止。测试原始分经转换后可得词语能力量表分，智龄、智力和百分位。由于测试中不需要被试讲话，因而成为评价儿童词汇理解能力的有效工具，尤其适用于无口语表达或表达能力差的儿童。该测试只能测量接受性语言水平，无法测量全句理解、语用能力和语言习得。PPVT 目前已修订至第 3 版，中文版于 1990 年在上海修订，并制定 3.5~9 岁的常模。

3. S-S 语言发展迟缓检查表 由中国康复研究中心修订，属于筛查性测试。检查内容包括符号形式与指示内容关系、基础性过程、交流态度三个方面，根据儿童的语言发展特征进行选择。该检查将正常儿童语言发展分为 5 个阶段，每个阶段又分为 2~3 个分阶段。每个阶段都对应着正常儿童的实际年龄水平，可根据儿童实际语言发育水平制订康复计划。

4. 麦卡锡幼儿智能量表（McCarthy Scale of Children's Abilities, MSCA） MSCA 由美国儿童发展心理学家 McCarthy 于 1972 年编制，我国于 1991 年完成修订。该量表包括五个分量表，适用于 2 岁 6 个月 ~8 岁 6 个月的儿童。MSCA 虽然是智力评估量表，但其言语量表是认可度较高的语言评估工具，它包含以下 5 项测试：

（1）图画记忆：回忆画在卡片上的物品名称。

（2）词语知识：分 2 个部分。①从儿童熟悉的图画中指出与词语一致的图，或说出所指图的名称；②单词释义，对给予的词汇说出它的意义。

（3）词语记忆：①复述单词序列或句子；②复述主试讲过的故事。

（4）词语流畅性：在规定时间内尽量说出一定种类（范围）的物品名称。

（5）反义词类推：用反义词填句。

5. 普通话理解和表达诊断性评估（Diagnostic Receptive and Expressive Assessment of Mandarin, DREAM） 是基于中国大陆地区的普通话儿童来建立常模的综合性语言测试，适用于 2.5~8 岁的儿童，包括听力理解和语言表达两个分实验。测试声音和图片通过平板电脑呈现，答案以触屏的方式进行记录。测试报告为语言障碍诊断提供五个方面的标准分:听力理解、语言表达、词义、句法和总体语言,可用于指导专业人士设计个体化的康复计划。

6. 汉语沟通发育量表(Chinese Communication Development Index,CCDI) 量表适用于 8~30 月龄儿童,以父母报告的形式完成。CCDI 包含普通话量表和广东话量表两个版本,分别在北京和香港完成标准化。两个版本的量表均包括两个部分:

(1)"词汇及手势"量表:适用于 8~16 月龄。包含两部分:第一部分为"早期对语言的反应",包括初期对语言的反应、理解常用短语、开始说话的方式、词汇量表四项;第二部分为"动作及手势",包括初期沟通手势、游戏和常规、互动动作、假装游戏、模仿成人动作五项。

(2)"词汇及句子"量表:适用于 16~30 月龄。包含两部分:第一部分为词汇量表,第二部分为句子和语法。评估结果可以获得儿童理解和表达的词汇和句子数量。

(二)自然语言样本分析

语言样本分析(language sample analysis,LSA)主要通过观察母亲或其他照养人与儿童的互动,或者其他方式(诱导谈话、自由游戏、故事创作等)来收集语言样本,利用录音设备记录,然后应用信号处理模式识别、语音识别等技术识别出各种音素,进而得出分析指标,分析儿童的句法技能、词义发展、语用能力。LSA 对评定各种语用和对话技能非常有用,能弥补标准化测试的不足,但专业性强、耗时久,故应用仍以科研为主,较少用于临床评估。研究显示,在固定收录时间的语言样本中,平均句子长度(mean length of utterance,MLU)和词汇广度(diversity,D)作为儿童语言发育和句子复杂度的有效指标,可以反映不同年龄阶段的语言能力,较多用于临床和科研。

语言环境分析系统(Language Environment Analysis,LENA)可记录儿童自然的家庭语言环境,没有任何人为干扰,客观评估家庭应答性行为。LENA 的观察指标是通过信号处理模式识别技术进行分析,消除了观察者主观因素的影响。采集语言样本时婴幼儿需要着LENA 特制的上衣,并将数字语言记录仪放入胸前口袋;3 个录音日在统一规定的 10 天内任选 2 个工作日和 1 个休息日,录音日处于自然家庭语言环境下,10:00 前将记录仪打开,持续至存储满后自动关机(录音时间 16 小时左右)。录音导出后由 LENA 专业的软件进行分析,指标包括成人 - 儿童对话轮换数(包括成人发起和儿童发起)、成人言语字词数和儿童言语字词数等指标。一个对话轮换数的标准为成人(或儿童)说话结束后 5 秒内,儿童(或成人)做出应答即为一个对话轮换。多项研究发现,成人 - 儿童对话轮换数与儿童的语言发育显著相关。

语言样本的语境越接近日常生活越好,如学校教室、家里、操场等,此外,还应考虑情境和互动形式,表 4-4-3 列举了一些常用方式。

表 4-4-3 采集儿童语言样本的参考活动

方式	题材举例类型
交谈对话	与生活经验或与当前状况有关的对话,包括谈论家人、学校活动、电视节目、儿童喜欢的户外游戏、解释如何玩某个游戏等。
自由游戏	通过儿童玩玩具、利用玩偶表演、照养人与儿童在家中的互动游戏所诱发出的语言
故事叙述	观看影片并进行故事复述,看图讲故事等

（三）父母报告

由于父母或其他照养人可在日常生活中广泛地观察自己的孩子，因此，他们的资料较临床及实验室所得资料更能反映儿童语言行为发展的真实情况。父母报告简便易行、形式经济，尤其适用于评估年幼依从性差的儿童，在年幼儿童的评估中有着较好的灵敏度和特异性。操作时主要由专业人员给熟悉儿童的家长做讲解，然后由家长完成问卷的填写。上面提到的 CCDI 就是采用父母报告的形式进行的标准化测试。研究发现，父母报告与客观测量具有较高一致性，但父母报告更适用于 0~3 岁儿童，3 岁以后父母通常难以全面准确地把握孩子掌握的语言技能。

目前教师报告的研究比较少，由于教师的评价来自于众多儿童之间日常语言和行为的比较，与标准化测评结果具有较高的一致性。

（四）非标准化测试

目前国内语言评估工具匮乏，语言评估较少作为常规工作开展，更多采用广泛发育工具进行评定。临床中也常用非标准化测试和观察评估儿童的语言发育水平。国内学者提出 2~3 岁儿童语言筛查的标准：①异常：24 月龄自发表达的词汇量少于 30 个，30 月龄短语表达量少于 5 种；②可疑：24 月龄自发表达的词汇量少于 50 个，30 月龄短语表达量少于 8 种。此筛查标准简便易行，非常适用于儿科医师和儿童早期教育工作者快速判断。

四、语音评估方法

目前，儿童常用的语音（speech）评估方法包括普通话语音发育进程、中国康复研究中心构音障碍检测法、Frenchay 评定法和汉语言语流畅度诊断测验。

（一）普通话语音发育进程

按照汉语普通话的辅音选择不同的词汇，根据词汇做成图片，让儿童看图并说出图片中的物品名称，根据普通话的语音发育进程（表 4-4-4）评估发音的清晰度。

表 4-4-4　普通话的语音发育进程

年龄（岁）	90% 标准	75% 标准
1.6~2.0	d、m	d、t、m、n、h
2.1~2.6	n	b、p、g、k、x、j、q
2.7~3.0	b、t、f、h、x	f
3.1~3.6	g、k	l
3.7~4.0	p	
4.1~4.6	t、s、j、q、r、l	t、s、sh、z
4.6~	sh、zh、ch、z、c	zh、ch、z、c

（二）中国康复研究中心构音障碍检测法

中国康复研究中心结合汉语特点，参照日本构音障碍检测法编制（简称中康构音检测法）。此评定方法包括两部分：构音器官检查及构音测试，其中构音器官检查通过构音器官的形态及粗大运动检查来确定构音器官是否存在器质异常和运动异常;构音测试是以普通话为标准音结合构音类似运动对患儿的各个言语水平及其异常的运动障碍进行系统评价,包括:

1. 会话　通过询问患儿的姓名、年龄等观察是否可以说,音量、音调变化是否清晰,气息音、鼻音化等。

2. 单词检查　此项由 50 个单词组成,根据单词的含义制成 50 张图片,让患儿看图说词,检查者记录其发音。

3. 音节复述检查　选用常用音节,让患儿复述,观察发音特点的同时注意异常构音运动。

4. 文章检查　让患儿朗读一段文字,观察音量、韵律、呼吸运用。

5. 构音类似运动检查　依据普通话的特点,选用代表性的 15 个音的构音类似运动。

6. 结果分析　将前面单词、音节、文章、构音类似运动检查发现的异常分别记录加以分析,确定类型,共 8 个栏目:错音、错音条件、错误方式、发声方法、错发、被刺激性、构音类似运动、错误类型。

7. 总结　把患儿的构音障碍特点归纳分析,结合构音运动和训练计划加以总结。通过该测试能判断构音障碍的类型,找出错误的构音及其特点,对语言训练有指导作用。

（三）Frenchay 评定法

国内学者根据汉语特点,对 Frenchay 评定法进行了修订。该评定法除"速度"项外分为 8 类 28 项,每项按损伤严重程度分为 a~e5 级,a 为正常,e 为严重损伤。检查内容包括反射、呼吸、唇的运动、颌的位置、软腭运动、喉的运动、舌的运动、言语 8 个大项,可用于临床动态观察症状变化、疗效评定。

（四）汉语言语流畅度诊断测验

20 世纪 90 年代,国内学者根据国外的同类测验修订而成,可对言语流畅程度进行诊断和量化。测试内容包括 10 部分:自己说、跟读、朗读、看图说话、自言自语、说一段话、提问、对话、打电话、观察在其他场合的言语活动。

五、完善的语言评估

（一）语言发育的生理及认知基础

1. 听觉系统　声音经由听觉系统传入大脑的听觉中枢进行解读,听觉功能异常将直接影响到语言的输入及习得,因此在评估儿童语言能力时,应进行听力筛查。新生儿听力筛查（universal newborn hearing screening, UNHS）是我国新生儿常规筛查项目之一,通过耳声发射、自动听性脑干反应和声阻抗等电生理学检测,在新生儿出生后自然睡眠或安静的状态下进行的客观、快速和无创的检查,筛查未能通过的儿童需要转诊进行综合性的听力评估。

2. 口腔 – 运动　任何口语表达困难的儿童都必须评估口腔 – 运动系统的完整性,以确定是否存在阻碍语言表达的生理障碍。言语 – 运动系统的评估包括面部对称性、牙列、唇的结构和功能、舌、下颌、腭咽、呼吸、声带、共鸣的功能。

3. 非言语认知　词汇或语言是一种符号系统,可以在"去情境"中以符号表示实际的人、事、物。幼儿在学会语言符号之后,可以将其当作工具,影响周围世界,获得个体满足。

因此,幼儿发展出这些原则与概念方能真正学习语言符号系统。无论是标准化还是非标准化的非言语认知评估,目的是为了判断儿童的功能水平是否处于或者接近其非言语认知水平。假如一个儿童的功能水平接近他年龄的非言语认知水平,则不再需要进一步的信息。假如功能水平未达到其年龄相当的非言语认知水平,则需要由专业人员进行标准化的认知发育评估。

（二）评估团队

由于语言的产生及发展涉及听力、口腔运动、认知能力发展等各个方面,因而,完善的语言评估往往需要依靠耳鼻喉科医师、神经科医师等不同学科专业的人员,不同专业人士及其所承担的职责详见下表4-4-5。

表4-4-5　专业评估团队

专业人士	职责
听力学家	当怀疑发育性语言障碍时，须首先确保不存在听力疾病
耳鼻喉科医师	怀疑腭裂、复发性耳部感染、发声障碍、声嘶时，考虑儿童人工电子耳蜗植入时需要专科医师检查评估
遗传学家	有相关家族史、产前诊断、孩子表现出一些隐性基因疾病的体征时需要咨询遗传学家
学习障碍专家	学龄期儿童若存在语言障碍，则极有可能同时存在书写困难，学习障碍专家可在主流教育中为这些孩子提供帮助
神经科医师	当存在语言发育倒退或发生惊厥时，应及时联系小儿神经科医师。同时，神经科医师也适合参与创伤性脑损伤儿童病例的管理
营养学家	在存在口腔结构或运动障碍（比如腭裂）或者神经障碍（比如构音障碍、头部损伤）的儿童中尤其需要营养师的指导，在存在饮食问题的孤独症谱系障碍儿童中可能也有需要
职业治疗师	怀疑存在精细动作困难、笨拙、手功能问题时，需要职业治疗师的帮助，提高患儿的发展适应性行为和日常生活技能
父母	父母是所有评估和干预项目的关键
儿科医师	具有监测儿童一般健康和发育状况的责任，应保持对儿童诊断及治疗的告知义务
物理治疗师	在评估步态、粗大运动技能和笨拙中给出专业指导
精神科医师	在选择性缄默、焦虑、精神/行为障碍和孤独症谱系障碍儿童中参与其评估和治疗
心理学家	提供认知评估，并在注意缺陷多动障碍、选择性缄默等儿童的管理建设上发挥重要作用
教师	为建立有意的语言和交流目标，适应环境和课堂，还需与学校教师积极沟通和联系，取得教师的理解和配合
特殊教育工作者	为患儿提供个体化指导

【专家提示】

- 语言是认知和社会能力发展的标志,也反映了运动能力发育的某些特点。在儿童健康体检中,医师应定期对儿童进行语言和语音能力的筛查,早期识别语言发育异常。
- 目前国内语言评估工具仍比较匮乏,临床很少开展相关评估,采用非标准化的测试、发育里程碑和观察也能客观地反映儿童的语言水平。

(章依文 杨斌让)

第五节 运动评估

【导读】

运动障碍(motor disorder)所涉及的疾病在临床症候、始发年龄、运动损害类型、障碍严重程度以及预后等方面存在较大差异。运动技能评估通过观察、问卷及正式评估工具来早期识别运动障碍以及追踪干预效果,对运动障碍的识别及治疗意义重大。本节主要介绍临床选择评估工具的依据及常用的有效评估工具。

一、概述

与运动障碍有关的疾病在临床症候、始发年龄、运动损害类型、障碍严重程度以及预后等方面存在较大变异。造成儿童运动障碍常见疾病包括唐氏综合征、脑性瘫痪、脊肌萎缩症、脊髓脊膜膨出、创伤性脑损伤、成骨不全、关节挛缩及发育协调障碍等。运动评估(assessment of motor)是通过诸如面试、观察、问卷及工具评估等手段来收集、整合信息,进而描述被评估者的运动技能的过程。评估所获信息有助于:动态评估运动技能、诊断与运动障碍相关疾病;针对发育迟缓及残疾儿童制订可行性服务措施;为治疗或弥补运动缺陷制订干预计划。

许多专业人士包括小儿神经科医师、发育行为儿科医师、儿童保健科医师、职业治疗师、物理治疗师等皆可能是潜在的运动技能的评估者。这一章节将描述儿童运动评估常用框架,评估的关注及其目的,总结常用的、应用于不同年龄段儿童及青少年的运动评估工具。

二、运动评估的关注

世界卫生组织功能、残疾和健康国际分类(International Classification of Functioning,

119

Disability and Health, ICF）为运动技能评估提供了一个有效的框架。ICF 基于生物 - 心理 - 社会模式，认为健康与残疾是介于健康状况（疾病、障碍或损伤）与背景因素（包括那些与人及环境相关联的因素）之间相互作用的结果。健康状况分为三个相互关联部分：躯体结构与功能（body structure and function）、活动（activity）以及参与（participation）。脑的形成、肌肉的组成等是躯体结构的例子，而力量、平衡及协调性等则是躯体功能的例子。活动是具体任务或活动，如行走、跑及爬等。当这些活动相结合则促成了在家庭、学校、社区，及其他生活情境当中的参与。

运动评估工具的选择应根据评估目的或关注重点进行。例如，父母关注他们的孩子为什么还不能独坐，此时选择一种工具来评估孩子的躯体结构及功能（如力量及姿势反应）比较合适；如果选择一个评估孩子活动的测验，其结果可能与父母的观察一致或相悖，却可能无法提供父母希望得到的答案（什么影响了儿童坐的能力）。相反，一个运动障碍的孩子刚进入一年级，则需评估孩子在学校环境中的能力，以及发现哪些可能需要支持或成为干预的目标，即活动及参与的测量更为合适。

儿童运动技能与许多因素相关，测验及测量旨在评估 ICF 的维度，尤其是躯体结构与功能以及活动。当临床工作者决定好采用何种评估工具时，接下来就是要明确评估的目的。

三、运动评估的目的

Kirshner 和 Guyatt 描述了临床测量（measurement）的三个目的：识别（discriminative）、预测（predictive）及评估（evaluation）。这三个目的与 ICF 领域相衔接，以便选择合适的评估工具来评估儿童的运动技能。

识别旨在识别儿童是否具有异常的特征，如大运动技能迟缓、平衡损害、手的灵巧度的损害等，根据参照标准不同可分为常模参照测验和标准参照测验。常模参照测验（norm-referenced test）以大样本的正常儿童表现为参照值，如发育量表；标准参照测验（criterion-referenced test）制定一系列标准，将儿童的表现与标准进行对比，如运动执行量表。一般用分数表示儿童的能力发展水平，多用于评估躯体的结构及功能，诸如姿势控制及反应；也可用来评估活动的执行能力，如跪姿、从杯子里喝水、开锁的能力等。

通过筛查可早期识别当前具有异常状态的或将来可能罹患某种疾病的儿童，如婴儿的异常运动情况可预测脑瘫。评估可用于评价运动技能的现况及干预效果，良好的评估除了能敏锐地反映躯体结构和功能外，还能反映活动及参与的变化，后者对儿童及家庭而言更有意义。

大部分运动技能评估工具仅针对 1~2 个目的，部分评估工具可敏感地识别运动发育迟缓但对干预效果的评估并不灵敏。选择与评估目的相匹配的工具对获得有效的测量结果非常关键。表 4-5-1 列出了常用的运动评估工具及其类型、目的、适用年龄和所反映的 ICF 维度。

表 4-5-1　常用评估工具

测验名称	测验类型	测验年龄	ICF 维度
1. 婴儿运动能力测试（TIMP）	标准参考	孕 32 周～纠正胎龄 4 个月	反映躯体结构、功能及活动：姿势控制，方向能力、头空间稳定性及对刺激的反应；选择性远端运动控制；躯干及四肢抗重力控制
2. 新生儿行为评估量表（NBAS）	标准参考	足月	反映躯体结构及功能：口腔运动、肌张力、前庭功能
3. 新生儿行为观察系统（NBO）	标准参考	出生～2 个月	反映躯体结构及功能：生理的、运动的能力以及组织状态
4. 婴儿神经国际量表（INFANIB）	标准参考	4~18 个月	反映躯体结构及功能：姿势控制、预测性肌张力、前庭功能
5. Alberta 婴儿运动量表（AIMS）	常模参考	0~18 个月	反映躯体结构及功能：姿势控制迟缓婴儿评估；反映活动：运动执行无异常运动预测性
6. 全身运动评估（GMs）	标准参考	早产～4 个月	反映躯体结构及功能：躯干及四肢全身运动，大运动及精细运动
7. Peabody 运动发育量表（PDMS）	常模参考	0~5 岁	反映活动：大运动及精细运动
8. Bayley 婴幼儿发育量表（BSID）	常模参考	1~42 个月	反映活动：认知、运动、语言、社交 – 情绪、运动及适应性技能
9. Battelle 发育量表（BDI）	常模参考	0~7 岁	反映活动：认知、沟通、社交 – 情绪、运动及适应技能
10. 0~3 个月婴幼儿发育量表（CDCC）	标准参考	2~36 个月	反映活动：大运动、精细运动、语言、个人社交技能、非言语思维
11. Hawaii 早期学习简况（HELP）	课程 – 参照	0~6 岁	反映活动：认知、语言、运动、精细运动、社交、自我帮助技能
12. Bruininks–Oseretsky 动作熟练度测试（BOTMP）	常模参考	4~21 岁	反映躯体结构及功能：平衡及协调动作能力；反映活动：大运动及精细运动执行
13. 粗大运动功能测试（GMFM）	标准参考	无特定年龄	反映活动：卧及翻身、坐、爬、跪、站立、行走、跑、跳
14. 儿童动作评估量表	常模参考	4~12 岁	反映活动：手灵巧度、平衡、球的处置、视觉 – 运动技能
15. 儿童残疾评定量表（PEDI）	常模参考	6 个月 ~7.5 岁	反映活动及参与：自我照顾、移动及社交功能
16. 儿童书写评价（The Print Tool）	标准参考	1~2 年级	反映活动：稿件书写执行
17. 明尼苏达书写测验（MHA）	常模参考	1~2 年级	反映活动：稿件书写执行

四、运动技能评估工具

（一）婴幼儿运动评估

婴幼儿的运动发育从早期的反射性运动到有目的运动逐渐过渡,故运动评估常关注躯体结构及功能,如肌张力、反射、神经运动发育、姿势性反应、精细运动及大运动技能。对早产或具有其他危险因素的婴儿,除新生儿期监测外,还应实施周期性监测,有利于早期发现运动功能迟缓或失调的儿童。儿童生长发育是一个动态发展过程,故运动技能评估也需反复评估。

1. 特定的运动发育评估工具

（1）新生儿个体发育保健及评估计划（Newborn Individualized Development Care And Assessment Program, NIDCAP）:适用于早产儿,该计划是在常规保健过程中系统地观察和评估早产儿的生理反应及系列行为,把有害刺激最小化,提供个性化护理和有益刺激,同时指导父母参与婴儿的照顾。其他关注早产或足月新生儿评估包括新生儿行为评估量表（Neonatal Behavioral Assessment Scale, NBAS）、新生儿行为观察系统（Neonatal Behavioral Observation, NBO）及早产儿行为评估（The Assessment Of Preterm Infants Behavior, APIB）。

（2）婴儿神经国际量表（Infant Neurological International Battery, INFANIB）:用于评估早产儿从4月龄到18月龄的神经运动状态,主要是针对肌张力和婴儿的姿势。结果可分为正常、过渡期或异常,评估时间大概为30分钟。多个研究表明INFANIB对于运动异常的儿童具有较好的预测能力,此外,INFANIB在6月龄时有关痉挛性、头与躯干的分数高度预测12月龄时患脑瘫的可能性。

（3）Alberta婴儿运动量表（Alberta Infant Motor Scale, AIMS）:是通过观察来评估0~18月龄或从出生到独立行走这段时期婴儿的大运动发育的工具。AIMS将婴儿的运动发育区分为正常、异常或危险。4月龄得分在P_{10}或以下、8月龄得分在P_5或以下对18月龄时的运动迟缓具有良好预测能力。

2. 综合发育评估工具　实际工作中使用更多的是综合性发育评估工具,其评估内容包括运动、认知、社会–情绪、沟通及适应性发育等。常用工具包括Battelle发育量表及贝利（Bayley）婴儿及幼儿发育量表。标准参考测验包括出生至三岁的评估,如早期学习成就分析及Hawaii早期学习分析。虽然针对婴幼儿测量技能的识别工具可能在评估一些儿童个体的改变也许是有意义的,但它们对多数患有运动损害儿童的评估测量的用处不大。

（二）学龄前儿童运动评估

学龄前儿童运动发育主要是在环境当中主动运动并优化已获得的技能。学龄前的运动技能对社交及游戏而言特别重要,儿童若存在运动损害,将限制他们探索环境、与环境交互的能力,使他们在认知、沟通及社交领域方面存在发育延迟的风险。患有中重度运动损害的学龄前儿童大部分在学龄前被发现存在运动发育迟缓,常模参考识别测量用处不大,但其他类型的识别测量对评估ICF维度有帮助,如运动范围（躯体功能/结构）、活动性、自我帮助技能（活动）以及儿童在家庭日常事务及社区的参与能力（参与）。

对所有运动发育迟缓的学龄前儿童,针对功能影响的评估要比简单记录运动技能更为重要,与年龄相适应的家庭及社区日常活动的能力也应评估。

1. 运动技能评估工具　儿童患有轻度运动障碍、患有获得性或进行性疾病,如肌营养不良,可能在学龄前期被发现。Peabody 发育运动量表可用来评估婴儿的精细及大运动发育,也广泛用在学龄前的儿童。贝利婴儿及幼儿发育量表适合于 42 个月的儿童。4 岁儿童的运动技能可用 Bruininks-Oseretsky 动作熟练度测验(BOT-2)评估。

评估残疾儿童运动能力的工具较少,主要有儿童残疾评定量表(Pediatric Evaluation of Disability Inventory, PEDI)及粗大运动功能评估(Gross Motor Function Measure, GMFM)。PEDI 用于评估残疾儿童的自我关注、活动性及社会功能,适用于 6 个月 ~7.5 岁儿童。它不仅评估各领域功能(活动性),还关注照养人提供帮助的量、儿童日常自我照顾及社会活动(参与)。GMFM 用于评估脑瘫儿童的运动技能,包括五个维度的大运动能力:躺和滚,坐,爬和跪,站,走、跑和跳,正常发育孩子在五岁时可完成全部活动。GMFM 有两个版本,原版 88 个项目(GMFM-88),新版 66 项目(GMFM-66)。

2. 运动技能预测工具　20 世纪 70 年代,Bleck 基于 12 月龄婴幼儿的姿势反应及原始反射,预测脑瘫儿童在 7 岁时的步行情况,这种做法灵敏度和特异度可达 0.98 和 0.84。此后,研究者们发现基于大运动技能,可预测脑瘫儿童的活动性(表 4-5-2)。

表 4-5-2　基于粗大运动技能结果预测脑瘫儿童移动性预后

粗大运动技能	年龄（月）	预后
头颈部支撑	<9	好
	9~19	谨慎对待
	>20	差
坐	<24	好
	24~35	谨慎对待
	>36	差
爬	<30	好
	30~61	谨慎对待
	>61	差

引自:Rothstein JM, Roy SH, Wolf SL.Rehabilitation Specialist's Handbook. 3rd ed. Philadelphia: FA Davis, 2005:577

　研究者还根据 GMFM-66 的分数及残疾的严重性,使用粗大功能分类系统为脑瘫儿童描绘运动发育曲线。根据 GMFM 分数及儿童运动损害的严重性可预测唐氏综合征儿童大运动功能生长曲线。

（三）学龄儿童的运动评估

协调性(coordination)指活动时身体肌群时机正确、动作方向及速度恰当,平衡稳定且有韵律性。随着对环境要求的增长,儿童被要求执行更多复杂的运动任务,如书写及躯体的教育活动,父母及教师也开始关注到儿童运动的协调性。运动不协调可表现为运动执行不连续、不对称、失去平衡、跌倒、反应及运动时效性差、肌力减低、运动计划性差等,学龄前期表现不明显。儿童持续地表现运动不协调提示可能存在运动协调障碍或其他发育障碍的风险。

1. 发育性运动技能评估工具　发育性协调障碍（developmental coordination disorder, DCD）常于学龄期被发现，尚不明确其神经功能障碍。目前常用 BOT-2 及儿童动作评估量表（M-ABC）来识别 DCD。BOT-2 适用于 4~21 岁，主要评估精细运动技能、大运动技能、平衡及协调能力。M-ABC 同样适用于 4~12 岁，主要评估手的灵活性、平衡、控球及视觉运动技能。书写能力是家长发现儿童运动不协调，要求进行运动评估的常见原因，但 BOT-2 及 M-ABC 均不能反映儿童的手写技能，评估书写能力常用儿童书写评估量表、明尼苏达书写测验。

2. 运动相关功能技能评估工具　儿童生活功能量表（The Pediatric Evaluation of Disability Inventory, PEDI）、学校功能评估（School Function Assessment, SFA）及加拿大职业执行测量（The Canadian Occupational Performance Measure, COPM）等工具适用于评估学龄儿童的功能。SFA 旨在评估儿童在校时的参与及执行水平，教师可用 SFA 观察儿童在典型的学校及日常生活中的活动情况，其不足之处在于耗时久，完成评估需时约 1.5 小时。COPM 为自我评定工具，可用于评估个体自我感知的性能随时间的变化，因而多用于制定干预目标和评定干预效果，已被广泛应用于成人康复当中，残疾儿童使用率也在增加。由于 COPM 需要自我评定，因此难以用于 8 岁以下儿童，以年幼儿童为目标的评估方法尚在研究中。

（四）青少年运动评估

青春期，个体运动技能日趋复杂且发展迅速，青少年常通过体育锻炼及参与社区活动发展运动技能。但此阶段也是一个伤害及创伤性脑损伤发病率增加的时期，青少年的运动障碍及伴随的行为障碍风险增加，尤其是 15~19 岁的青少年。

由于青春期运动功能水平相对于儿童时期有明显提高，因此仅将常模数据延伸到年龄 21 岁的 BOT-2 可提供有效的评估结果。PEDI 适用于 7 岁以下儿童的活动性缺乏、自我照顾技能低下及干预效果评价。

【专家提示】

- 世界卫生组织的国际功能、残疾和健康分类（ICF）为运动技能评估提供了一个实用的维度框架。
- 评估是否有效，关键在于选择与评估目的相匹配的工具。
- 评估人员应关注 ICF 维度、评估目的、评估心理测验的性质及评估所适合的年龄组别。

（陈文雄）

第六节　神经发育评估

【导读】

本节首先介绍发育的一般概念,其中着重阐述儿童各年龄段在4个主要发育能区(粗大运动、精细运动及视力、语言及听力以及社交及适应性)的里程碑性行为。其后介绍了神经发育评估的一般程序、主要的几种神经发育障碍类型及相关的检查方法。

一、概述

神经发育评估(neurodevelopmental evaluation)的主要目的在于早期发现发育迟缓或异常,为没有通过发育筛查的儿童提供诊断性发育评估及可能的病因学诊断。以便帮助儿童达到最大化的潜能,提供即时的治疗或干预(对听力及视力损害尤其重要),对可能需要特殊需求帮助的儿童提供尽可能早的保健及治疗。

成功的神经发育评估需要安静舒适的评估环境、尽可能保持常态的被评估者以及专业评估者,如神经发育儿科或发育行为儿科医师等。评估过程应注意:①被评估儿童是否配合;②任何一个领域技能的缺损能够影响其他领域发展,如听力损害可能影响儿童的语言、社交沟通技能及行为;③异常发育也许不仅仅是因为神经发育问题,还可能因为伴随躯体疾病,或孩子的躯体、心理需求没有得到满足。对可能因参加评估而产生的心理压力,如焦虑、不安或啼哭的孩子应注意给予合适的心理疏导。

二、发育的一般概念

(一)发育的一般规律

婴幼儿期是一个生长与变化充满变数的时期,神经发育及体格生长以有序及可预测的固有模式进行。生长发育遵循由上到下、由远到近、由粗到细、由低级到高级、由简单到复杂的规律。

(二)发育里程碑

重要发育技能称为发育里程碑。关注发育里程碑,应掌握两个重要的年龄概念,即中位数年龄(median age)与极限年龄(limit age)。前者指标准儿童人群的1/2达到相应发育水平的年龄,如50%儿童独走的年龄是12月龄;后者指本应达到某一发育水平的年龄,通常指均数加上两个标准差的年龄,如97.5%儿童独走的年龄是18月龄。极限年龄未达标者应转介接受进一步评估或干预。共有4个发育技能领域:粗大运动,精细运动及视力,语言及听力,以及社交及适应性。粗大运动技能是发育初始进步最明显的领域;因精细运动技能需要好的视力,语言发育依赖可靠听力,所以将这两个领域分别捆绑在一起评估;社交与适应技能是一个谱系的心理发育过程。各领域技能发育里程碑中位数年龄及极限年龄见附录一和附录二。

1. 粗大运动发育里程碑　粗大运动发育关注粗大的全身运动,主要涉及躯干及腿部发育,与坐、爬、走、跑等运动密切相关。原始反射是自发的运动模式,在宫内已出现,持续到出生后的3~6个月。经典的原始反射包括拥抱反射、不对称颈强直反射等。原始反射持续超过6月龄为异常。

2. 精细运动及视觉发育里程碑　精细运动发育关注肩膀、手臂及手的使用,将运动细化至手及手臂运动,如抓、握、捏及掷物,与使用上肢从事及操作环境密切相关。出生后的头4个月视觉–运动发育占主导地位。视觉–运动发育的异常可能因为视觉损害、运动损害及(或)智力障碍。

3. 言语及语言发育里程碑　语言损害包括表达性损害、混合接受性与表达性损害、语用障碍(pragmatic barrier)。表达性语言损害表现为有限的简单词汇,连接性语言使用延迟,或差的言语生成能力(发音清晰度、发声,或流利度)。接受性语言要求有能力精确并有效率地加工及理解口头语言,是学习表达性技能的必要条件。发生接受性语言迟缓,可同时发生表达性语言障碍。混合接受性与表达性语言障碍通常因关注表达性语言迟缓而被发现,但也可能是因为父母抱怨他们的孩子好像没有听或没有跟踪简单指令而被识别。语言语用障碍是因为非词语水平不恰当的沟通理解。语用语言指有能力从声音的声调或韵律而非单从文字的意思来领会讲话者的意思。理解幽默、讽刺、成语,需要具备语用能力。语用技能也包括理解非言语沟通的能力:面部表情,眼接触及身体语言。语用语言技能缺损大部分表现为社交迟缓,常见于孤独症谱系障碍(autism spectrum disorder, ASD)儿童。异常言语及语言发育也许是因为原发性语言障碍或智力障碍、听力损害及ASD等。

4. 社交及适应里程碑　社交技能需要结合语言及问题–解决(非言语)技能,但更大程度依赖于合适的语言。如果语言技能延迟,社交技能很可能也延迟。适应性技能,或自我帮助技能,需要–语言及非言语技能,但很大程度上依赖于非言语或问题–解决技能。适应性技能如喂养、如厕及穿戴依赖于合适的运动技能以及认知能力。适应技能非常依赖于认知能力,故适应技能延迟必须注意排除智力障碍。社交技能延迟也许在认知迟缓的儿童或具有正常认知但存在沟通障碍的儿童当中发现。社交技能迟缓或反常,与沟通发育迟缓及变异相关联,在ASD儿童身上尤其突出。

（三）发育多样性

生长发育虽按一定规律发展,但在一定范围内受遗传及环境的影响,存在相当大的个体差异。异常发育的评估采用迟缓、变异及分离原则。迟缓意味着所有领域技能(全面迟缓)或一个或数个技能领域(特异迟缓)里程碑更迟达到,但仍以典型的次序达到。迟缓尤其与0~5岁年龄组别发育问题相关联。变异代表了不同寻常的里程碑次序,如儿童在能够坐之前就会爬即为粗大运动技能发育的变异。与迟缓及分离不同,变异不能用来作为诊断。

（四）发育监测与筛查

由于轻度发育行为障碍不易早期识别,发育与行为儿科学采用了严重度范围(spectrum)和整体性(continuum)两个概念,以理解发育行为障碍诊断。发育行为儿科疾病谱的扩大及疾病诊断标准的变迁加大了疾病诊断的挑战性。发育监测与筛查对发育行为的早期识别非常重要。监测分为结构化监测及非结构化监测。结构化监测指通过使用标准化的评估工具定期地筛查;非结构化监测指筛查过程及决策依赖于主观印象或随机观察。针对0~5岁儿童,对比临床医师独自非结构化的监测,定期使用综合的发育及社交－情绪筛查工具的结构化监测可多识别2~6倍发育迟缓的儿童。监测外延的延伸体现在:评估了发育行为领域风险之后,可转介有问题的儿童接受进一步的诊断性发育与临床医学评价以及早期干预服务。

三、神经发育评估

神经发育评估所获取的信息可辅助诊断,特别是据此作出的病因学诊断。与其他医学评估主诉一样,神经发育评估始于综合病史(最重要的是获得各技能领域里程碑的发育史),这些也可能被直接的体检所确认。

(一)病史

神经发育评估的第一步是获得发育筛查所识别高危儿的综合病史,包括出生史、医学史、发育史、行为史、教育史、社会史及家族史。父母的主诉常关注儿童达到技能领域的年龄,如关注孩子在该达到的时间里还不能坐及爬,或者孩子说话不够多或不够清楚。主诉有时较模糊,如"这个孩子不像我的其他孩子"或"老师让我带孩子来做一个评估"。无论哪一个例子,对有问题的发育领域进行全面的评估,同时观察其他可能没有被家庭所关注的发育领域是很重要的,有时主诉仅仅只是"冰山一角"。

1. 出生史　包括出生时父亲年龄、母亲年龄及胎次,怀孕时并发症(出血、高血压、糖尿病等),宫内感染(水痘、带状疱疹、弓形虫及巨细胞病毒等),妊娠期毒物暴露(酒精、烟草、药物滥用及特异性的处方药等),出生及接生并发症以及新生儿问题等。早产人群当中,发育障碍的风险,包括脑瘫(cerebral palsy, CP)、智力障碍(intellectual disability, ID)、视力与听力损害、学习障碍及注意缺陷多动障碍(attention deficit hyperactivity disorder, ADHD)的风险随胎龄与出生体重的减少而增加。

2. 医学史　存在医疗与手术探查史及严重感染相关风险,急性病史如脑膜炎、头部外伤、癫痫发作,慢性病,代谢病或内分泌障碍,外科手术史等医学史时提示可能存在造成发育障碍的风险。而且,病史信息能提醒临床工作者关注相关风险:如无并发症的膜下腭裂修补术或心脏畸形的修补术可能没有直接影响发育结果,但却提醒其存在遗传综合征、中线缺失,以及神经发育障碍的可能性。

3. 家族史　反复流产史,遗传病、神经病或精神障碍,ID,言语、语言迟缓或运动发育迟缓,听力或视力损害,学习障碍,ADHD及ASD,存在相同障碍不同程度的风险。

4. 发育史　发育史的获得对神经发育评估至关重要。每个发育领域应仔细回顾,确定达到具体里程碑的年龄,估计既往在每一个领域中的DQ值,然后近似得出一段时间的发育率。使用里程碑成功的时间而估计的发育率,对比直接发育检查所获得的DQ值,提供了有关发育轨迹强有力的信息,可帮助判断预后。

里程碑达到的模式是发育史评估的重要内容。静态模式的发育迟缓,表明持续迟缓的可能,但发育的平台期或发育倒退的历史需要特别的关注。发育平台期,指在前面稳定的发育里程碑达到之后,无法获得新的发育里程碑,最常见于语言发育。如,儿童有严重听力损害,达到6~8个月的咿呀学语,然后不再进步。再例如,1/3的孤独症儿童在18~30个月之间,语言发育处于平台期或者失去前面已经获得的语言及社交技能。发育倒退现象在孤独症儿童的语言及社交领域中常见,但还需要额外考虑病因学的诊断性检查。当倒退涉及运动或认知发育领域时,需要做全面的神经发育评估,包括影像学及实验室检查,以排除神经退行性疾病。

行为史及教育史是发育史的重要组成部分。行为障碍通常在社交行为、依从性问题、侵略性、多动症、刻板行为及自伤行为等领域被发现。异常行为表现,如不成熟的游戏技能,缺少与其他孩子交往欲望等可能在 ASD 儿童的行为史或直接的评估过程中被发现。ADHD 常常与发育障碍并存,也许在主诉中被提及或在就诊观察当中被发现,可通过向家长咨询儿童注意、分心、冲动、多动及学业等相关情况获取进一步的病史信息。当出现非依从性及侵略性行为时,应注意判断这些行为是否源于语言或认知需求超出了儿童能力的继发性沮丧。刻板行为(例如手拍掌,旋转,强迫的跳或踱步)及自伤行为在智力障碍、ASD 及感觉缺失中常见。

5. 社会史 社会史评估心理社会,社会经济风险,以及支持那些没有通过发育筛查的儿童在家庭及社区中所拥有的权利。评估可能会影响家庭及儿童社会心理的压力源,包括:父母的教育史及雇佣状态;家庭经济状况;夫妻不和或离婚;单亲家庭;频繁搬家;物质使用或暴露;体格史、性史、精神虐待或忽视;家庭成员 / 照养人的精神健康或发育残疾史;儿童照顾的质量。儿童的发育评估结果必须根据孩子的需求、家庭的资源与压力源及社区所具备的服务质量来评价。

(二)体格检查

体格检查包括生长发育参数检查、一般体格检查及神经学检查。从初见时开始观察儿童的行为,在脑海里形成一个发育评估的轮廓,包括粗大运动、精细运动与视力、言语及语言与听力、社交与情感及行为,同时评估这些技能。孩子不会总是遵从医师的指令,所以要使体检有趣,让孩子感知到体检像是一个游戏,借助积木、球、小汽车、洋娃娃、铅笔、纸、小钉板、微型玩具、图画书等玩具完成体检。评估结束时,应能够描述孩子能做什么,不能做什么,确认孩子的能力在其年龄正常值范围之内,假如不是,要确认哪一个发育领域处在正常值之外,寻找可能帮助诊断或指导实验室检查的临床体征。

1. 生长发育参数 记录体检时所测身高、体重及头围,查看历史生长参数对诊断有重要的辅助意义。身高、体重及头围等均偏低可能的原因有:早产、宫内感染等,或存在相关遗传因素和家族史。评估小头畸形(microcephaly,头围测量 <2% 百分位数),头围测量的投射轨迹提供了病因学上的线索:出生时有小头畸形可能由宫内感染所致;当婴儿遭受了围产期不良事件,其头围在出生时可能正常,但在出生后头几个月进行性减小;出生 6 个月后才开始发生头围减小的女孩,应考虑其是否患有 Rett 综合征。大头(头围 >98% 百分位数)与先天性脑积水(congenital hydrocephalus)、获得性脑积水,一些遗传性过分生长综合征及代谢综合征,如 Canavan 综合征(脑白质海绵状变性综合征)相关联。身材的高矮必须首先考虑是否遵从家族性的生长模式。假如孩子的身高大于或小于 2 个标准差,且与家族的生长模式有差异,病因学的考虑包括内分泌功能障碍,与矮身材(如骨骼发育不良)或高身材(如脆性 X、马方综合征)相关联的综合征,以及过度生长综合征(身高、体重及头围均超过 2 个标准差),例如 Sotos 综合征(又称儿童巨脑综合征)等。

2. 一般体格检查 一般体格检查包括:①关注可能存在的畸形特征:脸、肢体、身体比例、心脏、生殖器等；②注意识别神经皮肤标志物：神经纤维瘤（牛奶咖啡斑、非寻常雀斑）及结节性硬化（色素脱失斑，鲨鱼皮斑）；③观察中线是否缺失，包括腭裂（或黏膜下层裂）、心脏缺损、泌尿生殖器异常等。头、脸、耳朵或发际线的畸形特征也许细微，但可能表明存在与 ID 相关联的具体综合征。注意视力及听力异常情况（通过询问父母有关听力、语言发育及检查的情况）。应意识到多数遗传综合征是体格及神经行为特征的综合体，没有一个简单的畸形特征或神经行为模式具有诊断性，也没有一个综合征需要全部的综合体特征用来诊断。

3. 神经学检查 神经学体检必须包括左右利手、脑神经、肌张力、肌力、深浅反射、病理反射、原始反射、姿势反射以及运动功能评估。对可行走的儿童，其步态质量、功能运动（爬阶梯、从坐位站立或蹲姿）及精细运动质量评估为神经学检查添加额外信息。还应注意神经系统软体征的体检，如轻微轴性肌张力低下等。年龄更大的儿童，应注意关注其认知、语言、学习及行为状况。

（三）行为评估

行为评估通常是神经发育评估中具有挑战性的一部分。在一些情况下，ADHD 儿童在就诊时将表现出注意困难或明显多动及冲动行为。ASD 儿童可能表现出典型的孤独症症状，如对视回避、共享注意差，缺少对言语呼唤的反应及行为刻板。然而，通常情况下，在诊室就诊期间，儿童很少展示出有关他们父母所关注的行为模式。父母、教师或儿童保健工作者提供的有关儿童在不同的社会或环境中的行为评分量表常对儿童行为给予了相对量化的严重性及客观信息。但是，行为评分量表不应作为诊断的唯一工具单独使用。

父母及观察者完成的量表，为孤独症的 2 个核心领域提供描述性的行为信息。尽管可以量化患 ASD 的可能性程度，但这些量化的量表还是存在主观性。故而，ASD 的诊断不应只是单靠照养人完成的评分量表，而应该是有经验的临床工作者根据被评估者所表现出的临床信息、观察/诱出的发育技能及行为以及从标准化的诊断工具中得出的结果综合而得出最终的临床判断。

（四）评估工具

针对谱系中的不同疾病，有许多具体的适用于不同年龄段的筛查工具。针对普通儿童保健人群综合发育状况的父母报告类的筛查工具，常用的有年龄与发育进程问卷（Ages and Stages Questionnaire，ASQ）及父母发育状态评估（Parents' Evaluation of Developmental Status，PEDS）；针对 ASD 特异性筛查工具主要有改良版婴幼儿孤独症量表（Modified Checklist for Autism in Toddlers，M-CHAT）。ASQ、PEDS 及 M-CHAT 已成为美国 0~5 岁儿童发育筛查最常用的三个工具。值得一提的是，国内的一些机构，已经引进或改良了一些标准化筛查量表，如 ASQ 简体中文版（ASQ-C）、CHAT-23。美国儿科协会建议使用标准化的工具在 9、18、24 及 30 个月健康随访时进行正式的筛查以识别存在发育障碍风险的儿童。

标准化神经发育评估需要经过训练的儿科亚专科专业人士，如神经发育儿科医师或发育行为儿科医师等。国内目前常用的筛查性测试量表有丹佛发育筛查测试、皮博迪图片词汇测试、绘人测验、入学准备测试等。诊断性测试包括韦氏学前及初小儿童、学龄儿童的智力量表，格塞尔发育诊断性测验，贝利儿童发育量表等。智力障碍的诊断与分级必须结合适应性行为的评定结果，国内现多采用日本 S-M 社会生活能力检查，即婴儿 - 初中学生社会生活能力量表。

（五）评估结果诠释

发育技能领域的结果诠释需应用迟缓与分离原则，兼顾变异。不论其他技能领域的发育商是正常或迟缓，粗大运动能区发育商≤50与脑性瘫痪的诊断相关联。语言及视觉–运动（非言语）领域的技能迟缓（DQ<70）与智力障碍的诊断相关联，一般伴随适应性技能和/或社交技能迟缓。语言发育迟缓而视觉运动技能正常提示认知发育领域存在分离现象。沟通障碍伴随社交缺失，提示需要进行孤独症病史回顾或孤独症行为评分量表评分。迟缓与分离诊断性诠释见表4-6-1。

表4-6-1 迟缓与分离诊断性诠释

	脑性瘫痪	智力障碍	沟通障碍	孤独症
粗大运动	DQ<50	正常或迟缓	正常或迟缓	正常或迟缓
语言	正常或迟缓	DQ<70	迟缓	迟缓
视觉–运动	正常或迟缓	DQ<70	正常	正常或迟缓
适应性	正常或迟缓	迟缓	正常	正常或迟缓
社交	正常或迟缓	正常或迟缓	正常或迟缓	迟缓

注：DQ，发育商

四、神经发育障碍

神经发育问题与障碍可出现在各年龄段儿童，出生前能够被识别的数量正在增加。许多神经发育问题因为具有异常的神经或畸形特征，在新生儿时期就能够被识别。在婴儿期及儿童早期，问题常出现在具体的发育领域发育最快、最突出的年龄段。例如，运动问题常出现在出生后的18个月内；言语及语言问题介于18个月~3岁之间；沟通障碍介于2岁及4岁之间。ADHD可能在学龄前就受到关注，但注意缺失通常被发现的较晚，当注意力难以集中影响了学业时才被重视。学习障碍（learning disability，LD）通常在学龄期由于儿童难以完成学习任务而被发现。

（一）粗大运动迟缓

异常运动发育可能表现为运动里程碑获得延迟，例如，头控、翻身、坐、站、走或具有平衡问题、异常的步态、不对称手的使用、不自主的运动或仅仅只是运动技能的缺失。造成异常运动发育的原因包括：脑性瘫痪（cerebral palsy，CP）、先天性肌病/原发性肌肉疾病、脊髓损伤（如脊柱裂）等。因左右利手在1~2岁前后尚未获得，若婴儿1岁之内经常出现异常的不对称运动，提示可能存在潜在的偏瘫；上述任何原因都可能造成幼儿超过18月龄而不能行走，但还需要鉴别粗大运动的变异，如屁股慢慢移动（bottom-shuffle）或匍匐爬行（creep-ing）的变异者。18个月作为行走极限年龄主要指那些将四肢爬行作为早期移动模式的孩子。而那些屁股慢慢移动或匍匐爬行的孩子倾向于较四肢爬行的孩子独走的时间更迟，但他们的运动发育进程还是正常的。假如怀疑存在变异，应动态观察孩子进步的时间。

怀孕史、出生史或新生儿的并发症可以提供有关粗大运动损伤的病因学线索。宫内感染、围产期药物或毒物暴露、多胎及代谢障碍家族史等能够提供运动迟缓的病因学信息。早产合并出生时并发症如颅内出血、脑室旁软化、严重慢性肺病及其他新生儿疾病，提示可能存在神经发育后遗症。

当从病史信息中获取可能的病因后要进行病因学检查,包括头与脊髓的神经影像学检查、凝血功能检查、代谢测试及感染病原学检测。未从病史中发现可能的病因时,运动迟缓的检查方法包括头围及头围生长轨迹测量、观察中线是否缺失、观察有无畸形及其畸形特征、腰或骶部检查及综合的神经学检查。美国神经科学学会建议对未知原因CP儿童进行神经影像学的检查,MRI较CT优先。对在神经影像学检查中未发现结构缺失的病例要进行选择性代谢及遗传检测。出血性CP应行凝血功能障碍检测。

(二)言语/语言发育异常

言语及语言迟缓可能的原因:听力缺损;全面发育迟缓;解剖结构缺损如腭裂、口腔肌肉不协调(如CP);环境剥夺/缺少社交机会;正常变异/家族模式等。言语及语言障碍包括:语言理解(接受性语言)障碍、语言表达(表达性语言)障碍、发声及言语生成问题如口吃(不流利)、构音障碍、词汇运用障碍及语用障碍等。

(三)听力/视力异常

应严肃对待任何听力/视力损害,早期发现及早期干预不仅有利于听力/视力领域的改善,还会对其他相关领域的早期发育有巨大的帮助。

1. 儿童患语言或言语迟缓,学习困难或有行为问题应行听力测试。听力损害分类:①感觉神经性:因耳蜗或听神经受损所致,通常在出生时被发现。②传导性:耳道或中耳病变,最常见原因为中耳炎流脓。

2. 婴儿期的视力损害可能因为以下原因被发现:①白内障对红光反射缺失;②瞳孔白色反射,病因可能为视网膜母细胞瘤、白内障或早产儿视网膜病变;③出生后6周没有微笑反应;④与父母之间缺少眼神对视;⑤缺乏视觉注意;⑥随机的眼运动;⑦眼震;⑧斜视;⑨畏光等。

(四)全面发育迟缓/智力障碍

全面发育迟缓(global developmental delay,GDD)意味着所有发育领域技能获得延迟。通常在2岁之前明显,虽然一些儿童在2岁之后出现特异性发育领域的延迟,例如,言语及语言迟缓,但如仔细回顾其发育史也许可以发现曾存在粗大及精细动作发育迟缓(但在时间点上还不足以需要转介),那么全面发育迟缓的诊断也许较特异性的语言发育迟缓更为贴切。GDD可能与认知障碍相关联,虽然可能在若干年后才显现得更为明显。

GDD与ID的病因不明确,多数医学病史常无法解释。美国神经科学学会、美国儿科学会、美国医学遗传学与基因组学学会(American College of Medical Genetics and Genomics,ACMG)皆发表了针对GDD或ID患儿的医学指引。每个专家组的指引均提出,掌握全面的医学病史是评估的第一步,包括3代家族史、畸形评估及神经学体检。专家组推荐的实验室检查始于高分辨率的核型及脆性X DNA研究,然而当前有更为先进的检查方法,如全基因组微阵列比较基因组杂交(CGH)。假如病史发现症状呈周期或循环的改变,或症状被间发疾病所诱发,应考虑给予代谢障碍的筛查。针对有运动迟缓、小头畸形、大头或头围生长速率改变的儿童,应行头颅MRI检查,观察脑部结构是否有病变或缺损。脑电图(EEG)仅在临床上怀疑有惊厥发作时执行。

(五)孤独症谱系障碍

智力障碍在孤独症谱系障碍(ASD)儿童中的发生率很高,故ASD病因学评估与发育迟缓的诊断性检查方法类似。当前美国神经科学学会推荐的有循证依据的病因学评估方法包括 2 个水平。水平 1 推荐给那些没有通过发育筛查的孩子做进一步的发育评估,如听力评估、铅筛查及对其同胞进行发育监测。水平 2 推荐给予高分辨率染色体组学及脆性 X DNA 研究。如前所述,对 ASD 儿童而言,比较基因组杂交(comparative genomic hybridization, CGH)现在应被考虑为一线检查方法。对存在周期性呕吐、嗜睡、惊厥和语言及社交技能倒退的儿童应执行选择性代谢检测。不像 GDD,不推荐对 ASD 患儿常规行神经影像学检查,尽管这一人群大头的发生率偏高。EEG 仅针对那些怀疑有惊厥的或具有发育倒退史的儿童。针对孤独症儿童,遗传学病因检出率为 6%~15%,但 CGH 技术的使用有可能提高检出率。

【专家提示】

- 儿童的神经发育遵循一定的规律,但也存在较大的个体差异,具有多样性。
- 家长与儿保工作者应关注儿童在粗大运动、精细运动及视力、语言及听力、社交及适应性等 4 个方面的发育里程碑,并对动态的发育加以监测与筛查。
- 神经发育评估应结合病史、体格检查、行为评估,并根据具体情况选择合适的评估工具。
- 神经发育障碍的诊断应结合病史、临床表现、影像学检查结果、遗传学分析综合进行。

（陈文雄）

第五章

儿童常见心理行为问题

第一节　喂养与进食问题

【导读】

　　喂养是婴儿体验新的社会交往的最早机会,喂养过程在塑造儿童的情绪和社会发展中具有重要意义,恰当的儿童喂养方式是确保儿童健康和良好亲子关系的基础。在本节中,我们首先讨论婴幼儿和儿童常见的喂养和进食问题,包括偏食、异食癖、喂养困难等;再进一步讨论常见的进食障碍,包括神经性厌食、神经性贪食、反刍障碍等。

一、喂养和进食问题

(一)挑剔进食

　　挑剔进食(picky eating)简称挑食,也称偏食,是指儿童对食物种类的偏好,对自己喜爱的食物毫无节制,而对自己不喜欢的食物一概拒绝。挑食是一种不良进食习惯,而不是一种疾病。严重偏食或偏食时间过久会导致因食品单调引发营养不良或肥胖、胃肠功能紊乱。近年在全国22个城市对1~3岁儿童饮食行为问题的流行病学调查结果显示:34.7%的儿童有至少一种饮食行为问题,其中19.0%强烈偏爱某种食物。

1. 病因

　　(1)家长影响:挑食的影响因素可能是多方面的,可能因为家长食品种类选择单一、制作方式单一、食物质地不符合儿童需要、辅食添加时间错过味觉发育敏感期及咀嚼发育关键期等。偏食有一定的家族性,可能是儿童模仿父母、兄弟姐妹或养育者的结果。有些儿童已经出现了对某些食物的偏爱倾向,但父母出于对儿童的溺爱和迁就,明知这种偏爱不对,但担心儿童饥饿,仍经常给孩子做或买这些食品,这样对子女的偏爱就容易被逐渐强化而固定下来,成为不良习惯。

　　(2)微量元素铁和锌缺乏:铁缺乏影响胃肠道消化酶功能,导致儿童出现食欲缺乏;锌缺乏可以导致味觉减退,使儿童对清淡的蔬菜感到无味,而偏爱口味重的食物。

2. 临床表现　　好发年龄为2~6岁,主要表现为吃得少、吃得慢、对食物不感兴趣、拒绝吃某些食物(持续时间>1个月)、不愿尝试新的食物、强烈偏爱某些质地或某些类型的食物,造成膳食品种的单一。

3. 处理

　　(1)营养评价及指导:对儿童的体格生长进行全面评价,尤其是生长曲线图监测,采用膳食频率法和24小时回顾法了解营养素摄入情况,进行必要的实验室检测如微量元素、血红蛋白、食物过敏、肠道菌群失调等,根据结果给予相应处理。

（2）家庭进食环境改善：要改善孩子的挑食必须先改变家庭环境，发挥父母及其他家人的榜样作用，创造良好进食环境。

（3）进食行为指导：进食时避免分心（电视、故事、玩具）；规定进食时间（<25分钟）；逐步引入新食物（15次左右）；鼓励自己进食（>1岁）；体验饥饿，获得饱感；限制两餐之间的零食，餐前不喝饮料，两餐之间隔一定时间（3小时左右）；提供适合各年龄的食物；允许和年龄相符的进食狼藉，营造快乐进食的氛围。

（4）行为疗法

1）认知疗法：对有偏食习惯的儿童，父母和老师应对其讲述偏食对人体生长发育和身体健康的危害，让儿童充分认识偏食的原因、危害及预防方法，从而达到自觉或愿意配合克服和纠正偏食的不良习惯。

2）强化疗法：分为正强化和负强化两种。偏食很大一部分是不良强化的结果，要对其爱吃的食物进行负性强化或不强化，对不爱吃的食物进行正强化，多给予表扬、鼓励、物质奖励等，以增进食品的多样化。

3）系统脱敏疗法：有计划地让儿童尝试某种不喜欢吃的食物味道，从不吃到吃，从能吃一点到吃更多，直到正常进食。

4）饥饿疗法：这种方法主要针对年龄偏小的儿童。根据饥不择食的法则，饥饿时，儿童不是考虑吃什么，而是先吃饱为止。通过体力活动，使其感到饥饿后，先给其不爱吃的食物，再给其喜欢吃的食物，逐渐使爱吃和不爱吃的食物各一半，并得到巩固，基本纠正偏食习惯。

4. 预防　强调早期预防，从小培养良好的饮食习惯，从婴儿期添加辅食做起。添加辅食时应多样化，初次给予的辅食要专门制作，不适应婴幼儿咀嚼能力的加工方式或成人膳食会引起婴幼儿反感和拒食。一种食物连续添加的时间不宜过长，以免儿童吃腻或产生依赖。在幼儿期，对小儿喜欢吃的食物，应限量并间隔其他食物。在食物的采购制作上应多样化，使儿童保持新鲜感。饭前不吃零食和饮料。有偏食倾向要及时纠正。膳食中注意含锌、铁等微量元素食物的补充，有利于偏食的预防。同时要注意创造良好的饮食环境，照养人的饮食习惯对儿童有潜移默化的影响，父母及家人要做好表率作用，注意不要强迫儿童进食，更不能责骂。

（二）异食癖

异食癖（pica）是指儿童长期嗜食不作为食物的物质，如泥土、墙灰、石头及纸片等，通常并非由其他精神障碍所致。异食癖可见于儿童各个年龄阶段，多发生于2~6岁的儿童，男童较女童多见，一般农村儿童多于城市儿童。本病预后较好，症状随年龄增长而逐渐消失。

1. 病因　本病病因尚不明确。有人认为患儿体内缺乏某种特殊的营养物质，如锌，以致企图从非营养物质中摄取，或是由于患儿出现了强烈的连续或周期性渴求某种物质，以异食癖取得或维持某种特殊的心理快感。不少贫血和肠虫症（尤其蛔虫症）患儿有异食癖行为，但是并不能解释多数病例。另外，物质剥夺、父母分离、家庭破裂及父母对儿童的忽视等心理因素也可以成为本病的发病原因。

2. 临床表现

（1）一般情况：患儿一般较消瘦，常出现食欲减退、疲乏、呕吐、面黄肌瘦、便秘、营养不良等。

（2）嗜食非食品物质：患儿自觉或不自觉地嗜食一些通常不作为食物和营养品的物质。常见物质有泥土、墙灰、纸屑、沙子、油漆、毛发、带子、纽扣、衣布、指甲等。较小的物品能吞下去，较大的物品则放在嘴里咀嚼。患儿常不听家长的劝阻，躲着家长偷偷吞食，症状表现顽固且持久，虽受家长训斥，但一有机会仍我行我素。

（3）并发症：患病日久则产生不同的并发症，吞食灰泥、油漆可产生铅中毒；吞食大量污物、粪便者造成肠寄生虫病；吞食黏土可造成贫血与缺锌；吞食头发、石头等可造成肠梗阻。

（4）情绪和行为障碍：多数患儿性格怪异，伴有其他情绪和行为障碍。

3. 诊断　DSM-5 诊断标准如下：

（1）持续吃非食物或非营养物质至少 1 个月。

（2）这种进食行为与个体的发育水平不相称。

（3）这种进食行为不是儿童所属文化认可的习俗。

（4）如果这种进食行为发生在其他精神障碍（如智力障碍、孤独症谱系障碍、精神分裂症）或医学状况（包括怀孕）中，其严重程度足以引起额外的临床关注。

4. 鉴别诊断　异食作为一种精神症状，在多种精神疾病中均可出现，如孤独症谱系障碍、发育迟缓/智力障碍、精神分裂症等，应仔细鉴别。

5. 处理

（1）治疗原发病：如果患有肠寄生虫病，应积极进行驱虫治疗。常用驱虫药有：阿苯达唑、左旋咪唑。如有贫血应积极治疗，补充铁剂和维生素 C。常用铁剂有：富马酸亚铁、硫酸亚铁等。尽量避免接触含铅高的物质。

（2）心理行为治疗：①改善生活和学习环境，对父母进行指导；②用心理治疗表，每天记录患儿异食的内容、次数、诱因及行为矫治方法的效果；③把异食行为作为靶症状，加以评分和奖惩措施，强化其正性行为。厌恶疗法可采用中度刺激、催吐药物等，效果较好。

6. 预防　日常生活中关心儿童的心理变化，加强与儿童的交流和沟通；注意平衡膳食和锌剂的补充；对于幼儿可定期驱虫，有利于减少异食癖的发生。

（三）喂养困难

喂养困难是指儿童持续进食不当，或持续反刍或反胃，造成体重不增或下降。

1. 病因　喂养本身是一个复杂的生理过程，正常的婴幼儿喂养行为通过一系列喂养者和婴幼儿之间正性、积极的生理和心理互动，完成婴幼儿的营养和心理需求。与婴幼儿喂养困难相关的影响因素主要涉及食物、婴幼儿、喂养者、喂养行为和喂养环境五个方面，这些因素相互联系，相互影响。喂养与消化系统的结构与功能密切相关，需要口腔发育正常、完整的感知觉反馈、正常的肌肉张力等，其中任一环节出现问题都会导致喂养困难。有遗传学研究显示，喂养困难单卵双生子的同病率明显高于异卵双生子，提示该病与遗传因素有关。同时，喂养过程受环境和心理影响很大，其中最常见的环境因素是母婴关系不正常，患儿以进食行为表达对父母过度保护、过度控制的反抗，在潜意识中，以此作为解决心理冲突的一种方法。另外，锌、铁等微量元素缺乏也可以成为本病的发病原因。

2. 临床表现

（1）患儿对各种食物均不感兴趣，没有食欲或偏食。多数儿童只吃一两种食物，但也进食不多。

（2）患儿饮食量过少，甚至抗拒进食，有时将进入口中的食物吐出。婴儿表现为不吃奶或吃奶很少、反刍或反胃，儿童表现为不思饮食，常一餐饭超过一小时。

（3）家长出于对儿童进食过少的恐惧，往往强迫儿童进食。

（4）形体消瘦、面色苍白，体重增长缓慢或下降，往往合并营养不良。

（5）体检除消瘦外，无其他器质性疾病存在。

3. 诊断 婴幼儿和童年喂养困难的 ICD–10 诊断标准如下：

（1）持续进食不当，或持续反刍或反胃。

（2）6 岁前起病，至少在一个月内体重无变化或下降，往往合并营养不良。

（3）排除影响进食的其他器质性疾病和精神障碍。

喂养困难可见于多种疾病状态，如先天性心脏病、消化道畸形、各种急慢性感染性疾病、甲状腺功能减退症、儿童抑郁症等，应仔细鉴别。

4. 治疗

（1）育儿指导：在对小儿与主要喂养者的相互关系和家庭环境了解的基础上，给予父母有针对性的育儿指导，消除喂养者过度保护或过度控制的观念和行为。

（2）激发食欲：如果婴儿对食物表现出抗拒，不应采取强迫进食的手段，而应寻找足够的机会，在愉快的情况下使其尝试食物，多数儿童会从拒绝到接受，然后自然进食。反射性吸吮和饥饿提供最初的喂养动力，喂养成功的关键在于激发儿童的食欲，在有食欲的情况下进食，并在进食的过程中感觉愉快的口腔和消化道刺激，使进食行为得到强化。

（3）补充锌剂及健胃食物：锌的缺乏使患儿食欲下降，偏好口味重的食物，应予补充锌剂。也可适当应用健胃食物激发小儿食欲。

5. 预防 对于不同气质的儿童采用不同的方法，以解决儿童对过度控制的反抗；在日常膳食中，注意锌、铁等微量元素的补充，对确有器质性疾病的儿童应及早就医诊治。

二、进食障碍

（一）概述

1. 发病率 我国尚无大规模的流行病学调查资料，国内外文献报道的各种类型的饮食障碍的总发生率接近 5%，患病以发达国家的白人女性为主。在美国疾病控制中心 2006 年对青少年的危险行为调查中，62% 的女孩和 30% 的男孩都在调查之前的 30 天内尝试过减肥，46% 的女孩和 30% 的男孩都曾有过暴食的经历。这些现象可能是患进食障碍的先兆。患进食障碍的青少年人数是成年人的 5 倍。此病的发病率在儿童中也逐渐上升。患病者以女性为主，男性患儿比例不断增加，但依然只占约 10%。

2. 病因

（1）遗传因素：在厌食症患儿的一级亲属中，神经性厌食症的发病率为 7%，而在普通人群中仅为 1%~2%。同卵双生子患进食障碍的可能性远大于异卵双生子，前者为 55%，后者为 7%。神经性厌食症 1 号染色体与神经性贪食症 10 号染色体上的染色体组区域都可能有易感基因。

（2）神经激素因素：瘦素可调节体内能量平衡、影响下丘脑垂体轴和传递饱腹感信号，其在神经性厌食患儿体内水平异常。瘦素水平随着体重的下降而降低，随着体重的恢复又会升高至超标。但瘦素的异常高水平可能会释放信号使身体减少能量的摄入，导致患儿难以恢复体重。

（3）心理因素：青少年对自我的认知是青春期的重要发育标志，而母女关系的牵绊引起青少年对自我认知的缺乏可能是发生进食障碍的原因之一。由于感觉缺乏自我发展的控制力，青少年会将自己的控制欲转移到食物上。另一个理论有关父女关系的疏远。随着女儿进入青春期及性意识的萌芽，父亲可能会难以处理好与女儿的关系，可能在情感上或者生理上疏离女儿。处于青春期的女儿会意识到这一疏离，然后下意识地减少食物的摄取以逃避青春期。第三个理论关于青春期本身。一些青少年面对自己身体的变化无所适从甚至讨厌害怕，于是他们减少食物摄取、减肥，导致停经甚至终止青春期的发育。

（4）社会因素：社会一直给人们传输着这样的信息：身材苗条或者肌肉发达是吸引异性以及成功的必要条件，而这些东西恰恰导致了进食障碍的发生。遗传易感性、心理因素以及环境压力的共同作用导致进食障碍在当代年轻人中的产生。

（二）神经性厌食症

神经性厌食（anorexia nervosa，AN）是一种多见于青少年女性的进食行为障碍。特征为由于对肥胖病态的恐惧和对体型、体重的过度关注，故意限制饮食，并采取过度运动、呕吐、导泻等方法减轻体重，使体重降至明显低于正常的标准，常伴有一系列生理、行为和心理的改变。本症的体重减轻并非躯体疾病所致，患儿节食也不是其他精神障碍的继发症状。

1. 诊断标准　神经性厌食症 DSM-5 诊断标准如下：

（1）因限制能量的摄入，导致与年龄、性别、发育水平、身体健康不相称的明显低体重（指低于儿童或青少年正常体重的低限）。

（2）即使体重过低，仍极度害怕体重增加或变胖。

（3）对自己的体重或体型的体验有问题，自我评估过分地受到体重或体型影响，或否认目前体重过低的严重性。

根据 ICD-10，AN 可分为以下两种类型：

（1）限制型：在目前的神经性厌食发作中没有经常的暴食或清除行为（如自我引吐、滥用泻药、利尿药或灌肠剂）。这种亚型是主要通过节食、禁食和 / 或过度运动导致的体重减轻。

（2）暴食 - 清除型：在目前的神经性厌食发作中有反复发作的暴食或清除行为（例如自我引吐、滥用泻药、利尿药或灌肠剂）。

如果在青春期发病，则青春期发育会减慢甚至停滞。随着病情的恢复，青春期多可恢复，青春期发育多可完成，但月经初潮延迟。

2. 管理和治疗　医师需详细告知家属神经性厌食症的常见并发症（表 5-1-1），并指导家属更好地参与到患儿的治疗与恢复。干预治疗方法包括营养、心理、药物等多个方面，决定干预方式的关键在于：营养不良的程度、体重减轻的速度以及威胁到生命的电解质紊乱的情况。没有绝对的标准来决定干预治疗的方式，医师必须评估病情严重程度、病程以及病人改变自身情况的潜力等。

表 5-1-1 厌食症和贪食症的并发症

影响系统	常见并发症
心血管	心动过缓、体位性低血压、心律失常、猝死、充血性心脏衰竭（在喂养期间）、心包积液、二尖瓣脱垂、心电图异常（QT 间期延长，低电压，T 波异常，传导障碍）
血液	白细胞减少症、贫血、血小板减少症、红细胞沉降率下降、细胞免疫受损
内分泌	降低黄体激素和卵泡刺激素、月经不调、闭经、皮质醇增多症、生长迟缓、青春期延迟
代谢	脱水、酸中毒、低钾血症、低钠血症、低氯血症、低氯性碱中毒、低钙血症、低磷血症、低镁血症、高胡萝卜素血症
胃肠道	牙侵蚀、腮腺肿胀、食管炎、食管撕裂、胃排空延迟、胃扩张（很少破裂）、胰腺炎、便秘、腹泻（泻药滥用）、肠系膜上动脉综合征、高胆固醇血症、肝功能结果升高（肝脏脂肪的过滤）
神经功能	皮质萎缩、周围神经病变、癫痫发作、体温调节异常、快速动眼睡眠和慢波睡眠时间缩短
骨骼	骨质疏松、骨折
肾脏	血尿、蛋白尿、肾浓缩能力下降

（1）治疗方案：包括门诊治疗、日间治疗、长时住院治疗几种。当门诊治疗和短期住院治疗失败，或饮食障碍发展为慢性病时需要长时住院治疗，一般需 2~6 个月。对于那些无需住院治疗但门诊治疗效果欠佳的患儿，日间治疗是一个很好的干预治疗方式。

（2）门诊治疗：首要目标是要扭转新陈代谢状况和体重的减轻。每周应与患儿及其家属商量治疗方案，最终目标是使其体重达到正常体重的 90%~95% 或以上，恢复正常饮食，恢复月经。医师一般会建议病人暂不运动，一旦体重增加稳定，即可逐步增加活动量。

（3）住院治疗：体重低于正常平均体重的 75%、仰卧位心率 <45 次 /min、症状性低血压或晕厥、低钾血症（钾浓度 <2.5mmol/L）、快速的体重下降者，或门诊治疗失败、强烈拒绝食物者，建议接受住院治疗。

（4）营养咨询：在恢复的最初阶段，对青少年进行营养教育，使他们慢慢消除对含脂肪食物和体重增加的害怕，开始信任营养理疗师，最终通过健康的饮食方式恢复体重。

（5）药物治疗：在治疗神经性厌食症时尝试使用精神药品很常见，最具有前景的是非典型的抗精神病药，如利培酮、奥氮平等。选择性 5-羟色胺再摄取抑制剂（SSRIs，如氟西汀、西酞普兰、舍曲林）被证明应用于体质量恢复（达到正常平均体重约 85%）的患儿时可显著减少复发率，但其在神经性厌食症的治疗方面没有明显的效果。总之，暂时未证实哪种药物对 AN 有显著的疗效。

3. 预后 大多数有关神经性厌食症的研究只注重于特定的住院治疗项目，很少有研究去评估病情不是很严重的非住院病人。大约 40%~50% 的病人恢复，20%~30% 有间歇性的复发，20% 的病人病情慢性、反复发作。随着病程的延长，神经性厌食症的康复率下降，死亡率上升。厌食症患儿的死因多为自杀、电解质紊乱以及继发性心功能异常等。

神经性厌食症的治疗过程通常会有明显的体重波动，完全康复需要很多年。高达 50%

的厌食症病人会发展成贪食症,并伴随着心理上的后遗症,包括情绪低落、焦虑以及滥用药品。

(三)神经性贪食症

神经性贪食(bulimia nervosa,BN)特征为反复发作和不可抗拒的摄食欲望及暴食行为。患儿有担心发胖的恐惧心理,常采取引吐、导泻、禁食等方法以消除暴食引起发胖的极端措施。可反复发作,多见于女性,可与神经性厌食交替出现。

1. 诊断标准 根据神经性贪食症 DSM-5 诊断标准,反复发作的暴食,有如下特点:

(1)在一段时间内(例如,2 小时内)进食量比大多数人在相似时间内和相似情况下的进食量大。

(2)发作时感到无法控制过度进食(例如,感到不能停止进食或不能控制食物的品种或数量)。

(3)反复出现不适当的代偿行为以预防体重增加,如自我引吐、滥用泻药、利尿药,或用其他药物、绝食、过度运动。

(4)暴食及不适当的代偿行为在 3 个月内平均至少每周 1 次。

(5)自我评估过分地受体型和体重影响。

(6)上述症状不限于在神经性厌食发作时出现。

2. 治疗

(1)心理疗法:认知行为疗法是最常见的帮助神经性贪食症患儿了解病情以及给他们增多的暴饮暴食和清肠行为有效建议的心理疗法。也可以使用逻辑行为治疗指导被压力困扰的患儿一些特殊方法解决问题。家庭疗法也非常重要,它可以帮助条件有限的家庭以及那些有可能发展成为进食障碍的患儿家庭。

(2)营养治疗:治疗干预的目标是营养状况的恢复和正常进食行为模式的重建,打破由于营养不良引起的躯体和心理后遗症,以及所形成的持续的进食障碍行为模式的恶性循环。远期目标是寻找和帮助解决与贪食有关的心理、家庭、社会问题,以预防复发。营养理疗指导患儿饮食规律以及避免其暴饮暴食。通常,患有神经性贪食症的病人会对自己以前的暴饮暴食行为产生内疚感,所以他们会在接下来的日子拒绝进食,直到放纵饮食的欲望再度出现。一日三餐规律饮食以及两次零食时间,是打破暴饮暴食-清肠这一行为模式的重要方式。在食物中添加一些脂肪也可以帮助患儿调节胃口。

(3)药物治疗:抗抑郁药尤其有效。三环类抗抑郁药、单胺氧化酶抑制剂、选择性5-羟色胺再摄取抑制剂如氟西汀(氟苯氧丙胺)等都显示对治疗神经性贪食的患儿有效。对氟西汀的研究发现,一天 60mg 的剂量对于青少年是最有效的。当症状消失 3~4 个月后,用药可以停止。

3. 预后 经过恰当的干预,神经性贪食症患儿比神经性厌食症患儿恢复速度更快。但是很易复发,患儿需要接受更长时间的治疗。神经性贪食症患儿的死亡率与神经性厌食症患儿相当或更高。死亡原因通常见于自杀或电解质紊乱。神经性贪食症患儿常发展为精神疾病但很少会发展为厌食。

(四)反刍障碍

反刍障碍(rumination disorder,RD)与异食癖一样,在各年龄段都可能发生,特征是反复出现食物反流及再咀嚼部分已消化的食物导致体重减轻或体重不增,而不伴恶心、干呕或相关的胃肠道疾病(如胃食管反流),亦不伴有全身性疾病(如裂孔疝)。反刍障碍在年纪较大患儿中的表现有所不同,青少年及成人不太可能倒嚼回流的食物。年长患儿描述对于是否吞咽或呕吐回流到口咽的食物取决于当时的情况,还会抱怨伴随反刍行为的恶心感及胃灼热感。反刍障碍常伴随在孤独症谱系障碍及智力障碍中出现,有时也由于自我刺激而发生。有报告称,反刍障碍患儿有 1/3 出现过一系列心理障碍及症状,例如,抑郁、焦虑、强迫症。

1. 反刍障碍 DSM-5 诊断标准

(1)反复出现食物反流及再咀嚼至少 1 个月,反流食物可被再咀嚼、再吞咽或吐出来。

(2)这种反复出现的反流行为不是由于肠胃疾病或其他躯体情况(例如胃食管反流、幽门狭窄)所致。

(3)这种进食行为不发生于神经性厌食、神经性贪食、暴饮暴食或回避/限制进食障碍的病程中。

(4)如果这种症状发生于其他精神障碍[如智力障碍(智力发育障碍)或其他神经发育障碍性疾病]的病程中,其严重程度应该引起额外的临床关注。

2. 治疗和管理 必须对婴儿与主要照养人的相互关系和家庭环境进行深入动态的评估。在咨询中应注意发现隐藏在家庭内部的冲突。要想干预成功,必须加强养育指导、家庭治疗和环境的控制。心理治疗必须结合行为矫正。行为治疗特别适用于治疗患有发育性残疾的儿童和青少年最常出现的自我刺激型反刍障碍。对正确的进食行为采用阳性强化,而对反刍和不适当的行为则给予轻微的惩罚。通过教育和培训,帮助父母使用正确的方法对待患儿,对待患儿的喂养和改变患儿的社会及生理环境。

必须纠正热量的缺乏。因伴有胃食管反流致反复吸入消化液而导致气管炎或肺炎、反流性喉痉挛、支气管痉挛和哮喘反复发作时,必须进行胃食管反流的治疗。那些对强烈的内科治疗、心理和行为治疗反应不佳的病人,可考虑进行抗反流的外科治疗(胃食管胃底折叠术),可能使反刍停止,却既不能消除其基础的问题也不能改善其他有关的症状。

【专家提示】

- 涉及喂养和进食问题或障碍,要求儿科医师、家庭、社区、决策者的共同参与。发育行为儿科医师在这类疾病的诊疗过程中,在提倡整个环境共同改变中具有关键作用。

- 儿童喂养/进食问题或障碍与食物、儿童、照养人、喂养/进食行为和喂养/进食环境等多方面具有密切的关系。创造良好的饮食环境、照养人自身培养良好的饮食习惯、进行适当的身体活动、建立积极理性的自我认知和身体形象概念等对预防喂养/进食问题或障碍有重要的意义。

- 此病常见于青少年以及儿童,通常患者不愿谈及自己的病情,因此从患者父母处了解病史是很重要的。

(李廷玉 张萱)

第二节 重复和刻板行为及动作

【导读】

　　重复和刻板行为及动作是幼儿及儿童期常见的行为问题,在发育正常的儿童中也十分容易见到,但在发育迟缓和发育障碍儿童中发作频率更高。本节将重点介绍儿童发育过程中常见的重复刻板行为及动作的主要表现和诊治原则,这些行为包括吮吸手指、咬指甲、拔毛癖、屏气发作、习惯性交叉擦腿、撞头和摇摆身体。

　　重复刻板行为(repetitive-stereotype behavior)是一种反复的、无目的的、无意识的动作或者行为,在发育正常儿童中十分常见。一般情况下,重复刻板行为在这些儿童中是自限性的和良性的,可随着年龄的发展自然缓解。但是,由于重复刻板行为的发生率较高,并且持续存在的行为有时会导致组织损伤,有的行为则会引起社交上的不便,因此依然需要引起重视。

　　重复刻板行为的发生是生物因素和环境因素共同作用的结果,婴幼儿发育过程中的某些重复刻板行为存在较为普遍,例如吸吮手指在新生儿期发生率高达89%;而踢腿在2~3月龄中也十分常见;摇摆身体出现在6月龄;手的拍动则发生于7~8月龄的婴儿。

一、吮吸手指

　　吮吸手指(sucking fingers)是指儿童自主或者不自主地反复吸吮拇指、示指等手指的一种幼稚的行为。吸吮反射是一种原始反射,在婴儿期发生率高达90%,因此在这一时期被认为是正常生理现象。吸吮手指是婴儿的自我安抚、可减少啼哭、帮助入睡。有研究表明母乳喂养可增加儿童吸吮手指的概率。吸吮手指常发生在儿童与父母分开,疲劳、嗜睡和沮丧时。随着年龄的增长,这一行为的发生率逐渐下降,调查显示,4岁时发生率仅为5%,学龄期后基本消失。但如果吸吮手指持续存在,成为难以克服的行为习惯,并且干扰儿童的其他活动,或引起牙齿咬合不良等口腔问题时应视为异常。

　　1. 病因 反复吮吸手指的原因很多。婴儿无法将自己从周围环境的客体中区分出来,将手指当做乳头一样的外部客体而吸吮,这由最初的生理反射逐渐演变过来,多数幼儿在吮吸时还伴有咬的行为;婴幼儿被忽视、没有及时给予哺乳时也会导致吸吮手指,这是由于其把手指作为了进食对象,长此以往,就会养成吮吸手指的习惯;再次,儿童紧张、焦虑和害怕时也容易吮吸手指;此外,在培养婴幼儿入睡习惯时,家长如若在儿童没有睡意的情况下让其躺在床上,儿童可能因为无聊而将手指含在口中,久而久之也会形成入睡习惯,影响睡眠质量。

　　2. 临床表现 吸吮手指的行为虽然良性居多,但长时间地吸吮手指会因为局部刺激而导致手指变粗变大,影响美观和精细运动,有的甚至会造成局部感染。如果该行为持续至换牙以后,可引起下颌发育不良、牙齿咬合异常,最终妨碍咀嚼功能。

3. 处理和预后 吸吮手指宜采用综合性治疗方法。在病因上,及时解除可能导致儿童情绪紧张焦虑的诱因,同时父母不需过度焦虑,以免将情绪传染给儿童。在 4 岁前出现的吸吮手指行为,父母过度阻止反而会强化行为的发生,因此宜转移婴幼儿注意力,避免强制。在喂养习惯上,婴幼儿要及时给予喂哺,在睡眠习惯上,也不要将婴幼儿过早放在床上,应待其困倦时再放到床上。治疗过程中,避免讥笑、训斥,鼓励其改正这种不良行为。对于难以克服的儿童,可以采用厌恶疗法,在其习惯吸吮的手指上涂苦味剂、酸味剂或者辣酱,形成吸吮厌恶刺激,有一定疗效。如果行为疗法均无效,也有文献报道在口腔内安装一种金属性腭槽,它可附着在牙齿上并遮盖口腔顶部,当儿童吸吮手指时不能与硬腭接触,减少了手指对硬腭的刺激,持续放置 6 个月能达到纠正吸吮手指的行为。总而言之,吸吮手指的预后良好,随年龄增长会自然消失。

二、咬指甲

咬指甲(nail biting)是儿童期常见的不良行为,主要表现为反复出现的自发或者不自主的啃咬手指甲的行为,也偶见啃咬脚趾甲。啃咬指甲在 3~6 岁时出现,常见于 10~18 岁青少年,甚至有的儿童终身会存在咬指甲的行为,但发生率随年龄增加而下降。国内报告的 3 岁儿童发生率为 17% 左右,到 5 岁时则为 25%。国外有报道 10 岁儿童发生率为 30%~60%,至青春期为 20%,成人时约有 10%。虽然 5~10 岁这个年龄段男女的发生率无差异,但青春期后男性高于女性。

1. 病因 在诱因上,咬指甲与情绪紧张和焦虑有关,例如家庭不和、父母关系紧张、学习成绩不理想、家长或老师对儿童的批评等。儿童将咬指甲作为一种缓解方式,长此以往形成习惯。另外,有些儿童咬指甲则是因为没有养成剪指甲的习惯,也有儿童模仿其他人而咬指甲。有报道也提出咬指甲行为存在一定的遗传性。

2. 临床表现 在症状上,咬指甲的程度轻重不一,大多数仅仅造成指甲的顶端凹凸不平,不能覆盖指端。严重时可咬到大小鱼际处的皮肤,或将指甲全部咬掉,乃至手指受伤、疱疹、甲沟炎或甲床炎。情绪紧张时更容易出现这样的行为。

3. 处理和预后 治疗上首先应找到儿童紧张不安行为的原因,消除儿童精神紧张的因素,多给予儿童关爱,鼓励其树立自信心,要注意训斥和歧视往往使其症状加重。另外,改善学习生活环境,减轻学习生活中的各种压力,养成按时剪指甲的习惯。对于症状严重难以克服者,可采用行为疗法,例如厌恶疗法和习惯矫正训练。使用厌恶疗法时,可以在手指上涂黄连或奎宁水等苦味剂或者戴指套。习惯纠正训练的重点则是让儿童意识到咬指甲的害处,增强自我控制能力。对啃咬导致的皮肤破损和炎症,要及时包扎处理,防止进一步感染。咬指甲行为一般随儿童年龄的增长而逐渐消失,但有部分儿童的习惯可持续至成年期。

三、屏气发作

屏气发作(breath holding spells)是指儿童在恐惧、疼痛、情绪受挫或严重气愤后发生剧烈哭闹,之后突然出现呼吸暂停的现象,常伴有口唇发绀或全白,全身强直,意识丧失,抽搐发作,随后才哭出声来。大多数发生于 6~18 月龄的婴幼儿,3~4 岁后随着儿童语言表达能力的增强与剧烈哭闹现象的减少,屏气发作自然缓解,6 岁以后少见。儿童中发病率为 4%~5%。

1. 病因　有学者认为,该行为是没有语言表达能力的儿童发泄愤怒的一种方式,儿童个体气质对该行为的出现起重要作用,往往困难气质儿童屏气发作更常见,这些婴儿在接近 – 退缩、反应强度和情绪气质因子上的得分高于无发作儿童。该行为的儿童往往与环境或父母之间存在明显的矛盾冲突,通常是初次发作后受到父母不适当的抚育方式而强化。也有报道认为,贫血会增加屏气发作的频率,用硫酸亚铁治疗后,屏气发作的频率减少。

2. 临床表现　哭闹可以是短暂的或者长时间的,然后逐渐加剧,在呼气末出现呼吸暂停、脸色发白或发绀。发作通常持续 30 秒 ~1 分钟,严重者可以持续 2~3 分钟。根据发作时的皮肤颜色,屏气发作可分为青紫型和苍白型。一般青紫型比较常见,与呼吸调节的异常造成长时间的呼气性呼吸暂停有关。苍白型则与迷走神经过度活跃引起心动过缓有关。

3. 鉴别诊断　在鉴别诊断上,屏气发作需要与癫痫、心律失常、脑干肿瘤或者畸形相鉴别。与癫痫不同的是,屏气发作发作前有诱因,意识丧失前有面色改变,脑电图正常;如果是苍白型发作,则需排除长 QT 间期综合征。

4. 处理和预后　屏气发作常使父母非常恐慌焦虑,为此父母可能会不必要地限制一些活动,当儿童发脾气时又难以坚持限制,或者给予过度关注,而这样反而会导致儿童为了得到更多的关注或达到目的而发脾气,进一步促进了屏气发作的发生。要告诉父母,儿童的这种现象并无损害,父母需要消除疑虑和焦虑,帮助父母分析引起发作的诱因,纠正不良的抚育方式,适当地忽视孩子的发脾气和屏气发作。同时让家长明白,孩子一旦失去知觉便会开始恢复呼吸。对于严重和发作频繁的苍白型患儿,可使用阿托品缓解症状。对伴有贫血的患儿服用铁剂,可缓解症状。也有研究报道,即使一些没有贫血的儿童服用铁剂后也可减少屏气发作的次数,机制不明。屏气发作的预后良好,发作随年龄增加而逐渐减少。

四、拔毛癖

拔毛癖(trichotillomania)是指儿童反复不自主地将自己身体的毛发拔除的行为,最常见的是拔自己的头发以致秃顶的现象,也有儿童拔自己的眉毛、睫毛、腋毛和阴毛等处的毛发,极少数甚至拔和拉扯玩具、宠物的毛发。据估计,患有拔毛癖至秃顶的患病率为 1%~2%,未至秃顶的约 10%。男性平均发病年龄为 8 岁,女性 12 岁,女孩多于男孩。

1. 病因　在病因学上,有学者认为拔毛癖与精神紧张和心理冲突有关,也有人认为这是强迫行为的一种。常见的导致儿童情绪紧张的因素有入托、入学、换学校、与同伴吵架、家庭矛盾、受虐、亲人死亡等。一般来说,发病年龄较早的,例如 5 岁以前开始的,其临床过程是发作性的,有时存在间歇期,有时还会伴随吸吮手指和捻头发等症状。另一类发作开始较晚,通常在青春期后发作的,常伴有一些情绪障碍例如抑郁症、焦虑症或人格障碍等。

2. 临床表现 当儿童能够抓到自己头发时便可以出现拔头发的行为,行为的发生有冲动性和发作性,难以控制。该行为通常在睡前、阅读和看电视时发生,情绪紧张时加剧。有的儿童还会出现吃掉拔除的毛发等行为,又称拔食毛发癖,从而引起消化道内毛肠石,引起腹痛乃至肠梗阻。

3. 鉴别诊断 在诊断拔毛癖之前,必须排除甲状腺功能亢进或减退、缺钙或缺锌、皮肤疾病或长期应用药物等引起的脱发。

4. 处理和预后 治疗上首先应找出生活中可能导致精神紧张的因素,采取积极主动的方式去应对和解决。调整情绪,减轻学习和工作的压力,改善睡眠。大部分拔毛癖采用单纯的行为治疗即有效果,例如正性强化疗法、厌恶疗法和习惯纠正训练等行为治疗措施。正性强化疗法即当儿童出现减少或者停止拔毛行为时,立即给予奖励或者积极的反馈,给予的奖励和反馈一定是儿童迫切希望得到的,但不能代价太大,且可以反复给予。当出现疗效后,应逐渐减少使用。但是如果儿童存在明显的情绪问题时,有时需要使用抗抑郁或者抗焦虑药治疗。近年来有报告使用 5-羟色胺抑制剂,例如氟西汀和氯丙咪嗪等取得良效。拔毛癖随儿童年龄增长可逐渐消失,一般发病在 6 岁前,发病晚的预后较好。

五、习惯性擦腿动作

习惯性擦腿动作(masturbation)是指儿童摩擦会阴部(外生殖器区域)的习惯性行为。6 个月左右的婴儿即可出现,但多数发生在 2 岁以后,在学龄前比较明显,上学后多数消失,但是到了青春期后又有明显增加的趋势。女孩较男孩多见。

1. 病因 会阴部的局部刺激可能是该病的诱因,例如外阴部的湿疹、炎症、蛲虫病、包皮过长、包茎或者衣裤过紧等均有可能诱发。儿童因局部的瘙痒而摩擦,在此基础上发展为习惯性动作。但也有不少病例无明确诱因可寻。

2. 临床表现 婴儿时期的发作表现为在家长怀抱中两腿交叉内收进并伴有擦腿动作。幼儿则表现为将两腿骑跨在凳子上或木块上,或将枕头、被子或衣物等塞到两腿之间,以达到挤压自己外生殖器的目的。女孩有时两腿交叉上下移擦。儿童进行摩擦时常两颊泛红,两眼凝视,额部微微出汗,呼之不应,如果强行禁止则会引发不满和反对。年长儿童该行为多发生在入睡之前或者醒后不久以及单独玩耍时,持续数分钟,有的伴有性高潮或性幻想。年幼儿童发作则可不分地点和时间。习惯性交叉擦腿需与颞叶癫痫相鉴别,需要进行脑电图检查加以排除。

3. 处理和预后 由于这种行为很难为我国传统文化道德观念所接受,因此家长往往会过度恐慌和焦虑,甚至对儿童进行打骂。治疗过程中首先应让父母了解到偶尔发生的习惯性交叉擦腿是儿童发育过程中的正常现象,家长不需要过度关注,一般采取忽视态度,分散儿童注意力。另外需注意儿童外生殖器的清洁,检查有无寄生虫等疾病。在衣物穿着上,不要让儿童穿着紧身内裤,也不要穿着过多衣物。随着年龄增长,这种行为会逐渐减少直至消失。

六、撞头

撞头(head breaking)行为一般开始于 9 个月左右,发作形式多样,有的孩子表现为俯卧位用头撞击枕头或者床面,也有撞击硬的物体例如墙面。国外报道的婴幼儿发生率约22%,18个月后发生减少,多数于5岁后消失。一般情况下,与睡眠相关的撞头在男女发病率类似,其他情况下男孩多于女孩。撞头常常是婴儿最危险也最让家长担心的行为。

1. 病因 婴幼儿撞头的发生原因不清。可能由于婴幼儿更需要前庭的刺激,另外,睡眠障碍和夜醒也增加撞头的概率;还有报道表明撞头与父母过度关注有关,强化了这一行为。另外,耳部感染和头痛也可能诱发撞头。此外,尽管撞头的儿童大部分还是发育正常的儿童,但是在发育障碍儿童中,例如精神发育迟滞、孤独症谱系障碍儿童中撞头的情况明显增加。也有研究发现,撞头现象还有一定的遗传性。

2. 临床表现 儿童表现为用头有节律地撞击物体表面,包括枕头和墙面,一般持续约15分钟,有时长达数小时。撞头时儿童表现得很放松且安静。撞头一般发生在睡眠前、醒后,因此在睡眠障碍国际分类中将其列入其中,与身体摇晃、摇头等一起成为睡眠相关节律性运动障碍。撞头还可以发生在不愉快或者情绪激动时,有时听到节律性的音乐后也可出现节律性撞头。有的儿童因为经常将头撞击硬物,因此撞击部位常有骨痂形成或者擦伤等,但脑部通常没有损害,也不影响儿童的生长。撞头可与其他不良行为如吸吮手指等同时存在。部分儿童撞头动作消失后代之以其他习惯性行为或者出现其他心理疾病。但撞头儿童家长通常非常焦虑,担心儿童的头部外伤。

3. 处理 干预的重点是首先进行家长教育,让家长在儿童撞头的习惯地点放置缓冲垫。发作时在保证儿童安全的前提下不建议过度关注。如有睡眠障碍或者中耳炎等建议治疗。如果儿童发生了严重且持续发作的撞头,才需要药物治疗,一般采用苯二氮䓬类药物,使用2~3周调整睡眠结构后停药即可。

七、身体摇摆

身体摇摆(body rocking)与撞头类似,节律性发作,主要表现为缓慢的、有节律的前后摇摆躯体,最多见于婴儿膝手位跪着时,前后摇摆。最早发生于6月龄婴儿,6~18月龄达到高峰,多数于4岁消失。国外报道身体摇摆是最常见的节律性行为,43%的婴儿会出现。

干预原则与撞头类似。

【专家提示】

- 重复刻板行为的发生率较高,可见于正常儿童,但在发育障碍儿童中发生率更高。
- 很多重复刻板行为会同时发生,治疗的重点是明确诱发因素加以控制,同时根据儿童发育水平选择合适的行为疗法。

(静 进)

第三节　脆弱儿童综合征

【导读】

脆弱儿童综合征(vulnerable child syndrome, VCS)用于形容那些由于被父母错误界定为对疾病更为敏感,死亡可能性较高而导致了某些行为问题和学习障碍的儿童。虽然患有此病的儿童并不会产生严重的生理性疾病,但是本症对儿童的心理及行为、家庭的功能影响巨大,在心身疾病日益增长的当今社会尤其需要引起重视。本节将从脆弱儿童综合征的定义、流行病学趋势、影响因素、临床表现、诊断和防治等展开介绍。

一、定义

1964 年, Green 和 Solnit 首次使用 "脆弱儿童综合征(vulnerable child syndrome, VCS)" 这一术语来描述一类儿童:这类儿童一般在早期经历过严重的疾病或者意外事件,致使家长认为他们非常 "脆弱"、容易生病甚至死亡。家长对孩子的生理状况十分担忧、常常对孩子进行过度保护,这种持续存在的恐惧感以及由此导致的亲子互动不良,造成了这类儿童出现一些心理行为问题,表现出强烈的分离焦虑、行为幼稚、学业问题和过度就医等症状。

通常情况下,患有脆弱儿童综合征的儿童具备以下三个因素:①儿童生命早期经历过负性事件,而且家长认为此事件威胁到儿童生命;②家长持续性抱有不切实际的信念,即认为自己的孩子更容易患病甚至死亡;③儿童存在行为问题或学习障碍。

所谓 "脆弱" 症状,实际上是一个谱系, "脆弱儿童综合征" 是其中最为极端的一种,脆弱的病因和由此引起的后果常常因人而异,一方面本症常由一些被父母过分夸大危害性的经历引起,比如认为婴儿早期哭泣是不正常的脆弱表现;另一方面,一旦父母认为孩子脆弱,会经常性带他们去做生理检查,服用药物,但很少考虑这些孩子行为表现背后的心理问题。

二、流行病学和影响因素

(一)流行病学

由于既往对 "脆弱" 的认识存在不一致,家长对儿童的担忧也不易量化,因此要明确脆弱儿童的发生率是具有难度的,目前关于脆弱儿童的发生率的报道也存在较大差异。1996 年, Forsyth 等人采用 "儿童脆弱性量表(Child Vulnerable Scale)" 在社区对 1 095 名 4~8 岁儿童进行了研究,结果发现有 10% 的家长认为他们的孩子是脆弱的,而 21% 的家长报告曾担心孩子会夭折。如果按照 "脆弱儿童综合征" 的定义,即同时包含三种症状对调查儿童进行评定,仅有 1.8% 符合标准。

我国一些地区也曾进行过"脆弱儿童综合征"流行病学的研究,比如 1999 年吴康敏在成都的调查显示,成都市城区 0~6 岁独生子女中,"脆弱儿童综合征"的发生率为 6.95%,且性别间的发生率无明显差异。但有的统计数据则显示,在儿童心理门诊中,确诊为脆弱性儿童综合征的患者以 7~12 岁儿童最多,占总数的 62%,而男孩的发病率是女孩的 2 倍。

（二）影响因素

在病因学研究方面,Green 和 Solnit 等认为本病是由于父母在儿童出生时习得的一种负性持续性错误认知造成的,这一观点强调父母的过度保护而非缺乏亲子情感交流是造成儿童脆弱综合征的关键原因。引起父母对儿童产生脆弱认知的因素有很多,这些因素涉及父母和儿童的经历,贯穿了儿童出生前至出生后的一段时期。如按事件发生时间和类别进行分类,这些因素分为以下几个方面:

1. 家族病史　家族里曾有过夭折的孩子、亲属,或母亲曾经有过流产、死产。

2. 儿童早期疾病事件　按照时间可分为孕产期、新生儿期以及儿童早期,一般而言,儿童经历疾病事件的时间越早,父母越容易认为儿童是脆弱的,具体事例如在孕育孩子的过程中,母亲患有孕期合并症、孕期筛查显示有异常结果,或者在分娩时有并发症、早产、低出生体重,或者在新生儿期患有疾病或并发症、先天畸形、高胆红素血症、新生儿筛查结果阳性,或者在婴儿期过度哭闹、频繁吐奶、严重的疾病、住院事件、频繁的自限性疾病(如胃肠炎)等。

上述不良事件中,有一些确实可能威胁儿童生命,而大多数事件从医学的角度上看对儿童健康的影响并不十分严重,但由于家长对事件的理解及认知存在偏差,他们无法正确认识疾病的性质,倾向于将疾病归咎于孩子的脆弱,反而造成了不必要的焦虑。以功能性心脏杂音为例,此症状在临床并不少见,对医师而言这对儿童健康的影响无足轻重,但有些家长却非常担心,从而在养育过程中采取不一样的态度和方法,最终导致儿童行为出现问题。

3. 父母的社会学因素　未婚、年轻、低教育程度、低家庭收入的母亲与那些已婚、适龄、受教育程度高、经济水平高的母亲相比,更容易认为自己的孩子脆弱。

4. 父母的心理因素　父母的心理因素也会影响其对孩子脆弱性感知的程度,那些缺乏社会支持、缺少亲属情感关怀、孕产期抑郁(尤其是产后抑郁)以及自己感觉不能胜任父母角色,甚至无法控制自己生活的父母更容易觉得自己的孩子很脆弱。

三、临床表现

"脆弱儿童综合征"的临床表现主要为以下几个问题:

1. 分离困难　主要是父母(特别是母亲)与孩子间不正常的、与年龄不符的分离焦虑。母亲总是担心孩子不在她身边时会因疾病或意外事故受到伤害甚至突然夭折,认为只有自己才能照料好孩子,甚至发展为无法与孩子分床睡。家长对儿童持有的"脆弱"的看法会导致他们在与儿童互动中传递这种信息,从而降低儿童的自主性和独立性,有的可能导致孩子产生分离的恐惧感,造成孩子出现拒绝入学等问题。

2. 幼稚行为　由于父母过度保护孩子,对他们溺爱、放纵,不能给孩子制定与年龄相适宜的规则和界限,由此造成孩子违拗、不守纪律、不尊重他人,社交能力差,与同伴相处时往往恃强霸道、出现打人、咬人等负性行为,这种行为表现与其年龄不相称。幼稚的行为常因父母在场时表现更为突出,如若父母不能合理地进行处理和应对,一方面父母无法在儿童心里树立权威和信任,另一方面也会促使父母建立对孩子脆弱、愚笨的认知以及过度保护。

3. 过度关注细微问题　尤其体现在关注医学问题上,因为父母常常过分担心孩子的生理健康,因为一些微不足道的医学问题便带儿童就医。父母认为小伤小病,如轻微的上呼吸道感染、发热、腹泻等,可能会导致孩子夭折,并表现出异乎寻常的紧张,带着孩子频繁地出入医院或急诊室。有些家长对医师的诊断总是放心不下,反复诊断,这样会加重孩子对疾病和死亡的恐惧,可能出现反应性症状如周期性头痛、腹痛等,孩子常常借此逃避其厌恶的事情,如佯装生病不能上课,但经过医学检查或诊断其实并无相应的躯体疾病存在。

4. 学业问题　学业问题虽不是"脆弱儿童综合征"的典型表现,但有父母过度担心与孩子的分离以及孩子在校的安全,这些不安的情绪都会传染给孩子,造成孩子无法在学校专心学习,从而影响学业。

5. 其他　如喂养问题,有的父母认为子女"先天不足"而过度喂养造成营养过剩,也有父母因为觉得孩子"消化功能脆弱"而导致喂养过于谨慎,有意控制孩子进食量造成营养不良。有父母过度保护孩子时,不放心其去户外活动或参加体育运动(尤其有身体接触者);有父母可能还会反映孩子有睡眠问题,但实际上这与他们一直与孩子同床而眠有关,有些父母还会习惯性检查孩子睡眠情况甚至弄醒孩子以证实其还活着。

四、诊断

脆弱儿童综合征的诊断并不困难,依据该病的典型临床特征——父母对孩子的过度关注,由于一些细微问题而频繁就医等即可做出诊断。但是,当医师发现儿童可能存在脆弱儿童综合征时,应详细了解病史,获取病史时应从母亲的妊娠开始,内容除了了解孩子的疾病史之外,也包括询问家庭成员的疾病和死亡史。还要核实脆弱儿童综合征的临床表现、核实家长对孩子健康的担忧程度是否可靠以及观察亲子之间的互动。这样才可以明确诊断以及明确该病对孩子的影响。

患有脆弱儿童综合征的父母对其孩子是非常关心的,一般情况下,他们都会积极配合,反而是医师,应该带着共情和耐心的态度去回应父母。开放式的带有情感性的问题可以帮助家长回想起自己当时的心情和感受,比如询问"孩子开始上幼儿园或学校时家长是否担心""离开孩子把他和保姆放一起,你心里怎么想的"等,这些问题都可以让家长描述与孩子分离时的情绪和感受,有利于父母意识到自己的问题。

除了心理访谈外,一些心理量表也可用于本症的研究和临床筛查,比如应用"儿童脆弱性量表(Child Vulnerable Scale)"或"脆弱儿童量表(Vulnerable Child Scale)"测查家长对儿童脆弱性的感知,了解和进一步确认儿童罹患本症的因素。

五、预防

脆弱儿童综合征的存在告诫医护人员任何医学问题不仅影响儿童躯体健康,而且可能导致心理行为问题。预防脆弱儿童情绪和心理问题的最好机会,是在他们生病期间及恢复过程中帮助患儿尤其是父母成功地进行适应和过度。在与患儿家长交谈时,应对疾病诊断、治疗和预后进行准确表达、合理解释,帮助家长建立对患儿疾病的正确认识和理解。脆弱儿童综合征主要的预防措施包括:

1. 有效沟通 医务人员要理解家长对于孩子健康状况的担心并能与他们就儿童的健康问题进行讨论,例如讨论父母对儿童健康的认知,并对他们的担忧和错误认知提供医学上的支持和解释。不同的家长对疾病的认识有很大不同,即使面对的是微不足道的病症,医师也应理解家长的担心并花些时间向他们澄清孩子的病情。对于康复出院的儿童而言,医务人员有必要和家长进行沟通,强调儿童已经治愈,而且并不比其他孩子脆弱,会和他人一样健康成长。如果发现家长还是很担心,可以直接询问让他们担心的问题并作出解答,帮助家长消除顾虑,而在随后的出院复诊中,也应注意家长是否还存在不必要的担忧,及时解决他们的疑问,预防本症的发生。

2. 慎重诊断 在缺乏足够的临床证据时避免以医学术语和名词给孩子贴上"标签",比如"过敏""结肠炎"等。医学技术的飞跃进步使一些遗传和先天性疾病的早期筛查和诊断手段不断增加,但其带来的结果之一是有一定比例的假阳性。以母亲孕期筛查为例,虽然有些当时的筛查结果在分娩后证实为假阳性,但是孕期的筛查结果可能已经对父母以及父母看待孩子的方式产生了重要影响。因此,儿科医师在询问母亲怀孕史时,应详细了解孕期的筛查结果,并在对证实为假阳性的结果进行解释时,要了解家长对此结果的理解和确信度,帮助他们恢复和建立孩子会健康成长的信心,切不可因为结果阴性则马虎应付,可能会错失解释和安抚的机会。

3. 积极应对 及时识别那些特别焦虑的家长并针对他们的担心予以特殊处理和应对。

六、治疗与管理

对脆弱儿童综合征最好的管理就是尽力预防本症的发生,而当未能有效预防,临床医务人员发现父母持有孩子"脆弱"的错误认知,并可能或已经影响儿童行为和正常发展时,可以尝试以下方法进行治疗和管理:

1. 评估孩子健康状况 在明确告知家长孩子身体健康之前,和家长进行深入的访谈,对孩子进行仔细地体格检查。向家长具体指出哪些体征是表明孩子健康的,避免用一些含糊其辞的说法,比如"他看起来并没那么糟糕"。此时进行实验室检查往往并不能向家长证实孩子是健康的,这些检查反而会让一些家长认为孩子不是没有问题而是没有找到问题在哪里。

2. 家长认知矫正 医务人员应帮助家长认识到他们对于儿童脆弱性的认知存在偏差,而且这些错误认知源自其对早期事件的反应。应向家长解释并让他们能够了解这些早期经历很多人都曾有过,而且都已过去,如果对此仍然过分担忧会影响到自己与孩子互动及相处的方式,从而对孩子的心理行为发展产生不利影响。

3. 定期随访,提供合理建议 定期对儿童进行随访,在随访过程中与家长进行交流与沟通,一方面对儿童的一些症状和表现进行解释、教授他们促进儿童健康的方法;另一方面向他们提供合适的建议和支持以更好地处理孩子的行为,比如如何设定合理的界限、怎样避免对孩子的过度保护、如何处理与孩子的分离困难等。

4. 转诊　在治疗过程中,矫正家长的错误认识是核心,当家长无法认识到早期经历与其目前错误认知间的联系,或经过处理仍无法阻断父母的持续焦虑和孩子的行为问题时,应转诊至发育与行为儿科或精神科进行处理。

【专家提示】

- "脆弱儿童综合征"用来形容那些由于被父母错误界定为对疾病更加敏感、死亡可能性更高而导致了行为问题和学习障碍的儿童。父母对儿童的脆弱认知是产生该病及其后续影响最主要病原学因素。
- "脆弱儿童综合征"的主要表现是:分离困难、幼稚行为、过度关注细微问题、学业问题等。

（童梅玲　邹小兵）

第四节　排泄问题

【导读】

　　排泄问题为儿童期常见的问题,与发育水平密切相关。排泄问题可以分为遗尿症和遗粪症。本节着重介绍的是在排除了显著的神经系统或其他器质性疾病后的功能性遗尿或遗粪症的诊断及行为治疗方法。

　　儿童排泄功能自生后不断发育完善,逐渐适应社会生活的需要。然而,并非所有儿童排泄功能的发育都遵循正常的轨迹,在此过程中,一些儿童出现排泄功能发育偏离,出现各种各样的排泄问题。本节主要介绍比较常见的遗尿症和遗粪症。

一、遗尿症

（一）概述

　　遗尿症（enuresis）通常指儿童5岁后仍不自主地排尿而尿湿了裤子或床铺的问题。遗尿症有两种分类方法:第一种分类是根据遗尿发生的时间而定,当儿童遗尿发生在睡眠中（包括夜间睡眠和午睡）,但白天能控制排尿,则称为夜间遗尿;而当小儿白天清醒时有遗尿,则称为日间遗尿。第二种分类法将其称为原发性和继发性遗尿,所谓原发性是指小儿从小至就诊时一直有遗尿,亦称功能性遗尿;而继发性是指小儿曾经停止遗尿至少6个月,以后又发生遗尿。功能性遗尿占儿童尿失禁中的95%,其中80%为夜间遗尿,5%为日间遗尿,15%为昼夜均有遗尿。据国外报道,5岁儿童中约10%有遗尿,8岁儿童约7%,以后每岁减少1%,男孩遗尿多于女孩。

（二）病因和发病机制

遗尿症不是一种疾病，而是由多种原因所致的一个症状。遗尿症的原因包括遗传、生理、心理和社会等多种因素。

1. 遗传因素　遗尿症儿童常有家族史。同卵双胞胎共患病的概率高于异卵双胞胎；双亲均有遗尿症，其后代罹患遗尿症的概率高达77%；父母中1人有遗尿症者，子女患遗尿症概率为44%。然而，仅仅白天有遗尿症的儿童似乎与遗传无关，但那些白天和黑夜均有遗尿的儿童，有明显的男性家族遗传史。

2. 早产　遗尿症的流行病学研究证实，早产是儿童日间遗尿最显著的一个高危因素。这些早产儿除了有遗尿之外，还往往伴随其他的问题，如注意缺陷多动障碍。有学者提示这可能是轻微神经损伤的缘故。

3. 不能从睡眠中觉醒　遗尿儿童的父母常常报告他们的子女有睡眠过深和难以唤醒的现象。实际上夜间遗尿与睡眠深度无关，遗尿可以发生在睡眠任何阶段中，其主要问题是当膀胱充盈时，患儿不能从睡眠中觉醒。临床上根据患儿夜间是否自己醒来去厕所排尿，是否需他人唤醒，以及醒后有无不愿起床排尿的现象来决定觉醒的程度。

4. 膀胱容量少　遗尿症儿童的膀胱容量较无遗尿症的同龄儿童小。正常儿童的膀胱容量约10ml/kg，当尿量超过了膀胱的预期容量时，就产生了遗尿。一般来说，这些儿童的平均每次尿量低于10ml/kg，白天排尿频繁（>7次），有尿急现象，晚上遗尿次数不止1次，尿量或多或少。

5. 便秘　遗尿症儿童常有便秘的问题，特别多见于日间遗尿的儿童，这是因为便秘时，直肠壶腹部的粪块强烈地刺激感觉神经，影响大脑对膀胱充盈的感知而造成遗尿。

6. 抗利尿激素的缺乏　正常情况下，抗利尿激素在夜间升高，使儿童在睡眠中尿量减少。有一些仅夜间遗尿的儿童因为抗利尿激素缺乏正常的昼夜分泌节律，夜间分泌不足，致使夜间尿量增多，超过膀胱的容量，造成遗尿。患儿常在入眠后不久即遗尿，一般在夜眠最初1/3的时间发生遗尿，且尿渍大。

7. 心理和社会因素　强烈的应激因素，如幼儿时期的不良遭遇（父母离异、死亡、儿童与父母突然分离、因病住院或意外事故）、初入学不适应新的学习环境等，均可导致儿童在控制排尿的关键时期因心理紧张而遗尿。遗尿症儿童也常有较多的行为问题和情绪问题，如多动、抽动、不合群、害羞、脾气古怪等。据报道，遗尿症儿童中约25%有注意缺陷障碍，男孩多于女孩。

（三）临床表现

原发性遗尿占大多数，其中尤以夜间遗尿最常见，以男孩多见，夜间遗尿者约有半数每晚尿床，甚至每晚遗尿2~3次，白天过度活动、兴奋、疲劳或躯体疾病后往往遗尿次数增多，日间遗尿较少见。遗尿患儿常常伴夜惊、梦游、多动或其他行为障碍。

（四）诊断与鉴别诊断

遗尿症的患儿一般以遗尿为主诉前来就诊，诊断时应首先排除器质性疾病导致的遗尿，在此基础上才能诊断为功能性遗尿。诊断的过程为：

1. 病史采集　应当详细地采集病史，包括遗尿发生的时间段，是白天遗尿还是夜间遗尿，发生的频率，遗尿是否完全停止6个月以上又出现，以及尿量的多少。如是夜间遗尿，每晚遗尿的次数以及是否伴有白天尿频等问题。

许多遗尿儿童同时伴有便秘,这对治疗效果有显著的影响,因此需要对患儿的排便情况进行询问。除此之外,还应了解家族史、疾病史及既往治疗史等。在睡眠方面,要了解患儿在睡眠中是否易被唤醒。其他如食物过敏与遗尿的关系也需要考虑。

2. 体格检查　体格检查的重点是腹部的触诊、生殖器的检查以及神经系统的检查,另外应观察脊柱下端外观有无小凹及皮肤异常,评估肛门括约肌的收缩情况。如病史中有排尿时的异常,还需观察儿童排尿情况。大多数遗尿症儿童在体格检查中无异常发现。

3. 实验室检查　应进行尿常规或尿培养检查以排除尿路感染、慢性肾脏疾病、糖尿病等。尿比重测定排除因抗利尿激素缺乏所致的遗尿。大多数遗尿症儿童的病因并不复杂,但也有少数病例需要做详细的检查,如尿流变细、经常头痛、脊柱外观异常等情况,辅助检查包括泌尿系统 B 超、脑与脊柱磁共振成像、尿流动力学检查等。

4. 诊断标准　根据 ICD–10 精神与行为障碍分类,诊断标准为:

(1)儿童年龄与智龄至少 5 岁。

(2)不自主地尿床或尿湿裤子,7 岁以下每月至少 2 次,7 岁以上每月至少 1 次。

(3)不是癫痫发作或神经系统疾病所致的遗尿,也不是泌尿道结构异常或任何其他非神经系统疾病的直接后果。

(4)不存在符合 ICD–10 类别标准的任何其他精神障碍的证据如精神发育迟滞、焦虑症、抑郁症等。

(5)病程至少 3 个月。

(五)治疗与干预

遗尿症的治疗原则应强调综合性治疗,包括心理支持和健康教育、排尿功能训练、行为疗法、药物治疗和中医治疗。

1. 心理支持和健康教育　首先,要对患儿及其家庭提供适当的心理支持和健康教育,寻找家庭环境中的紧张因素,询问患儿对遗尿的想法,向家庭和患儿解释遗尿的原因,帮助儿童及家长建立对治疗的信息。

2. 排尿功能训练　白天做膀胱扩张训练,具体方法是:让患儿尽量多饮水,白天当患儿欲排尿时,嘱其延缓排尿,保持静坐放松,依患儿基础情况逐渐增加延缓排尿时间。在排尿时让患儿突然停止一会儿,然后再继续排尿。这样的训练方法使那些膀胱容量小,两次排尿间隔时间短的遗尿症患儿体会到膀胱胀满的感觉,并可加强排尿肌群的协调性。对于年长的遗尿儿童,还可作括约肌的训练,以帮助患儿控制排尿。括约肌训练可分为两个步骤:在收放括约肌的同时,先是让患儿紧闭双眼,然后睁大眼睛,每天做 5 分钟;接着教患儿在仰卧位时,双足交替背屈和跖屈。

3. 行为疗法　该方法安全可靠,有比较确切的疗效,包括下述一系列措施:

(1)设置日程表:记录影响遗尿的可能因素,如睡眠时间、傍晚液体摄入量、白天活动情况、情绪等。

(2)强化:当患儿未出现尿床时,在日程表上贴红星以示表扬,增强患儿控制遗尿的信心和能力;当患儿出现尿床时,则在次日要求其与家长一起清洁床铺和衣物。

(3)逐步延迟夜间唤醒时间:当患儿能在闹钟唤醒后排尿时,采用逐渐延迟闹钟唤醒的时间,使患儿在睡眠时间逐渐延长的同时,增加膀胱的容量,一般需 6~8 周。

(4)报警器的使用:让患儿睡在一个特别的床垫上,床垫内有两个电极,电极的一端与电铃或报警器连接,另一端与电池连接。当患儿遗尿时,少量尿液因导电使电路连通,由此发出警报声而唤醒患儿起床排尿,经反复应用和适当奖赏后,患儿睡眠中尿床的尿渍会逐渐减小,最后当膀胱充盈时会自动起床排尿。

报警器使用过程中应记录每晚报警叫唤的次数,描述尿渍的大小和遗尿的时间,从遗尿次数的减少或尿渍变小反映改善的情况。当患儿连续 4 周无遗尿时,则可停止使用报警器,如停用报警器后,有连续 3 个晚上又出现遗尿,则应再继续使用报警器。据报道,2/3 的遗尿儿童使用警报器治疗有效,复发率较低。

4. 药物治疗

(1)丙咪嗪:此药能减少夜间遗尿,主要作用机制为减轻睡眠深度,使遗尿儿童能觉察到膀胱的胀满。丙咪嗪 6 岁以下儿童不宜应用,6 岁以上儿童一般在晚上睡前 1 小时口服,在用药过程中,当遗尿纠正后,药物应维持 6 个月,然后逐渐减量至停药。

(2)1- 去氨 -8-D- 精氨酸血管紧张素胺:这是一种合成的垂体后叶激素,主要用于因抗利尿激素缺乏的遗尿症儿童,这些患儿的膀胱容量正常,常有夜间或 / 和白天遗尿,夜间尿量增多,晨尿比重低,用药期间需夜间限水以避免水中毒。

5. 中医治疗 传统中医认为遗尿系肾气不足,膀胱不能制约小便之故。常用各种方剂作补肾治疗如六味地黄丸等。也有用针灸治疗的。

6. 饮食治疗 对于遗尿同时伴有便秘的患儿,应指导家长给予患儿富含纤维素的食物。对有明显食物过敏史的儿童,如牛奶、巧克力或其他食品,应避免摄入这些过敏食品。

(六)预后

遗尿症具有一定的自愈倾向,但每年自愈率仅为15%,经过遵循循证医学的有针对性的个体化治疗,绝大多数遗尿症儿童可以治愈,早期治愈遗尿对儿童身心健康成长具有重要的意义。

二、遗粪症

遗粪症(encopresis)又称为大便失禁,是指 4 岁以后仍经常出现原因不明的不自主排出正常粪便。原发性(持续性)遗粪症为从小至就诊时一直有遗粪症状。常被家长描述为"孩子还没学会大便"。而继发性遗粪症为症状出现之前有 0.5~1 年的正常时间,此时期内小儿完全可以控制大便。

(一)流行病学

国外调查资料显示遗粪症的患病率在 7~8 岁年龄段,发病率男孩为 2.3%,女孩为1.3%。在 10~12 岁年龄段,男女孩患病率分别为 1.3% 和 0.3%,这组数据远远高于临床医师的估计。这是由于许多患儿和家长对这一问题感到痛苦和无助,把它当成个人的隐私而羞于求诊。

(二)病因和发病机制

遗粪症与遗尿症一样是由于多种因素所造成的一个症状。

1. 便秘 在失控性排便中,95% 伴有功能性便秘。大便失控常常与大便在肠道的潴留有关:长期大便潴留,使直肠壁过度扩张,肠壁结构紊乱,致使小儿对直肠扩张的感觉丧失,导致大便失控性溢出。

2. 先天性排泄功能发育不全　例如神经管闭合不全或闭锁导致的排便神经反射异常、先天性肛口异位等。

3. 不良的心理社会因素　如婴幼儿期未能训练和养成规律的排便习惯、家庭关系紧张、父母对小儿漠视、缺少关爱、小儿学习紧张、情绪焦虑、抑郁、厕所蹲位不足等。

4. 特殊个性因素　如注意缺陷的小儿，难以持续地关注某一事物，注意力常"随景迁移"，即使在解大便时也会因脑海里浮出了其他念头而草草结束大便。而其直接后果却是肠道中大便未被完全排空、长期大便潴留，会导致在有大便时却不能及时感觉，遗粪症就容易发生。

（三）临床表现

遗粪症的主要临床症状就是在不适当的时机和地点排泄正常的大便。这种排泄方式可以是随意的，也可以是不随意的。每月至少有 1 次以上，持续 6 个月，虽经家长、老师指正亦难以改正。患儿常伴有便秘（大便少于 2 天 1 次）。有的家长当看到孩子每天都有大便时，便认为小儿并无便秘，而实际上小儿每次并未有效排空直肠中的粪便，日久粪便堆积便可造成遗粪。50%~60% 的患儿会有腹痛症状，这是小儿大便潴留较严重的症状腹胀和食欲缺乏症状也常见。30% 左右的患儿伴有遗尿症，遗粪症还易导致小儿反复尿路感染，尤其是女孩。

通常患儿外观无明显异常，有时体检可以发现小儿有腹胀或左下腹扪及无痛性腊肠状肿块（粪团）。直肠指检可觉肛门括约肌张力较低，肛门、直肠扩张，内有大量粪团。体检和辅助检查尚应注意小儿肛周有无瘢痕、瘘管、异位肛口和隐性脊柱裂等。

（四）诊断与鉴别诊断

1. 遗粪症诊断标准

（1）反复在不适当的地方排便（如裤子里或地板上），包括有意和无意地排便。

（2）1 个月内至少发生 1 次，累计 3 个月以上。

（3）患儿至少已有 4 岁（或同等发育年龄）。

（4）该类事件不是药物（如泻药）及全身性疾病的直接作用的结果。但便秘引起的相关作用除外。

2. 病史采集　应特别注意儿童过去和现在的排便习惯，以发现遗粪症潜在的发展过程。大多数儿童遗粪发生在下午，即放学后。如果遗粪发生在学校里，意味病情较重，遗粪很少发生在睡眠中。遗粪可以每天数次不等。许多家长在厕所发现孩子粪便因太粗而难以冲洗，需要捣碎后才能冲掉。当病史中没有报告这一点时，一则可能因为家长没有观察到，二则可能因为孩子不愿意说。在采集过程中，医师往往发现父母与孩子的冲突表现在三个方面：一是孩子常隐瞒自己的遗粪，感到害羞，使父母感到恼怒；二是父母误以为孩子遗粪不多，但当孩子把遗粪的内裤藏于某处时而恼怒；三是孩子诉说自己有便意，但实际上失去该能力，甚至对粪便的气味也失去了感觉，这使父母尤感恼怒。

3. 体格检查　除全身体格检查外，应特别注意儿童的生长情况，腹部、直肠和神经学检查。腹部检查显示腹胀、触及肠形的粪块，大多位于左下腹 1/4 处部位。即使没有这一体征，也不能排除大便潴留，因为有些儿童太胖，或过于怕痒而不易检查。医师还应注意肛门口有无遗粪迹象、肛门扩张、肛裂。轻触肛门检查患儿肛门感觉和瞬息反射。直肠指检可检查解肛门括约肌和直肠粪便量的多少，如发现有大量粪便，高度提示粪便潴留，对此应腹部摄片,摄片结果既可发现问题,又可教育家长和孩子有关遗粪症的病理生理情况。如疑及先天性巨结肠症,应做钡剂灌肠检查。

4. 鉴别诊断

（1）先天性巨结肠:先天性巨结肠患儿由于顽固性便秘可伴有遗粪症状。它与遗粪症的鉴别要点是:①遗粪症状出现早;②大便为细小柱状,遗粪症则多为粗柱状粪条;③常伴有营养不良、发育迟缓,而遗粪症小儿外观大多健康;④便秘腹胀症状较遗粪症重;⑤肛门直肠测压压力较高,而遗粪症压力下降。

（2）伴有遗粪症状的其他精神疾病:多以其他精神障碍为主要表现。如精神分裂症的思维障碍等。且遗粪发生的频率达不到上述诊断标准。

（3）遗尿症:遗尿症和遗粪症鉴别不难,两者同时伴存时可作出共患病诊断。

（五）治疗与干预

与其他发育和行为障碍性问题一样,对遗粪症也应采取综合治疗措施。

1. 心理支持和健康教育　遗粪症是小儿生理和心理紊乱的交织,要向患儿和家长阐明本病的起因和病理生理过程,使他们理解问题的起源和必要对应治疗的合理性。改变和去除本节病因中所述的各种致病因素。

2. 肠道导泻　凡确定伴有便秘的患儿,对肠道潴留的大便应予导泻。可在第1天用灌肠排便、第2天予栓剂通便、第3天服轻泻剂,进行3天为1周期的治疗,连续4个周期后观察疗效。使用轻泻剂和大便软化剂通便促使直肠处于相对空虚状态,同时有利于直肠壁重新恢复其正常的结构状态,使患儿对便意的敏感性得以加强,从而能控制大便的排泄。大便失禁伴便秘的患儿有必要长期使用这类药物。从数月至数年不等。

3. 行为调节　帮助小儿养成能自我控制排便的习惯。并根据大便性状调整饮食结构。如对婴儿的定时"把便"。对幼儿培养良好的上厕所习惯。鼓励儿童多吃富纤维素的饮食等。这些都有助于遗粪症的预防和治疗。

（六）预后

遗粪症是一个慢性行为问题,其症状较顽固且易复发,有报告在严格实施有效的治疗措施1年后,有63%~94%的病例症状可获改善。远期疗效研究尚不多。但治疗结果显示:治疗时间越长,症状改善越明显。

【专家提示】

● 遗尿症诊断是儿童的年龄与智龄≥5岁,而遗粪症的诊断年龄是年龄与智龄≥4岁。
● 报警器治疗是功能性遗尿症治疗的一线治疗方法。
● 治疗遗尿或遗粪症时都需要注意必须积极处理常伴发出现的便秘症状。

（章依文）

第五节 拒 绝 上 学

【导读】

拒绝上学（school refusal）也称学校恐怖症（school phobia），可发生于任何年龄儿童，其背景多为情绪障碍，严重时可以影响儿童基本学习和社会适应能力，且可持续至成年期，近年发病率有上升趋势。本节主要阐述以下几个问题：学校恐怖症的概述、发病原因和可能的机制、表现特征、诊断和干预等。

一、概述

拒绝上学（school refusal）是儿童对学校特定环境异常恐惧，强烈地拒绝上学的一种表现，是恐怖症中的一个特殊类型，可能源于分离焦虑、社交恐惧或表演恐惧（即恐惧公开说话），也可能与考试或学业压力引起的焦虑有关。

传统的定义将拒绝上学归因为早期的母子分离焦虑，认为其本质是害怕离开母亲。1932年，Broadwin首次对那些长时间不愿上学的儿童病例作了描述，并称其为"逃学"（truancy）。1941年，Johnson报道了由于分离焦虑（separation anxiety）而产生学校恐惧的一组病例，将其命名为学校恐怖症，归属神经症范畴。其后的研究，对儿童产生的恐惧究竟是与母亲分离焦虑所致，还是对学校本身恐惧所致有了不同看法，因此有了拒绝上学（school refusal）一称。第二次世界大战以后，日本学校中恐惧上学和拒绝上学学生日渐增多，2002年其全年中有30天及以上天数拒绝上学的儿童总数达到13万多人，日本学者将其称为"不登校"，并定义为"儿童由于心理的、情绪的、身体的或某种社会因素导致无法去学校或即使有意愿上学却无法去学校的状态，但排除疾病或经济原因导致的无法上学。"该定义与传统学校恐怖症定义存在一定差异，其拒绝上学是由更多原因所致。

该症患病率各国报道不一，应试教育体制下似乎更多发，如日本、中国、韩国等国患病率较欧美国家要高，各国报道约为1%~5%之间，似乎有三个高发年龄段，3~7岁为第一个高峰，可能与儿童分离性焦虑有关；11~12岁为第二个高峰，可能与升中学、功课增多、考试焦虑、学习压力加大、改换学校重新适应新环境和人际交往困难等因素有关；14岁后为第三个高峰，可能与青春期发育、独立意识增强、人际关系紧张、学业受挫、情绪问题等有关。青春期的拒绝上学行为包含了厌学、独立意识、违拗和对立情绪等因素，与儿童期拒绝上学可以是连续的抑或独立发生的。拒绝上学可发生于各种智商水平儿童，有些则是学绩优异且性格较为乖巧、内向的儿童，有些可能是行为发育有问题儿童，该症男女发生率基本相同，发病通常与患儿家庭经济和社会地位无关。拒绝上学更多地发生于假期（包括周末）结束后，或学期开始时。一些和拒绝上学有关的生活事件有：家人的去世、疾病、搬家、换学校、升年级等。

二、病因和发病机制

拒绝上学与其他儿童情绪障碍类似,缺乏特异的病因基础,是多种因素综合作用的结果。其生物学因素研究至今未发现明确的阳性结果,因此相关研究很少。社会心理因素在其发病中可能起到重要作用。

精神分析学派认为,母亲的养育焦虑和过度保护可使儿童形成过度依恋,当儿童上学时通常造成母子双方的分离焦虑,从而加深儿童的恐惧情绪,并演化为躯体症状。行为学理论认为,对学校的恐惧是一种反应性或操作性的学习行为,因在学校遭受挫折或情绪冲突,而这种经历固化为恐惧诱因,使之产生回避性行为,在具有分离焦虑倾向的儿童中尤其明显。自我意识歪曲论认为,家长的过高期望与过度评价使儿童养成不现实的自我意识,这种意识很难在现实的学校中得以实现和维持,一旦受到挫折与失败则产生自我意识威胁感,从而形成对学校的恐惧。综合来看,学校恐怖症与母亲养育焦虑、对儿童过度干预与呵护、儿童个性的内向脆弱、分离焦虑、学业挫败、学校应激事件等因素有关。从学校角度来看,教师过分严苛、同学欺侮、朋友关系破裂、在校遭受恐吓或虐待等均可导致或加重儿童学校恐怖症。部分父母具有刻板和强迫行为特征,对子女期望过高,对儿童过于苛求等亦可导致学校恐怖症的发生与加重。

少数患儿来自养育者的虐待(体罚、辱骂、情感忽略)、创伤后应激障碍(post-traumatic stress disorder, PTSD)、父母感情不和、争吵暴力、父母离异的家庭。有些患儿起初学习成绩优秀,为维护个人学绩排名而超负荷投入学习,一旦遭受挫败,则会引起强烈焦虑与恐惧,害怕再度遭受失败而拒绝上学。一方面,青春期儿童自我意识(self consciousness)发展迅速,可形成不符实际的"自我体像",认为自己长相丑、身材矮、不善学习、运动能力不佳等,导致不愿上学。另一方面,方言重、肢体残疾、长相不佳、肥胖或瘦弱、身材矮小、长青春痘,这些因素常会遭同学讥笑和羞辱,也可能导致青少年拒绝上学。

三、临床表现

最典型症状是儿童害怕和拒绝上学,按其严重程度由轻到重可分为如下等级:①威胁或哀求父母不上学;②早上反复出现各种不适体征和回避上学的行为;③早上反复"耍赖",要求父母陪同上学;④偶尔不上学或缺课;⑤反复交替出现不上学、缺课;⑥在某一学期某一阶段完全不上学;⑦完全长期休学在家。

(一)精神症状

1. 焦虑 拒绝上学的儿童有可能表现出分离焦虑和社交焦虑。其中,分离焦虑更多出现于学龄前儿童,他们对亲近的照料者过度依恋,甚至担心他们会发生意外。社交焦虑(表演焦虑)的儿童则担心别人对自己的看法和评价,对公开发言、考试以及参加体育活动出现预想性的焦虑。

具体表现为:每到上学时儿童提出各种理由与条件,以达到不去学校的目的或拒绝上学。每到上学时哭泣、吵闹、乞求不去学校,并有明显焦虑不安,出现头痛、腹痛、恶心、呕吐、发热、尿频、遗尿等症。留在家里则上述症状消失,表现如常人。有的患儿会向父母提出各种要求作为上学条件,且要求越来越多、越来越苛刻,即使父母给予再多奖励与承诺也无济于事。即使回到学校,在校也表现退缩、不愿与他人打招呼,上课忧心忡忡、提心吊胆、怕老师提问,若被提问,则心慌意乱、张口结舌。在校期间可能会经常给家长打电话,哀求父母接自己回家;一旦放学如释重负急盼回家,常企盼到周末,周六兴高采烈,周日晚上开始焦虑不安,次日症状明显而不肯上学,个别患儿有逃学现象。有考试焦虑的儿童通常自我评价低下、缺乏自信,学习成绩也会受影响。有的儿童甚至出现攻击行为,如通过毁物、攻击父母、自伤等达到不去学校的目的。

2. 抑郁 有些拒绝上学的儿童有抑郁的表现,具体特征为:情绪沮丧、对日常活动缺乏兴趣、喜独处、不与家人交流、敏感、难与同他人友好相处、拒绝户外活动、反叛、冒险行为、睡眠问题(难以入眠,或者体倦卧床和嗜睡)、抱怨躯体不适、疲劳、难以集中注意力或作出决定、经常有死亡或自杀的念头等。对于拒绝上学的儿童来说,抑郁症状的出现意味着病情比只有单纯焦虑症状的儿童更严重。也有些儿童同时出现焦虑和抑郁的表现。

(二)躯体症状

患儿易表现肌肉紧张、肠胃不适、尿频尿急、呼吸急促、眩晕、睡眠问题等交感神经兴奋表现,通常在上学前或前一晚出现头痛、咽痛、头晕、腹痛、恶心、呕吐、腹泻等症状,个别儿童会出现低热或持续发热,体倦卧床。症状加重时活动水平明显下降,不上学从每周一两次到几周几个月不上学。

有些患儿以躯体化症状为首发症状。这些躯体化症状的一个显著特点是一般非上学日不出现,周末及假期不出现,周一最为严重。一天之中以清晨最为明显,下午减轻。不上学留在家中看书、游戏时一切正常。就诊时检查不出原因,未行特殊治疗可自行缓解。

四、诊断与鉴别诊断

诊断要点如下:①去学校产生严重困难,常导致长期缺课;②上学有严重情绪紧张,表现为害怕、发脾气、无器质性原因的躯体不适;③父母明知患儿在家是因害怕而不去上学;④无明显的反社会行为,诸如犯罪、物质滥用、破坏性或危险的性行为。

典型的拒绝上学诊断并不难,早期诊断应详细询问症状及其发作时间、地点、诱发因素等规律,应了解家庭关系、儿童性格与情绪、学习情况、学校生活事件等,以探寻可能关联的因素帮助诊断。本症应与品行障碍、逃学等相鉴别。拒绝上学一般无品行问题、无攻击行为,可能还是品学兼优的学生,自幼成长顺利和家庭条件较好,父母可能期望较高,或属于过度保护、过度干预;不排除父母有神经症或强迫性人格特征。品行障碍或逃学儿童则可根据品行问题予以鉴别。

五、治疗与干预

对于拒绝上学的预防来说,家长和老师了解拒绝上学的"预警表现"非常重要,能保证家长和老师在"预警表现"出现时迅速作出应对。常见的"预警表现"有:①经常出现没有理由的缺席或迟到;②缺席重要的日子(考试、演讲、体育课);③经常要求去学校医务室,但是没有明显身体不适的表现;④经常要求打电话回家;⑤重大家庭事件/创伤的发生,睡眠困难,注意力集中困难,情绪低落或易激惹;⑥每天早上很难起床,即使没有明显的疾病表现。

拒绝上学的治疗方法与恐怖症相似,原则是根据不同患儿的情况采取综合的治疗方案,查明学校恐怖的原因或影响因素,帮助消除社会心理因素,目的是减轻其焦虑恐怖的情绪,增强学校的吸引力,以期返回学校。更高的目标是改善儿童个性及行为方面的缺陷,培养良好的生活技能和健全的心理素质。心理治疗中精神动力学疗法颇费时间,疗效不大确定。近年认知行为疗法较受认可,主要有系统脱敏法、阳性强化法、暴露疗法、心理剧等,例如可用放松训练,逐级暴露或想象脱敏等方法帮助儿童返校。预演暴露和认知重组方法可提高患儿社交技巧,减少社交焦虑,改变歪曲认知,达到返校的目的。医师、学校、家庭三个方面积极配合,建立良好的协调与协作是治疗成功的关键。如患儿经常诉说头痛、腹痛,应先予以检查排除躯体疾病,解除顾虑,以利于治疗。同胞或同学可起到示范行为作用,父母避免强制或斥责,更不宜强制送回学校,应予儿童同情、理解与支持,多沟通多鼓励,适当调整期望水平。教师应和蔼相对,给予关心鼓励,切忌粗暴对待,同时可鼓励其同学到患儿家陪同作业、一起上学,避免嘲笑、改善同学关系,提高集体归属感。学校和家庭应积极安排一些患儿专长的活动以提高其自信和获得成就感。若因学校应激事件引发,治疗者和父母可与校方沟通协调,尽可能避免和减少学校方面的诱因。如必要时,还可进行家庭治疗。

有严重焦虑、恐惧和抑郁的儿童,必要时可用抗抑郁或抗焦虑药治疗。氟西汀(fluoxetine,商品名百忧解)为选择性 5- 羟色胺再摄取抑制剂,是美国食品药品监督管理局(FDA)推介的可用于儿童抗抑郁、抗焦虑的药物,也可服用阿普唑仑(alprazolam)。情绪改善之后逐渐停药,不需长期维持治疗,避免出现戒断症状。

六、预后

拒绝上学预后较好,与年龄、起病缓急等有关。急性发作往往为年幼儿童,常伴有各种躯体和环境的诱因,在家中及学校人际关系可,预后较好。慢性患儿则往往无明显诱因,而是逐渐退缩而变得更加好争辩、挑剔、过多依赖家庭,同伴关系不密切,适应能力较差。这类患儿起病年龄越小,预后越好,如青春期开始则干预较为困难,年长的患儿学校恐怖的情绪往往延续至成年。

【专家提示】

- 拒绝上学发病率在我国有上升趋势,男女发病率相当,应试教育体制下多发。
- 拒绝上学是恐怖症的一个类型,表现特征主要是害怕上学和不去上学,并伴有各种心理行为和躯体症状。
- 拒绝上学的发生与儿童性格、父母教养方式、分离焦虑、学校应激事件等因素有关,青春期拒绝上学与自我意识、违拗对抗、自我体像有关。
- 拒绝上学的治疗主要为认知行为治疗、家庭指导以及适当抗焦虑抗抑郁药物治疗。

(静　进)

第六章

发育与行为障碍

第一节　运动发育障碍

【导读】

运动障碍（motor disorder）是儿童发育期常见症状，由各种原因造成神经系统和/或肌肉骨骼系统发育缓慢或成熟障碍所致。了解与运动障碍相关的运动谱系障碍（motor spectrum disorders），尤其是易致残疾的障碍如脑性瘫痪（cerebral palsy）及脊柱裂（spina bifida）十分必要。本节着重讨论如下问题：脑性瘫痪定义及分类系统，早期发现脑性瘫痪与脊柱裂以及治疗与预防策略。

一、概述

运动发育（motor development）始于宫内时期，在儿童期延续，于成年早期完成，分为粗大运动（gross motor）与精细运动（fine motor）发育。前者指的是粗大的全身运动，主要涉及躯干及腿部发育，与坐、爬、走及跑等运动密切相关；后者指的是肩胛、手臂及手的使用，将运动细化至手及手臂运动，如抓、握、捏及掷物。在运动发育的各环节，不同体位或精细动作之间的转换都可能出现运动障碍。

因中枢神经系统、外周神经系统、骨骼系统的发育缓慢或成熟障碍，导致获得运动技能的年龄延迟，可导致运动谱系障碍（motor spectrum disorders），是儿童发育期常见的发育与行为障碍之一。谱系范围可从轻度的运动协调障碍，至严重的以中枢神经系统损害为基础的疾病如脑性瘫痪，或以周围运动系统为基础的神经肌肉疾病如杜氏肌营养不良（Duchenne muscular dystropny，DMD）。有些运动障碍是暂时的，随原发病的治愈而消失；而有些运动障碍，特别是神经系统或肌肉骨骼系统发育所致运动障碍可能持续时间相当长，甚至终生。这一节我们将详述两个常见的运动障碍性疾病：脑性瘫痪及脊柱裂。

二、脑性瘫痪

（一）定义及流行病学

脑性瘫痪（cerebral palsy，CP），简称脑瘫，传统定义指出生前、出生时或出生后一个月内各种原因所致的非进行性的脑损伤，主要表现为中枢性运动障碍及姿势异常。这一定义排除了进行性及退行性疾病（如各种遗传代谢病或变性疾病）。新建议的脑瘫定义指一组持续存在的导致活动受限制的运动及姿势发育障碍综合征，是因发育中的胎儿或婴儿脑部受到非进行性损伤所致；脑瘫的运动障碍常伴随感觉、感知、认知、沟通、行为障碍，和/或癫痫，和/或继发性肌肉骨骼障碍；运动损害常在 18 月龄前出现。

脑瘫患病率为（1.5~2.5）/1 000，是目前小儿时期最主要的影响运动功能的伤残疾病。国内报道六省区脑瘫患病率为 1.92/1 000。低出生体重儿成活率的提高造成了这一群体脑瘫患病率的提高,但出生体重 2 500g 或更高的儿童脑瘫的患病率总的来说保持不变。

脑损伤或发育缺陷导致脑瘫可能发生在出生前、围产期或出生后。有研究发现除外出生后因素,出生前及围产因素各占 22% 和 47%,剩下的病例致病原因不明。低出生体重儿组别中,59% 有围产期致病因素,主要为脑室周围软化(periventricular lucency,PVL)及脑室内出血(intraventricular hemorrhage,IVH)。一般而言,患 PVL 的早产婴儿约占了患脑瘫儿童的 35%~40%。出生后致病因素仅占约 10% 的比例。脑瘫的危险因素包括极低出生体重、未经治疗的高胆红素血症、多胎、绒毛膜羊膜炎、母亲感染、产前阴道出血、第二产程持续超过 4 小时、胎儿缺氧、胎儿感染(包括神经系统的感染)等。近年还发现脑瘫与遗传因素如遗传性血栓形成症基因、细胞活素基因、载脂蛋白 E 等候选基因有一定关联。

（二）临床表现及分类

脑瘫临床表现多样,但运动功能障碍是本病特征,主要表现为:运动发育落后,粗大运动如抬头、翻身、坐、站立、行走,以及精细运动指标不同程度地落后于同龄儿,且主动活动减少;反射异常,如原始反射延迟或消失,保护性反射减弱或不出现;肌张力异常及姿势异常。不同年(月)龄肌张力表现有所不同。异常姿势多种多样,与肌张力异常及原始反射延迟消失有关,如痉挛性脑瘫患儿直立位下肢内旋伸直,足下垂,双腿交叉呈剪刀状;常伴随脑功能障碍及发育异常合并症,如智力障碍、听觉及视觉障碍、语言障碍、癫痫等。

根据神经系统累及类型、功能障碍解剖学分布情况,脑瘫分类如下:

1. 按运动障碍的特征分类

（1）痉挛型(spasticity):占 60%~70%,主要累及锥体系统。表现为肌肉僵硬,上肢屈曲,下肢内收或交叉,足尖着地,行走时呈踮足、剪刀样步态。腱反射亢进或活跃,踝阵挛阳性,2 岁后巴氏征仍阳性。

（2）手足徐动型(athetosis):约占 20%,主要累及锥体外系,表现为难以用意志控制的不自主运动。单纯手足徐动型脑瘫腱反射不亢进,巴氏征阴性,肌张力呈齿轮状增高。

（3）共济失调型(ataxia):表现为小脑症状,步态不稳,走路摇晃,四肢动作不协调,上肢常有意向性震颤,肌张力低下。

（4）肌张力低下型(atonia):表现为肌张力低下,四肢呈软瘫状,仰卧位时四肢呈外展外旋位,状似仰翻青蛙,此型常为婴幼儿型脑瘫暂时阶段,以后多转为痉挛型或手足徐动型。

（5）混合型(mixed):同时患有两种或多种类型,如痉挛型伴手足徐动型。

2. 按瘫痪部位分类,多应用于痉挛型

（1）四肢瘫(quadriplegia):四肢及躯干均受累,上下肢受累程度相类似。

（2）双瘫(diplegia):四肢受累但以两下肢受累为主,上肢及躯干比较轻。

（3）截瘫(paraplegia):双下肢受累明显,躯干及上肢正常。

（4）偏瘫(hemiplegia):一侧肢体及躯干受累,有时上肢损害较明显。

（5）三肢瘫(triplegia):一个上肢及两个下肢受累。

（6）单瘫(monoplegia):单个肢体受累,此型较少见。

3. 新建议的脑瘫分类系统

（1）新建议的脑瘫分类系统组成见表 6-1-1。

表6-1-1　新建议的脑瘫分类系统组成

脑瘫分类	运动异常 ● 张力及运动异常 ● 功能的运动能力
	相关损害 ● 癫痫；听力或视力损害；及注意，行为，沟通，和／或认知损害
	解剖及影像学发现 ● 解剖学分布 ● 影像学发现 ● 成因及起病时间

（2）分类要求发现何种肌张力占优势或运动异常，及继发于张力或运动障碍的异常。

（3）这一分类系统排除了双瘫、四肢瘫等分类法。强调除四肢外，还应描述其他身体部位可能存在的功能失调，包括躯干及头部，以及相关的健康及发育性疾病或缺陷。

（4）假如存在造成脑瘫原因，应清楚描述。

（三）早期识别

1. 新生儿　新生儿及婴儿早期，轻型脑瘫儿的识别较困难。超声检查发现持续的脑室扩张，囊性PVL，及Ⅲ～Ⅳ级颅内出血，高度预测随后脑瘫发生的可能。美国神经病学学会（American Academy of Neurology, AAN）及儿童神经病学学会（Child Neurology Society）建议对所有小于30周孕龄的极低出生体重儿，在第7~14天常规进行头颅超声检查，并最好在第36周及足月之间重复一次。MRI包括弥散加权成像（DWI），关注内囊后肢在孕36~40周髓鞘化情况，对于早期发现PVL及预测之后发生脑瘫的可能性有很大价值。它比颅脑超声能更好地发现早产儿弥漫性的PVL，并在评估早产婴儿患急性缺血方面有帮助。近年研究发现，针对极低出生体重儿，头颅MRI检查结果可预测其运动发育情况。神经影像学的应用可能是目前早期诊断脑瘫与判断预后最有前景的诊断工具。

2. 婴儿及幼儿　准确发现患脑瘫婴儿及幼儿，除外运动里程碑的评估及传统神经学检查，有赖于在不同年龄段的反复评估，以及评估的质量。重要的运动模式包括原始反射，如非对称性颈强直反射，随发育成熟而消失；自主反射，如躯干平衡反射及降落伞反射，随年龄增长而出现。常用筛查评估项目包括：Alberta婴儿运动量表、Chandler运动评估婴儿筛查测验、Milani Comparetti运动发育筛查测验等。预测发育最好的结果是基于纵向的系列评估。

（四）诊断与鉴别诊断

1. 诊断　主要依靠病史、体检及辅助检查。美国神经病学学会（American Academy of Neurology, AAN）及儿童神经病学学会（Child Neurology Society, CNS）建议对所有脑瘫患儿，如病因不明确，应行神经影像学检查如MRI检查，并对偏瘫性脑瘫及不能解释的出血性梗死患儿考虑行出凝血检测。患有中枢神经系统畸形还需行遗传学检测或评估。分清神经运动损害的类型及分布，发现致病原因及发病时间，筛查相关健康问题，如智力障碍、视力损害、听力损伤、营养、生长及吞咽失调监测等。诊断评估疑似脑瘫患儿应由多学科专业团队共同执行，包括神经科医师、发育儿科医师、儿童神经康复医师等。表6-1-2列出了脑瘫患儿代表性的发育评估工具。

表 6-1-2 脑瘫患儿代表性的发育评估工具

评估工具	言语及语言 • 学龄前语言量表Ⅳ（PLS）
	运动技能 • Peabody 运动发育量表 –2（PDMS–2） • 粗大运动功能测试（GMFM）
	功能技能 • 儿童残疾评定量表（PEDI） • 儿童功能独立检查量表（WeeFIM）
	认知发育 • 贝利婴儿发育量表（第 2 版） • 韦氏智力量表（第 4 版）
	注意与行为 • 儿童行为量表：父母、教师及青少年版（CBCL）

2. 鉴别诊断 许多其他的疾病易与脑瘫相混淆。包括其他静态障碍如习惯性趾尖行走,临床医师可能将习惯性的趾尖行走误认为是轻度的痉挛性双瘫痪,这些孩子没有痉挛性证据,或其他神经学疾病,他们也许有或没有跟腱挛缩,以及可能有趾尖行走阳性家族史,肌电图可帮助疑难病例区分两者不同;多巴反应性肌张力不全（dopa–responsive distonia, DRD）发病初期常被误诊为脑瘫,它是常染色体显性遗传病,对低剂量 *L*– 多巴反应迅速;如疾病表现为神经系统进展性及退行性病变,应考虑家庭痉挛性截瘫或共济失调毛细血管扩张症。

（五）治疗与干预

脑瘫损害包括口腔运动失调、关节挛缩、髋关节半脱位与脱臼及脊柱形状的改变（脊柱侧弯、脊柱后凸及脊柱前凸）。功能问题包括喂养失调、言语延迟、独立活动受限、书写障碍及自我照顾困难。造成脑瘫儿童损害及功能问题的原因可能是一种或多种的病理生理性损害:高张性（痉挛性与张力障碍）及低张性;肌无力及易疲劳;失去选择性运动控制;平衡损害,以及不自主运动。健康相关问题,如不合适的营养及难于控制的惊厥发作可能严重影响了脑瘫儿童功能。

1. 评估 通常要求脑瘫儿童每 6~12 个月进行重新评估或监测他们的运动进展情况、相关健康问题及治疗后的再评估。评估的内容包括肌张力、步态及生命质量评估等。

（1）肌张力:张力增高也许是因为强直、痉挛、张力障碍或所有这些障碍的综合。张力评估可通过 Ashworth 量表、改良 Ashworth 量表及 Tardieu 量表执行。张力障碍的严重性可通过 Barry Albright 张力障碍量表定量。痉挛及张力障碍的鉴别对治疗计划的确定是非常重要的。

（2）步态分析:三维计算机步态分析能够帮助制订手术前的计划,特别是多水平段骨科手术,以及能够记录手术及非手术治疗之前及之后的变化。

（3）生命质量量表:生命质量评估对重症脑瘫儿童的家庭特别重要。例如,针对GMFM 分类为Ⅴ级的脑瘫,及正在接受鞘内巴氯芬治疗的脑瘫患儿,其目的是能够更容易照顾患儿及帮助患儿睡眠,减少疼痛及不适,并非以改善功能技能为首要目的。

2. 干预　脑瘫治疗计划包括物理与职业治疗；支架及适应性器材；坐具及定位装置；口部、肌内、鞘内的药物治疗；矫形及神经外科手术；其他治疗如电刺激。总的来说，针对脑瘫患儿的各种治疗，循证基础支持仍有限，但已有进步。

（1）物理与职业治疗：物理及职业治疗的指征指学龄前常规治疗及之后间断的治疗服务，用来改善肌力、耐力及速度；有循证基础支持物理及职业治疗的功效，但也很有限。美国脑瘫及发育医学学会（American Academy of Cerebral Palsy and Developmental Medicine，AACPDM）治疗结果委员会发现针对患脑瘫幼儿没有证据支持神经发育疗法的功效。其他研究报道一种相对新的针对偏瘫的儿童治疗方法，即限制引导治疗，这一治疗方法是将没受到影响的手臂限制在石膏中或用其他的方法限制，为了强迫孩子使用受到影响的手及手臂。

（2）支架、适应性器械及姿势装置：上下肢支架（矫形器）可维持关节正常位置，阻止畸形及改善功能。但支持一种支架好过另外一种支架的研究证据有限，故目前多依据临床经验来决定矫形器的选择。适应性坐姿对改善一些患脑瘫儿童（GMFM 水平Ⅳ及Ⅴ）的功能是关键的，包括喂养及言语，改善生命质量，阻止继发性问题进展，如脊柱侧弯，以及提供安全独立的活动机会。

（3）张力治疗：早期张力治疗的目的是阻止矫形科的并发症，如屈曲挛缩，以便回避之后可能需要矫形外科手术需要。张力治疗的计划包括口服药物，肌内注射肉毒素、苯酚或酒精神经阻滞，鞘内注射巴氯芬，及选择性脊髓后根离断术（SDR）。显著痉挛和/或张力障碍的儿童可能得益于这些治疗的组合：

1）口服药物：治疗痉挛性及张力障碍的口服药物包括巴氯芬、地西泮、苯唑安定、丹曲林、替扎尼定及其他针对肌痉挛 α_2- 肾上腺激动剂及左旋多巴 – 卡比多巴、苯海索。

2）肉毒毒素、苯酚及酒精：传统上，苯酚及酒精已被注射到运动点或在运动神经上，用来减少痉挛状态。治疗的指征包括改善对痉挛状态的照顾、改善步态及治疗继发于痉挛状态的疼痛，但存在慢性疼痛或感觉障碍风险。肉毒毒素已成为神经肌肉阻滞规程的选择，因其易操作、副作用低及起效快速。它在神经肌肉接头处与释放乙酰胆碱相互作用。使用肉毒毒素的主要限制是疗程相对短（从起始注射后达到 3 个月）及有限数量的肌肉能够一次接受注射。有两个血清型（A 及 B）当前适合临床使用，且它们的剂量及作用的期限不同，目前已有剂量指引共识。

3）鞘注巴氯芬：巴氯芬是 GABA 激动剂，它的激动部位是脊髓。能够给予鞘内注射小的剂量以达到最大的益处及限制副作用。单独巴氯芬鞘内注射的作用仅持续数小时，所以，它通过持续的泵注给药。

4）选择性脊髓后根离断术（selective dorsal root amputation，SDR）：SDR 是一个治疗痉挛性脑瘫的神经外科规程，对张力障碍无效。它涉及从 L_2 至 S_1 或 S_2 水平割断背根脊神经根。但每个中心针对切断神经根数量及其他程序问题不同。理想 SDR 候选者为早产儿童，患痉挛性双瘫，活动能力受限或没有躯干无力。手术之后数周，多数儿童可出现显著无力，最大程度的功能改善要到术后 6~12 个月才发生。SDR 之后的功能改变随时间持续。值得注意的是，儿童行 SDR 人数显著减少，而鞘内注射巴氯芬人数在增加。少有研究对比 SDR、鞘内注射巴氯芬或矫形干预的疗效。

（4）矫形外科治疗：脑瘫患儿肌肉骨骼问题包括髋关节半脱位及脱位、脊柱侧弯及其他脊髓畸形、屈曲挛缩、脚及踝变形、手及手臂变形、腿旋转变形、手及手臂变形、下肢不等长、高位髌骨、骨质减少及骨折、关节疼痛、术后肥大性骨化。临床步态异常包括蜷缩步态及膝僵硬步态。矫形外科是多数这些问题治疗方法的选择之一。总的来说，除非结构问题确实需要早期手术来确保功能，矫形手术常在 5~8 岁之后，腿的所有方面的畸形可在同一个时间处理（多水平的手术）。

（5）相关问题：儿童脑瘫相关健康问题包括骨质减少、口腔运动失调、胃食管反流、失禁、便秘、流涎、惊厥发作及疼痛等。

1）儿童脑瘫患儿的骨质减少是因骨矿化作用生长速率慢，治疗包括维生素 D 和钙添加，及站立计划。

2）口腔运动失调征象包括唇闭合差、流涎及无能力处理分泌、吮吸差、缺少年龄相适应咀嚼、强直性咬和伸舌、喂养时咳嗽及作呕、处理不同质地食物及稀的流质困难。流涎治疗需要个体化，包括行为疗法、药物、注射肉毒毒素及外科手术。甘罗溴铵是常用的药物，腺体内肉毒毒素注射是个相对新的干预措施，外科手术干预包括唾液腺切除及唾液管道结扎。

3）喂养问题在脑瘫儿童中常见，与健康情况差及营养指征高度相关。患有严重口腔运动失调的儿童也许需要肠道喂养以保持合适营养；胃食管反流在神经损伤儿童当中常见，也常与营养差及口腔运动失调，及误吸危险相关联。给予少量、稠厚的喂养及姿势矫正也许能改善胃食管反流；持续胃食管反流的儿童需药物来减少胃酸、中和胃酸或增加肠蠕动性。患严重胃食管反流婴儿可能需要 Nissan 胃底折叠术。

4）大部分脑患儿的如厕训练年龄显著地延迟，约 1/3 脑瘫儿童有排泄失调。治疗需要个体化，主要涉及使用抗胆碱能药物，在个别病例，需要间断地插管；慢性便秘是很常见疾病状况，发病率为 70%~90%。治疗慢性便秘及继发性嵌塞包括评估上厕所姿势及坐姿的调整，分析行为问题、使食物改变，对有嵌塞的儿童实施"清除"计划（灌肠、口服刺激剂或聚乙二醇），及开始每天维持计划（添加纤维及流质，矿物油、山梨醇、乳果糖或聚乙二醇）。

5）基于脑瘫的解剖类型及是否合并智力障碍，脑瘫儿童癫痫发病率显著不同。20%~40% 患脑瘫及智力障碍儿童患癫痫。儿童患四肢瘫的更易患癫痫，且更难控制；疼痛关注是重要的，但此类研究偏少。

6）儿童患脑瘫疼痛的评估是困难的，因他们可能与沟通或认知缺陷相关。有研究分析了 43 个家庭，67% 的父母报告他们的孩子在过去 1 个月里有疼痛。辅助牵张是日常最常与疼痛相关联的生活活动。

（6）补充及替代疗法：补充及替代疗法（complementary and alternative medicine，CAM）在儿童患慢性病及残疾中常用，包括脑瘫。56% 脑瘫患儿的家庭使用一个或更多 CAM 治疗。患四肢瘫不能自由活动的儿童更常使用 CAM 治疗。研究报道常用的补充及替代疗法包括顺势疗法、针灸、中药、高压氧、经颅电刺激（transcranial electrical stimulation，TES）、颅骶治疗、按摩疗法、水疗等。目前，少有针对脑瘫儿童强的 CAM 研究。

（7）发育及精神健康问题：脑瘫也许出现合并注意力缺陷多动障碍（ADHD）及学习障碍或患有智力障碍。青少年脑瘫患者与他们的同辈相比较自信心更低，在社交上更易被孤立。虽然，他们认为有朋友非常重要，但在校外与他们朋友的联系是有限的。

三、脊柱裂

脊柱裂（spina bifida）可影响儿童的诸多器官及功能,脊髓脊膜膨出症（myelomeningocele, MMC）及相关神经管缺陷（neural tube defects, NTDs）是最常见的影响孩子的复杂畸形。

（一）定义与流行病学

脊髓畸形发生在胚胎发育早期。脊柱裂包括开放性脊柱裂与隐性脊柱裂。在美国,当前活产婴儿脊髓脊膜膨出症的发生率为 0.2‰。有研究分析中国 30 个县（市）1993~2000 年神经管缺陷（NTDs）在出生人群中患病率及变动趋势,发现总出生人群中的神经管畸形率为 10.63/10 000,其中无脑儿及脊柱裂所占的比例较高,分别为 44.3% 及 41.3%。1993~2000 年神经管畸形率呈显著下降的趋势。近年国内也有文献报道国内某些地区的神经管畸形的发病率,如广西省 2006~2011 年六年间围产儿的 NTDs 发生率为 4.77/10 000；也有文献报道山东省围产儿 NTDs 发生率由 2008 年 2.9/10 000 下降到 2013 年的 1.5/10 000,各地区不尽相同。

造成 NTDs 的多种危险因素包括食物、环境及遗传因子。详细的营养研究以及实验室研究指出叶酸可能是介质,也有强的证据支持遗传是 NTDs 的危险因子。其他怀孕过程中已知的危险因子包括高热、丙戊酸、卡马西平、暴露在高剂量维生素 A、母亲糖尿病及肥胖。染色体异常,如 13-三体及 18-三体异常,及一些其他综合征能够出现脊柱裂。当一个母亲有了一个患 NTD 的孩子,再发的风险是 2%~4%。如有两个孩子患 NTDs,则风险增至 11%~15%。

（二）临床表现

开放性脊柱裂包括脑膜膨出（meningocele）及脊髓脊膜膨出症（myelomeningocele）。隐性脊柱裂的缺损隐藏在皮肤下,最常见的类型是腰骶部脊柱后弓孤立的融合失败,在普通人群当中是一个非常普遍（15%~20%）的现象,且多无临床表现。许多这一类型的患儿在低位腰骶皮肤或皮下组织有异常,如深的骶骨的浅凹,血管瘤,一小片的毛发,一团脂肪。脂肪性脊膜膨出,团块仅包括单独脂肪组织。脂肪瘤型脊髓脊膜膨出也包括了一些脊髓。其他闭合性脊柱裂的例子可能是简单的神经管闭合不全状态,如终丝牵拉、硬膜内脂肪瘤、永存终末腔、皮下窦道或更复杂畸形如脊柱纵裂。其他脊柱畸形与脊索形成相关,包括尾部发育不全及脊柱节段性发育不全。假如脊柱缺陷是位于胸部水平,很可能对运动有很大限制或下肢不能活动。多数患有骶部缺陷儿童的活动性预后好。当缺陷发生在腰部,较难决定预后,应视具体椎体受损情况。无脑畸形是最严重的 NTDs 形式。

（三）评估

孕妇筛查包括三个指标筛查（α-甲胎蛋白、人绒毛膜促性腺激素及非结合雌三醇）。常规筛查在孕 15 及 18 周进行。假如母亲 α-甲胎蛋白水平增加,可能怀孕开放性脊柱裂早期诊断或无脑儿将应行高分辨率超声检查。这一检查能够帮助分辨其他相关异常,如脑积水（hydrocephalus）、Chiari 畸形（Chiari malformations, CM,又称小脑扁桃体下疝畸形）及脊柱畸形（spinal deformity）。美国妇产科医师学会（American College of Obstetricians and Gynecologists, ACOG）指引指出假如 α-甲胎蛋白水平增高应行羊膜腔穿刺术。在羊水中高水平的 α-甲胎蛋白及乙酰胆碱酯酶能够确诊 NTDs。虽然并不推荐孕期常规检查,但是 MRI 可能对缺陷及相关畸形提供更详细的评估。

（四）治疗

运动处理的主要目标是独立行走及自我照顾，使功能最大化。为了达到这些目标，患儿需要一个合适的姿势，且可能需要轮椅协助行走，运动范围需要终生关注。

合适的姿势依赖于合适的矫形外科和术后功能。治疗计划应尽可能跟随正常发育阶段，如从直立姿势、站立到活动。患腰及胸高位缺损的儿童在 12 月龄使用站立器能够帮助建立直立姿势。约在 2~3 岁，高位腰部缺损的儿童，需要高水平的矫形及步态训练以获得独立运动能力，使用轮椅可提供独立的活动性。周期性的躯体及职业治疗评估是所有患脊髓脊膜膨出症治疗的一部分，评估内容包括运动范围、肌力及功能。脊髓脊膜膨出症规范化的物理及职业治疗评估应于婴儿期开始提供。

总的来说，外科手术针对胎儿期开放性脊柱裂是无效的。脊柱缺陷的胎儿手术确实可减少脑积水的发病率，但对感觉运动功能没有明显效果。剖宫产对比阴道分娩是否有益，尚存争议。

（五）预防与管理

1. 预防　现已认识到叶酸添加可有效地减少 NTDs。美国食品药品监督管理局（FDA）自 1998 年 1 月开始强制性用叶酸强化谷类后，脊柱裂发病率从 1991 年至 2001 年减少了 20%。故建议所有孕期妇女每天服用 0.4mg 叶酸。有高风险妇女应该每天服用 1~4mg 的叶酸，高风险妇女指有生产过 NTD，具有肥胖、糖尿病或服用丙戊酸或其他抗癫痫药物的相对风险的妇女。避免其他已知致畸物，如酒精、高剂量维生素 A、异维 A 酸或阿维 A 酯也是重要的。中国妇女妊娠前后每天服用叶酸 0.4mg 能降低婴儿患 NTDs 危险。产前诊断和人群干预相结合是降低神经管缺陷发生的有效措施。

2. 初期保健　出生后心肺功能稳定，应进行仔细体检。避免脊柱裂的囊包损伤是重要的。如果囊包是开放的，须立即关闭。当缺损完整并覆盖皮肤，可在数天或数周之后关闭。初始评估应包括完全神经学检查（包括上下肢运动观察）及使用针刺评估感觉功能。这一检查可能帮助预测将来运动功能。骨骼检查可能揭示脊柱及下肢畸形。假如孩子有其他与缺失不相关的躯体异常，染色体分析及遗传学咨询应被执行。

3. 多学科保健　由于此病涉及多种健康问题且十分复杂，要求由多学科的专家关注并处理。神经外科专家关注在新生儿期关闭缺损及处理脑积水。肾盂积水须紧急手术，而尿及大便失禁可延迟到学龄前。矫形问题罕见，需紧急处理。对关节及脊柱侧弯的控制及处理需动态跟踪。发育问题可能出现在任何年龄，严重发育延迟需在婴儿期关注，轻度学习问题可能在青少年期才显著，故各年龄段都应当时刻关注。

【专家提示】

● 脑性瘫痪或脊柱裂的治疗方案已经从强调病理生理的治疗（例如：痉挛性）及损害（例如：关节挛缩），转移到强调改善功能技能并便于参与到社区活动中。
● 处理患运动障碍如脑瘫和脊柱裂儿童的目标是通过为早期运动进步提供便利，以期达到最高可能的生命质量。
● 改善步态质量及效率，阻止继发问题，治疗相关健康疾病。
● 鼓励儿童终生的自我决定和独立发展。

（陈文雄）

第二节　语言及语音障碍

【导读】

　　语音、语言障碍是儿童期常见的发育障碍,可影响儿童将来的阅读、写作、学业和社交能力。早期发现语言、语音障碍并及时进行干预尤为重要。本节重点讨论语音、语言障碍的病因、临床表现、诊断及治疗。

一、语言及言语发育

　　语言(language)是人脑的高级功能,人类在对现实世界进行互动体验,并在此基础上经过认知加工逐步形成范畴、概念和意义,再用约定俗成的特定符号将其固定下来,从而形成语言。言语(speech)是表达性语言在口腔中的运作过程,是由呼吸、喉部、软腭和构音运动的复杂协调所产生的。因此,语言是人类经过互动体验和认知加工的产物,其产生需要具备生理基础、认知基础和社会互动基础。

　　(一)语言发育的生理基础

　　1. 听觉系统　声音由外耳耳郭进入外耳道,外耳道与耳膜连接,声音撞击耳膜;随后声音传入中耳中的三块听小骨,放大声音能量。镫骨与内耳卵圆孔连接,声音再由此传入内耳;声音在内耳中将声音能量转换成液体波动,液体振动会转换成电流信号,传入第八对脑神经(即听神经),再进入脑干的听觉神经核,最后上达大脑的听觉中枢进行声音意义解读。

　　2. 言语产出系统　言语产出系统包括四个组成成分:呼吸(respiration)、发声(phonation)、构音(articulation)与共鸣(resonation)。呼吸的气流提供说话的动力来源,喉头(larynx)内声带连续打开与闭合的振动动作,会制造声音;而舌、嘴唇、牙齿、脸颊、硬腭、软腭、下颌等构音器官的动作变化则会产出语言中的各个语音。构音器官的动作也会改变发声声道(即口腔、鼻腔、喉头)的大小与形状,并将这些发声声道连接在一起,声音被调整与修饰即是共鸣。这些说话的过程都是在瞬间自动发生的。

　　3. 中枢神经系统　在语言理解部分,听觉信息从耳朵接收后传至颞叶(temporal lobe)侧脑裂底之 Heschl 横颞脑回,再将语言信息传至左半脑颞叶的维尼克区(Wernicke's area)。角回(angular gyrus)与顶叶的上缘板脑回(superior lamellar gyrus)负责协助维尼克区处理这些信息。其中上缘板脑回(supramarginal gyrus)负责语法处理,而角回则负责词汇提取。在语言表达部分,维尼克区制定信息,经由拱形神经束(arcuate fasciculus)传至额叶(frontal lobe)的布鲁卡区(Broca's area)。布鲁卡区再设计相对应的言语动作模式,进而传送至运动皮质区,再将神经冲动传至说话器官的肌肉,产生说话的动作。

（二）语言发展的认知基础

认知发展强调词汇或语言是一种符号系统，可以在"去情境"中以符号表示实际的人、事、物。另外，幼儿在学会语言符号之后，可以将其当作工具，影响周围世界，获得个体满足。因此，幼儿发展出这些原则与概念方能真正学习语言符号系统。很多学者的研究阐述了感觉运动期的认知发展与语言发展之间的对应关系，包括：

1. 物体永存（object permanence） 与不存在、消失、再现等早期的语意功能有关；使幼儿得以发展出第一个表达性词汇。

2. 因果关系 幼儿使用词汇或话语表达自己的意图，以满足需求；因果关系概念的发展与动词及语意关系的理解相关。

3. 手段－目的 此概念的建立对沟通意图发展特别重要，也与双词结合期的出现密切相关。

4. 模仿（imitation） 模仿能力与9~10个月婴儿的手势沟通发展显著相关，也反映幼儿具备真正理解符号功能的能力。

5. 游戏（play） 10~13个月婴幼儿的物品游戏能力与语言之间具有显著相关，在游戏中能多样地变换使用物品的幼儿，其语言发展较为迅速。

（三）语言发展的社会互动基础

婴幼儿早期的社会互动经验会塑型之后的语言发展。研究证实，婴幼儿已展现社会参照（social referencing）、共同注意（joint attention）、情绪调控（emotion regulation）以及注意他人的社会意图（noting another's social intent）等能力。这些能力让婴幼儿具备注意周围环境中的人所提供的沟通信息，进而调整自己的动机状态以配合成人所架构的沟通互动情境，并从中接收语言信息，发展出语言及沟通能力。从婴儿诞生开始，照养人与他们就已建立很多复杂的社会互动活动，包括：喂养、洗澡、换尿片、穿衣、哄睡、逗弄等日常活动。照养人架构了一个有利于语言发展的互动方式，包括：物品注意、共同关注、轮替等能力，此互动方式可满足社会互动需求，并通过发出声音或使用手势动作发展出下列沟通功能：拒绝；要求物品、动作或社会互动；引起照养人注意某个物品或事件。

（四）语言及语音发育

语言包括语音（phonology）、语义（semantics）、语法（grammar）、语用（pragmatics）等基本要素。语音是语言符号系统的载体，由呼吸器官、喉部和声带、口腔、咽腔、鼻腔等发音器官通过复杂的构音活动而产生——呼吸所形成的气流压力使喉部的声带振动，从而产生了声音；来自喉部的声音和气流一起，由软腭引导到鼻腔或口腔，并经其他构音器官（如舌、唇、牙齿、下颌）的塑型产生语音。语音具有音高、音强、音长、音色等物理特性。语义是不受语境影响的词语、句子本身的认知意义，语义的掌握与儿童对事物本质和事物之间关系的认知有关。语法是自然语言中控制子句、词组以及单词等结构的规则，简言之就是句子、短语、词汇的结构和规则。语用是人们运用语言在一定的语境中进行交流，除熟悉语音、语法外，还要求交流者能根据特定语境进行准确表达和理解。

语音的习得是语言发育的一部分，涉及元音和辅音的发音规则、声母和韵母结合的规则、声调的发音规则等。即儿童在发展词汇时需要使用正确的音韵形式将该词汇表达出来，因此语音是与词汇或语义同时发展的。儿童口语的学习需要听取环境中的语言输入，方能建立词汇的声音或音韵形式的表征，再以构音器官动作的协调与控制将记忆和表征的音韵重现出来。

构音是一种肌肉、动作控制与协调的行为,需由胸腔和肺部吐出气流,穿过声带产生振动,在经过咽喉、鼻腔、软腭、硬腭、舌、齿、唇等构音器官的修正之后发出不同的声音。婴儿生后前几个月最常发出的声音是哭泣、咕噜和尖叫声等,这些都是构音动作发展的基础。当婴儿察觉他人对其发出的声音有回应时则会增加发声的次数,进而自我探索各种口腔动作所产生的声音。随后进入咿呀学语与声音的玩耍,逐渐掌控构音时的口腔动作,再加上知觉表征对音韵形式越来越熟悉,使其发出的语音更准确。

儿童语言的可理解性随年龄增长逐渐完善,同时也随儿童的认知发育、呼吸和构音器官的协调运动完善而逐渐发展,具体如下:①1.5~2 岁,发展 25%~50%,熟悉的人理解 50%,不熟悉的人理解困难。②2~3 岁,发展 50%~75%,仍有较多的发音错误,但总的信息能理解。③4~5 岁,发展 75%~90%,当知道谈话主题时,完全能被理解,个别发音仍有错误。④5 岁以后,发展 90%~100%,完全能被理解,个别发音仍有错误。

二、语言障碍

(一)概述

语言障碍(language disorders)是指某人存在表达性语言(分享自身的观点和想法)、感受性语言(理解他人所说的内容)或应用性语言(语言的社交应用,如目光接触、解码非语言的信息、礼貌的请求、保持话题等)方面的困难。语言迟缓(language delay)指发育过程中的儿童其语言发育遵循正常顺序,但未达到与其年龄相应的水平,表现为年幼儿童的语言特征。语言迟缓是 2 岁时最常见的发育性问题之一。

国外报道,2 岁儿童语言迟缓的发生率约为 15%,学龄前儿童语音障碍的发生率为 10%~15%,学龄儿童为 6%。国内上海市(2005 年)的流行病学调查结果显示:24~29 个月的男女儿童语言发育迟缓的检出率分别为 16.2% 和 15.2%,30~35 个月为 8.3% 和 2.6%。

(二)病因和发病机制

1. 特发性语言障碍(specific language impairment) 又称发育性语言障碍(developmental language disorders)。患儿语言能力明显落后于非言语认知发育水平,但不存在感知觉和神经系统的异常。原因和发病机制不明,可能原因包括:

(1)遗传因素:*FOXP2* 是第一个被确认与语言言语障碍有关的基因,尽管目前 *FOXP2* 在言语运动障碍的病因中的具体作用尚不清楚,但已经确定的是该基因在负责精细运动的大脑区域发育中尤其重要。靶基因监测提示,*FOXP2* 编码蛋白可调控位于 7 号染色体上的 *CNTNAP2* 基因,*CNTNAP2* 编码了一种轴突蛋白,这种蛋白负责钾离子通道的定位而进行神经发育,并且在轴突 – 神经胶质细胞交流中发挥重要作用。*CNTNAP2* 的多种变异已经被证实与孤独症、抽动秽语综合征、精神分裂症、癫痫、ADHD 以及学习障碍等一系列神经发育性疾病相关。*FOXP1* 的破坏导致了运动及言语发育的延迟。*FOXP1* 像它的搭档 *FOXP2* 一样,可能在语言言语发育中神经回路中发挥作用。

(2)大脑发育在语言障碍儿童和典型发育对照儿童的额下回的左侧盖后角部、左侧后颞上回和皮层下纹状体三个区域中均观察到了脑结构和功能上的差异。这种差异在不同的研究中表现不一:容积的增加或减少,活性减低或过度激活。近十年,神经成像研究证实:额下回和后颞上回的关键语言区域、壳核和尾状核都在程序记忆和动作意图等认知处理过程中起关键作用,语言障碍患儿的大脑在这些核心"语言"区域(额下回/后颞上回)活性减低。此外,在典型发育个体的生命早期,就可发现左侧大脑半球在额下回和后颞上回区的结构和功能不对称,但是语言障碍儿童的左侧大脑结构不对称性减低,并未在核心语言区展现出典型的左侧功能不对称性。

2. 继发性语言障碍　影响语言发育的生理、认知和社会互动因素均可导致。

(1)听觉障碍:我国现有0~6岁听力残障儿童13.7万,其中以重度和极重度为主。听觉障碍在新生儿中的发生率为0.1%~0.3%,在语言发育异常儿童中的检出率至少达1%。听力丧失儿童所能感知的语音取决于听力丧失的程度和音频范围。轻度听力丧失者难以识别某些高频音,尤其是在背景噪声中。中度听力丧失者对大多数语音甚至全部语音的识别都有困难,重度和极重度听力丧失者基本无法听到语音。听觉障碍儿童的语言发育状况受听力丧失的程度、干预的年龄、干预的连续性等多种因素的影响。分泌性中耳炎对儿童的语言发育也有一定的影响。

(2)智力障碍/发育迟缓:轻度智力障碍患儿的语言发育基本遵循正常儿童的语言发育顺序,但发育速度比较缓慢,词汇和语法技能差;中度~极重度智力障碍儿童常有异常的生物学因素,如遗传代谢性疾病或神经系统疾病等,如21-三体综合征、脆性X综合征和Williams综合征都表现出一定的语言发育异常的特征。

(3)神经系统疾病:各种累及语言中枢的器质性病变如脑炎、脑血管病变、脑外伤、脑发育不全等均可导致不同程度的语言发育障碍。Landau-Kleffner综合征是一种获得性癫痫性失语,表现为语言能力的倒退;随癫痫症状的改善,语言功能可逐步恢复。通常在5~7岁起病,脑电图有异常表现,但影像学的表现不确定。

(4)孤独症谱系障碍:虽然DSM-5不将语言障碍作为孤独症谱系障碍(ASD)的诊断标准,但ASD患儿普遍存在语用技能差,难以发起和保持话题或根据情景改变谈话主题的问题。

(5)环境:不利于儿童语言发育的环境因素主要涉及家庭缺乏语言交流的环境,或家长语言贫乏,词汇或句型过于单一,对孩子缺乏应有的应答。儿童过多使用屏幕媒介,如电视、电脑、IPAD、手机等,不利于早期(18个月前)的词汇发育。

(三)临床表现

1. 语言方面　语言能力的欠缺在口语交流、文字交流、符号交流时表现明显。语言障碍往往影响词汇和语法,而这些影响又限制了谈话交流的能力。语言障碍的儿童可能存在开口延迟;他们的词汇量以及词汇多样性都低于预期;他们的句子较短而且不复杂并会有语法错误,尤其是在过去时态。可能擅长通过上下文来理解意义,但却存在词汇提取困难、贫乏的语言解释、在符合儿童年龄和文化情况的同义词、多义词、双关语理解力上的缺陷。儿童在服从长指令、详述一连串语言信息(如记住一个电话号码或一个购物清单)以及记忆新的声音序列中出现困难,交流困难则体现在陈述关键的事件信息和讲述有条理故事的能力不足。

2. 行为方面　大多表现为社交回避,注意力难以集中(尤其在语言学习和交流的情景下)、攻击性行为增多、情绪波动,甚至自我伤害。

3. 学业成就　以语言为基础的学习困难危险度增加(听、读、写)。

(四)诊断与鉴别诊断

1. 诊断标准　DSM-5诊断标准见表6-2-1。

表 6-2-1　语言障碍的 DSM-5 诊断标准

诊断标准	A. 由于语言的综合理解或合成方面的缺陷,导致长期在各种形式的语言习得和使用中存在持续困难(即说、写、手语或其他),包括下列情况: (1)词汇减少(字的知识和运用); (2)句式结构局限(根据语法和词态学规则,把字和词连在一起形成句子的能力); (3)论述缺陷(使用词汇和连接句子来解释或描述一个主题或系列活动或对话的能力)。
	B. 语言能力显著地、量化地低于年龄预期,导致在有效交流、社交参与、学业成绩或职业表现方面的功能受损,可单独出现或任意组合出现
	C. 症状发生于发育早期
	D. 这些困难并非由于听觉或其他感觉的损伤、运动功能失调或其他躯体疾病或神经疾病所致,也不能用智力缺陷或全面发育迟缓来更好地解释

2. 鉴别诊断

(1)语言的正常变异:语言障碍需要和正常的发育变异相鉴别,在 4 岁以前很难区分。当评估个体的语言损害时,必须考虑到语言在地域、社会或文化 / 种族反面的变异。

(2)听觉或其他感觉的损害:作为语言问题的首要病因,需要排除听觉损害。语言缺陷可能与听力损害、其他感觉缺陷或语音 – 运动缺陷有关。

(3)智力障碍:语言延迟是智力障碍的常见特征,需待儿童能够完成标准化测评时方可给予明确诊断。

(4)神经系统疾病:语言障碍的获得可能与神经系统疾病有关,包括癫痫。

(5)语言退化:3 岁前儿童的语言和语音丧失可能是孤独症谱系障碍或特定的神经系统疾病的标志,例如获得性癫痫失语综合征。在 3 岁以上儿童中,语言丧失可能是惊厥发作的症状,所以诊断性评估对于排除癫痫的存在很有必要。

(五)治疗与干预

语言障碍的干预必须以评估为前提,评估内容包括认知、听力、口腔结构和功能、行为等。对于前语言阶段的儿童,尤其推荐象征性游戏测试(symbolic play test, SPT),以了解幼儿的非言语象征性思考能力和早期概念的形成,从而合理地判断幼儿的语言潜能。

儿童语言治疗的主要目标是在日常交流和教育环境中提供儿童可能进行信息沟通的途径。因此,目标的制定依据儿童的年龄、语言障碍的严重程度和病因等因人而异,但有效的干预必须由家庭成员和干预者在治疗场景之外提供有效的支持。

1. 家长培训　通过家长培训向家长传授有关语言障碍的原因、表现和干预的原则和方法,积极争取家长为孩子营造最有利于其语言发育和沟通的家庭环境,如:与孩子面对面交流;积极参与孩子的活动,并逐渐对活动作一些小小的修改;选择孩子有兴趣,但又需要你一些帮助的游戏或活动,与孩子一起做;创造机会让孩子提出请求,比如玩具够不到;吃的东西每次只给一点点;给孩子二选一的选择;对常规的活动做一些小改动;解释或评论孩子的活动,建议新的活动等。

2. 幼儿的语言干预　以游戏形式为主的治疗可能更易使 3 岁前儿童获益,因为在游戏中儿童和家庭成员创造了丰富的语言交流的环境,儿童新的沟通行为也在半结构化的游戏场景中得以强化,同时也为父母示范了在家庭中可以开展的语言刺激活动。该年龄儿童的语言治疗不建议以认卡片或认单词的形式进行,同样电视或 DVD 的方式也不利于促进其词汇学习和沟通技能的获得。语言治疗形式可概况为"3A":①让儿童作引导(Allow),即参与到儿童有兴趣的活动中,并围绕此活动与儿童进行交流。②调整自己的说话方式(Adapt),与儿童面对面,并保持视线基本在同一水平;通过慢速、简单、重复和伴手势的表达方式,使儿童更容易理解治疗师/父母的语言;解说儿童所发出的声音、动作或手势;必要时可结合场景进行适当的提问。③增加新经验和词汇(Add),通过示范和提示增加儿童新的游戏内容和游戏方式,并在交流中增添新的词汇和内容,如命名人和物,描述人、物、场景,谈论感受,解释可能的原因,展开联想或推测等,也可对儿童的表达进行扩展和延伸。

3. 前语言阶段的干预 处于前语言阶段的儿童尚不能用单词交流,干预的目标是利用儿童所具备的非言语沟通技能如手势、姿势、特殊的手语等,建立一个可靠的沟通方式。当儿童已经建立起表达基本需求的可靠方式时,非言语的技能被延伸,可最大限度地促进表达性语言的发育。治疗师应在儿童采用非言语形式表达的同时帮其"配音",既帮助儿童沟通成功,又使其聆听到想表达的语言。随着沟通技能的提高,绝大多数儿童的口语发声也增加。

4. 辅助沟通系统 对于严重语言障碍,理解或口语产生困难的儿童,可以根据各自的情况使用手语、交流板或交流手册进行沟通。交流板或交流手册是将日常生活中的活动通过常用的字、图片或照片显示出来,以便借此进行沟通。电子交流装置也可酌情选用。

（六）预后

2 岁时语言迟缓的儿童,在 3~4 岁时约 50% 语言发育达正常范畴,至少 50% 表达性语言迟缓的儿童不能自发地解决自身的问题;相当比例的儿童,尤其是感受性语言损害的儿童,难以摆脱语言的困扰,因而导致认知、读写能力、行为和精神问题的危险性更大。在语言接受能力上有问题的儿童比那些主要在语言表达上有问题的儿童预后差,他们在治疗上更为对立违抗,并且往往可见阅读理解困难。在儿童发育早期(3 岁前)进行干预将明显降低语言障碍的短期和长期的不良影响。

三、语音障碍

（一）概述

当个体因嗓音、流畅度或构音与正常标准明显不同,且引起他人的关注时,称之为语音障碍(phonological disorder)。语音障碍通常不是器质性、结构性、神经性或听力损失等所致,属于遗传性,大多与功能性的语音错误学习有关,具体原因尚不确定。学龄前儿童语音障碍的发生率为 10%~15%,学龄儿童约为 6%。

（二）临床表现

1. 嗓音 嗓音问题可以是功能性或器质性,表现为音质、音量、音调的异常。最常见的是声音嘶哑,持久或进行性的声音嘶哑需要进一步纤维镜检查,以发现咽乳头状瘤、先天性声门蹼或声带结节等问题。嗓音柔软或缺如、低弱、喘息样的哭声则为声带麻痹的表现。

2. 可理解性 包括构音和共鸣。构音问题是儿童期更常见的问题。儿童在学习讲话时的典型表现是将成人的讲话简化,如将"脸 /lian"说成"眼 /yan"。这样的简化在 24 个月时应该开始减少,36 个月时在没有神经肌肉异常的儿童中应该消失。持续的言语问题可能提示某些发音的学习或构音的协调存在困难。音节首辅音是普通话儿童语音习得中最容易出现错误的部位,在各年龄组中最常发生的、最典型的三种错音类型是"发音部位前置"(如将"公公"说成"东东")"发音部位后置"(如将"东东"说成"公公")及"塞音化"。"塞音化"随年龄增长消失得很快,而"发音部位前置"则持续时间比较长。共鸣问题则着重表现为鼻音过重或过轻,鼻音过重要考虑腭裂、黏膜下腭裂、神经肌肉功能障碍影响软腭功能;发声中无鼻音产生则应可能与增殖体肥大有关。

3. 流畅度　儿童时期出现的口吃现象并非真正意义上的口吃,一般称为"发育性不流利",是指发生于5岁前暂时的言语不流利现象,表现为言语间断、重复和延长等现象,主要发生的时期是儿童开始学习语法,将单词组合成句子的时候。当儿童熟练掌握了句法规则,能够完整说出一句话的时候,口吃就自然消失了。大约80%患有发育性不流利的儿童可以自然恢复。关于口吃的成因有多个理论模型,比较适合儿童的是"要求和能力模型",它认为当环境对儿童讲话流利的要求超出了儿童的认知、语言、运动或者情感能力时,口吃就产生了。

(三)诊断与鉴别诊断

1. 诊断标准　根据DSM-5的诊断标准见表6-2-2。

表6-2-2　语音障碍的DSM-5诊断标准

诊断标准	A. 持续的语音生成困难影响了语音的可理解度,或妨碍了信息的口语式交流
	B. 该障碍导致了有效交流能力方面的局限,干扰了社交参与、学业成绩或职业表现,可单独出现或任意组合出现
	C. 症状发生于发育早期
	D. 这些困难并非由于先天的或获得性疾病所致,如脑瘫、腭裂或听力丧失,创伤性脑损伤、其他躯体疾病、神经疾病

2. 鉴别诊断

(1)语音的正常变异:在诊断之前应该考虑到地域、社会、文化/种族的语音变异。

(2)听觉或其他感觉器官的损害:听觉损害或耳聋可以导致语音异常。语音生成的缺陷可能与听觉损害、其他感觉缺陷或言语-运动缺陷有关。当语音缺陷超出了通常与这些问题相关的那些缺陷时,可以给予语音障碍的诊断。

(3)结构缺陷:语音损害可能由于结构缺陷所致(例如:腭裂)。

(4)构音障碍:语音损害可以归因于运动障碍,如脑瘫。神经系统体征以及特别的声音特点,可以鉴别构音障碍和语音障碍,尽管在幼儿中鉴别较为困难,特别在没有或只有极少的全身运动参与时。

(5)选择性缄默症:语言的有限使用可能是选择性缄默症的标志,这是一种以在某个或更多背景或环境中语音缺乏为特征的焦虑障碍。有语音障碍的儿童由于感到尴尬,有可能出现选择性缄默症,但是许多有选择性缄默症的儿童在"安全"的环境(例如在家里或与亲密朋友一起时)中语音正常。

(四)治疗与干预

1. 正确应对正常言语发育进程中的发音错误　音节首辅音的出现和习得是有一定

规律的,对于儿童刚出现或尚未习得的辅音,不应急于去纠正,而是应该帮助其学习。建议家长慢而清晰地对孩子说话;当孩子所说的话不清楚时,不要为了纠正孩子的发音而打断他/她讲话;可在孩子说完后,重复他/她的错误发音,然后将正确的发音示范给他/她听。

2. 言语治疗　当儿童的言语可理解性或音节首辅音的出现和习得明显落后于正常年龄范畴时,则应进行专业的言语治疗。治疗应在言语评估的基础上,根据辅音发音错误的特征进行个体化的治疗。治疗的原则是在儿童能够分辨正确和错误发音的基础上,循序渐进地进行音素水平、音节水平、单词水平和句子水平的治疗。如果儿童存在构音器官运动协调的障碍,则应进行相应的口腔功能训练如吹、吸、舌体运动等,以提高口腔的本体感觉,改善构音器官的协调运动。

3. 发育性不流利的治疗　一般不需要特别治疗,但需要为儿童营造一个温馨的语言环境,帮助其顺利渡过这一时期。建议家长采取以下方法:

（1）不要刻意提醒或指出孩子讲话不流利。

（2）耐心倾听孩子讲话的内容,及时对他讲的内容作出反应,而不是指出他的口吃。

（3）让孩子用自己的词汇慢慢将想要表达的话说出来,不要打断,也不要催促他;在他实在找不到词汇时,适当给予一些提示。

（4）在孩子讲完话后,等待 1~2 秒,再慢慢地、平静地作出应答。

（5）每天至少花 5 分钟时间与孩子谈话,做到语速缓慢、语言简单、轻松愉快。目的是示范慢速、流利的言语,帮助孩子句法规则的掌握。

少数儿童除了说话不流利外,还伴随以下情况,可能提示容易发展成慢性口吃,应及时向专业人员求助:口吃时伴随面红、面肌紧张或呼吸不畅、身体抽动、眨眼等;伴随躲避行为,如排斥打电话、发言、与陌生人说话等;孩子很介意自己口吃;有家族史。

（五）预后

大多数语音障碍的儿童对于治疗反应较好,随着时间推移,语音困难好转,而且这些障碍可能并非终生存在。然而,当语言障碍同时存在时,语音障碍的预后较差,且可能合并有特殊学习障碍。

【专家提示】

- 语言障碍指儿童在理解和/或使用口语、书面语言或是其他符合系统时有困难,语言发育偏离了正常的顺序,包括语言理解、语言表达和语言信息处理异常。语音障碍指语音产生能力受损,包括构音、嗓音、共鸣异常。流利障碍指语言表达时的节律、韵律、流利性的异常。
- 目前我国尚缺乏有效的语音、语言测试方法,除了标准化的量表外,还可通过自然状态下的观察、调查问卷、父母报告、采集语言样本等方法评估儿童早期语言发展。
- 应在语音、语言及认知评估基础上,明确儿童的语音、语言发育水平,据此制订个性化治疗方案。

（章依文）

第三节　注意缺陷多动障碍

【导读】

　　注意缺陷多动障碍（attention deficit hyperactivity disorder，ADHD）是儿童期最常见的神经发育障碍之一，是遗传因素、神经生物因素、社会心理因素共同作用的结果，其治疗需要教师、家长和医师共同参与，采用心理支持、行为矫正、家庭和药物治疗的综合措施，才能收到良好的效果。本章节着重讨论如下问题：ADHD 的病因、临床表现、评估和诊断、治疗和预后。

一、概述

　　ADHD 常起病于儿童期并持续至成年期，临床上以持续存在且与年龄不相称的注意力不集中、多动、冲动为核心症状，可造成儿童的学业成就、职业表现、情感、认知功能、社交等多方面的损害。目前，对 ADHD 患病率的调查结果相差较大，除了由于国家和地区的不同引起的患病率差异之外，还与诊断标准的不一致有关。国内报道 ADHD 患病率为 4.31%~5.83%，男女发病之比为（4~9）：1。粗略估计我国有 1 461 万 ~1 979 万 ADHD 患儿。

二、病因及发病机制

　　ADHD 的确切病因及发病机制尚不明确，普遍认为是多病因引起多重障碍的一种综合征，与遗传、神经生物及心理等多种因素有关。

（一）遗传因素

　　遗传因素是 ADHD 发病的主要原因，其遗传度高达 80%。家系研究表明，ADHD 具有家族聚集性，ADHD 患儿的父母和兄弟姐妹患 ADHD 的风险是正常人的 2~8 倍。双生子研究发现 75% 的 ADHD 亚型的变异可以归因为遗传因素。如果双胞胎中的一个确认为 ADHD，另一个有 50% 以上的可能患 ADHD。

（二）神经生物因素

　　在大脑的发育过程中，额叶进化成熟最迟，最易受损，有学者认为 ADHD 与大脑额叶发育迟缓有关。大量研究表明，ADHD 患儿存在大脑解剖连接 / 功能连接方面的异常，受影响的脑区包括额叶、顶叶皮层、基底神经节、小脑、海马、胼胝体等，涉及额叶 – 纹状体网络、执行功能网络、注意网络、奖赏网络、额叶 – 小脑网络、默认模式网络等。已有纵向研究表明，ADHD 儿童的皮层发育较正常儿童平均落后 3 年，在中央前额叶区则为 5 年。皮层发育的延迟可导致执行功能障碍，出现反应抑制、注意控制、奖赏、工作记忆方面的问题。

　　神经生化方面的研究认为 ADHD 患儿存在多巴胺能、去甲肾上腺素能神经递质功能障碍。这些神经递质可增加前额叶皮质活动对皮质下的抑制作用，兴奋剂和其他一些药物治疗即通过提高这些神经递质的作用,来增强前额叶活动的抑制作用。

此外,ADHD患儿的脑电图异常率高,主要为慢波活动增加,α波功率减小、平均频率下降,提示本病患儿存在中枢神经系统成熟延迟或大脑皮质觉醒不足的问题。

(三)社会心理因素

单亲家庭,父母患有精神或行为问题,父母离异,家庭氛围紧张,童年早期暴露于高水平的铅环境,母亲吸烟、酗酒等都与ADHD的症状相关。尽管家庭和社会因素对ADHD的发病所起的作用仍不明确,但诸多因素对于ADHD的发展和结局的作用得到了多数学者的肯定。

三、临床表现

ADHD的核心症状是注意缺陷、多动、冲动,DSM-5根据症状维度将ADHD划分为三个表型:以注意缺陷为主型、以多动冲动为主型、混合型。以下介绍几个核心症状的临床表现:

(一)注意缺陷

ADHD患儿注意力的特点是无意注意占优势,有意注意减弱。因此ADHD患儿对身边所有刺激都有反应,不能过滤无关刺激(如,当你专注于一道数学题时,对朋友走过教室门口没有反应),表现为上课时注意力不集中,思想常开小差,就像"白日做梦";对老师的提问茫然不知,做作业易受外界刺激而分心。对于感兴趣的游戏、电视节目、书刊等则能全神贯注或注意力相对集中,因此常被家长误以为其注意力无问题。

正常儿童的有意注意时间为:5~6岁维持10~15分钟,7~10岁维持15~20分钟。ADHD患儿注意力集中的时间短,注意强度弱,注意范围狭窄,不善于分配注意。表现为常丢三落四,作业、考试容易漏题,马虎粗心、易犯低级错误,做事拖沓、没有计划性等。

(二)多动

ADHD患儿自我控制能力差,行为常呈现过度活动的现象。表现为与年龄发育不相称的多动,包括躯体活动、手的活动以及言语活动的明显增多。部分患儿在胎儿期即出现胎动频繁的现象;婴儿期表现为易兴奋,好哭闹、睡眠差,排便、洗澡、穿衣时不安分,喂养困难,不怕摔跤,开始走路时往往以跑代步,不喜欢安静的游戏,喜欢来回奔跑;学龄前期表现为手脚动个不停,显得格外活泼,难以有安静的时刻,在幼儿园不守纪律,难以静坐,好喧闹和捣乱,玩耍也无长性,常更换玩具;学龄期表现为在课堂上小动作不停,坐在椅子上扭来扭去,上课纪律差,无法静心做作业,话多且容易插嘴或打断别人的对话。

ADHD患儿多动的特点是不分场合、无目的性的,在静止性游戏中表现尤为明显。动作杂乱无章,有始无终,缺乏完整性,乱写乱画,招惹是非,甚至离开座位在教室乱跑,全然不顾环境对行为的要求。生活中也经常做事虎头蛇尾,难以善始善终。

(三)冲动

ADHD患儿常对不愉快的刺激反应过度,易兴奋和冲动、不分场合、不顾后果,难以自控甚至伤害他人,不遵守游戏规则,缺乏忍耐或等待。在家翻箱倒柜,对玩具、文具任意拆散,毫不爱惜。容易犯错误,但对老师的批评置若罔闻、屡教屡犯。参加游戏活动不能耐心等待轮换,易插队或放弃。ADHD患儿常因冲动行为发生意外事故,甚至出现严重后果,如喜欢爬高、翻越栏杆、突然横穿马路、心血来潮,想干什么就干什么等。与人谈话交流或回答问题时,不能耐心地倾听别人说话,往往别人的话还没讲完,就插嘴、抢答,打断别人的对话。做作业或考试中,题目还没有看完就开始答题,考试中粗心大意常常看错题,越是容易的题目越容易做错。遇到困难急躁不安、缺乏信心。

（四）其他表现

ADHD 患儿除注意缺陷、多动、冲动三大核心症状外,还常在发展社交技能、应对挫折和控制情绪方面存在困难。好发脾气、执拗、任性、脾气暴躁、鲁莽,稍不如意即大吵大闹、蛮横无理,经常干扰别人,容易与人冲突、争吵、打架。ADHD 患儿常伴有学习障碍,但其学习障碍并非由于智能障碍所致,ADHD 患儿的智力与正常儿童一样,多在正常范围内,少数伴有轻度智能障碍。但其学习成绩一般与其智力水平不匹配,主要是由于注意力分散造成的,因而成绩不佳,波动较大。由于 ADHD 的核心症状往往共患品行障碍（conduct disorder）,ADHD 患儿常不被同龄人接受,人际关系差,与同伴、教师、父母的关系常存在问题,社会适应能力也较差。过多失败和挫折的经历,使得他们忧郁少言,悲观失望,不愿与同学交往。ADHD 患儿常常自我评价降低,自信心不足,部分患儿出现情绪问题,表现为烦躁、易激惹、不高兴,甚至出现自伤、攻击他人的行为。

四、诊断及鉴别诊断

（一）评估

1. 采集病史　包括现病史（就诊原因、主要行为问题、环境适应问题等）、个人史（出生史、生长发育史、生活史）、既往史（既往神经系统疾病、抽搐、精神疾病等）、家族史（父母健康状况、性格特点、家族中是否有类似现象）等。其中,需要详细了解儿童的强项和弱项、社会功能及家庭养育情况。采集病史应尽可能多地接触对儿童情况了解的养育者、教师等知情者,了解儿童在不同场景和不同活动或任务中的表现。

2. 一般体格检查　包括神经系统检查、生长发育情况、营养状况、听力、视力以及精神状态等。

3. 心理评估　智力测验常用韦氏幼儿智力量表（Wechsler Preschool and Primacy Scale of Intelligence, WPPSI）和韦氏儿童智力量表（Wechsler Intelligence Scale for Children, WISC）。注意测定常用持续性操作（Continuous Performance Test, CPT）。此外,常用的评估量表还有 Conner 父母症状问卷（Parent Symptom Questionnaire, PSQ）、Conner 教师用量表（Teacher Rating Scale, TRS）、Achenbach 儿童行为量表（Child Behavior Checklist, CBCL）、学习障碍筛查量表（Pupil Revised-Screening for Learning Disability, PRS）以及气质量表（Temperament Questionnaire）等。

4. 辅助检查　必要时进行影像学检查,脑电图、血液、尿液生化等辅助检查。

（二）诊断标准

DSM-5 的诊断标准见表 6-3-1。

（三）鉴别诊断

1. 对立违抗性障碍（oppositional defiant disorder, ODD）　ODD 的基本特征是持久性的违抗、敌意、对立、挑衅和破坏行为,这些行为明显超出了同龄儿童、青少年在相同社会文化背景中行为的正常范围,而且具有冲动型。有时某些 ADHD 患儿可能会继发性形成对这些任务的对抗态度并贬低其意义而使鉴别诊断复杂化。

表 6-3-1 ADHD 的 DSM-5 诊断标准

诊断标准	A	一个持续的注意缺陷和 / 或多动 – 冲动的模式，干扰了功能或发育，以下列 1 或者 2 为特征
		1. 注意障碍 至少有下列症状中 6 项（或更多），持续至少 6 个月，且达到了与发育水平不相符的程度，并直接负性地影响了社会和学业 / 职业活动。 注：这些症状不仅仅是对立行为、违拗、敌意的表现，或不能理解任务或指令。 年龄较大（17 岁及以上）的青少年和成人，至少需要下列症状中的 5 项。 （1）经常不能密切关注细节或在作业、工作或其他活动中犯粗心大意的错误（例如，忽视或遗漏细节，工作不精确） （2）在任务或游戏活动中经常难以维持注意力（例如，在听课、对话或长时间的阅读中难以维持注意力） （3）当别人对其直接讲话时，经常看起来没有在听（例如，即使在没有任何明显干扰的情况下，显得心不在焉） （4）经常不遵循指示以致无法完成作业、家务或工作中的职责（例如，可以开始任务但很快就失去注意力，容易分神） （5）经常难以组织任务和活动（例如，难以管理有条理的任务；难以把材料和物品放得整整齐齐；凌乱、工作没头绪；不良的时间管理；不能遵守截止日期） （6）经常回避、厌恶或不情愿从事那些需要精神上持续努力的任务（例如，学校作业或家庭作业；对于年龄较大的青少年和成人，则为准备报告、完成表格或阅读冗长的文章） （7）经常丢失任务或活动所需的物品（例如，丢失学校的资料、铅笔、书、工具、钱包、钥匙、文件、眼镜、手机） （8）经常容易被外界的刺激分神（注：对于年龄较大的青少年和成人，可能包括不相关的想法） （9）经常在日常活动中忘记事情（例如，做家务、外出办事；对于年龄较大的青少年和成人，则为回电话、付账单、约会）
		2. 多动和冲动 有下列症状至少 6 项（或更多），持续至少 6 个月，且达到了与发育水平不相符的程度，并直接负性地影响了社会和学业 / 职业活动。 注：这些症状不仅仅是对立行为、违拗、敌意的表现，或不能理解任务或指令。 年龄较大（17 岁及以上）的青少年和成人，至少需要下列症状中的 5 项。 （1）经常手脚动个不停或在座位上扭动 （2）当被期待坐在座位上时却经常离座（例如，离开他在教室、办公室或其他工作的场所，或是在其他情况下需要保持原地的位置） （3）经常在不适当的场合跑来跑去或爬上爬下（注：对于青少年或成人，可以仅限于感到坐立不安） （4）经常无法安静地玩耍或从事休闲活动 （5）经常"忙个不停"，好像"被发动机驱动着"（例如，在餐厅、会议中无法长时间保持不动或觉得不舒服；可能被他人感受为坐立不安或难以跟上） （6）经常讲话过多 （7）经常在提问还没有讲完之前就把答案脱口而出（例如，接别人的话；不能等待交谈的顺序） （8）经常难以等待轮到他 / 她（例如，当排队等待时） （9）经常打断或侵扰他人（例如，插入别人的对话、游戏或活动；没有询问或未经允许就开始使用他人的东西；对于青少年和成人，可能是侵扰或接管他人正在做的事情）
	B	若干注意障碍或多动 – 冲动的症状在 12 岁之前就已存在
	C	若干注意障碍或多动 – 冲动的症状存在于 2 个或更多的场合（例如，在家里、学校或工作中；在与朋友或亲属互动中；在其他活动中）
	D	有明确的证据显示这些症状干扰或降低了社交、学业或职业功能的质量
	E	这些症状不能仅仅出现在精神分裂症或其他精神病性障碍中，也不能用其他精神障碍来更好地解释（例如，心境障碍、焦虑障碍、分离障碍、人格障碍、物质中毒或戒断）

2. 特定性学习障碍 (specific learning disorder, SLD) 由于受挫、缺乏兴趣或能力有限,患有特定性学习障碍的儿童可能表现出注意力不集中。然而,这些儿童在学校功课以外不存在功能损害。

3. 智力障碍 (intellectual disability, ID) 若将儿童放在与其智力能力不相符的学习情境下,ADHD 症状会很常见。智力残疾儿童在非学习情况下 ADHD 的症状并不明显。追溯病史时,可发现智力残疾儿童自幼发育较同龄正常儿童迟缓,社会适应能力低下,学业水平与智力水平多相当,智商低于 70。对患有智力残疾的儿童诊断 ADHD 时,需要明确注意力不集中或多动症状超出其智力年龄。

4. 孤独症谱系障碍 (autism spectrum disorders, ASD) 两者均表现出注意力不集中、社交功能障碍、难以管理行为的症状。但 ADHD 患儿不存在明显的交流障碍和刻板行为,可以鉴别。

五、治疗

ADHD 的治疗需要老师、家长和医师共同参与,采用心理支持、行为矫正、家庭和药物治疗的综合措施,才能收到良好的效果。

（一）治疗建议

1. 制订个体化的治疗计划,确定治疗目标 应考虑到 ADHD 为慢性疾病、有效治疗的最新证据和家庭偏好及担心。包括对父母和儿童关于 ADHD 的心理教育和不同治疗选择、社区支持和合适的学校资源。以控制核心症状及获得功能的最大化为目标,改善与父母、老师、同伴的关系,减少破坏性行为或与环境不相适应的行为,改善学业表现,提高自尊心,在自理、完成分配的任务等方面更加独立。

2. 首选行为治疗 学龄前儿童首选行为治疗,包括针对父母的 ADHD 知识宣教,指导家长如何应对不当行为并对服从行为给予关注;具体技巧包括建立家庭代币制,使用隔离法、学校行为日报卡等。对于年龄超过 6 岁的儿童,症状较轻、功能损害较少者先选择行为治疗,症状较重、功能损害较大、行为治疗效果欠佳或有其他共患病者首选药物治疗,同时联合行为治疗。

3. 及时评估 治疗方案未达预期目标时,应评价诊断的正确性、所用治疗方法恰当性、治疗方案依从性及是否有共患病等。

4. 定期随访 治疗期间宜定期随访,监测药物治疗的效果及不良反应。每年至少 2 次测量身高和体重,每 3 个月或 6 个月监测血压和脉搏 1 次。

（二）药物治疗

治疗 ADHD 的药物主要包括中枢兴奋剂和去甲肾上腺素再摄取阻断剂。药物治疗原则:根据个体化原则,从小剂量开始,逐渐调整,达到最佳剂量并维持治疗;在治疗过程中,采用恰当的方法对药物的疗效进行评估;注意可能出现的不良反应。

1. 兴奋剂 兴奋剂作为多巴胺和去甲肾上腺素再摄取阻断剂,提高尾状核和前额叶皮质中多巴胺和去甲肾上腺素浓度。我国治疗 ADHD 的中枢兴奋剂主要为盐酸哌甲酯,用法用量:短效盐酸哌甲酯适用于 6~17 岁的儿童和青少年,从每次 5mg,每天 1~2 次开始 (通常 7:00a.m. 左右和中午),每周可逐渐增加 5~10mg,每天最大推荐剂量是 60mg。长效盐酸哌甲酯从 18mg/d,1 次/d 开始,剂量滴定期每 1~2 周调整一次剂量。

2. 非兴奋剂 托莫西汀是 ADHD 治疗的一种非兴奋剂药物。它是去甲肾上腺素再摄取阻滞剂并能阻断前额叶突触前去甲肾上腺素的转运。用法用量：对于体重小于 70kg 的 ADHD 患儿，每天初始总剂量为 0.5mg/kg，3 天后增加至 1.2mg/kg，单次或分次服药，每天最大剂量不超过 1.4mg/kg 或 100mg。

3. 其他 三环类抗抑郁药（TCAs）包括丙咪嗪、地昔帕明和去甲替林，作用机制是通过抑制去甲肾上腺素的再摄取起作用。安非他酮是一种去甲肾上腺素能和多巴胺能的氨基 - 酮类抗抑郁药，总体上其改善 ADHD 的核心症状效果不如兴奋剂，但对 ADHD 共患抑郁障碍的情况安非他酮有改善作用。其他治疗 ADHD 的二线药物还有可乐定、胍法辛等，只有在兴奋剂和去甲肾上腺素再摄取阻断剂无效或禁忌的情况下才考虑使用。

（三）行为治疗

研究发现 ADHD 患儿一般对刺激表现觉醒不足，因而奖惩行为很难起作用，其行为问题难以矫正。因此需要在药物治疗的基础上对 ADHD 患儿进行行为治疗。

有循证医学证据支持的行为治疗方法见表 6-3-2。

表 6-3-2 有循证医学证据的行为治疗方法

方法	描述	主要结果	效应量（中位数）
父母行为培训（BPT）	向父母提供在家使用的行为矫正原则	对父母命令的遵从性有所提高；父母对行为原理的理解更加深入；父母对治疗很满意	0.55
课堂行为管理	向教师提供在课堂上使用的行为矫正原则	对指令的注意力有所提高；更遵守课堂规则；破坏性行为减少；工作效率提高	0.61
同伴行为干预（BPI）	干预着眼于同伴交往/关系；通常每周以小组为单位进行干预，包括基于诊所的社交技巧培训，可单独使用，也可与父母行为培训和/或药物治疗同时使用	基于诊所的干预，效果最差；干预的社会真实性令人怀疑；一些联合诊所 BPT 的 BPI 研究发现，父母对 ADHD 的症状评定有所改善；至今未发现社会功能或父母评定的社会行为有何改变	

【专家提示】

- ADHD 患病率较高，学龄儿童为 4.31%~5.83%，男女比为（4~9）：1。
- 家系研究、双生子研究、领养子研究、分子遗传学研究均提示遗传因素是 ADHD 的主要病因。但众多环境因素不仅仅对 ADHD 的发病起作用，还会影响 ADHD 的预后，因此 ADHD 治疗中环境因素的作用不容忽视。
- ADHD 的核心症状是注意缺陷、多动、冲动。除此之外，还常伴有情绪调控不佳、学习障碍、社交问题等症状。
- ADHD 的诊断需要进行儿童和家庭的访谈，结合体格检查、心理评定和辅助检查的结果，判断是否符合 DSM-5 的诊断标准和功能损害的情况，才能确诊 ADHD。
- ADHD 经系统的治疗可以收到较好的效果，且疾病的预后良好。

（杨斌让）

第四节　社会化和情绪发展及其障碍

【导读】

社会化和情绪的健康发展是儿童整体发展、形成健康人格的重要基础。监测儿童的社会化和情绪发展进程是健康监测的一项重要内容。情绪障碍意味着情绪调控出现困难,对日常生活、学习、交往造成了影响。目前发现很多成年期的情绪障碍还是源自于儿童期的经历和不良情绪发展。本节对儿童社会化发展历程进行概述,并对儿童情绪异常相关的障碍进行了具体介绍。

一、社会化和情绪发展概况

自出生始,婴儿就开始与照养人和周围的人互动,参与社会交往。随着年龄增长,儿童可在社会交往中学会思考、交流,逐渐发展出情绪,并根据社会要求理解、表达、调节自己的情绪活动,这一过程即情绪的社会化(socialization)。情绪的社会化又反过来促进儿童的人际交流和社会关系。社会化和情绪的健康发展是儿童整体发展、形成健康人格的重要基础,了解并熟悉气质、依恋、分离焦虑等概念有助于理解婴幼儿的社会情感发育。

（一）气质

气质(temperament)是人生来就具有的心理特征,它是个体应对他人和环境的生物学基础,决定着个体的行为方式(如何做)。气质相当地稳定,从 3 岁时的气质类型可以非常好地预测 18~21 岁的人格特质。

1. 气质的维度　通过 30 多年的追踪研究(New York longitudinal study,简称 NYLS),美国的儿童精神科医师托马斯(Alexander Thomas)和切斯(Stella Chess)认为气质由九个维度构成:

（1）活动水平(activity level):即运动水平,比较每天的活动和非活动时间差异。

（2）反应强度(intensity of reaction):对刺激反应的激烈程度。

（3）情绪特性(quality of mood):儿童占优势的情绪反应。

（4）节律性(rhythmicity):生物节律是否规则(如睡眠 – 觉醒周期、进食和排泄)。

（5）反应阈(threshold of responsiveness):产生反应所需要的最小刺激量。

（6）趋避性(approach and withdrawal):对新刺激(如新玩具、人)的立刻反应是接受还是拒绝。

（7）适应性(adaptability):对环境变化的适应速度。

（8）注意广度和持久性(persistence):注意广度指儿童在同一时间内能够清楚地觉察或认识客体的数量;持久性指注意维持在同一对象上的时间。

（9）分心(distractibility):是否易受外界刺激影响,而分散了对原有行为活动的注意。

这九个维度无好坏之分,各有其特点。例如,活动水平高的孩子精力旺盛、喜欢探究,相对而言较难安定地坐着做事;节律性强的孩子生活作息较为规律,家长更容易预见孩子的活动,因而相对易抚养,且长大后可能更有计划性,但另一方面,也相对显得刻板,出现变化时容易焦躁、适应困难。

2. 气质类型　综合上述九个维度,可将儿童分为易养型、难养型和启动缓慢型三个典型类型。易养型(easy to take care)儿童表现为情绪积极、生活有规律、容易接受新事物和适应新环境。难养型(difficult to take care)儿童表现为易激惹、生活节律性差、情绪反应强烈。启动缓慢型(slow-to-warm-up)的儿童,俗称慢吞吞的孩子,他们通常很温和,但需要较长时间才能适应新事物或新环境。还有部分孩子并非其中一个典型气质类型,其特点介于几种类型之间,称之为中间型。

气质并非固定不变,随着情绪和自我调节技能的出现,气质类型可以继续发展,并随着亲子关系和其他生活经验而出现改变。当教养方式能与儿童的气质特点"调适良好"时,儿童可获得最佳发展;反之,如果"调适不良",则容易与外界发生冲突,产生行为问题。例如,一个活动性很强的孩子被要求长时间安坐,一个启动缓慢型的孩子被要求快速适应一个新环境,都会使孩子产生压力和紧张感。因此,在实践指导中应帮助家长了解儿童气质,分析并接受自己孩子的气质特点,然后指导家长采取相应的教养措施,对与气质相关的适应不良、情绪问题、轻度的行为问题进行预防和干预。

(二)依恋

依恋(attachment)是婴幼儿和照养人(一般为父母亲)之间的一种情感联结和纽带,是情感社会化的重要标志。依恋是逐渐发展起来的。6、7个月开始形成对熟悉照养者的依恋,同时,见到陌生人产生焦虑不安;8、9个月时明显地表现出反抗与抚养者的分离,而且害怕陌生人。

1. 依恋类型　幼儿的依恋分为安全型、回避型和矛盾型三种主要类型,还有极少数的紊乱型。65%~70%的儿童属于安全型依恋。

(1)安全型依恋:占60%~75%,当照养人离开时表现不安,积极寻找照养人;照养人回到身边时能快速得到安慰,并回到游戏中,开始探索。

(2)回避型依恋:对照养人的离去和归来无明显情绪反应,自己继续玩耍。

(3)矛盾型依恋:在照养人离开前即表现出不安,照养人离开后情绪更加低落;但当照养人回到身边,却在寻求接触、表达自身的悲痛和愤怒的同时,通过踢、扭动等行为拒绝安抚。

(4)紊乱型依恋:缺乏有效的策略应对陌生情境,表现出重复、自我矛盾、错失方向的行为(例如寻求陌生人而不是母亲)。

2. 依恋的建立　在亲子互动的基础上,婴幼儿能发展建立起一套应对照养人的"工作模式",例如当婴儿啼哭,母亲能快速平稳地作出反应,孩子就更倾向于发展出安全型依恋。当照养人的行为改变,这种模式就会相应被调整,依恋类型也可能因此而改变。婴幼儿的气质类型也会影响到依恋的建立。研究发现,出生15天的新生儿若表现为易激惹,那么就更有可能在1岁时发展为不安全型依恋(以回避型居多)。若母亲在此期间得到指导,学会如何安抚婴儿,孩子们就更有可能发展为安全型依恋。与婴幼儿"调适良好"的教养方式是理解和建立安全型依恋的关键。

对非安全型依恋的婴幼儿,需要指导家长给予孩子更多关爱,采取正确的养育方式,并确认是否存在其他发育问题。例如,孩子对照养人和陌生人的依恋没有区分度,尤其是面对应激却不会寻求照养者时,应考虑是否存在发育迟缓、长期与家长分离、忽视、虐待以及严重的家庭功能问题。

3. 依恋的长期影响　依恋影响着情绪、社交和认知能力,儿童与照养人的依恋越稳定,就越容易与他人建立良好的关系。安全型依恋的孩子,在探索世界时表现得更为积极自信,词汇量更大,与同龄人有着更为积极的互动,情绪也相对更为积极。3~5 岁时,安全型依恋的儿童更富有好奇心、同情心、自信,同时更有能力,意志坚定,与其他孩子相处融洽,可建立更亲密的关系,自我概念亦更为积极。学龄期和青少年期,安全型依赖的孩子通常能建立亲密而稳定的友谊,社会适应良好。婴儿时期的依恋还能影响到成年早期亲密关系的依恋质量。

家长对自身孩童时期依恋关系的回忆、感受及理解亦会影响到他们的情绪状态以及对孩子的回应。研究指出,适当的干预及指导能够帮助家长打破不安全依恋的代际传承,建立良好的教养方式和安全依恋。

（三）情绪

情绪（emotion）是一系列主观认知经验的统称,是多种感觉、思想和行为综合产生的心理和生理状态。个体的情绪反应始于生命早期,是个性的基本组成成分之一,不同个体在情绪的频率、强度、诱发事件等方面存在巨大差异,文化也会影响个体对情境的感受和情绪表达形式。

新生儿通过哭闹尖叫、拍打四肢等坦率地表达自己不开心,听到说话声或者被抱起来的时候会变得安静,当照养人边听儿歌边抓着他们的手一起打节拍的时候会开心地笑。随着年龄的增长,婴儿逐渐对人们作出更多的回应,比如笑、咿呀发声、伸出双手索要拥抱等。

婴儿通过啼哭表达需要,通过微笑或大笑表达社交意向。当这些信号得到回应,他们就能逐渐形成一种感觉:自己与他人存在联系。当他们发现自己的啼哭能带来帮助和安抚,笑容能激发笑的回应,他们对于世界的控制感也随之发展起来。这些早期线索是儿童情绪情感发育的重要方向标。

5 月龄时,婴儿开始关注照养人的表情,如果被忽视,他们就会通过哭泣试图吸引注意力,如果成功他们就停止哭泣。不少父母担心,一旦孩子哭泣就抱起来会骄纵孩子,但事实却并非如此:忽视孩子的哭泣,容易导致孩子焦虑水平更高,此时往往需要更长时间的安抚,长此以往,这种应对模式会影响到孩子日后的情绪调控及社交能力。研究表明,不管孩子哭得是否频繁,母亲对哭闹快速而敏感的反应有助于提高孩子日后的社交能力和主动调节能力。随着年龄增长,儿童更能觉察自身和他人的情绪,更善于调节和控制自身情绪,对他人情绪作出反应。学龄期,儿童能掌握情绪表达的社会规则,学会根据不同的情景表达情绪。

（四）自我

自我概念（self-concept）是指对自我能力和特质的概括,它描绘了我们对自己的所知所感,指导着我们的行动。4~10 月龄婴儿学习伸手、抓取时,他们能感觉到自己对外界事物有掌控感,开始将自己作为一个物理整体与外界其他事物相隔离。通过亲子游戏（如躲猫猫），婴儿能逐渐意识到自己和他人存在区别，产生自我意识（self consciousness）。这种对于自我的意识在15~24月龄开始出现，是儿童认识到关注焦点，理解他人的立场和感受的前提。对镜像的感知是我们判断孩子是否存在自我意识的常用方法：3月龄时婴儿开始关注镜子中的自己；4~9月龄会对他人的镜像更感兴趣；18~24月龄时，孩子能识别出镜子中的自我。自我意识产生后，儿童能产生尴尬、同情、嫉妒等一系列自我意识情绪（self-conscious emotion）。3岁左右，儿童对于社会标准、规则、目标等有了理解，能更好地评价自己的想法、计划、欲望以及行为是否符合社会预期，从而产生自豪感、羞耻感、内疚感等一系列自我评价情绪（self-evaluative emotions）。

随着认知能力的发展以及儿童、青少年时期一些发展任务的完成，孩子逐步思考、谈论自我，并将父母的描述、评价整合到自我概念中，自我概念逐渐清晰。4岁时，儿童对自我的描述是单个维度的，通常是单个特征的罗列。5~6岁时，他们对自我的描述开始在特征之间有逻辑关联，但仍然是主观的。7~8岁时，孩子开始能够客观地自我评价，分析自己的优点和缺点、长处和短处，对自我有正确的认识。

自尊（self-esteem）是自我概念中对自身价值的评价，当自尊较高时，儿童有较高的动机完成任务和挑战。需要注意的是，学龄儿童的自我评价与学业经验和社会交往密切相关，如果学业成绩不良就被评价为"笨""差"等，将极大地伤害儿童的自尊；长此以往，他们会将失败归因于自身的个性缺陷，将失败、批评视为对自身价值的批判，从而认为自己无力改变现状，感到无助。他们不再尝试新方法去获得赞许，而是重复旧的策略甚至直接放弃。大约有1/3~1/2的学龄前儿童表现出这样的习得性无助（learned helplessness），这些感觉可持续至成年。

（五）自我调节

自我调节（self-regulation）是指即使照养人不在眼前，婴儿仍能控制自己的行为以满足照养人的要求和期望。自我调节是社会化的基础，与生理、认知、情绪等发育相关。自我调节能力最早始于婴儿时期，婴儿通过吸吮手指安慰自己，减少哭泣。如果父母试图通过批评或者约束来阻止非营养性吸吮，这种积极应对机制会演变成控制儿童身体的消极斗争，儿童为了维护自主权，可能会固执地坚持更长时间的吸吮。

接近1岁时发展出更多技能，如转动身体、摇摆身体、撞头等，通过发脾气来减少消极情绪。分散注意力，进行更容易的活动，使孩子重新获得控制权，是减轻此类型发怒的有益方法。12~36月龄是自我调节快速发展的时期，当孩子表现出需要主权和掌握时，可以考虑如厕训练。

3~4岁，儿童开始喜欢说"不"来违抗大人的要求，利用语言表达感受、需要、意见；5~6岁在不愿服从要求时会以更复杂的语言与大人协商。入托后，儿童在新的集体环境中必须遵从集体的各种规章制度，与其他小朋友和睦相处、建立平等的伙伴关系，因而逐渐学会忍耐、坚持，调节情绪和行为的能力得到更好发展。孩子开始能自觉地调节情绪、行为以适应环境的需要，可以抗拒诱惑和延迟满足，但等待过程中仍需要在成人的帮助下方能分散注意力，在遇事时情绪仍容易失控。

自我控制能力是一个较稳定的属性，缺乏控制力的儿童上学后容易出现适应不良、冲动、攻击、反社会等问题。家长的行为影响着儿童的自我调节，对孩子控制太多会影响其探索性，控制不足孩子则缺乏管教，难以获得交往所需的社会技能。

二、焦虑障碍

（一）概述

1. 定义 焦虑障碍（anxiety disorders）是以不安和恐惧为主的情绪障碍，无明显原因的或不现实的、先占性的情绪反应，伴恐惧、不安的认知和自主神经活动亢进的焦虑性躯体症状。儿童的焦虑障碍主要包括分离性焦虑障碍、恐惧性焦虑障碍（特定性恐惧症）、社交性焦虑障碍、广泛性焦虑障碍、惊恐障碍、选择性缄默。强迫性障碍曾在 DSM-Ⅳ 中被归为焦虑障碍但在 DSM-5 中被单独归类。

2. 病因与发病机制 生物学、家族史和环境因素对焦虑的发生、发展都很重要。家长焦虑，则儿童的焦虑发生率较高，广泛性焦虑障碍儿童的生物遗传学因素更为明显。家庭和环境因素有不恰当的教养方式（溺爱、忽视、虐待）、不安全型依恋、应激生活事件、创伤经历等。广泛性焦虑障碍在学前幼儿可以发生但较青少年少见，生物学、家族史和环境因素对该障碍的发生、发展都起着不可忽视的作用。

3. 总体临床表现 焦虑障碍的症状总体表现在行为、生理和认知三个方面。

（1）行为症状：回避行为，如拒绝上幼儿园或上学；烦躁、哭泣、吵闹而且难以安抚；胆小，退缩，缄默；黏人或不愿与照养人分离；坐立不安；茫然、失神；退行性行为，如吸吮手指、言语更幼稚；紧张性行为，如易分心、咬指甲、咬手指、卷衣服或头发；"僵住"不动；对立违抗，攻击。

（2）躯体症状：气促、心慌、胸闷、多汗、口干、头晕、恶心、呕吐、腹部不适、食欲减退、尿频、遗尿、便秘或便裤、睡眠不安、噩梦多、肌肉紧张、麻木、身体颤抖或抽搐，容易乏力。

（3）认知症状：不能集中注意；过分担心、害怕，如怕失去家长、怕自己会死去、怕考试、怕被老师批评、怕发生灾难等；感到现实不真实（非真实感/非现实感），感到思维一片空白。很多学龄儿童可以说出焦虑的认知症状，如担心发生灾难，虽然这些担心是不现实的，但儿童意识不到。

不同年龄阶段的儿童其表现有较大差异。低龄儿童以行为和躯体症状为主。婴幼儿常表现为烦躁、哭闹不安，不肯睡觉、进食减少。学前幼儿常表现出胆小、黏人、哭闹、拒绝上幼儿园以及退行性行为。大龄儿童和青少年的躯体症状较多，还经常可表现出认知症状，能体验到自己的紧张、害怕并能诉说出来，反复说害怕的事情或寻求保证、爱抱怨、注意困难。行为症状多为紧张性行为、易激惹、不愿上学、不安地走动。

（二）焦虑障碍各论

1. 分离性焦虑障碍（separation anxiety disorder） 分离焦虑是一种相当常见的焦虑障碍，在年幼儿童中常见。儿童与家长或依恋对象分离或将要分离时，产生与发育水平不符的过度焦虑，出现不切实际的担心、哭喊、发脾气、痛苦、淡漠或社会性退缩等症状。

可表现为：不现实地、先占性地忧虑主要依恋者可能遇到伤害，或害怕他们会一去不回；没有主要依恋者陪伴就不肯入睡；面临分离时过分忧伤（如哭闹、发脾气）；做与分离有关的噩梦；非常想家；当与主要依恋者分开（如去上学时），就反复出现躯体症状（恶心、胃痛、头痛、呕吐等）；因害怕分离而总是不愿或拒不上学；没有依恋者陪同就持续而过分地害怕独处。

2. 恐惧性焦虑障碍（phobic anxiety disorder） 儿童对某对象或处境产生过分的害

怕,并且回避这类引起其产生害怕的情景。儿童可对各式各样的对象或处境产生恐惧,并可因年龄而异,例如:恐惧乘飞机、某种动物、血液、打针、乘电梯、高处空旷地区、学校等,或同时恐惧几种事物。儿童在恐惧时,常表现为哭闹、发脾气、发呆或黏人,导致回避或影响正常的活动、学习,如果很少接触恐惧的对象则对日常生活影响不大。大些的儿童明知恐惧的对象不会对自己有特别的危险,而仍反复、突然地因此而产生强烈的恐怖情绪。

3. 社交性焦虑障碍(social anxiety disorder) 患儿对陌生人持久或反复的害怕或回避,其程度超出了与患儿年龄相符合的正常范围,并出现社会功能失常。但同时,患儿仍选择性地与熟悉的家人和小伙伴保持正常的交往。患儿经常对自己有消极的先占观念,如怕自己说话或行为愚蠢,怕当众出丑、怕被同伴拒绝、怕说话脸红、怕当众失败等。同伴关系、学校功能和家庭功能因社交恐惧而受损。年幼的儿童往往不能认识到自己在社交场合的过分不安,而是表现为行为问题,如不肯离开父母、见人就发脾气、拒绝与朋友玩、以躯体不适为由回避社交场合。恐惧的表现在学校和在家中有所不同。

4. 广泛焦虑障碍(generalized anxiety disorder) 表现为持久、过分和不现实的担心,没有特定的对象或情景。在同样的环境中,这类儿童比其他儿童更过分地担心自己的成绩和能力,担心个人和家庭成员的安全,或担心自然灾害和将来要发生的事件。担心的内容有多种,可以变换,而担心的实质则很难转变。过分的担心使儿童的日常生活、学习和完成其他活动的能力受损。不安全感导致儿童经常要反复寻求保证,干扰了他们的个人成长和社会关系。患儿的个性经常过分顺从、完美主义、自我批评。

5. 惊恐障碍(panic disorder) 反复出现的恐惧发作,属于急性焦虑发作。在发作期间表现出胸闷、呼吸困难、窒息感、心悸、出汗、口感、恶心、头昏,有濒死感。伴随着躯体症状,患儿可能有"要疯了""要死了"以及失控感受和想法。症状在10分钟之内达到高峰,一般30分钟内缓解。发作可能没有明显诱发因素,或在某种有压力的场合中发作,如人多拥挤的地方。

6. 选择性缄默(selective mutism) 原来归于社会功能障碍,但多年研究发现其症状核心仍是焦虑,在DSM-5中将其归于焦虑障碍。表现为在特定的社交场合(如学校)需要讲话时却保持不语,而在其他场合则说话正常,明显影响到教育、沟通等功能。

(三)诊断与评估

1. 分离性焦虑障碍的诊断要点 对分离的恐惧是核心的症状,通常表现为明显的临床焦虑症状,如不现实地、反复地担忧所喜爱人的安全,尤其与主要依恋者分离或分离时受到威胁。伴随着严重的担忧并持续相当一段时间不能改善而且社会功能受损。

按照国际精神疾病诊断标准ICD-10,分离焦虑起病于6岁前,但实际上6岁以上儿童也经常出现,并且也可见于成人,在美国的DSM-5中对该诊断取消了年龄限制,儿童与成人均可诊断。DSM-5的症状标准与ICD-10接近,儿童的症状持续时间至少4周,且显著地影响了社会、学业、职业或其他重要领域的功能。

2. 恐惧性焦虑障碍的诊断要点 儿童暴露于所恐惧的对象时出现焦虑不安的恐惧表现,这种恐惧是过分、不合理的。表现为与发育阶段相适应的(或起病于相应发育阶段的)持久或反复出现的害怕(恐怖),但它在程度上是异常的,并导致明显的社交、学习等其他重要领域的功能损害。症状不符合广泛性焦虑障碍的标准,也不属于其他精神障碍的症状。ICD-10要求病程至少4周,DSM-5则要求焦虑、恐惧或回避的症状至少持续6个月。

3. 社交性焦虑障碍的诊断要点 患此障碍的儿童表现出对陌生人的持久或反复的害怕和 / 或回避,同时伴有正常的选择性依恋父母或其他熟悉的人。害怕或回避见人在程度上超出了患儿的年龄所应有的正常界限,并伴有具临床意义的社会功能失常。ICD-10 中对童年社交性焦虑障碍的诊断,要求障碍程度的异常、时间的延续及其伴发的损害必须出现于 6 岁以前,病程至少 4 周。在 DSM-5 中,儿童与成人用相同的社交性焦虑障碍标准,但儿童在社交场合的恐惧强调必须是出现在有同伴的场合并非只是在与成人交往的过程中;恐惧和焦虑可以表现为哭泣、发脾气、僵住、黏人、颤抖或在社交场合中讲不出话。总体上儿童的症状标准与 ICD-10 相同,但症状持续时间需要 6 个月。

4. 广泛焦虑障碍的诊断标准 儿童存在不能控制的对多种事件或活动的过分焦虑和担心,至少持续 6 个月,其中至少有 1/2 的日子出现强烈的焦虑和担心(预感性恐惧)。多种焦虑与担心至少出现于两种场合、活动、境遇或环境之中,在社交、职业或其他重要方面造成具有临床意义的功能紊乱或损害。

5. 评估 需要来自多方面的信息,完成对焦虑症状病史的全面采集,包括躯体检查、心理行为发育状态检查、心理发育测验等。明确焦虑是否是与特定的刺激有关,社会和家庭中是否对症状的存在有强化因素。

(1)躯体检查:进行如心电图、甲状腺素功能检查,排除可能导致类似焦虑症状的躯体疾病。

(2)心理评估:了解儿童的生长发育过程、家庭教养方式和社会环境情况,包括焦虑障碍的家族史、个人成长经历中的相关事件、儿童本人气质特点,环境和同伴交往情况以及社会能力。家庭中是否存在经常强化焦虑的情况,如儿童没有被鼓励要适当地分离,反而奖励不分离。

对于 7 岁以上儿童可用自我评估问卷《儿童焦虑性情绪障碍筛查表》(SCARED,7~16岁),6 岁以上儿童可适用的结构化访谈问卷有 Kiddie-SADS 和《儿童精神病综合征访谈问卷》。

(四)鉴别诊断

1. 与正常儿童的焦虑鉴别

(1)分离性焦虑障碍与分离性焦虑:婴幼儿当实际或可能与他们所依恋的人离别时出现某种程度的分离焦虑是正常的。而严重到分离性焦虑障碍这种程度的情况比较少见(包括持续时间超长,超出了通常的特定年龄段),并且社会功能也伴有明显的问题。许多涉及分离的情景也涉及其他潜在的应激源或焦虑源,需要证实引起焦虑的共同因素是与主要依恋者的分离。

(2)恐惧性焦虑障碍与正常的恐惧:某些恐惧具有显著的发育阶段特定性并且(程度不等地)发生于大多数儿童,属于正常现象,例如学龄前期害怕动物。而恐惧性焦虑障碍在程度上是异常的,且伴有明显的社交损害。

(3)社交恐惧性障碍与正常的社交焦虑:在童年早期,当儿童遇到崭新的、陌生的或具有社会性威胁的情景时出现一定程度的担心或焦虑也是正常的。

2. 分离性焦虑障碍与广泛性焦虑障碍的鉴别 分离焦虑障碍是儿童与所依恋的人(通常是父母或其他家庭成员)离别而产生的过度焦虑,对离别的恐惧构成焦虑的核心。广泛性焦虑是没有特定对象的过分担心,担心的内容多种多样且多变。

3. 躯体疾病、药物、躯体疾病及其他精神疾病或发育障碍所致的焦虑 通过询问病史、药物史、家族史等,并结合相关实验室检查和临床表现加以鉴别。

（五）防治和预后

焦虑障碍的总体治疗原则,一般以心理行为治疗为主,药物治疗为辅。家长参与治疗过程很重要,对儿童的治疗应与家长教育结合起来。

1. 心理行为治疗 以支持性和认知行为治疗为主。首先要建立良好的医患关系,消除家长和患儿对躯体疾病的担心以及家长的焦虑情绪。行为治疗,如系统脱敏法、榜样示范法、角色扮演、想象、行为奖励、放松训练、游戏疗法等。对于分离焦虑,建立应对分离的新反应方式,鼓励儿童和家庭尽量正常生活,预防功能受损。对于拒绝上幼儿园或上学的儿童,首先排除其他分离之外的恐惧因素,然后逐级练习分离,令儿童尽快回到学校。

2. 家长教育和家庭治疗 给儿童提供一个稳定和支持性的家庭环境对预防和治疗焦虑有重要意义。家长需要参与治疗过程,了解焦虑的发生和持续原因,明确治疗目标、过程和预后。教给父母和其他主要抚养者应对儿童焦虑的策略和如何给儿童做榜样,尽量减少心理社会应激或创伤事件。

3. 学校和社会干预 了解与儿童拒绝上学有关的学校和社会因素,判断拒绝上学与分离有关的原因,如被欺负或担心学业失败、学习困难等,给予相应处理。

4. 药物治疗 严重焦虑时,可选择小剂量的抗焦虑剂或有抗焦虑作用的抗抑郁药。幼儿尽量不用药物治疗。

5. 预后 分离焦虑和恐惧性焦虑预后良好,症状往往随着年龄增长而减轻或消失。社交性焦虑和广泛性焦虑如果得到早期、有效的治疗,则预后良好,但仍有以后发生同类或其他类型焦虑的倾向。

三、强迫障碍

（一）概述

1. 定义 强迫障碍(obsessive-compulsive disorder, OCD)以强烈地要反复思考(强迫性思维)或反复做某个动作、仪式(强迫性行为)为主要特征的障碍,这种重复性思维和行为并非患儿本意但不能控制,对日常生活造成严重影响。通常起病于青少年或童年早期,缺乏患病率研究,较早的报道儿童期 OCD 患病率为 0.2%~1.2%。男孩比女孩更早发病且更多见。

2. 病因与发病机制 OCD 主要以神经生物学病因为基础,具有大脑病变的生理学机制,并非只是社会心理因素所致。儿童期与成年期的症状相似而且有家族遗传倾向。OCD 患儿的脑环路的功能存在异常,可能与纹状体、尾状核的功能异常有关。

3. 临床表现 典型的强迫症状包括强迫性思维和强迫行为,可有多个强迫症状或单一症状,可伴有抽动。儿童强迫症的症状具有多样性,诊断要同时考虑年龄、病程、共患病以及伴随的神经系统疾病。

（1）强迫性思维:是重复和持续出现的想法、冲动或意象(图像),患儿不希望出现但却无法控制,造成明显的焦虑或不安。这些想法是不现实或不合理的,内容涉及怕脏、攻击、性、贮藏、谨慎、对称、完美。儿童常见的是怕被污染、怕脏、担心安全,内容随年龄而变化,低龄儿童常反复出现自己或家人受到伤害的念头,例如担心门窗没有锁小偷进来而反复检查门窗,年长儿童或青少年过分担心被细菌、AIDS 感染而致病。

（2）强迫性行为:是重复的行为、仪式或精神/心理活动。如反复清洗(洗手、洗澡等）、检查、重复性仪式、按顺序排列、收集、囤积、拔毛发、抓挠皮肤,精神活动如计数、反复默诵词语等。一些强迫行为与焦虑或强迫思维有关,如一定要将东西摆得左右对称。为了处理上述强迫性思维,还可能发展出某种"仪式"。

强迫思维或动作导致显著的焦虑或烦恼,干扰儿童的正常生活、学业、社会活动或人际关系。发脾气可能是强迫症状受到阻止,学习成绩下降也可能是因追求完美而反复检查影响了效率。儿童的自知力可以良好,也可缺乏。

（二）诊断与评估

1. 诊断依据 需要全面的病史采集和评估,了解患儿的发育水平、社会和学业功能、躯体疾病史、个性特点和家族史等,如果有强迫障碍、抽动障碍或其他焦虑障碍的家族史则更加支持强迫性障碍的诊断。

强迫障碍的特点是重复出现的想法和/或反复的动作,给患儿带来痛苦,而且无法自己控制,多数患儿对强迫性思维感到不舒服、希望消除。强迫性思维和行为必须造成明显的不安和功能上的干扰。强迫思维或行为不是由其他精神障碍所致,如精神分裂症及相关障碍、心境障碍。

2. 诊断标准 儿童和成人的诊断标准相同,采用 ICD、DSM 诊断系统中关于强迫障碍的诊断。作为诊断,要求症状必须造成明显的不安和功能上的干扰。OCD 的诊断来自病史和心理状态检查,故全面地收集病史资料尤其重要。

3. 检查和心理评估 OCD 没有特异性的实验室病理特征。通过综合性的基础检查可用来排除与强迫症状相关的躯体疾病。注意神经性和感染性疾病的症状和病史,并排除 β 溶血性链球菌感染所致的强迫性症状。在药物治疗之前进行常规性心电图、血常规、肝功能、肾功能检查。

心理评估:包括对儿童的访谈和对家长的访谈。对强迫症状和程度的评估采用儿童耶鲁 – 布朗强迫性量表、Leyton 儿童强迫症调查表。筛查也可用儿童行为问卷（CBCL）。必要时进行智力测验。

4. 共患病诊断和鉴别诊断 首先要与正常的重复行为或儿童发育性仪式动作区分开。总体而言,正常的重复或强迫性思维和行为不会导致实质性的功能损害或回避行为。强迫障碍可有多种疾病共患,可共患或需要鉴别的障碍常见有抽动障碍、焦虑障碍、广泛性发育障碍、破坏性行为障碍、注意缺陷多动性障碍、躯体形式障碍、抑郁障碍和其他心境障碍等。抽动障碍 /Tourette 综合征与 OCD:抽动障碍 /Tourette 综合征常与强迫障碍共同存在。抽动是不随意的、快速、反复出现的身体某部位肌肉或肌肉群的非节律性运动或发声。OCD 所表现出的行为和思维往往带有难以控制的感觉,不做便感到不舒服、难受。

再者需与有重复性动作的躯体疾病鉴别。链球菌感染有关的自身免疫性疾病可以表现出强迫性的症状,但起病突然且严重,除了抽动外还有异常的舞蹈病样运动。此外,支气管炎或喉炎可引起反复咳嗽,通过实验室检查即可鉴别。此外,需要鉴别早发性精神分裂症中的强制性行为和伴有重复性思维的抑郁症。

（三）治疗及预后

1. 治疗 一般采用药物和心理治疗的结合。心理治疗以行为治疗或认知行为治疗为主。药物治疗,一线药物包括 5-羟色胺再摄取抑制剂和三环类抗抑郁剂中的氯米帕明。大多数儿童经过联合心理和某种药物的治疗可取得效果。家庭支持和心理教育是治疗中不可缺少的部分。

2. 病程和预后 OCD是慢性、反复发作性的疾病,且功能损害明显,如果不治疗,则可能影响终生。发病年龄(越早)、疾病持续时间(越长)和住院治疗都是预示疾病长时间持续的不利因素。此外,共患病的状态、初始对药物反应不良也是病情进展不良的预示因素。

四、应激相关障碍

(一)概述

1. 定义 儿童、青少年在经历了各种程度的应激事件后,可出现躯体和心理上的反应,明显影响日常生活、学习和人际交往,可达到精神性障碍,被称为应激相关障碍,包括急性应激障碍(acute stress disorder, ASD)、创伤后应激障碍(post-traumatic stress disorder, PTSD)和适应性障碍(adaptive disorder, AD)。应激事件,小到日常生活中所带来消极影响或挫折的事件,大到产生强烈的威胁人身安全的创伤性事件。本节介绍PTSD和AD。

PTSD和AD都是在暴露于创伤性时间后发生的精神障碍。PTSD是个体对这些创伤性应激事件延迟出现和/或长期存在的异常反应,以再体验、回避、麻木和警觉性增高为主要症状,对功能造成明显的损害。美国曾对12~17岁青少年调查显示,创伤事件发生后6个月的PTSD发生率男孩为3.7%,女孩为6.3%。

AD是在明显的生活改变或环境变化时产生一定阶段的心理痛苦、情绪紊乱和行为变化。其心理痛苦超出了预期,超过了一般儿童的情绪和行为反应,并导致日常生活功能和活动的损害。儿童AD的发生率高于成人,曾有调查约16%或更高。

2. 病因与发病机制 导致PTSD和ASD的应激源必须是极端的。儿童自己经历或目睹能造成死亡的伤害,或威胁到自己或他人躯体完整性的事件;或了解到其他重要人物正面临这样的事件。如强奸、儿童虐待、目睹家庭暴力等。应激状态下,肾上腺素系统、下丘脑-垂体-肾上腺素轴(HPA)、下丘脑-垂体-生长激素轴(HPG)的活动性增高,进入生理的高唤醒、高激活状态。慢性应激改变HPA系统以及神经内分泌功能的紊乱。经历了童年期虐待且患有PTSD的成人,与对照组相比,左侧海马的体积减小。

AD的发病与应激源、儿童的易感性(如气质特点、自我调控能力)、内在因素(如自身的应对方式)和外在因素(如环境的支持系统)有关。

3. 临床表现

(1)PTSD的症状:可以表现出广泛的临床症状,包括强烈的害怕、恐惧、无助、不安等,但必须有再体验、回避/麻木和唤醒度增高这三类中的症状。儿童的发育性因素在这些症状中起着重要作用,幼儿可能很少表现出PTSD的典型症状,随着年龄增长,症状表现更与成人接近。

1)再体验/插入性症状:反复重现创伤体验,或侵入性的对创伤事件的痛苦记忆,年幼儿童可以表现为反复玩创伤主题的游戏;重现关于创伤的痛苦梦境或未意识到内容的噩梦;举止或感情仿佛创伤事件重现,如儿童重现在性虐待中的性举动;面对引起创伤回忆的线索或与创伤某方面相似的线索时产生强烈的痛苦,而且有躯体反应。

2)持续回避/麻木:回避与创伤事件有关的刺激,并且反应麻木。回避与创伤有关的想法、感受或谈话,回避令人想到创伤事件。

3)持续的唤醒度增高:在创伤后出现,包括睡眠障碍、容易激惹或发怒、注意难集中、警觉性增高、夸张的惊跳反应。

4）与创伤事件相关的负性认知和心境的改变：遗忘创伤事件的重要部分；对正常活动的兴趣减退；持续的消极信念或对自己的看法；持续的消极情绪；感到与他人疏远；情感范围受限。

（2）AD的症状：儿童AD的症状广泛，在情绪、认知、行为和生理功能多方面的多种形式异常。情绪异常包括抑郁、焦虑、烦恼；行为异常可表现为极端化的行为，爆发性暴力，攻击行为，青少年可有反社会行为，儿童常有退行性、幼稚行为；不能应付当前的生活、学习、交往，如拒绝上学、上幼儿园、拒绝与人交往；大年龄儿童会感到对未来无所适从、没有信心；饮食、睡眠等生理节律失调，并有多种躯体不适的症状。

（二）诊断与评估

诊断关键要考虑应激事件与发病在时间上的关联、症状严重程度、症状或症候群的特点。

1. PTSD的诊断要点 首先要考虑儿童是否经历了创伤性事件。6岁以上儿童的PTSD诊断与成人标准相同，应符合ICD-10或DSM-5诊断标准的症状。DSM-5中PTSD的诊断要求儿童的反应至少包括一条插入性症状、一条回避/麻木或认知负性转换症状和两条唤醒度增高的症状，症状必须持续出现至少一个月，并造成临床意义的痛苦或功能损害。DSM-5对6岁或以下儿童的创伤后应激障碍有单独诊断标准。

2. AD的诊断要点 症状的出现有明显的生活事件为诱因，尤其是生活环境或社会地位的改变。以忧虑、烦恼、抑郁、焦虑、害怕等情感症状为主，并至少有下列1项：适应不良的行为障碍，如退缩、不注意卫生、生活无规律等；有生理功能障碍，如睡眠不好、食欲缺乏等；出现存在于情感性精神障碍（不包括妄想和幻觉）、神经症、应激障碍、躯体形式障碍或品行障碍中的各种症状，但不符合上述障碍的诊断标准。症状出现在心理社会刺激发生后1个月内，且持续至少已1个月，导致社会功能受损。应激因素消除后，症状持续一般不超过6个月。

3. 心理评估 半结构化的访谈包括：儿童青少年精神评估：生活事件章节和PTSD模块（CAPA-LES）、儿童PTSD调查表（CAPA-PTSD）、临床医师使用的创伤后应激障碍量表儿童和青少年版（CAPS-CA）。自我报告问卷包括：儿童创伤后应激反应指数、儿童创伤症状检查表、儿童PTSD症状量表、儿童焦虑情绪障碍筛查表。

4. 鉴别诊断 儿童的应激障碍容易诊断不足和误诊，要与焦虑障碍、心境障碍、孤独症谱系障碍、躯体形式障碍，注意缺陷多动障碍以及品行障碍相鉴别。学龄儿童可能表现出与多动、注意缺陷有关的学习、社交困难和行为问题。很多药物或酒精成瘾的青少年在童年时期有过创伤经历，但没有被发现，可能被误诊为ADHD、对立违抗障碍和/或品行障碍、心境障碍等。

（三）治疗和干预

1. 处理创伤性应激的基本原则 保证安全；提供给儿童基本的需求；帮助儿童和家长了解创伤和其影响的知识；强化常态性的行为习惯；识别和支持儿童的情绪状态；支持帮助儿童的人；帮助年长儿童发展适应能力，学习应对能力，学习处理应激情境的技能。

2. 心理行为治疗 宗旨是帮助儿童提高处理应激的能力，争取早日康复，防止病程恶化或慢性化。根据不同的年龄特点采用情境游戏、绘画、故事等方式表达情感，学习调控情绪的策略和处理问题的方法,帮助思考行动结果,选择处理问题的方法等。儿童 PTSD 的主要治疗方法包括聚焦创伤的认知行为治疗、PTSD 的焦虑管理训练、虚拟 – 现实暴露、眼动脱敏再加工治疗、PTSD 的应激预防训练,还有催眠技术、心理动力学治疗等。适应障碍的心理治疗,应抓住三个环节,即消除或减少应激源、提高应对能力、消除或缓解症状。

3. 药物治疗为对症治疗 如抗抑郁剂、抗焦虑剂。

4. 预后 适应障碍通常应激消除则症状缓解,预后良好。PTSD 则需要及时的专业化治疗。处理不当,易发展为其他更严重的问题,如厌学、自伤(自杀)、沉溺于电子游戏、网络成瘾、物质滥用,乃至成人期的人格障碍。

五、心境障碍

(一)概述

1. 定义 心境障碍(mood disorder)是一组以情感的低落或高涨为特点的疾病,包括重性抑郁障碍、恶劣心境障碍、环性心境障碍、双相障碍等类型。如果在整个病程中包含了抑郁发作和躁狂发作则成为双相障碍。在高涨(躁狂发作)和低落(抑郁发作)的间期则情感正常。抑郁和躁狂的症状可以严重并导致功能的损害。DSM-5 中将抑郁障碍主要包括破坏性心境失调障碍、重性抑郁障碍、持续性抑郁障碍(恶劣心境)。

目前尚缺乏儿童的现患率调查。40%~60% 的成人双相障碍患者报告症状在 19 岁前出现。据回顾性研究:10 岁前抑郁的发病率为 0.3%~0.5%,青春期前儿童的抑郁发病率为 0.4%~2.5%,青少年抑郁的发生率 0.4%~8.3%。抑郁的性别比例随年龄而不同。儿童中,男孩和女孩的比例相当,青少年中女孩的比例明显增高,男女比例为 1:2,与成人接近。

2. 病因与发病机制

(1)遗传学因素:心境障碍有明显的遗传学证据。家长中有抑郁患病者是儿童和青少年患病的强烈预测因子。双相障碍的遗传倾向高于单相抑郁。家长有双相障碍的儿童,精神障碍的患病率为 52%,是家长无双相障碍儿童的 2.7 倍,26.5% 发展为心境障碍,是家长无双相障碍的 4 倍。儿童重性抑郁的发生也与双相障碍的家族史有关。双亲患双相障碍的发病率是单亲患双相障碍的 3.6 倍。6~18 岁儿童、青少年中家长有双相障碍的,子女患双相障碍的危险度 *OR* 值为 13.4。

(2)环境因素:家庭的遗传和环境因素对心境障碍共同起作用。心境障碍的家庭对孩子的指责批评较多、关怀少、冲突多、沟通差。家庭的婚姻矛盾,物质滥用、缺乏支持是儿童抑郁的高危因素。应激事件明显增加抑郁症状的发生。个人内在素质和应激事件的交互作用导致抑郁的发生。

3. 临床表现 儿童心境障碍的核心症状与成人相同,但受儿童认知和情绪发展水平的影响,临床表现经常与成人不同,并因年龄阶段而有所差异。

(1)抑郁阶段的常见表现:抑郁发作的典型症状是情绪低落、兴趣或愉快感减退甚至丧失,精力不足或乏力,以及易激惹、睡眠障碍、食欲改变、缺乏自尊和自信、自我评价过低、社会退缩、自杀观念或行为等。婴儿可表现出漠然、无兴趣或伤心的表情,生长延迟和严重的精神运动性发育迟缓。快感缺乏对学龄前儿童更有特异性。学龄儿童可表现出很多焦虑症状和躯体主诉,甚至掩盖了抑郁症状。

（2）躁狂发作的常见表现:在一段时间内持续明显地兴奋或易激惹、话多、精力和活动增多。青少年的躁狂表现与成人类似,典型的症状为情感高涨、自我评价过高、思维奔溢、语速增快、冲动和闯入性行为,睡眠需要减少。儿童常同时表现出抑郁和躁狂的特征,抑郁/烦躁的心境与精力增加、睡眠减少、行为紊乱、对挫折的耐受差和极端易怒混合在一起。

（3）破坏性心境失调障碍(disruptive mood dysregulation disorder, DMDD):DSM-5 新提出的障碍,以严重反复的发脾气为特征,在轻度和持续时间上严重超出所处情形。首次诊断在 6~18 岁的儿童/青少年中。

（二）诊断与鉴别诊断

1. 诊断要点　诊断标准采用 ICD-10 或 DSM-5。儿童心境障碍的诊断标准与成人基本一致,在儿童、青少年中易激惹可替代抑郁心境的表现。诊断的关键是异常低落和/或高涨的心境,且会反复出现。

抑郁的基本特征是心境低落、兴趣和愉快感丧失、精力降低,符合抑郁发作的诊断标准至少 2 周。儿童、青少年恶劣心境的诊断持续 1 年即可。

躁狂发作症状的基本特征是心境高涨、躯体和精神活动增加,兴奋、话多或夸大对儿童躁狂的诊断更有帮助。符合躁狂发作的诊断标准持续至少 1 周,轻度躁狂持续需至少 4 天。异常心境的症状不是由于酒精、药物使用、内分泌疾病(如甲亢/甲低)或任何器质性病变所致。

DMDD 的症状不是发生在重性抑郁发作期间,不是由于其他发育性障碍所致,不与对立违抗性障碍或双相障碍共同诊断,可以与注意缺陷多动性障碍、品行障碍、物质滥用共同诊断。有过躁狂或轻躁狂也不做破坏性心境失调障碍诊断。

2. 检查和心理评估

（1）躯体、内分泌检查:排除药物、躯体疾病所致心境异常。

（2）筛查问卷:精神症状筛查量表;儿童行为筛查量表;青少年自我报告量表;贝克抑郁症状量表Ⅱ——儿童抑郁调查表;儿童抑郁自评量表。

（3）结构化和半结构化访谈:2~5 岁学前儿童精神病评估;6 岁以上的儿童可使用儿童精神障碍诊断性访谈工具(Kiddie-Schedule of Affective Disorders and Schizophrenia, Kiddie-SADS)。

3. 鉴别诊断

（1）与发育相关的心境高涨鉴别:可通过是否发生在高度积极性事件的背景下来鉴别。

（2）注意缺陷多动障碍(ADHD):与双相障碍之间的共同症状有兴奋、易激惹、活动过多、语速快、注意分散。但 ADHD 是神经发育性障碍,症状出现更早而且持续,兴奋性相对较轻,与情境有关,无夸大;心境障碍发病较晚些却呈阶段性发作,在发作期间症状持续,发脾气时间过长并破坏性大,常有同类疾病的家族史。ADHD 与心境障碍共患率总体较高,心境障碍不随 ADHD 症状的缓解而缓解。

（3）对立违抗性障碍:以易激惹、发脾气、过分地不服从、违拗为主要表现,但具有情境性,在不涉及需要服从、听指令的场合则情绪表现正常,发脾气的程度较躁狂轻。

（4）创伤后应激障碍：有闪回、回避、警觉性增高的症状表现,心境低落和高涨不明显,无发作性特点。

（5）焦虑障碍：以持久的过分担忧为主,选择性缄默的不言语有情境性,兴趣、愉快感基本保持正常。

（6）其他：精神发育迟滞、广泛性发育障碍（孤独症谱系障碍）和精神分裂症也可有兴奋、易激惹等与心境障碍类似的特点,但都有各自障碍的典型特征,无明显的发作性心境异常。

（三）治疗和预后

不论是采取什么方法的治疗,都有必要先进行家庭心理教育,告知关于心境障碍的病因、病程等相关知识和治疗计划。

1. 心理治疗　适合轻或中度抑郁发作的患儿,以及在发作缓解期间进行心理支持。对于儿童、青少年常采用认知行为治疗、家庭治疗、游戏治疗等。对于低年龄儿童游戏治疗或沙盘治疗更容易进行。但心理治疗效果不佳,则要采取药物治疗。

2. 药物治疗　药物治疗原则是足量、足疗程,分急性期、缓解期和维持期 3 个治疗阶段。

（1）抗抑郁剂：在抑郁发作期间使用三环类抗抑郁剂、5-羟色胺再摄取抑制剂（SSRIs）及其他的新型抗抑郁剂,后两类作为首选治疗药物。

（2）心境稳定剂：躁狂发作首选心境稳定剂治疗。传统的心境稳定剂常用锂盐、丙戊酸盐治疗。

（3）新型抗精神病药物：非典型抗精神病药物已成为儿童躁狂发作治疗的一线药物,如利培酮、喹硫平、奥氮平、阿立哌唑。伴或不伴精神病性症状的严重抑郁发作,或抑郁发作有激惹、自杀行为,躁狂和抑郁混合发作以及在抑郁转躁狂时期,需合并非典型抗精神病药物治疗。

3. 电休克治疗（electroconvulsive therapy, ECT）　在住院患者中,用于对药物治疗无效的难治性患者,但对儿童和青少年慎用。

4. 预后　儿童期心境障碍是慢性、复发性疾病,伴持续的功能损害,需要早期识别和治疗。重性抑郁障碍的平均发作时间为 7~9 个月, 2 年内的复发率为 40%, 5 年内的复发率为 70%。心境障碍如果得不到充分治疗,则预后不良。导致学业成绩差、社会功能缺陷、自杀行为、他杀意念、酒精和物质成瘾的危险性增高。

【专家提示】

- 气质、依恋、自我意识、情绪等社会化发展是儿童整体发展、形成健康人格的重要基础。
- 情绪、情感和应激相关障碍属精神科范畴。
- 发育行为儿科医师对情绪、情感和应激相关障碍应掌握的是早期识别和转介。

（张劲松）

第五节　特定学习障碍

【导读】

特定学习障碍（specific learning disorder, SLD）很早就为儿科学和精神医学界所认识，最早可追溯至 19 世纪对阅读障碍的报道。在强调儿童学习和掌握各类技术符号的今天，世界各国学习障碍的患病率似乎均呈增高的趋势，SLD 通常对儿童本人的学习生活质量造成诸多负面影响，也可对其家庭及职业走向产生深远影响。本章重点阐述以下几个问题：学习障碍是什么？流行病学有怎样的趋势？其病因 / 发病机制、临床表现、诊断、预防及治疗具体是什么？

一、概述

特定学习障碍（specific learning disorder, SLD）是一种具有生物学起源的神经发育性障碍，这种生物学起源导致认知水平异常，继而产生特定的学校技能障碍。

特定学习障碍在诊断上的概念与"学习无能"或"学习障碍"（learning disabilities, LD）在法律、教育上的概念高度重叠，两者常互相替代。美国学习障碍国家联合委员会（National Joint Committee on Learning Disabilities, NJCLD）将学习障碍定义为：在听、说、读、写、推理或数学能力的获得和运用方面表现出显著困难的一组异质性障碍的总称。这类障碍为个体所固有，推测是由于中枢神经系统功能障碍所致，并可能持续终生。自我调控行为、社会知觉、社会交往方面的问题可能会与学习障碍共存，但它们本身并不构成学习障碍。虽然学习障碍可能与其他残疾（如感觉损伤、智力残疾、严重情绪障碍）或外部影响因素（如文化差异、教育不足或不当）伴随发生，但它并不是这些残疾或因素的结果。

不同语言和文化的学龄儿童中 SLD 患病率为 5%~15%，成人估计约为 4%，男女比率为 2∶1~3∶1。其中最常见的是阅读障碍，约占 80%。表音文字国家儿童阅读障碍的发生率较表意文字国家的为高。静进等报道国内学习障碍患病率为 6.6%，男女比例为 4.3∶1.0。

二、病因及危险因素

SLD 确切病因尚不明确，一致认为是由遗传、环境等因素交互作用，影响了大脑有效、准确地感知或加工言语或非言语信息。

（一）遗传因素

SLD 具有家族聚集性，尤其是阅读、数学和拼写学习障碍。SLD 单卵双生子同病率（87%）明显高于双卵双生子（29%）。特定学习障碍患者一级亲属患阅读或数学障碍的相对风险分别是对照人群的 4~8 倍、5~10 倍。大部分学习能力具有高度遗传性，估计遗传

度 >0.6。阅读障碍的遗传度可达 40%~80%,尤其是语音阅读障碍。阅读障碍先证者的一级亲属患阅读障碍的概率为 40%~60%。

（二）环境因素

胎儿期、围产期及出生早期的压力事件与 SLD 相关。早产、极低出生体重、胎儿期尼古丁暴露等因素可增加罹患 SLD 的风险。有研究表明,极低出生体重儿罹患特定学习障碍的比例为 35%。存在并发症(支气管肺发育不良、围产期窒息、心室内出血、脑积水)的儿童出现神经发育损害和认知、学业困难的风险增高。发生新生儿抽搐的儿童患 SLD 的风险增高,表现为拼写、算术和视觉记忆损害。孕母和/或胎儿甲状腺素缺乏不利于胎儿的神经心理发育。此外,毒素通过干扰发育过程而损害发育中无保护的大脑。

（三）神经生物学特征

阅读障碍者大脑存在较多的明显局灶性发育异常,尤其是靠近大脑外侧裂的语言区,包括额叶、额顶岛盖、顶下小叶、颞回。其大脑语言区正常的非对称性消失,尤其是颞平面,这是语音加工的关键脑区。这可能与神经网络所必需的发育性"修剪"缺乏有关。阅读障碍者左侧顶颞区灰质减少,可导致语言的言语结构加工(语音意识)出现问题。同时,这一区域的脑白质较为薄弱,左侧半球主要的阅读通路内投射过弱,而两侧大脑半球之间投射过强。阅读障碍患者的左侧内侧膝状体明显小于右侧,小神经元较多,而大神经元较少,这与语音缺陷尤为相关。

功能影像学研究显示,阅读障碍患者左脑半球与阅读有关的额下回、顶下小叶(包括角回、缘上回)、中央和腹侧颞皮层激活不足。表音文字阅读障碍者左侧颞顶区(字母到音素的转换)、颞叶中上皮层(发音分析)和枕颞区(单词识别)激活不足,而代偿性地使用双侧额下回和右侧大脑半球枕颞区。其中,左侧颞顶区激活不足是其特征性标志。在字体大小和押韵判断任务中,汉语阅读障碍者左侧额中回的灰质体积减小、激活不足,而左侧额下回前部激活更强。在同音异义字辨别任务中,阅读障碍者主要激活左侧下部前额叶脑回(Brodmann 45 区),与正常汉语阅读者激活左侧额下回中部(Brodmann 9 区)、扣带回皮层不同。

计算障碍与颞顶联合处的缘上回和角回功能损害有关。患有计算障碍的儿童在顶内沟、顶上小叶、缘上回、双侧背外侧额叶皮层明显的低激活。

（四）神经心理学机制

语音缺陷理论认为阅读障碍者存在语音加工(表征、存储和/或提取)的特定缺陷,是表音文字阅读障碍的主要成因,其核心是语音意识缺陷。在表音文字中,儿童通过学习字母 - 发音规则而学习音素。阅读的学习需要学会形 - 音对应,即字母与发音之间的对应。如果发音在表征、存储或提取时不正确,就不能建立起字母 - 音素之间的联系,从而无法建立拼字法与语音体系之间高质量的连接而影响阅读。阅读障碍者由于不能将书面词解构为音素,因此不能识别词。这种低水平的语音缺陷不能使词到达高水平的语言加工,从而妨碍阅读者对文本的理解。

也有学者认为阅读障碍儿童在语音意识上的不良成绩可能反映了他们对要求分析的词汇没有正确的语音表征,或者表征的质量和组织性很差。

汉字不同于表音文字,是由不同部件按一定规则组合而成的图形文字,字符(图形形式)与语素(意义)或音节相匹配。汉字的语音体系是在单音节水平上被定义的,不存在字符 - 音素的对应关系。汉字的发音须通过死记硬背而不是通过字符 - 发音转换规则来学习。

汉语阅读时语义和语音激活的程度及时间进程不同,但两者是并行激活的。汉语阅读障碍包含从拼字法到语音(图像形式到音节转换)匹配困难的语音缺陷,也涉及拼字法到语义匹配的连接障碍。也有研究者提出构词法意识或语素意识(morphological awareness)在汉语阅读获得和发展中起重要作用,认为构词法意识缺陷可能是中文阅读障碍的核心认知结构。

书写障碍者存在视觉–运动整合及运动协调障碍,涉及序列化的加工系统,尤其是应为序列化和非常自动化的运动肌运动障碍。书面表达障碍者可能存在工作记忆缺陷,难以记住文章的组织结构或内容,或者难以计划、理解、产生新的想法或难以组织写作过程,或者难以遵从语法和书面表达规则。

由于计算障碍者非常基本的、高选择性和特定性的理解数字能力的缺陷导致一系列关于数字和计算的学习困难,推测其数字模块或数感功能缺陷是构成计算障碍的基础。

三、临床表现

(一)早期表现

自幼表现好动和哭闹,对外刺激敏感和过激反应;建立母子情感关系困难和养育困难。可能有说话迟、发音不准,伴有啃咬指甲、攻击或退缩、伙伴交往不良、言语理解和表达欠缺等。学龄前表现认知偏异,如视觉认知不良、协调运动困难、精细动作笨拙、沟通和书写困难等。

(二)学校表现

1. 言语理解困难 言语理解和语言表达不良、词汇量少、构音或辅音发音困难。若伴有音乐理解苦难则同时缺乏节奏感。常表现"充耳不闻"、不大理会父母或老师的话,易被视为不懂礼貌。智力测试言语 IQ 可能高于操作 IQ。

2. 语言表达障碍 说话迟,开始说话常省略辅音,语句里少用关系词;言语理解尚可而语言表达苦难;可模仿说出单音,但无法模仿说出词组。有类似口吃表现、说话词不达意、节律混乱、语调缺乏抑扬、说话伴身体摇晃、形体动作偏多等。

3. 阅读障碍 表现为听理解能力差、听或视知觉速度过慢、察觉符号特性困难、缺乏阅读所需的知识、无法注意语句的关键词或段落、无法了解书写文字单位。持笔困难、字迹潦草、错别字多;排斥读写,阅读时遗漏或加字,容易出现"语塞"或阅读太急。读同音异义字困难或经常相互混用,默读不专心,好用手指指着字行读;写字潦草难看、涂抹过多、不愿写字;因而语句过短、语法和标点错误、文章组织低劣、词不达意,小学三年级以后尤为显著。

4. 视觉空间障碍 手触觉辨别困难、精细协调动作困难、顺序和左右认知障碍、计算和书写障碍。符号镜像颠倒,如把"p"视为"q"、"m"视为"w"、"6"视为"9"、"部"视为"陪"、"举"视为"拳"等。计算时忘记计算过程的进位或错位,直式计算排位错误,数字顺序颠倒,数字记忆不良,从而导致数量概念困难和应用题计算苦难。

5. 非言语性学习障碍(non-verbal learning disability, NLD) 又称右脑综合征(the right hemisphere syndrome),认为是脑半球神经心理功能缺陷所致,导致社会认知和人际沟通方面理解困难,伴有动作发育不良、平衡能力差、精细动作协调困难、视觉空间能力欠缺、不太理解察言观色等。

6. 情绪和行为 多伴有多动、注意集中困难表现、继发情绪问题,自我评价低、不愿上学、拒绝作业、焦虑或强迫行为动作(如啃咬指甲、拔头发或眉毛),从而加重社会适应困难和人际关系不良,严重者可发展为品行障碍类问题。

四、诊断与鉴别诊断

诊断需要进行综合评估,个别实施智能和学业测验。详细采集发育、教育和家族史,学习困难史,对学习、职业或社会功能的影响,需要学校技能的工作表现,课程评估,学业成就的个体化的标准测验分数等信息。

(一)诊断标准

根据 DSM-5 的诊断标准见表 6-5-1。

表 6-5-1　特定学习障碍的 DSM-5 诊断标准

诊断标准	A	学习和使用学习技能的困难,至少存在下列症状之一,且持续至少 6 个月,虽然针对这些困难存在干预措施 (1)不准确或缓慢而费力地读字(例如,大声读单个词时不正确或缓慢、犹豫,常常猜词,难以读出词) (2)难以理解所读内容的意思(例如,可正确地读出内容,但不能理解其顺序、关系、推论或更深层次的意思) (3)拼写方面的困难(例如,可能添加、省略或替代元音或辅音) (4)书面表达方面的困难(例如,在句子里犯多种语法或标点符号错误;段落组织差,书面表达的意思不清晰) (5)难以掌握数字感、数字事实或计算(例如,数字理解能力差,不能区分数字的大小和关系;借助手指计数来计算个位数加法,而不是像同龄人那样回想数学事实;不能理解算术运算、可能转换步骤) (6)数学推理方面的困难(例如,运用数学概念、事实或步骤解决数量问题时存在严重困难)
	B	受影响的学业技能显著地、可量化地低于个体实际年龄所预期的水平,显著地干扰学业或职业表现或日常生活的活动,且被个体的标准化成就测评和综合临床评估确认。17 岁以上个体,其损害的学习困难的病史可以用标准化测评代替
	C	学习困难开始于学龄期,但直到那些受到影响的学习技能的要求超过了个体有限的能力时,才会完全表现出来(例如,在定时测试中,读或书写冗长、复杂的报告,并且有严格的截止日期或特别沉重的学业负担)
	D	学习困难不能用智力障碍、未校正的视觉或听觉的敏感性,其他精神或神经病性障碍、心理社会的逆境、对学业指导的语言不精通,或不充分的教育指导来更好地解释

(二)鉴别诊断

1. 学业成绩的正常变异　特性学习障碍不同于由于外在因素(例如,缺少教育机会、持续的指导不良、在第二语言环境中学习)所致的学业成绩的正常变异,因为即使有充分的教育机会和与同伴受到同样的指导且能够熟练掌握指导语言,哪怕它不同于个体的母语,这些学习困难仍然持续存在。

2. 智力障碍(intellectual disability,ID)　特定学习障碍不同于与智力障碍有关的一般性学习困难,因为该学习困难出现在正常的智力功能水平中。如果存在智力障碍,只有学习困难超出通常与智力障碍相关的程度时才能诊断为特定学习障碍。

3. 由神经性或感觉障碍所致的困难　特定学习障碍不同于神经性或感觉障碍(例如,儿童脑卒中、创伤性脑损伤、听觉损伤、视觉损伤)所致的学习困难,因为这些案例在神经检查中存在异常的发现。

4. 神经认知障碍（neurocognitive disorders, NCDs） 特定学习障碍不同于与神经退行性认知障碍有关的学习问题,因为特定学习障碍中的特定学习困难的临床表现出现在发育阶段,同时这些困难并不表现为从正常状态的显著下降。

5. 注意缺陷多动障碍（attention deficit hyperactivity disorder, ADHD） 注意缺陷多动障碍有关的学业表现不良问题不一定体现在学习技能上有特定困难,而更可能体现在执行这些技能上有困难。然而,两者共同存在比随机预期的更加常见。如果同时符合这两种疾病的诊断标准,可以给予两种诊断。

6. 精神病性障碍（psychotc disorders） 特定学习障碍不同于精神分裂症或精神病性症状有关的学业和认知加工困难,因为在这些疾病中,这些功能领域存在某种衰退（经常是快速的）。

五、预防和矫治

矫治应建立在详尽、个体化的评估之上,应制订详细的干预计划,往往采用综合性矫治方法。

（一）特殊教育

对于 SLD 儿童,除接受常规教学外,还需要特殊教育,包括特定技能教育、发展代偿性策略、发展自我支持技能、特殊的适当调整。对于症状较轻的儿童,可按常规教室设置,对教师进行治疗方法和材料的咨询。如果症状严重或共患精神障碍需要实施密集干预时,设置特殊教室。学校可进行适当调整和修改以帮助学习障碍儿童,例如座位优先、给予作业和测验更多的时间、减少或改良作业、帮助做笔记、使用计算机书写、在单独安静的房间里完成测验、使用计算机额外辅助、拼写检查器等。特殊教育必须有足够的强度和时间,以便产生持久的积极效果。家庭是理想的练习和强化场所,父母理解及参与尤为重要。

小学阶段矫正性教育在管理中起重要作用（如对阅读障碍者以语音意识、词汇、理解等整合在教育计划中）;在年龄较长阶段（中学和大学）,教育策略从矫正转变为特殊适当调整,如给予更多的阅读时间、允许使用便携式电子智能设备辅助。

个体化教育计划（individual education plan）是有效干预的关键性要素,包括个体化、反馈和指导、持续评估、常规持续练习等策略。特定学习障碍需要终生管理,早期阶段重点是矫正。矫正干预应该以儿童的特殊需要为目标,而且是一个动态过程。特定学习障碍儿童常常需要大量的结构化练习和正确的反馈。

（二）阅读障碍

矫治内容包括发展语音加工的能力、提高词汇阅读的流畅性,最终是强调阅读能力。采用系统、累积式、多感官的教育方式,整合听、说、读、写。有效教育的内容强调语言结构,包括针对解码、流畅性训练、词汇和理解的特殊教育。学习解码以详尽的语音意识教育开始,然后逐渐过渡到发音 - 符号联系（字母规则）、语音学、押韵意识、单词切分。教育计划强调拼音练习、看字读音与其他感觉通路的联系、记住字母 - 发音关系的记忆策略。例如,儿童必须学习意识到嘴唇和舌头运动与特定的字母和发音相联系,或者当儿童看到字母时必须练习说出字母。通过练习押韵性词以强化语音加工能力:首先是练习词开头的单个音素,接着是词尾和中间的音素,最后连起来进行练习。

除语音训练外,阅读计划也强调词法、单个词的记忆、拼写、句法和语义训练。字词识别包括记住视觉阅读中常用的字词,学习快速识别和拼写字词的视觉化策略。

理解是阅读的关键组成部分。强化理解训练包括阅读时学习把材料进行视觉化,在每一段落结束时对材料进行总结,使用大纲和其他图解/绘画式方法来总结阅读材料。流畅性是联系解码和理解的桥梁,在儿童独立阅读基础上,反复进行引导式的文本朗读,进行流畅性训练。

（三）书写障碍

对于视觉-运动整合障碍的书写障碍者,通过使用有画线的纸张、尝试不同的笔,使儿童以一种舒服的状态进行训练。通过在空中挥舞胳膊练习写字和数字,以提高动作记忆,也可以使用手和手指练习。掌握正确抓握、姿势和放纸张的位置;使用多感官技能学习字母、形状和数字;早期在电脑上引入文字处理软件,但不能停止书写;保持耐心和积极的态度、鼓励其练习并对其表扬。

对于小学生,允许使用印刷体或草书;数学计算使用大的方格纸以使行和列对齐;学习拼写规则、字的结构特点、常用词拼写的记忆策略和不规则词。对于规定时间的任务不评价整洁和拼写度;推迟一段时间后做校对工作;帮助学生建立清单来组织工作,如通过拼写、整洁、句法、语法、明确表达想法等;鼓励使用拼写检查;减少抄写数量,更关注书写独创性答案和想法。

对于书面表达困难者,首先更多地鼓励其对自然情境进行描述,如记日志或写礼物清单。其次,学习书写便条和在开始实际写作前列出提纲。简短的便条可以记录想法,不需要过渡、语法和组织。提纲提供了框架,开始写作时可用来参考,也可以参考便条来记住细节并把它写在文章中。再次,练习从说到写的过程。开始时让儿童把想写的内容口述出来,由听者纸笔记录并同时进行录音;然后回放录音,让儿童听写,逐渐减少录音直到口述和写作不再需要辅助。最后,逐渐减少口述直到只进行思考和写作。对于青少年和成人,使用录音辅助做笔记和完成书写任务;把书写任务分解成小任务的逐步计划;当组织书写项目时,使用有用的关键词;对工作质量提供清晰、建设性的反馈,解释项目的强项和弱项,对其中的结构和信息进行评论;如果书写仍是一个很大的障碍,可使用诸如语音激活软件的辅助技术。

（四）数学障碍

矫正数学障碍的方法常常需要个体化性地针对每个儿童的强项、弱项和数学错误来进行。首先要帮助学生认清自己的强项和弱项,根据强项和弱项,建立有效学习数学的策略。开始时,应该认清儿童的强弱项和数学错误的形式。例如,计算错误包括注意力差、使用错误的运算符号（加时用减）、猜测、省略算术运算中的关键步骤。使用具体或类似的材料来阐明抽象的概念,鼓励儿童使用更具体的学习材料直到他们理解和掌握了概念。可使用卡片（如乘法表）进行练习以记忆和使简单的运算自动化。对由于概念或视觉-组织问题所引起的数学问题进行视觉化练习。有时使用常识推理来帮助儿童验证答案是否正确。其他策略包括:对组织想法困难的学生使用方格纸,尝试不同的方法来学习数学事实,如不是仅记住乘法表,而是解释 $8 \times 2=16$；练习估计作为一种方法来开始解决数学问题;以具体的例子作为开始引入新的技能,之后转到更抽象的应用上;对于语言障碍者,清楚地解释想法和问题,鼓励问问题;学习场所尽量不要有使其分心的物品,除非需要才准备有较多的钢笔、橡皮、尺子。

（五）咨询及心理治疗

通过问题解决、社会支持、学习习惯、课外和业余活动到选择、教育或职业决策等咨询,以使障碍最小化、潜力最大化。对父母和其他重要的养育者进行关于学习困难的知识教育，父母支持、咨询和管理培训有助于形成支持性家庭环境、一致的家庭/学校/强化程序。需要对父母及教师进行 SLD 相关知识的教育，咨询他们在干预中的作用，确信他们理解 SLD，并不会简单地认为儿童是固执、懒惰、对抗、迟钝或任性的。成功治疗的一个重要原则是帮助父、母亲和教师了解 SLD 和行为、情绪问题之间的联系。联合教师，以与年龄相适应的方式教育孩子关于 SLD 的知识和分享评估结果。与其他家庭和儿童建立支持和自助团体。对同伴和社交关系不良进行社交技能培训。对于长期由于学业不良所导致的同伴问题和低自尊可予个体或团体心理治疗。

（六）药物治疗

目前尚无专门治疗 SLD 的药物，药物主要用于共患病的治疗，如 ADHD、焦虑障碍、强迫障碍等。治疗时应注意药物对注意、记忆、学习的可能影响。

【专家提示】

- 儿童中 SLD 检出率呈上升趋势，男女比率约为 4∶1。
- SLD 的发病因素有多方面，包括出生缺陷、遗传、脑神经功能异常、母语特性影响、家庭和学校等环境因素、儿童自身因素等。
- SLD 的主要表现是：语言理解和表达困难、阅读障碍、视觉空间辨别障碍、书写困难、继发情绪和其他行为问题等。
- SLD 的预防治疗主要是母孕期卫生保健、父母养育指导、儿童的教育训练和心理社会支持方法等。目前主要以教育训练为主。

（杨斌让）

第六节　孤独症谱系障碍

【导读】

孤独症谱系障碍（autism spectrum disorders，ASD）概念的提出导致了对这类疾病发病率、病因学、诊断、治疗和预后认识的重大变化。本节对 ASD 的概念、发病机制、诊断方法、治疗原则等方面进行阐述。

一、概述

孤独症谱系障碍（autism spectrum disorders，ASD），亦称自闭症谱系障碍，是一类以不同程度的社会交往和交流障碍、狭隘兴趣、重复刻板行为以及感知觉异常为主要特征的神经发育障碍性疾病。

1994 年，DSM-Ⅳ提出广泛性发育障碍概念，在广泛性发育障碍名称下，包括孤独症、阿斯伯格综合征、雷特综合征、儿童瓦解性精神障碍、广泛性发育障碍待分类五种亚型。2013 年 5 月，DSM-5 发布新的诊断标准，将此类疾病合并命名为孤独症谱系障碍（ASD）。

ASD 病因可能与基因突变和 / 或基因环境相互作用（涉及已知和未知环境因素）有关。未予及时发现和科学干预，多数患儿预后不良，表现为较复杂的行为异常、智力和精神障碍，成年后往往不具备独立生活、学习和工作能力，成为家庭和社会的沉重负担。但同时有研究证据表明，早期发现、早期干预可以显著改善 ASD 患儿的不良预后。

近二十年来，包括我国在内的世界各国儿童 ASD 患病率显著升高，引起家庭、社会和政府的高度关注。如 2009 年日本为 1.64%，2011 年韩国为 2.64%，2014 年美国为 1.47%。从 2000 年起，我国有多个城市也对 ASD 的患病率做过调查，报道的患病率在 0.1%~0.75%，一些国际组织估计世界范围内 ASD 患病率为 1%。普遍认为，医学界和公众对 ASD 认识水平的提高以及 1980 年后孤独症定义和诊断标准的修订是患病率增高的重要原因，但也有学者认为存在 ASD 绝对数量上升的状况。

二、病因与发病机制

ASD 不是单一的疾病，而是由不同病因（病因异质性）引起的有着不同表现（临床异质性）的一组疾病。更多的 ASD 的病因仍不完全明了，可能是由基因和环境因素相互作用引起，即基因的异常造成了特定个体的遗传易感性，受孕前、妊娠中或分娩时的不良环境因素是患病的触发因子。

（一）遗传因素

双生子研究发现，ASD 的单卵双生子同病率为 36%~95%，异卵双生子同病率为 10%~20%。调查发现同胞患病率为 3%~5%，远高于一般群体，存在家族聚集现象。家族成员中即使没有 ASD 患者，也可以发现存在类似的社交或认知功能缺陷，例如孤独症性状或孤独症广泛表型（broader autism phenotype，BAP）、语言发育迟缓、智力障碍、特定学习障碍等，患者中较高的癫痫患病率隐喻着 ASD 的生物学或遗传性病因。

迄今，约 20%ASD 的病因可以直接用单个、罕见、遗传性或新发基因突变以及染色体基因拷贝数量变异（copy number variations，CNVs）解释，例如 *CHD8* 基因突变、*PTEN* 基因突变、*SHANK3* 基因突变、*MECP-2* 基因的 CNVs、脆性 X 染色体综合征的 *FMR* 基因、16 号染色体短臂基因片段的 CNVs 等，这些病例也往往被称为症候群性孤独症（syndromic autism）或继发性孤独症（secondary autism）。而 80% 左右的 ASD 的病因无法用上述基因异常解释，属于病因未明的原发性孤独症（primary autism）或特发性孤独症（idiopathic autism）。从某种意义上说，后者才是真正的经典孤独症（classical autism）或纯孤独症（pure autism），是当前 ASD 病因研究的重点和难点所在。

（二）环境因素

尽管基因可解释部分病例，但仍有较高比例的病例尚未找到基因异常，因此环境因素在 ASD 发病中的作用近来也受到重视。

有调查发现，较高比例的 ASD 患儿父母年龄偏大；剖宫产儿童患 ASD 比例较高；ASD 患儿中早产、低出生体重比例偏高；抗癫痫药丙戊酸钠可以在实验室中诱导出具有孤独症行为的 ASD 动物模型；孕前和孕早期补充叶酸可以降低 ASD 患病率；一些农业杀虫剂可能与 ASD 发病有关；母亲孕期和围产期病毒感染，如巨细胞病毒感染、风疹病毒感染与 ASD 相关；ASD 患儿中自身免疫性疾病发生率较高，T 淋巴细胞亚群也与正常人群有差别，提示 ASD 存在免疫系统异常。这些研究都提示 ASD 可能与环境因素有关，但由于结果往往不一致，在 ASD 病因学中的意义尚不明了，仍有待进一步研究加以证实。

表观遗传学（epigenetics）异常的观点近来亦受到关注。这种观点认为，在 ASD 等复杂神经精神疾病中，可能并不存在 DNA 水平的突变或异常，但在基因调控水平（主要是甲基化或组蛋白作用）出现了异常，从而导致在 DNA 表达方面的异常。在这个过程中，某些目前未知的环境因素可能扮演着重要作用，它们调控着基因的表达并由此影响发育编程（developmental programming），通过影响共同的神经通路，导致神经系统发育障碍，最终表现为 ASD。

（三）神经系统异常

通过神经解剖和神经影像学研究，发现部分 ASD 患儿存在小脑的异常，包括小脑体积减少、浦肯野细胞数量减少；其他发现包括海马回、基底节、颞叶、大脑皮质以及相关皮层的异常。神经生化方面，超过 30% ASD 患儿全血中 5-HT 水平增高。近年较多研究采用 fMRI 技术研究 ASD 患儿脑功能，发现 ASD 患儿脑功能有异于正常儿童，主要包括杏仁核、海马回的大脑边缘系统、额叶和颞叶等部位。然而目前并没有在这些神经生物学发现的基础上提出系统的令人信服的病因理论。近年来，有学者根据在猴子中研究发现，提出镜像神经元（mirror neuron）受损理论，指出 ASD 儿童可能镜像神经元有缺陷，导致患儿模仿和情感发展异常以及揣摩他人心理能力障碍，值得重视，不过也有反对意见。

（四）神经心理学异常

目光注视可能是人类本能性的能力和行为，最近一项研究发现从 6 月龄开始，ASD 患儿与母亲间的目光注视比正常发育儿童减少，提示这是可以发现的最早行为异常；而以目光注视为基础的共同注意（joint attention）缺陷目前被认为是 ASD 的早期重要异常心理特征。与之相关的还有"心理理论（theory of mind, ToM）"缺陷，指 ASD 患儿缺乏对他人心理的认识解读能力，该理论较好地解释了 ASD 患儿的交流障碍、依恋异常和"自我中心"等行为。执行功能（executive function, EF）障碍指 ASD 患儿缺乏对事物的组织、计划等能力，可以解释患儿相关的行为混乱、多动等行为；中枢整合功能（central coherence）缺陷指 ASD 患儿偏重事物的细节而常常忽略整体，即"只见树木，不见森林"，可以解释患儿的刻板行为和某些特殊能力；然而上述学说均不能完整解释 ASD 的全部行为异常。

ASD 患者 Temple Grandin 提出"图像思维"理论，指 ASD 患儿是用"图像"进行思维的，即患儿在思维时，脑海中浮现的是一幅又一幅的图像，而不是语言或文字。最近被美国深入研究的印度 ASD 患儿 Tito 尽管存在明显的异常行为，但是却能够将自己的内心世界用文字清晰准确地表达，这些例子以及历史上一些科学和艺术伟人被认为有 ASD 倾向的报道似乎说明 ASD 人士可能存在与我们普通人不同的思维方式，值得深入研究。神经心理学的这些发现对临床干预有重要指导作用。

综合有关研究，推测存在 ASD 遗传易感性的儿童，在诸如围产期感染、免疫、致畸因子等未知环境有害因素影响下，神经系统发育异常，从而导致自婴儿时期开始，在感知觉以及认知加工等神经系统高级功能有异于正常发育儿童，表现为 ASD。

三、临床表现

社会交往与交流障碍，狭隘兴趣及重复刻板行为是 ASD 的核心症状，患儿同时在智力、感知觉和情绪等方面也有相应的特征。

（一）社会交往与交流障碍

ASD 最早期被察觉多数是父母发现患儿似乎叫不应、眼不看。患儿通常喜欢独自玩耍，对父母的多数指令常充耳不闻，但父母亲通常清楚地知道孩子的听力是正常的，因为孩子会执行其所感兴趣的指令，例如上街、丢垃圾、吃饼干等。与父母在一起时通常缺乏目光接触或对视短暂、游离。躯体语言运用能力落后，较少运用点头或摇头表示同意或拒绝；有需要时通常拉着父母亲的手到某一地方，但是并不能用手指指物，也不能依指令用手指指认亲人。

患儿或是完全没有与人交往的兴趣，或是缺乏与人交流的技巧，不愿意、不懂得或不擅长与父母或小朋友之间进行合作性、分享性、对话性、模仿性、轮流性、竞争性、对抗性游戏。多数患儿不怕陌生人，与父、母亲之间似乎缺乏安全依恋关系或是表现为延迟的反应，在多数时间对亲人的离去和归来缺乏应有的或恰当的情感表现，似乎不能用余光注意父母是否在场；很少主动寻求父母的关爱或安慰，甚少用眼神参照、示意。

需要指出，社会交往障碍也存在程度差异，从严重的几乎完全无交往状态到愿意交往但交往互动技巧欠缺，呈谱系（spectrum）分布，这也是谱系障碍概念的体现。

（二）语言障碍

这是多数 ASD 患儿家长带来医院就诊的首要原因。不同患儿因病情轻重，存在不同程度的语言障碍，也体现了谱系特征。多数患儿语言发育落后，通常在两岁甚至三岁时仍然不会说话；部分患儿在正常语言发育后出现语言倒退或停滞；部分患儿具备语言能力，但是语言缺乏交流互动性质，表现为无意义的发音、难以听懂的语言、重复刻板语言或是自言自语，语言内容单调，有些语言内容奇怪难以理解，模仿言语和"鹦鹉语言"很常见，不能正确运用"你、我、他"等人称代词。

拥有语言的患儿多使用"指令"语句，例如"上街""要吃麦当劳"，很少会使用疑问句或征询意见的语句；少数患儿语言过多，显得滔滔不绝，重复提问、明知故问、自问自答、自说自话，即使与人对话，语言多数显得单向交流，不能顾及对方的言语和情绪，难以轮流说话，言语内容与场景往往不相符，而与患儿自身兴趣有关，自我为中心特征明显。

（三）狭隘的兴趣和重复刻板行为

主要体现在身体运动的刻板；对物件玩具的不同寻常的喜好和方式；特定的仪式性行为；坚持同一性。患儿可能对多数儿童喜爱的活动游戏和玩具不感兴趣，却会对某些特别的物件或活动表现出超乎寻常的兴趣，并因此表现出这样或那样的重复刻板行为或刻板动作，例如反复转圈、摇晃、敲打、看手、双手舞动、嗅味；开关门、拨弄开关按钮、敲打键盘、翻书、来回奔走、排列玩具和积木、转动玩具车轮；特别依恋某一种东西如纸盒、饮料罐、树枝或其他物品；反复观看电视广告或天气预报、爱听某一首或几首特别的音乐、爱看某些固定的节目、坚持走某一条路线；重复问相同问题、重复说相同的话语、近似强迫性地讲述自身感兴趣的话题。患儿往往在某一段时间有某几种特殊兴趣和刻板行为，随着时间的推移狭隘兴趣和刻板行为也会发生变化，但总是维持着几种兴趣和刻板行为。通常病情严重者以频繁的身体刻板运动常见,而病情轻微者可能更多体现在思维的强迫性方面。

(四)感知觉异常

多数 ASD 患儿存在感知觉异常,有些显得过度敏感,有些显得过度迟钝。如部分患儿对某些声音特别恐惧或喜好:可表现为对某些视觉图像的喜好或恐惧,或是喜欢用特殊方式注视某些物品(例如格子门窗、电梯门的开关等);部分患儿喜欢歪头斜眼视物(并非斜视)现象;很多患儿不喜欢被人拥抱;喜欢嗅、啃、咬物品;挑食现象常见;部分患儿痛觉迟钝;本体感觉方面也显得特别,例如喜欢长时间坐车或摇晃,特别喜欢或惧怕乘坐电梯等。这些异常与一些异常情绪表现可能存在密切关系。

(五)合并症状

ASD 的临床异质性除体现在上述核心症状的程度差异外,也同时体现在以下各个方面:

1. 智力状况 ASD 患儿的智力从显著低下到天才能力呈谱系分布。过去认为,多数(70%~90%)ASD 患儿智力落后;随着 DSM-5 谱系障碍概念提出,众多轻度 ASD 被诊断,调查发现仅 30%~50% 的 ASD 患儿智力落后,50%~70% 智力在正常或超常。智力正常(韦氏智力测试 >70)和超常的 ASD 称为高功能 ASD(high functioning autism, HFA)。HFA 往往较智力落后的 ASD 发现较晚。应注意,在采用标准化智力测验测试 ASD 患儿时,由于患儿社会交往障碍,测试时可能不合作,导致分数偏低,与患儿实际能力有明显差距。这可能也是过去发现较大比例 ASD 患儿智力落后的原因。

尽管智力各异,但有较多 ASD 患儿表现有较好的机械记忆能力,尤其是在记忆数字、时刻表、地图、国旗、车牌、标志、日历计算等方面,往往给他人很深的印象。部分(约 5%~10%)轻度或 HFA 患儿在音乐、美术、艺术领域和某一些科学(例如天文、地理、生物、数学等)知识方面显得能力较强甚至超强,值得关注。

观察发现,无论是智力正常还是落后的 ASD 患儿,无论测试中合作与否,在智力分测验的"领悟能力"中多数得分很低。说明包含有社会交往内容的标准化智力测试也可以提供 ASD 诊断线索。

2. 动作能力 观察发现,多数经典 ASD 患儿运动能力和身体协调平衡能力正常,说明这部分患儿负责运动的神经系统是正常的。多数症候群 ASD 患儿运动落后或显著落后,说明症候群性 ASD 患儿的基因异常不仅影响了其社会交往和认知功能,也影响了其运动功能,两者之间在病因和发病机制方面尽管存在联系,但差异可能更大,今后有待进一步研究加以区分。值得注意的是,在过去称为阿斯伯格综合征(在 DSM-5 诊断标准中属于轻度 ASD)的患儿中,有大约 1/2 存在着运动笨拙和协调能力落后现象,ASD 患儿的临床异质性可见一斑。

3. 注意缺陷与多动 多动和注意力分散行为在大多数 ASD 患儿较为明显,常常成为被家长和医师关注的主要问题,也因此常常被误诊为 ADHD。事实上,很多 ASD 患儿的注意缺陷和多动问题可能与单纯 ADHD 不同,患儿往往注意力过度集中与过度分散并存,与患儿对游戏、活动或学习内容的兴趣密切相关;也与患儿的核心的社交障碍有不可分割的关联,即缺乏对社交规则的理解,缺乏荣辱意识。此外,笔者认为,这还可能与 ASD 患儿独有的感知觉和学习方式有关,即患儿可能外显性学习(explicit learning)较弱,内隐性学习

（implicit learning）较强,体现在部分患儿表现出的"一心二用"能力,看似没有专注所教导和学习的内容,但实际上也吸收了所教的内容。但也有学者认为 ASD 儿童内隐性学习弱,目前仍存在争议。

4. 睡眠、进食和排泄问题 ASD 患儿有较高的睡眠障碍患病率。表现为睡眠时间偏少、入睡困难、夜间易醒、夜惊夜啼、昼睡夜醒等,这可能与 ASD 患儿大脑中的下丘脑垂体分泌的褪黑素不足有关,睡眠障碍对患儿情绪和次日的注意力以及活动均有不良影响。不少 ASD 患儿偏食严重,爱吃某一类食物或拒绝吃某一类食物的现象均很常见,与患儿感知觉敏感或迟钝有密切关系,也与刻板行为有关。现有研究未发现偏食对患儿营养和生长发育造成严重影响。一些患儿排便习惯培养十分困难,有些表现为只能在固定的场所以固定的方式排大小便,否则就会遗尿遗粪;一些患儿有便秘现象,但一些患儿初始大便性状并不坚硬,但常常拒绝排便,导致多日排便一次,也会继发性导致便秘。

5. 情绪障碍 较多 ASD 患儿表现有较严重的情绪紊乱,包括容易啼哭、尖叫、发脾气,难于抚慰,甚至暴怒发作,出现攻击、破坏和自伤等行为,可能与患儿社交障碍、需求表达不易理解有关,也可能与父母教育中要求过高或方法简单粗暴不当,较多使用打骂或惩罚有一定关系。

6. 其他 由于社交障碍以及行为我行我素,不服从指令,多数家长感觉 ASD 患儿生活自理能力差,家庭照料和看管难度很大。由于缺乏危险认识能力和安全意识,走失和意外发生率高,需要引起家庭和社会的高度重视。

然而,必须充分认识到,与普通发育儿童的个性和行为复杂多样一样,不同的患儿因为个性、年龄、病情程度、智力和是否有共患病而表现迥异;同一个患儿随着年龄的增长,如未获科学干预,临床表现存在所谓瀑布效应（cascade effect）,多数患儿症状逐渐明显或典型。早在半岁左右,多数在两岁前后,家长开始注意到患儿与同龄普通发育儿童存在不同,主要体现在社会交往方面。对此,不少家长和初级保健医师认为患儿情况"大一点会好"而忽视,错过早期诊断和干预机会。因此,临床医师熟悉和掌握正常儿童生长发育规律,尤其是社会交往和沟通能力的发生和发展规律非常重要。

四、诊断与鉴别诊断

（一）诊断

根据患儿家长提供的病史,医师对患儿的直接行为观察,结合结构化和半结构化的诊断量表和问卷,最后根据 DSM-5 诊断标准作出诊断。DSM-5 诊断标准如表 6-6-1 所示。

表 6-6-1 DSM-5 孤独症谱系障碍诊断标准

诊断标准	**A. 在多种场景下,社交交流和社会交往方面存在持续性缺陷,表现为当前或曾经有下列情况（以下为示范性举例,非全部情况）**
	（1）社交情感互动缺陷。程度从异常的社交接触和不能正常地来回对话;到分享兴趣、情绪或情感的减少;乃至不能启动或回应社交互动
	（2）在社交互动中使用非语言交流行为缺陷。程度从语言和非语言交流的整合困难;到异常的眼神接触和身体语言,或在理解和使用手势方面的缺陷;乃至面部表情和非语言交流的完全缺乏
	（3）发展、维持和理解维持和理解人际关系缺陷。程度从难以调整自己的行为以适应各种社交情景的困难;到难以分享想象的游戏或交友的困难;乃至对同伴缺乏兴趣

续表

诊断标准	**B.** 狭隘的、重复的行为模式、兴趣或活动,表现为当前或曾经有下列 2 项情况。表现出至少以下 **2 项**(以下为示范性举例,非全部情况) (1)刻板或重复的躯体运动、使用物体或语言(例如,简单的躯体刻板运动、摆放玩具或翻转物体、模仿语言、特殊短语) (2)坚持相同性,缺乏弹性地坚持常规或仪式化的语言或非语言的行为模式(例如,对微小的改变极端痛苦、难以转变、僵化的思维模式、仪式化的问候、需要走相同的路线或每天吃同样的食物) (3)高度狭隘的、固定的兴趣,其强度和专注度方面是异常的(例如,对不寻常物体的强烈依恋或先占观念、过度的狭隘或持续的兴趣) (4)对感觉输入的过度反应或反应不足,或在对环境的感觉方面不同寻常的兴趣(例如,对疼痛/温度的感觉麻木,对特定的声音或质地的不良反应,对物体过度地嗅或触摸,对光线或运动的凝视)
	C. 症状必须存在于发育早期(但是,直到社交需求超过受限的能力时,缺陷可能才会完全表现出来,或可能被后天学会的策略所掩盖)
	D. 这些症状导致社交、职业或目前其他重要功能方面的有临床意义的损害
	E. 这些症状不能用智力障碍(智力发育障碍)或全面发育迟缓来更好地解释。智力障碍和孤独症谱系障碍经常共同出现,做出孤独症谱系障碍和智力障碍的合并诊断时,其社交交流应低于预期的总体发育水平
	说明(附注): (1)患者必须符合以上 A、B、C、D、E 标准 (2)若个体患有已确定的 DSM-Ⅳ中的孤独症、阿斯伯格综合征或未在他处注明的广泛性发育障碍的诊断,应给予孤独症谱系障碍的诊断。个体在社交交流方面存在明显缺陷,但其症状不符合孤独症谱系障碍的诊断标准时,应给予社交(语用)交流障碍的诊断或评估。 (3)应说明(附注)下列情况: a. 伴或不伴随智力损害 b. 伴或不伴随语言损害 c. 与已知的躯体或遗传性疾病或环境因素有关 d. 与其他神经发育、精神或行为障碍有关 e. 伴紧张症

典型 ASD 诊断不难,但是对于低年龄、轻型和不典型病例,即使专业人员,诊断也存在困难。因此全面的病史询问、体格检查以及认真细致的行为观察显得十分重要。结构化或半结构化 ASD 筛查和诊断量表可以帮助医师获得全面的信息。ASD 的严重程度可划分为以下三级,如表 6-6-2 所示。

表 6-6-2　ASD 程度分级

严重程度	社会交流	狭隘兴趣和重复刻板行为
三级需要非常高强度的帮助	在语言和非语言社交交流技能方面的严重缺陷导致功能上的严重损害,极少启动社交互动,对来自他人的社交示意的反应极少。例如,个体只能讲几个能够被听懂的字,很少启动社交互动,当他或她与人互动时,会做出不寻常的举动去满足社交需要,且仅对非常直接的社交举动作出反应	行为缺乏灵活性,应对改变极其困难,或其他局限/重复的行为显著影响了各方面的功能。改变注意力或行动非常困难/痛苦
二级需要高强度的帮助	在语言和非语言社交交流技能方面的显著缺陷;即使有支持仍有明显社交损害;启用社交互动有限;对来自他人的社交示意的反应较少或异常。例如,个体只讲几个简单的句子,其互动局限在非常狭窄的特定兴趣方面,且有显著的、奇怪的非语言交流	行为缺乏灵活性、难以应对改变,或经常出现明显的局限/重复地行为,且影响了不同情境下的功能。改变注意力或行动非常困难/痛苦

续表

严重程度	社会交流	狭隘兴趣和重复刻板行为
一级需要帮助	在没有支持的情况下,社交交流方面的缺陷造成了可观察的损害。启动社交互动存在困难,对他人的社交招呼存在非典型或异常的反应。可表现为对社交互动方面兴趣减少。例如,个体能够讲出完整的句子和参与社交交流,但其与他人的往来对话是失败的,他们试图交友的努力是奇怪的,且通常是不成功的	缺乏灵活性的行为显著地影响了一个或多个情景下的功能。难以转换不同的活动。在组织和计划上的困难妨碍了其独立生活

鉴于当前 ASD 较高的患病率,美国儿科学会推出了 ASD 早期发现与干预指南,提出了三级筛查诊断程序和早期干预原则,建议对所有儿童从出生第 9 个月起开始全面筛查。之后根据情况,分别采用不同的筛查量表和诊断工具,开展诊断工作。在家庭和儿保门诊中,对于 1 岁的儿童,如果出现"四不":不看、不应、不指、不说,或具体地说,缺乏与人的目光对视、叫之不应、不能主动或被动依指令指(认)人或物、不会发音对话,就应该注意有无 ASD 的可能。所谓早期诊断意味着在 2 岁以下诊断。对于 6 个月 ~2 岁的婴幼儿,以下特征可以作为早期发现的警示指标:

(1)6 个月后不能被逗乐(表现出大声笑),很少眼神交流(eye contacting)。

(2)10 个月左右呼之不应,听力正常。

(3)12 个月对于言语指令没有反应,没有咿呀学语(bubbling),没有动作手势语言;不能进行目光跟随;对于动作模仿(imitation)不感兴趣。

(4)16 个月不说(speaking)任何词汇,对语言反应少,不理睬别人说话。

(5)18 个月不能用手指指物(pointing)或用眼睛追随他人手指指向,没有炫耀(showing)、参照和给予行为。

(6)24 个月没有自发的双词短语。

(7)任何年龄阶段出现语言功能倒退或社交技能倒退(regression)。

(二)鉴别诊断

需要与 ASD 鉴别的主要疾病有:

1. 特发性语言发育延迟(specific language impairment,SLI) ASD 早期被关注的主要问题往往是语言障碍,比较容易与 SLI 相混淆,鉴别要点在于 ASD 患儿同时合并有非言语交流的障碍和刻板行为,而后者除语言落后外,其他基本正常。

2. 儿童智力障碍(intellectual disability,ID)与全面发育障碍(global developmental disability,GDD) 原称精神发育迟滞(mental retardation,MR),DSM-5 现将 5 岁后 MR 称为 ID,5 岁前称为 GDD。约 10%GDD 或 ID 患儿可以表现有 ASD 样症状,30%~50%ASD 患儿亦表现 GDD 或 ID,两种障碍可以共存。一般根据 ASD 患儿的社交障碍、行为特征以及部分特别认知能力加以鉴别。此外,典型 ASD 患儿多外观正常,动作发育正常甚至表现为灵活,而很多 GDD 或 ID 患儿往往存在早期运动发育迟滞,有些有特殊(痴呆)面容。

3. 儿童精神分裂症 ASD 患儿的言语异常、答非所问、情绪失控等症状,容易被误诊为精神分裂症,尤其是在大年龄的轻度 ASD 患儿,常常有误诊的报道。鉴别在于 ASD 多数在 2~3 岁出现行为症状,而儿童精神分裂症 5 岁前起病少见,有人甚至指出,5 岁前不存在精神分裂症。此外,尽管 ASD 某些行为方式类似精神分裂症,但是一般不存在妄想和幻觉,鉴别不难。不过需要注意的是,轻度 ASD 成年后容易因为适应障碍以及环境压力共患双相情感障碍和精神分裂症。

4. 儿童多动症 大多数 ASD 患儿多动明显,甚至成为家长关注的核心问题,因而常常被误诊为多动症,但是多动症患儿不存在明显的原发性的社会交往障碍,多无刻板行为,其多动行为往往"有所忌惮";而 ASD 患儿的多动往往"无所忌惮",可以鉴别。

5. 聋哑儿童 由于患儿往往不会说话、不听从指令,一些 ASD 患儿被疑诊为聋哑。而事实上 ASD 患儿听力通常过度敏感,通过细心观察或听力检查不难鉴别。个别 ASD 患儿合并聋哑。

五、治疗

ASD 的治疗以教育训练为主,精神药物治疗为辅。教育训练的目的在于改善核心症状,即促进社会交往能力、言语和非言语交流能力的发展,减少刻板重复行为。同时,促进智力发展,培养生活自理和独立生活能力,减少不适应行为,减轻残疾程度,改善生活质量,缓解家庭和社会的精神、经济和照顾方面的压力。力争使部分患儿在成年后具有独立学习、工作和生活的能力。ASD 患儿存在着多方面的发展障碍,因此在治疗中应该根据患儿的个体情况,将行为矫正、教育训练、结构化教学等相应课程训练与药物治疗等手段结合起来形成综合干预治疗。

(一)教育干预

1. 教育干预原则

(1)早期干预:尽可能实现早期诊断、早期干预,对可疑的患儿也应及时进行教育干预。

(2)科学性:使用有循证医学证据的有效方法进行干预。

(3)系统性:干预应该是全方位的,既包括对 ASD 核心症状的干预训练,也要同时促进儿童身体发育、防治疾病、智能提高、生活自理能力提高、滋扰行为减少和行为适应性方面的改善。

(4)个体化:针对 ASD 患儿在症状、智力、行为、运动、身体等诸多方面的不同,在充分评估疾病和各项功能的基础上开展有计划的个体化训练,小组训练也应该由具有类似能力的患儿组成。

(5)长期高强度:保证每天有干预,每周的干预时间在 20 小时以上,干预的整个时间以年计算。训练机构的师生应该以 1∶1 配置。

(6)家庭参与:应该对家长进行全方位支持和教育,提高家庭在干预中的参与程度;帮助家庭评估当下可供选择的教育服务的适当性和可行性,指导家庭采用获得证据支持的干预方法。家庭的社会经济状况以及父母心态、环境或社会的支持和资源均对孩子的训练和预后产生明显影响。父母需要接受事实,克服心理不平衡状况,妥善处理孩子的教育训练与父母生活工作的关系。世界卫生组织认为,包括我国在内的发展中国家,儿童精神和发育行为领域专业人员严重匮乏,开展以家庭为中心的干预是 ASD 和其他儿童发育障碍干预的必然选择,需要得到国家政府的大力推广和支持。

(7)社区化:有关部门应该逐步建设社区训练中心,使 ASD 患儿可以就近训练,实现以社区为基地家庭积极参与的干预模式。在我国社会资源开办的日间训练和教育机构众多,需要加强对这些机构的支持和规范管理。

2. 教育干预具体方法 国内外 ASD 干预方法众多,很多干预方法尽管理论基础有很大的差别,但在具体操作方面有互相重叠之处,一些干预方法有互相学习和融合的趋势。一些方法的疗效也存在夸大之嫌,需要注意。以下简单介绍发达国家主要采用的干预方法。

（1）应用行为分析疗法（applied behavioral analysis, ABA）：ABA 采用行为主义原理,以正性强化、负性强化、消退、惩罚等技术为主矫正孤独症儿童的各类问题和异常行为,同时促进孤独症儿童各项能力发展对各类 ASD 均可采用。主要步骤为：①对行为进行分析；②分解任务并逐步强化训练,即在一定时间内只进行某分解任务的训练；③奖励（正性强化）任务的完成,每完成一个分解任务都必须给予强化,强化物主要是食品、玩具和口头或身体姿势表扬,强化随着进步逐渐隐退；④在训练中应充分运用提示和渐隐技术,即根据儿童的发展情况给予不同程度的提示或帮助,随着所学内容的熟练又逐渐减少提示和帮助。现代 ABA 技术逐渐融合其他技术强调情感人际发展。ABA 适合在孤独症早期训练中开展。

（2）孤独症及相关障碍儿童治疗教育课程（treatment and education of autistic and related communication handicapped children, TEACCH）：TEACCH 是由美国北卡罗来纳大学建立的一套主要针对孤独症及其相关障碍儿童的结构化教育方法。该方法针对孤独症儿童在语言交流及感知运动等各方面所存在的缺陷开展干预和教育,核心是增进孤独症儿童对环境、教育和训练内容的理解和服从。必须根据孤独症儿童能力和行为的特点设计个体化的训练内容。训练内容包含儿童模仿、粗细运动、知觉能力、认知、手眼协调、语言理解和表达、生活自理、社交以及情绪情感等各个方面。强调干预的结构化和视觉提示,即训练场地或家庭家具的特别布置、玩具及其有关物品的特别摆放；注重程序化,即训练程序的安排和视觉提示；在教学方法上要求充分应用语言、身体姿势、提示、标签、图表、文字等各种方法,增进儿童对训练内容的理解和掌握；同时运用行为强化原理和其他行为矫正技术帮助儿童克服异常行为,增加良好行为。课程适合在医院康复训练机构开展,也适合在家庭中进行。各类孤独症均要求采用一定的结构化方法进行训练。

（3）人际关系发展干预疗法、地板时光、社交故事、共同注意等训练方法：随着对孤独症神经心理学机制的研究深入,心理理论（ToM）缺陷逐渐被认为是孤独症的核心缺陷之一,还因此表现为缺乏目光接触,不能形成共同注意,不能分辨别人的面目表情,因而不能形成社会参照能力,不能和他人分享感觉和经验。因此不能形成与亲人之间的感情连接和友谊等。鉴于此,应该在患儿获得一定程度的配合的基础上开展以"提高患儿对他人心理理解能力"为目的的人际关系训练,依照正常儿童人际关系发展的规律和次序：目光注视—社会参照—互动—协调—情感经验分享—享受友情,为孤独症儿童设计循序渐进的多样化的训练项目,活动可由父母或训练者主导,内容包括各种互动游戏,例如目光对视、表情辨别、捉迷藏、抛接球等。训练中要求训练师或父母表情丰富夸张但不失真实,语调抑扬顿挫。人际关系训练法、地板时光训练法、SCERTS 模式和社交故事等均是以上述理念为基础建立的教育训练课程。这些课程适合在孤独症儿童获得一定配合能力基础上开展。

（4）感觉统合治疗等：目前无明确循证医学证据支持感觉统合训练、听觉统合训练、拥抱疗法、挤压疗法、捏脊疗法、音乐疗法、海豚疗法、宠物疗法和沙盘疗法等对孤独症有效。但是鉴于这些方法在国内外均普遍开展,建议家长在选择这些疗法时需要慎重,并充分考虑时间、经济等方面（仅能作为辅助治疗方法）。

（二）药物治疗

由于多数 ASD 病因学和生化异常改变没有完全阐明，到目前为止，ASD 没有特异性药物治疗，尤其对于核心的社交障碍缺乏有效药物。但在其他的行为控制方面药物治疗方面取得了进展，主要有针对以下几类症状的药物：

1. 注意缺陷多动和兴奋 可使用哌甲酯和托莫西汀，哌甲酯的副作用可能加重刻板行为、自伤行为、退缩行为和导致过度激惹；可乐定也用来治疗多动行为和患儿睡眠问题，副作用有嗜睡和低血压；近来美国食品药品监督管理局批准使用利培酮（维思通）和阿立哌唑治疗 ASD，对于患儿的多动兴奋攻击行为，有明显疗效，利培酮剂量从 0.25mg/d 开始，最大剂量一般不超过 2mg/d，但有嗜睡和增胖等副作用。

2. 攻击自伤行为 利培酮和阿立哌唑对于减少攻击行为也有明显效果，副作用较氟哌啶醇明显减少，可以长期使用。其他治疗攻击行为的药物还有卡马西平、丙戊酸钠和锂剂。

3. 刻板行为 5-羟色胺重摄取抑制剂氟西汀可治疗 ASD 的重复刻板行为，三环抗抑郁药氯米帕明，也可治疗共患抑郁障碍。

4. 惊厥用卡马西平和丙戊酸钠。这类药物同时有情绪稳定作用。

5. 睡眠障碍可以使用褪黑素，每晚 0.5mg。此外，利培酮也对 ASD 睡眠障碍有效。

6. 其他药物和疗法 分泌素、大剂量维生素 B_6 合并镁剂、二甲基甘氨酸、大剂量维生素 C 和叶酸治疗、驱汞治疗、免疫治疗、膳食治疗、针灸治疗、中医疗法等，据称可改善 ASD 的各种症状，但未见充足科学依据，疗效不明，使用宜慎重。

六、预防与预后

由于病因不明，对于 ASD 并无特异的预防方法，但随着近年来的基因和环境研究进步，对于某一些特定的罕见的遗传性的症候群性 ASD 显然可以通过对患儿和父母的基因检测进行预防。针对目前推测的环境因素，也有一些一般性的预防措施，例如怀孕前后补充叶酸（至少每天 60μg），预防早产和孕期感染等，妊娠母亲均衡营养等。

ASD 预后取决于患儿疾病的类型、病情的严重程度、共患病、患儿的智力水平、干预开始的年龄、科学干预方法的选择以及干预的强度。患儿的智力水平高、干预的年龄越小、选择了准确的方法、训练强度越高，效果越好。目前在国内外已有不少（报道最高达 25%）通过教育和训练患儿基本恢复正常的报道。不予治疗多数 ASD 患儿预后较差。小部分患儿随着年龄的增长会有不同程度的自我改善。随着近年来 ASD 诊断标准的变化，轻症 ASD 诊断病例明显增加，训练难度亦不大，这些患儿的预后较好。

【专家提示】

● ASD 是一组异质性高、常见的儿童神经系统发育障碍性疾病。
● ASD 以社会交往、交流障碍和狭隘兴趣以及刻板行为、感觉异常为主要特征。
● 早期诊断早期干预可以显著改善 ASD 患儿的不良预后。
● 以社交为核心的行为疗法和教育疗法是目前 ASD 的主要治疗方法。
● 高强度的家庭参与在 ASD 治疗中不可或缺。

（邹小兵）

第七节　抽 动 障 碍

【导读】

抽动障碍(tic disorders, TD)是指以单一或多部位肌肉运动性抽动(motor tics)和 / 或发声性抽动(vocal tics)为特征的神经精神疾病,发病近年有增多趋势,其发病原因受环境和遗传等多种因素影响,对儿童和家庭的身心发展产生不利影响。本章重点阐述抽动障碍的流行病学趋势、病因、临床表现、诊断及治疗措施,以期为临床诊断和有效干预提供线索。

一、定义及流行病学

抽动障碍(tic disorders, TD)是指以单一或多部位肌肉运动性抽动(motor tics)和 / 或发声性抽动(vocal tics)为特征的神经精神疾病,常伴有其他心理行为障碍,如注意缺陷多动障碍(attention deficit hyperactivity disorder, ADHD)、强迫障碍(obsessive-compulsive disorder, OCD)、学习困难(learning disorder, LD)等。该病最早由法国内科医师 J. M. G. Itard 于 1825 年描述,1885 年法国神经科医师 Georges Gilles de la Tourette 详细报道了 9 例,故近代医学文献多采用抽动秽语综合征(Gilles de la Tourette syndrome, TS)命名。

TD 的发病近年有增多的趋势,患病率分别为短暂性 TD(5%~7%)、慢性 TD(3%~4%)、抽动秽语综合征(Tourette syndrome, TS)(0.3%~1.0%)及分类不明的 TD(non-specific tic disorder, TD-NOS)(1.2%~4.6%)。抽动障碍诊断有时被忽略,疾病的发病率估计可能偏低,有报道从起病至诊断的平均时间超过 5 年。男性明显多于女性,男女之比为(3~5):1。抽动秽语综合征的危险因素包括男性、具有抽动障碍、强迫障碍及可能的注意力缺陷多动障碍的家族史。

二、病因及发病机制

病因及发病机制尚未明确,可能与神经生物学因素、遗传因素、免疫因素、环境因素等相关。

1. 神经生物学因素　近年来,与本病相关的皮质 – 纹状体 – 丘脑 – 皮质通路和多巴胺神经递质系统研究受到关注。动物实验发现纹状体多巴胺能受体激活会产生刻板行为,而一些抽动 – 秽语综合征个体的脑功能成像研究表明纹状体内具有更多的多巴胺能神经分布。额叶对纹状体的输入产生影响,被认为能够抑制重复行为的发展,而与额叶变性相关的神经性障碍也已被认为能够引起重复行为。此外,尸解研究发现患者的基底节环路上存在异常。

2. 遗传因素　TS 具有遗传性。研究显示,在家族先证者的一级亲属中,有 10%~15% 也被诊断为 TS,20% 被诊断为抽动障碍。尽管早期研究表明该病为常染色体显性遗传,但新近研究显示该病可能存在更加复杂的遗传模式,且涉及多基因遗传模式。连锁分析研究发现数个重要的染色体区域,包括 $11q^{23}$、$4q^{34-35}$、$5q^{35}$ 及 $17q^{25}$。一些候选基因已被关注包括各种多巴胺受体(DRD_1、DRD_2、DRD_4 及 DRD_5),多巴胺转移蛋白,去甲肾上腺素能基因($ADRA2a$、$ADRA2C$、DBH 及 $MAO-A$),及一些 5-羟色胺能基因($5HTT$)。最近研究发现 Slit 及 Trk-样家族 1 基因($SLITRK1$)及 L-组氨酸脱羧酶基因($L-HDC$)是 TS 的易损性基因。此外,研究还发现,TS 的一级亲属患有强迫障碍的概率比一般人群高。

3. 感染相关性免疫因素 近年来,研究显示一些感染性疾病也与抽动障碍有关,其中,研究最多的是 A 族 β-溶血型链球菌,与此相关的儿童自身免疫性神经精神障碍,统称为链球菌感染相关的儿童自体免疫神经精神障碍(pediatric autoimmune neuropsychiatric disorders associated with streptococcal infections,PANDAS)。有研究提出个体抗链球菌抗体与链球菌抗原的交叉反应作用于基底神经节,是导致抽动障碍的病因。目前,PANDAS 的存在和病理生理学基础尚存在争议,其诊断也比较复杂。

4. 环境因素 目前认为,抽动障碍受环境因素影响。神经系统过高或过低唤醒状态均能增加抽动频率和严重程度。在年长的儿童中,报道指出重复行为经常出现于低唤醒状态,如疲劳、乏味、被其他刺激分心状态(例如,读书、看电视等);过高唤醒状态,如压力、焦虑、集中精神、愤怒、沮丧等状态也会增加抽动频率。

三、临床特征及分类

临床特征

1. 临床表现

(1)自然病程:该病多于儿童和青少年时期起病,以 5~6 岁最多见。病程不一,可为短暂性,也可为长期性。TS 的自然病程呈现波动性的特征,抽动的性质(抽动种类)、频率及强度可能在一个相对短的时期内发生变化。8~12 岁病情最重。此后病情的严重性渐减。在青春期后期或成年早期,约超过 1/3 不再抽动,少于 1/2 的仅有轻微的临床症状,无需临床关注,仅约 20% 的患儿持续具有中或重度抽动障碍。约少于 5% 的个体报道在成年早期经历了比在儿童期更严重的发作。

(2)抽动特征:抽动(tic)一词从法语 "Tique" 演变而来,指身体任何部位肌群出现不自主的、突发的、重复及快速的收缩动作;在运动功能正常的情况下发生,且非持久地存在;抽动的时限通常是短暂的,分成阵挛性(clonic)(少于 100ms)或张力障碍性(dystonic)及强直性(tonic)(长于 300ms)。张力障碍性较少见,以反复的异常姿势为特征(如斜颈)。强直性表现为相对长的收缩时限(如背部肌肉),无异常姿势。睡眠时抽动大大减少,但也可在睡眠当中发生,这一特征可以成为与其他运动障碍相鉴别的特征。

(3)抽动形式:分为运动性抽动和发声性抽动。

1)运动性抽动:指累及头面部、颈肩、躯干及四肢肌肉的抽动,在发声样抽动开始前几年出现,始于 4~6 岁。表现为眨眼、皱眉、噘嘴、咬唇、张口、歪嘴、摇头、耸肩、扭颈、甩手、举臂、踢腿、收腹等;随着年龄的增长,运动样抽动可能演变成更为精细的运动(如有目的样的运动或淫邪的手势等)。

2)发声性抽动:实质上是累及发声肌群(如呼吸肌、咽肌、喉肌、口腔肌及鼻肌)的抽动,这些部位的肌肉收缩通过鼻、口腔及咽喉的气流产生发声。表现为干咳声、清嗓声、吸鼻声、呼噜音、犬吠声、尖叫声及打嗝声等。发声性抽动常始于 8~12 岁随着年龄的增长,发声

样抽动常发展成重复性模仿言语）、重复性习语或猥亵性言语（说脏话或无故骂人）。约 5%
患儿首先出现发声性抽动。

3）先兆性冲动（premonitory urges）：先兆性冲动是一种在抽动之前立即发生的感觉现
象,类似于抓痒或打喷嚏的需要。这种先兆性冲动感觉不适感包括压迫感、痒感、痛感、热
感、冷感或其他异样不适感。肩带、喉咙、手、腹部的中线,大腿的前部及足是经历这些先兆
性冲动的"热点"区域。先兆性冲动常驱使抽动发作,在抽动之后常产生一种缓解的感觉。
8~10 岁以下儿童总的来说还没有意识到这些感觉冲动,随年龄的增加这种意识增加。在抽
动开始 3 年之后,这些冲动出现在大约 90% 的青少年 TS 患儿当中。这些冲动有时比抽动
本身更麻烦,特别是那些能够抑制抽动,但无法抗拒冲动的痛苦。

4）抽动演化：TD 的症状通常从面部开始,逐渐发展到头、颈部肌肉,而后波及肩、躯干
及上下肢等大肌群的抽动,呈现出多种多样的运动性抽动和 / 或发声性抽动。抽动形式可
以改变,能够从一种形式转变为另一种形式,在病程中可以不断有新的抽动形式出现。短暂
性 TD 可向慢性 TD 转化,而慢性 TD 也可向 TS 转化。抽动症状往往起伏波动,时好时坏,
可以暂时或长期自然缓解。

5）抽动诱因：某些诱因可使抽动症状加重或减轻。焦虑、压力、激动、惊吓或者疲劳因
素会加重抽动。有关抽动的谈话或讨论也可使抽动频率增加。在一些患儿当中,体温的升
高也与抽动频率的增加相关联。通常当需要注意力及从事精细活动时（如弹拨乐器,跳舞
或体育活动）或睡眠时,儿童能够抑制短暂性抽动并降低抽动强度和频率。

（4）共患病：约半数 TD 患儿伴有 1 种或 1 种以上心理障碍,被称为共患病（comorbidity）,
包括注意缺陷多动障碍（ADHD）、学习困难（LD）、强迫障碍（OCD）、睡眠障碍（SD）、情绪
障碍（ED）、自伤行为（SIB）、品行障碍、攻击行为等。其中,以共患 ADHD 最为常见,约占
50%,且 ADHD 症状表现常先于抽动的出现。其次,共病 OCD 概率约为 33%,此外,尚有
20%~30% 个体出现焦虑、抑郁和学习障碍。

2. 临床分型　　根据病程可分为短暂性抽动障碍、慢性抽动障碍（运动性或发声性）、
TS 及分类不明的抽动障碍（tic disorder not otherwise specified, TD-NOS）,各类型之间具有连
续性,为同一疾病的不同临床亚型,但在病程长短及病情轻重不同。短暂性 TD 是最常见的
一种类型,病情最轻,指有 1 种或多种运动性抽动和 / 或发声性抽动,病程在 1 年之内。慢
性 TD 指运动性抽动或发声性抽动,病程 1 年以上。TS 是 TD 中病情相对较重的一型,既有
运动性抽动,也兼有发声性抽动,但运动性抽动和发声性抽动并不一定同时出现,且病程在 1 年
以上。至于不能归类的 TD,被认为是属于未分类的 TD（TD-NOS）,如 18 岁之后发病的 TD。

四、评估及诊断

目前尚无特异性诊断方法。TD 诊断以临床现象学为主,采用临床描述性诊断方法,
依据患儿抽动症状及相关伴随精神症状表现进行诊断。全面的评估应该包括详细的围产
史、发育史、家族史、药物史及心理社会史,同时伴随 ADHD、OCD 及学习困难史。一旦确诊
TD,症状的持续监测是需要的,以评估他们的严重性、波动性及对生活质量的影响。使用标
准的量化的工具用来评估抽动的严重性对长期的跟踪是有帮助的,如耶鲁全面抽动严重性
量表（YGSS）、临床全面印象量表（CGI-S）、生活质量量表。

1. 诊断标准　　TD 的诊断标准主要涉及三个诊断系统,包括 ICD-10、DSM-Ⅳ-TR 及

CCMD-Ⅲ。目前多倾向采用 DSM-Ⅳ-TR 中的诊断标准。

（1）DSM-5 关于短暂性 TD 的诊断标准：①1 种或多种运动性抽动和 / 或发声性抽动；②自抽动症状开始出现后持续未超过 1 年；③18 岁以前起病；④TD 症状不是直接由某些药物（如兴奋剂）或内科疾病（如亨廷顿舞蹈病或病毒感染后脑炎）所致；⑤未曾符合 TS 或慢性动作或发声性抽动症的诊断标准。

（2）CCMD-Ⅲ 关于短暂性 TD 的诊断标准：①有单个或多个运动性抽动或发声性抽动，常表现为眨眼、扮鬼脸或头部抽动等简单抽动。②抽动每天均发生，1 天多次，至少已持续 2 周，但不超过 12 个月。某些患儿的抽动只有单次发作，另一些可在数月内交替发生。③18 岁前起病，以 4~7 岁最常见。④不是由于 TS、小舞蹈病、药物或神经系统其他疾病所致。

（3）DSM-5 关于慢性 TD 诊断标准：①病程中曾出现 1 种或多种运动性抽动，或是 1 种或多种发声性抽动，但两者不同时出现；②抽动症状发生的频率会起起伏伏，但自症状开始后持续超过 1 年；③18 岁前起病；④TD 症状不是由某些药物（如兴奋剂）或内科疾病（如亨廷顿舞蹈病或病毒感染后脑炎）所致；⑤未符合 TS 的诊断标准。

（4）CCMD-Ⅲ 关于慢性 TD 的诊断标准：①不自主运动性抽动或发声，可不同时存在，常 1 天发生多次，可每天或间断出现；②在 1 年中没有持续 2 个月以上的缓解期；③18 岁前起病，至少已持续 1 年；④不是由于 TS、小舞蹈病、药物或神经系统其他疾病所致。

（5）DSM-5 关于 TS 的诊断标准：①病程中某段时间曾出现多种运动性抽动及 1 种或多种发声性抽动，而不必在同一时间出现；②抽动症状发生的频率会起起伏伏，但自症状开始出现后持续超过 1 年；③18 岁前起病；④抽动症状不是直接由某些药物（如兴奋剂）或内科疾病（如亨廷顿舞蹈病或病毒感染后脑炎）所致。

（6）CCMD-Ⅲ 关于 TS 的诊断标准：TS 是以进展性多部位运动性抽动和发声性抽动为特征的 TD，部分患儿伴模仿言语、模仿动作，或强迫、攻击、情绪障碍及注意缺陷等行为障碍，起病于儿童时期。①症状标准：表现为多种运动性抽动和 1 种或多种发声性抽动，多为复杂性抽动，两者多同时出现。抽动可在短时间内受意志控制，在应激下加剧，睡眠时消失。②严重标准：日常生活和社会功能明显受损，患儿感到十分痛苦和烦恼。③病程标准：18 岁前起病，症状可延续至成年，抽动几乎每天均发生，1 天多次，至少已持续 1 年以上，或间断发生，且 1 年中症状缓解不超过 2 个月。④排除标准：不能用其他疾病解释不自主抽动和发声。

2. 辅助检查 抽动症能被错误的诊断为肌张力不全、小舞蹈病、肌阵挛、迟发性运动障碍或其他高运动功能亢进性运动障碍的可能。全面的神经系统的检查是重要的，通常除外抽动其他是正常的，但一些影响严重的患儿也许有神经系统的"软体征"，表明运动控制的失调，这可能有预后的重要性。

当前无实验室检测可诊断 TD。辅助检查主要用于明确病因及鉴别诊断。与癫痫鉴别（除外肌阵挛性癫痫或简单部分性发作），可行脑电图检查；除外链球菌感染相关性儿童自身免疫性神经精神障碍，行红细胞沉降率、抗链球菌溶血素 O 检测；排除肝豆状核变性，行铜蓝蛋白检测；此外，必要时行影像学检查（如除外锥体外系疾病）、药物毒理学检测（除外药物源性不自主抽动）及其他代谢性疾病等筛查。

五、治疗

本病治疗应同时关注抽动及共患病对儿童功能的影响。治疗不仅要针对抽动本身，更应当着眼于共患病的治疗,当患儿共患其他疾病,如 ADHD 或 OCD,常常需要首先优先治疗这些共患障碍,因为它们成功的治疗常减轻了抽动的严重性。

治疗主要包括一般治疗、心理行为治疗及药物治疗。

（一）一般治疗

抽动障碍治疗的目标应该关注患儿在学校中及社交功能方面最大化地发挥潜力,而不仅仅只是为了消除他们的抽动。对抽动症儿童及他们的家庭进行有关 TD 自然病程及压力对抽动潜在影响的教育有利于促进更好的耐受,并可能正面地影响疾病的过程。参与体育运动,学习特别的才能（如弹乐器）,及保持良好的睡眠有利于缓解抽动。尚未证明有具体的食物对缓解抽动有益,但建议避免食用咖啡因,因为对一些儿童而言,这可能会加剧抽动。是否开始治疗抽动取决于抽动的严重性,以及抽动症状本身对日常生活所造成的干扰。

（二）心理行为治疗

心理行为治疗包括心理咨询及行为干预、生活环境调整、父母治疗及生气控制的训练、学校（教师及同学）的通力合作等。治疗目标是改善抽动症状及社会功能,同时干预共患病,减少患儿的焦虑、抑郁情绪,消除发作诱因（紧张疲劳、过度兴奋等）。对具有社会适应能力的轻症 TD 患儿,可只进行心理行为治疗。行为治疗包括习惯逆转训练（habit reversal training）、暴露与反应预防（exposure and response prevention）等。习惯逆转训练包括如下四步:

第一步,增强患儿对抽动的自我认识,又分为四个小步骤:①描述症状:当抽动发生时,让患儿自己对着镜子描述抽动症状。②发现症状:每次发生抽动时,均告诉患儿;如此反复,直到最后患儿能自行意识抽动发生。③识别并描述抽动早期预警症状:指导患儿识别欲矫正的靶行为（抽动）在早期的预警症状。④描述抽动易发生场合:指导患儿描述各种容易出现抽动的场合。

第二步,引入正确的竞争性拮抗动作。这种竞争性拮抗动作需与欲矫正的抽动症状有拮抗效应,且是一种可持续 3 分钟左右的骨骼肌等长收缩。根据抽动症状的不同,可将对应的竞争性拮抗动作编排为一些具有舒缓节律的韵律操,在日常的韵律操锻炼中克服抽动症状。对于清嗓子等与喉部发声有关的抽动症状,则常常通过放松性呼吸来加以拮抗。

第三步,持续矫正。①抽动导致的后果回顾:让患儿陈述抽动症状带来的所有不良后果,以增强矫正抽动症状的动力和决心。②社会支持:当抽动症状有所缓解时,家庭成员和老师、朋友都给予患儿鼓励和支持,以增强患儿矫正抽动症状的信心。③适度的社交暴露:在抽动症状被矫正后,将患儿带到一些曾经常常发生抽动的场合进行社交活动,证实患儿有能力克服抽动,进行正常的社交活动。

第四步,假想性演练（symbolic rehearsal）,固化抽动的拮抗性行为。针对每一个容易发生抽动的场合,治疗师指导患儿想象自己最初出现抽动,但最后均采用竞争性动作成功对抗抽动。有关习惯逆转训练的疗效研究表明,增强患儿对抽动的自我意识和引入正确的竞争性拮抗动作是该训练中最重要的组成部分。此外,社会支持对于治疗儿童抽动也格外重要。

（三）药物治疗

治疗的目的主要是控制症状。针对日常生活、学习或社交活动等社会功能受损的中至重度 TD 患儿,单纯心理行为治疗不佳时,可加用药物治疗。α_2-肾上腺素能激动剂及精神安定药物被广泛地应用于控制 TS 的抽动。

1. 硫必利（tiapride）　副作用小,可有头昏、乏力、嗜睡、胃肠道反应等。推荐剂量

5~10mg/（kg·d），每天分 2~3 次口服，最大量不超过 600mg/d；阿立哌唑，试用于治疗 TD 患儿，必利取得较好疗效，推荐剂量为 5~20mg/d，每天分 1 次或 2 次，常见不良反应有恶心、呕吐、头痛、失眠、嗜睡、激惹及焦虑等；氟哌啶醇，开始剂量 0.05mg/（kg·d），以后渐增至 0.075mg/（kg·d），每天分 2 次或 3 次口服，副作用包括镇静、体重增加、抑郁、静坐不能、急性肌张力障碍、心电图改变等，需加服等量苯海索（安坦），以防止锥体外系不良反应。

2. 中枢性 α 受体激动剂（central α-receptor agonists） 可乐定 0.15~0.25mg/d，口服或贴剂治疗。同时改善伴发的注意力不集中及多动症状，疗效不及氟哌啶醇，但较安全。常见副作用有镇静、口干、一过性低血压、头晕、失眠等。

3. 选择性单胺能拮抗剂（selective monosaminergic antagonist） 如利培酮、奥氮平等。利培酮常用治疗量为 1~3mg/d，每日 2 或 3 次；常见不良反应为失眠、焦虑、易激惹、头痛和体重增加等。

4. 选择性 5-HT 再摄取抑制剂（selective serotonin reuptake inhibitors, SSRIs） 为新型抗抑郁药，如氟西汀、舍曲林、氟伏沙明等，与利培酮合用可产生协同作用，还可用于 TD+OCD 治疗。

5. 其他 对于难治性抽动障碍也可选用氯硝西泮、丙戊酸、托吡酯等药物治疗。

（四）神经调节治疗

增多的研究表明深部大脑刺激（deep brain stimulation）对一些严重的难治性成人患者有帮助，但尚处于试验阶段。重复经颅磁刺激（rTMS），这一非侵入性脑刺激可能改变 TD 患者皮层兴奋性的异常。深部脑刺激（DBS）是一个侵入性的治疗，当前仅被建议用于严重的难治性 TS 成人。

六、预后

抽动症的预后尚可，TD 儿童病情的严重性通常在进入成年期减轻，但共患病也许持续并常造成更多功能的损害。至成年仅约 20% 的患者持续具有中或重度抽动障碍（Bloch，2006）。成人期抽动严重性的预测因子包括童年期更高的抽动严重性，更小的尾状核体积，及更差的精细运动的控制。若共患不能治疗的心理性疾病，如 ADHD 及 OCD，可对 TS 患者的长期结果起消极作用。在成年抽动障碍患者中，有发声性抽动症状表现者比有运动性抽动症状表现者对其社会心理功能方面影响更大。

【专家提示】

- 儿童中 TD 检出率呈上升趋势，男女比率为 3:1~5:1。
- TD 的发病因素有多个方面，包括遗传因素、免疫因素、生化代谢因素、器质性因素、社会心理因素（精神创伤和心理应激）、药源性因素等。
- TD 诊断以临床现象学为主，根据病程可分为短暂性 TD、慢性 TD、TS 及 TD-NOS。
- TD 的治疗不仅要针对抽动本身，更应当着眼于共患病的治疗，主要包括心理行为治疗和药物治疗。药物治疗主要针对日常生活、学习或社交活动等社会功能受损的中至重度 TD 患儿。

（陈文雄 李斐）

第八节　虐待与忽视

【导读】

　　儿童虐待与忽视作为一个全球性的重大公共卫生和社会问题,已引起国际社会的高度关注。虐待和忽视可对儿童的身心健康发展造成深远的影响。本节将对儿童忽视和虐待的概念、流行病学特征、影响因素和危害性以及预防控制措施等方面进行阐述。

一、概述

　　儿童虐待与忽视(child maltreatment and neglection)(以下简称儿童虐待)指因成人(在有能力情况下)未承担相应法律责任和社会义务,蓄意或非蓄意地对儿童施加各种身心虐待、忽视和剥削行为,是对后者的健康、尊严、生存和发展造成的一类伤害总称。WHO(2002)报告,全球每年有 15.5 万名年龄在 15 岁以下儿童因受虐待或忽视而死亡,占全人群死亡的 0.6%,占所有伤害死亡的 12.7%。儿童虐待作为一个全球性的重大公共卫生和社会问题,已引起国际社会的高度关注。儿童虐待通常分四类:

　　1. 躯体虐待(physical abuse)　如鞭打、用工具(如扫把)抽打、踢、摇晃、掐、烧烫或使小儿窒息,在发展中国家尤其常见。约 4/5 由父母在家庭中施加,目的是对孩子进行惩罚。家长其实爱孩子,甚至寄予很高期望,但其行为本身构成虐待。

　　2. 性虐待(sexual abuse)　指迫使儿童接受或参与自身不理解、无法表示同意、触犯法律的性活动,包括性交、猥亵、口交(口与性器官接触)、抚摸性器官、逼迫女童卖淫或制作色情录像。

　　3. 情感/精神虐待(emotional/psychological abuse)　包括限制活动(如关黑屋)、责骂、威胁恐吓、嘲笑或其他非躯体式的敌视。

　　4. 忽视(neglect)　指父母或监护人本应该但却未能在儿童健康、教育、情感发育、营养、保护与安全的生活环境等方面创造有利于儿童健康成长的条件,以致危害或损害了儿童的健康或发展,在本来可以避免的情况下使儿童面对极大的威胁。忽视的类型主要有以下几个方面:

　　(1)身体忽视(physical neglect):指不能为儿童发育提供必要的衣着、食物、住所、环境、卫生等;也包括忽略了儿童正常发育的保护,如让儿童暴露于有毒有害的污染环境中。

　　(2)情感忽视(emotional neglect):指父母或其他监护人故意或无意地不提供有利于儿童健康发育所必要的言语和行为活动,最常见的是没有给儿童应有的爱(缺乏亲子依恋),忽略对儿童心理、精神、感情的关心和交流,缺少对儿童情感需求的满足。

　　(3)医疗忽视(medical neglect):指忽略或拖延儿童对医疗和卫生保健需求的满足。

　　(4)教育忽视(educational neglect):指剥夺或没有尽可能地为正常儿童或特殊教育儿

童提供各种接受教育的机会,从而忽略了儿童智能开发和知识与技能的学习。

（5）安全忽视（safety neglect）:指由于疏忽了孩子生长和生活环境存在的安全隐患,从而使儿童有可能发生健康危害甚至出现生命危险。

（6）社会忽视（social neglect）:指由于社会发展限制或管理部门对儿童权益的保护关注不足,造成社会生活环境中的一些不良现象,可能对儿童健康造成损害,例如离婚、单亲家庭、未婚妈妈、环境污染;不健康的印象作品及儿童读物;假冒伪劣的儿童食品和用品;应试教育给儿童带来的巨大压力;贫困对儿童教育和医疗保健机会的影响等。

其中,教育忽视是性质最严重的违法行为之一。情感忽视最难界定,而且和情感虐待间易混淆。两者差别在于后者有外在表现,而前者没有具体行为,而由氛围来体现,即孩子会强烈感到自己的存在被漠视,需求得不到满足。情感忽视和社会经济背景无关。许多存在严重忽视现象的家庭,实际上很富裕,但家长（包括亲生父母）对孩子极其冷漠、很少和他说话,甚至连起码的反应都没有。

二、流行病学特征

（一）躯体虐待

在世界各国普遍存在,如埃及调查显示 37% 的儿童曾遭父母殴打或捆绑,其中 26% 因此受伤（如骨折）;2/3 的韩国双亲承认曾抽打孩子;在罗马尼亚调查中有 4.6% 儿童报告自己曾遭严重躯体虐待,包括物品击打、烧烫或挨饿。我国各地报告的躯体虐待率都较高。陈晶琦对北京市中学生的调查显示,曾遭父母殴打检出率为 15.2%。陶芳标等对安徽乡村群体的检出率更高达 39.3%（男 42.6%,女 35.3%）,程度更严重,其中被罚站/跪的占 3.5%、不准进门的占 2.2%、挨饿的占 3.1%,挨打后出现红肿青紫、出血、骨折或其他严重后果者占 4.1%。即使大学生也难免遭父母责打。在学龄儿童中,来自教师的体罚因素不容忽视。陈晶琦（2004）对 528 名大学及中专学生的回顾调查显示,57.6%（男 66.4%,女 46.6%）报告 16 岁前曾至少 1 次遭教师体罚,其中非身体接触性体罚 53.4%、挨打 19.9%、限制活动 0.2%。刘杭玲（1996）根据浙江某地问卷调查,将教师体罚学生的形式分成 3 类、20 种:①直接伤害身体,如打耳光、手心、扯耳朵,用教鞭抽,罚站,罚跪,罚冻,罚饿,罚在碎石上跑步等。②侮辱人格,如讥讽、挖苦、嘲笑、谩骂、威胁,用胶带纸封嘴。③变相体罚,如罚写作业、罚劳动等。

（二）性虐待

Russel（1983）和 Wyatt（1985）在美国西海岸两城市对成年妇女的回顾性调查显示,两地妇女分别有 38% 和 45% 在 18 岁前曾遭性侵犯;若将非接触性性侵犯（暴露性器官）算在内,受害率升至 45% 和 67%。陈晶琦（2000）对国内某中学千余名女高中生的调查也证实,25.5% 的女生 16 岁前曾遭性侵犯。其中非身体接触者 15.6%,身体接触者 9.8%。该资料不能反映全国水平,但提示我国儿童期性骚扰/性侵犯事件很多见。

（三）情感虐待

儿童情感虐待多伴随其他形式（如语言）虐待。它使儿童的最基本需求——安全感得不到满足,对他们形成积极自我的形象非常不利。美国（2005）某全国调查显示,近一年来 84.7% 的家长曾对子女吼或尖叫、53.6% 威胁要打、24.3% 曾诅咒孩子、16.3% 曾恶意贬低孩子、6% 曾威胁要将他（她）扔掉或送人。陈晶琦（2004）对我国中专学生的调查显示，46.7% 报告 16 岁前至少有 1 次被羞辱的经历。施加羞辱者依次为同学（30.6%）、教师（25.8%）、父亲（21.1%）、母亲（20.9%）和兄弟姐妹（18.4%）。故意让幼儿亲眼目睹暴力（以示"警醒"）是情感虐待的形式之一，可导致认知、情感、功能等的近、远期伤害。

（四）儿童忽视

在发达国家，忽视是儿童虐待中最普遍的一种形式。据美国健康和公共事业部（USDHHS）2003 年的统计报告，美国大约有 180 万儿童被报告为受虐待或被忽视，而被各州儿童保护和服务机构提名的此类儿童超过 300 万。这个比例达到全美儿童人口比例的12.3%，其中 63.2% 为忽视（包括医疗忽视）。我国有关儿童虐待的研究刚起步。安全忽视导致的后果最直接（造成伤残和死亡），评价指标也较明确，故报道较多。一些严重的儿童伤害事例，如婴儿闷热综合征、儿童灭鼠药中毒等，都反映出家长缺乏科学知识而对儿童安全忽视。儿童预防接种状况也部分反映出对儿童医疗的忽视问题。林良明（2002）对中国9 城市流动儿童的调查表明，这些地区计划免疫率多在 85.0% 以下，单苗及四苗覆盖率不足50.0%，部分乡村甚至低于 30%，主要原因是来自父母对儿童健康的忽视。

三、影响因素和危害性

（一）影响因素

儿童虐待是个体（宿主）、家庭、社会多方面影响因素的综合结果。

1. 宿主易感性

（1）性别：躯体虐待受害率男孩高于女孩，性虐待受害者女孩为主。情感虐待率性别差异小，但男孩童年时被羞辱、目睹暴力等比例更高。

（2）年龄：躯体虐待率多见于学前和小学生，随年龄增长而下降；性虐待率相反，随年龄增长而上升。

（3）人际关系：主要包括和儿童有亲密关系的对象，如家人、朋友、亲密伙伴，以及同龄人所形成的人际关系。如果儿童以上人际关系不良，可能会增加儿童虐待与忽视的发生风险。

（4）其他易感因素：多子女家庭、早产、体弱多病、不停哭闹、外貌不扬、畸形、精神疾病、未达到父母期望等。

2. 家庭易感性

（1）通常父母文化程度越低，躯体虐待发生率越高，程度越严重。但也有研究把各种虐待、忽视的发生率综合在一起，发现和父母文化程度并不显著关联，提示不能排除其他家庭因素的掺杂。

（2）父母童年期受虐经历，和他们对子女的躯体、情感暴力行为高度正相关。孟庆跃等研究显示，父母幼时有经常被其父母打骂、遭教师当众羞辱等经历，都是对自己的孩子施行暴力的预测因素。

（3）父母从小缺乏亲子依恋、婚姻破裂、困难时得不到亲友支持等，也是虐待儿童的危险因素。

（4）重组家庭的继父/母虐待儿童的行为发生率明显较高；对幼童多实施躯体暴力，对年长子女多表现为情感忽视。

（5）父母无业，有赌博、酗酒、吸毒行为，患精神病；母亲因难产、分娩并发症等原因而未能与孩子建立亲子情感连接者；对子女期望过高，生活压力大，缺乏育儿技能者，都是虐待儿童的易感者。

3. 社区易感性 ①邻里关系差；②存在卖淫、种族歧视、暴力、毒品买卖现象；③经济收入相差悬殊；④缺乏爱护儿童的环境氛围；⑤人们对暴力普遍持宽容态度，认为父母或其他成年家庭成员对儿童有惩戒权等。

4. 社会因素 以下因素被视为是导致儿童虐待发生的社会"温床"：①缺乏保护儿童的社会、经济、卫生、教育等法律和政策。②宽容暴力的社会文化规范。在我国，尽管家长对儿童的暴力已不再是社会文化主流，但诸如"玉不琢，不成器""棍棒底下出孝子""不打不成材""管孩子是家事，他人无权干涉"等封建观念仍有很大市场。③经济发展迟滞，社会动荡不安。WHO报告（2005）曾指出，20世纪80年代在前苏联和东欧国家的政体剧变期间，这些国家因他杀或过失杀导致的15岁以下儿童死亡率迅速上升，比西欧各国高3~4倍。

（二）危害

儿童虐待导致的即刻的和深远的危害表现为：

1. 身体伤害 有鲜明的多重性特征：①躯体虐待轻则皮肤青紫红肿，重则出现割裂伤、烧伤、骨折、颅内出血、肾出血、肝脏撕裂等，严重者直接致死。②他杀。受害儿年龄越小，他杀在死亡者中比例越高。英国16岁以下他杀受害者的35%发生在婴儿期。③受忽视儿易发生营养不良、生长迟滞，或因医疗忽视而导致病情加重和死亡。④性虐待导致生殖器官损伤，且易导致少女怀孕和性传播疾病。美国调查发现，性传播疾病（如衣原体感染、尖锐湿疣、梅毒、HIV感染等）在性虐待受害儿中检出比例很高。⑤早期曾遭性虐待的少女，今后出现性活动的年龄较小，从事性交易的危险性和意外妊娠的发生率都较高。⑥对成年期疾病的影响：儿童时期遭受过躯体虐待的偏头痛患儿长大后，出现关节炎的风险升高，与其他疼痛共病的风险要明显高于一般患者；遭受过情感（精神）虐待的患儿长大后，出现肠易激综合征、周期性疲劳综合征、纤维肌痛和关节炎的风险都明显升高；童年期负性经历越多，成年后越有可能患心脏病、癌症、脑卒中、糖尿病、骨折、肝病，健康状况也越差。

2. 脑功能受损 那些自幼持续受虐待/忽视的儿童，因生存需要，其脑内与焦虑、恐惧感相关的神经通路可被频繁活化，出现"过度发育"；与此同时，那些与综合思考、逻辑推理相关的神经通路无法充分发育。儿童虐待/忽视发生年龄越小、持续时间越长，对脑发育的不利影响越大。

3. 影响心理健康 其深远危害之大常超出常人想象。如：①儿童期行为问题在很大程度上取决于早期虐待史（包括目睹父母间暴力）；青春期行为障碍既来自青春期本身，也受以往虐待史的累加影响。遭受躯体虐待与忽视的儿童还表现出较多的品行问题、注意缺陷、多动、破坏行为、反社会行为、吸毒、酗酒等。②躯体虐待、情感虐待、性虐待都是导致青春期（乃至成年后）抑郁症的重要预测因素，在严惩程度上有剂量-反应关系。③各种虐待/忽视（尤其性虐待）和"创伤后应激障碍"（PTSD）密切关联。美国某项针对曾在12岁前遭虐待/忽视患儿的20年人追踪研究发现：受性虐待者的23%、躯体虐待者的19%，受忽视者的17%，在10~15年后被DSM-Ⅲ标准诊断为创伤应激障碍，而对照组仅10%。④童年期躯体虐待、性虐待均为青少年自杀的预测因子。Widom等报告，成人中那些曾在儿时受过虐待/忽视者，在此前10~15年内有多达19%的人曾至少有1次自杀行为，而对照组仅为8%。该群体成年后酗酒、吸毒、暴力犯罪等行为的发生率也显著增高；受虐持续时间越长，该危险性的累积程度越高。

四、儿童虐待与忽视的预防控制和干预

（一）儿童虐待与忽视的预防控制

以下内容根据各类躯体、情感、性虐待和忽视的危险因素共性制定。可以此为基础，针对不同受害儿的特征及其环境，采取有针对性措施：

1. 法律保障　我国已为禁止虐待 / 忽视儿童建立较完善的法律体系。例如，《中华人民共和国未成年人保护法》第十条明确规定，父母或其他监护人应当创造良好、和睦的家庭环境，依法履行对未成年人的监护职责和抚养义务，禁止对未成年人实施家庭暴力，禁止虐待、遗弃未成年人，禁止溺婴和其他残害婴儿的行为，不得歧视女性未成年人或者有残疾的未成年人。第二十一条指出，学校、幼儿园、托儿所的教职员工应尊重未成年人的人格尊严，不得对他们实施体罚、变相体罚或其他侮辱人格的行为。《中华人民共和国刑法》第二百三十四条对"故意伤害他人身体"、第二百三十六条对"奸淫不满十四周岁幼女"等犯罪行为都判以重罪，并有具体的刑责规定。各项具体政策还在不断落实、完善。这些都为保护儿童、青少年免遭各种形式的虐待提供了强有力的法律保障。

2. 健康宣教　核心目标是提高公众认识：①帮助（有认知能力的）儿童了解自身权利，识别导致伤害的危险情境，掌握保护自己的技能，受伤害时能及时报告；②帮助家长掌握儿童发育知识，改善育儿技能；③指导教师掌握预防校园暴力知识，不得以任何借口对儿童进行任何形式的体罚和羞辱；④通过大众传媒广泛宣教预防儿童虐待知识，彻底转变体罚儿童的旧观念。

3. 社区为基础的预防活动　①加强对医务人员、社会工作者、其他相关专业人员的培训，学会识别受害儿、高危儿，提供专业帮助；打破暴力循环，将儿童虐待的新发率及其严重程度降到最低限度。②通过家访，向虐待易感儿及其家庭提供服务；针对高危家庭，从怀孕开始即开始干预，至少持续到孩子出生后第 2 年；根据这些家庭的需求及危险水平，确定访问频度、时间和服务类型。③根据家庭背景开展有针对性的干预。例如，父母酒精滥用可导致胎儿酒精综合征发生；该胎儿的出生将显著增加抚养成本，致使其受虐待 / 忽视的风险大增。所以应把预防酒精滥用内容作为干预重点。

4. 完善儿童虐待预防监控体系　建立儿童虐待案例上报制度，完善监测系统及时发现受虐待 / 忽视儿童，对他们及其处在困境中的家庭提供帮助。将触犯法律的施虐者绳之以法。

（二）儿童虐待与忽视的干预

每位儿童都有健康的权利，儿童遭受虐待与忽视一旦被发现，便应积极采取综合的干预措施，阻止虐待与忽视的继续，降低虐待与忽视对儿童身心健康近期和远期的不良影响。

1. 躯体虐待的干预　有外科指征者按外科规范处理，减少后遗症和残疾的发生。对所有受虐儿童都应给予更多的心理支持和关怀，降低不良事件对儿童心理产生的负面影响，避免其不良心理行为的形成与恶化。

2. 情感 / 精神虐待的干预　针对遭受情感 / 精神虐待的儿童，通过多种有效途径（如游戏、角色扮演等）与受害儿童直接接触与交流，并给予直接的指导，使儿童从中得到锻炼和学习，提高儿童的社会能力，增进儿童自尊心和信心。针对施虐者，要通过积极有效的交流和健康教育，提高其养育知识和技能；接纳成长中儿童的好奇心和探索行为；重视童年期情感环境对儿童发展的影响。

3. 性虐待的干预　对性虐待受虐儿童的干预是一个复杂的问题,不仅涉及患儿,而且也包括其他家庭成员。对受虐儿童提供保护,避免虐待事件的重演;提供足够的心理支持,避免不良心理行为的形成;保护受虐儿童的隐私。同时,对施虐者进行控制、教育甚至医学治疗,以增加他们停止虐待儿童的可能性。

4. 忽视的干预　针对被忽视儿童,首先要对儿童忽视状况进行评估,了解儿童忽视的程度及潜在的危险因素,为有针对性干预提供前提;其次采取相关措施(如通知有关儿童虐待忽视组织、实施家庭干预)和针对儿童监护人采取积极有效的干预(如行为治疗、认知－行为治疗等)保证该儿童不再被忽视。同时应对受忽视儿童的发展和恢复进行群体咨询服务、技能发展训练,以及提供临时庇护所、对年幼儿童日间照管等干预措施。

5. 监护人虚夸综合征(Munchausen Syndrome by proxy,又名代理型孟乔森综合征)的干预　应首先考虑儿童的身心安全及健康成长。必要时必须将母子强制隔离。医疗机构工作人员,特别是儿科医师,当遇到不自然症状(母亲的态度与儿童的症状矛盾)的时候,应想到本综合征的可能,此时应与处理儿童虐待的专门机构取得联系,并赢得母亲、父亲等家人的信任,努力重建和谐的家庭氛围。

对受虐儿童的任何一项治疗绝不能用单纯的生物医学的观点来实施,在做任何一项治疗时都需要辅以心理护理、行为关怀和循循善诱的劝慰使受害者接受治疗、坚持治疗、配合治疗,同时坚定人生的信念。社会服务者进行的任何评估和干预都应该代表儿童的利益,在保证儿童安全的前提下,采用对儿童伤害最小、对家庭侵扰最小的干预方案。

【专家提示】

- 儿童虐待和忽视可导致即刻和深远的危害表现。
- 对儿童虐待的预防控制应从加强法律保障、加大健康宣教力度、开展以社区为基础的预防活动、完善儿童虐待预防监控体系等方面入手。

(静　进)

第九节　视觉和听觉障碍

【导读】

　　视觉障碍指由于各种原因使视觉功能受到一定程度的损害,造成视力降低或视野缩小,难以胜任一般人所能从事的工作、学习或其他活动。听觉障碍指听觉系统中的传音、感音以及对声音综合分析的各级神经中枢发生器质性或功能性异常,而导致听力出现不同程度的减退。视觉障碍和听觉障碍严重损害儿童的行为、情绪发育、社会交流以及学习能力。本节将重点讨论儿童视觉障碍和听觉障碍的病因与发病机制、临床表现、治疗干预以及预后。

一、视觉障碍

（一）概述

视觉障碍（vision disorder）又称视力残疾，或视觉损伤，是指由于各种原因使视觉功能受到一定程度的损害，造成视力降低或视野缩小，而难以胜任一般人所能从事的工作、学习或其他活动。视觉障碍一般包括盲与低视力两类。儿童期是眼球和视力发育的关键期，也是视知觉功能发育的重要时期。如果该期出现眼结构、功能或者视觉中枢的发育异常或受损，将会影响儿童正常的视觉发育，甚至造成永久性的视觉障碍，从而影响儿童的认知发展、社会交往和生活质量。

全球大约有 150 万儿童和青少年失明，其视力在 0.05 之下，其中不到 4% 生活在发达国家。发达国家视觉障碍儿童（<16 岁）比例约为（10~22）/10 000，其中失明者约 3/10 000；而在贫困地区或发展中国家，视觉障碍儿童比例约为 40/10 000。根据我国第六次全国人口普查以及第二次全国残疾人抽样调查的资料推算，2010 年残疾人数为 8 296 万，视力残疾人为 1 263 万人，占残疾人总数的 15.22%。在常见引起儿童视觉障碍疾病中，先天性白内障占世界儿童视力丧失的 10%，约占新生盲儿的 30%；早产儿视网膜病变也是导致儿童盲的重要原因之一，占儿童盲的 6%~18%。

（二）病因和发病机制

造成儿童视觉障碍的原因是多方面的。目前国内导致学前儿童视觉障碍的主要原因有先天性遗传性眼病，后天性疾病中有屈光不正、角膜病、视神经病变、白内障、视网膜病变、青光眼、眼外伤等。在一些发展中国家，维生素 A 缺乏、沙眼、麻疹和结核感染仍是导致视觉障碍的常见原因。视觉障碍按发病时间分类有以下几种：①产前原因包括基因异常、胎儿畸形、产前感染、缺氧；②围产期间，视觉障碍可能由于缺氧/局部缺血，早产儿视网膜病变和感染导致；③产后视觉障碍可能由于肿瘤、营养不良、创伤、感染、颅内压升高以及全身状况引起，还有很大一部分低视力儿童无器质性病变，只是视功能发育不良，称之为"弱视"。一般来说，婴幼儿期多为屈光不正、斜视、弱视等发育性眼病，学龄前儿童容易发生眼外伤和感染性眼病，以及与学习相关的视知觉障碍等。

任何的儿童眼部结构性疾病（如白化病、白内障和视网膜病变），或者脑部受损（如因缺氧、创伤、细菌或病毒感染而影响脑部分析处理视觉图像的能力）均会引起儿童视觉障碍。儿童视觉障碍的发病机制是多种多样的，如先天性脑或眼畸形可能局限于某个特定的眼部或脑部组织（如虹膜缺损或者视网膜视杆细胞减少），可能会影响视觉系统的多个部分（如视网膜功能障碍，眼皮肤白化病，视神经异常分布），也可能是某系统综合征的一部分，或者是染色体异常（如唐氏综合征），或者是新陈代谢异常，或者是病因未明疾病（如 Chandler 综合征）。

（三）临床表现

儿童视觉障碍最典型的症状是视力低下，按照世界卫生组织（WHO）制定的标准，低视力是指最好视力眼的最佳矫正视力 ≥ 0.05 而 <0.3 者；<0.05 到无光感，或视野半径 <10° 者均为盲。如仅有一眼为盲或低视力，而另一眼的视力达到或优于 0.3，则不属于视觉障碍范畴。最佳矫正视力是指以适当镜片矫正所能达到的最好视力，或通过针孔镜所测得的视力。按其程度，低视力与盲分级见表 6-9-1。

表 6-9-1 世界卫生组织于 1973 年制定的低视力与盲的分级标准

类别	级别	最佳矫正视力	
		最好视力低于	最低视力等于或低于
低视力	1	0.3	0.1
	2	0.1	0.05（3m 指数）
盲	3	0.05	0.02（1m 指数）
	4	0.02	光感
	5		无光感

注：中心视力好，但视野小，以注视点为中心，视野半径 <10°但 >5°为 3 级盲，视野半径≤5°为 4 级盲

1. 眼部症状 除了视物不清，常有眼部充血、畏光流泪、疼痛、复视、暗点、夜盲、视物变形、视野缺损、闪光感等表现。尤其对于年龄较小的儿童会因歪头、斜视、眼球震颤或"白瞳"而就诊。

2. 伴发症状 除了眼部异常表现，有的会伴有面骨和牙齿的发育不良、多指/趾、心血管异常。视觉障碍儿童常合并有听力、智力及神经系统方面的异常。如：行为障碍、情感困难、智力残疾、学习障碍、听觉障碍、孤独症、惊厥或脑麻痹、运动或言语障碍。失明儿童社会交往技能的发育也常常落后，可能与社会隔离和自我形象不佳有关。严重视觉障碍的儿童存在较大的情绪和行为问题风险。

（四）诊断与鉴别诊断

如果儿童在出生后不久（越早越好）即能发现婴儿有视觉障碍，早期对低视力儿童进行训练，将会收到较好的训练效果。早期视觉障碍的诊断主要依据以下几方面：

1. 询问病史 除了对常见的眼科疾病进行询问外，应对先天遗传病史、外伤史给予关注。对任何之前曾被诊断出有神经损伤（尤其是大脑性麻痹）、退行性中枢神经系统障碍、听力损失和智力障碍等问题的儿童，也要保持高度警惕。

2. 关注异常发育行为 在不同的成长阶段，患有视觉障碍的儿童，会有不同的行为表现。

（1）婴儿时期：患有视觉障碍的婴儿往往缺乏眼神交流，并较少探索自己的身体部分（如注视双手）。他们也较少注视其他人的面孔和玩具，很少追随眼前移动的物体，遇到强光时可能不会眨眼。

（2）幼儿时期：由于视力欠佳，幼儿往往会把物件放在近距离观察，他们经常垂下头来，与人缺乏眼神接触，亦较少面部表情和身体语言。他们走动时容易碰撞物件，需靠双手的摸索来分辨方向。他们对于强光有不同反应，可能会特别注视，也可能因感到不适而逃避。

3. 视力检查 对于年龄较小的不会指认视力表的儿童，可以采用单眼遮盖试验法、光照反应检查、防御性瞬目反射检查、注视反射和追随运动检查、视动性眼震仪检查以及选择性观看检查等方法进行评估。如果相应年龄阶段的视觉本能和条件反射没有出现，或表现出无目的寻找，则说明其可能是视觉障碍。

4. 眼科其他检查 包括：①裂隙灯眼前节检查；②眼底检查；③色觉检查；④眼底荧

光血管造影检查;⑤视觉电生理检查;⑥视野检查;⑦眼压检查等,以发现严重影响视力的眼病。

5. 实验室检查　为了明确诊断或追究病因,血压、血、尿常规、红细胞沉降率、血糖、结核菌素试验、甲状腺功能、病理检查等均有重要参考价值。

6. 影像检查　包括胸部眼眶 X 线检查、超声(A/B 超)、CT 扫描、磁共振成像(MRI)等,可以显示眼部结构和病理变化。

儿童视力出现减退,但经过各种检查,却不能发现任何病变足以解释视力减退的原因,其两侧瞳孔反应良好,反复测试视野结果不尽相同,患儿通常拒绝检查,不愿合作,此时,需要注意儿童有无伪盲或癔症。视觉障碍儿童在早期发育过程中会存在运动、语言、认知和情绪等方面的问题,往往表现出类似精神发育迟滞、语言发育障碍、孤独症谱系障碍、焦虑、发脾气等情绪问题的症状,易造成误诊。特别对于那些视觉障碍程度相对轻的儿童来说,通常他们会被家长和老师忽视,误认为是儿童不努力、不认真或是智力问题导致学习成绩不佳。

（五）治疗与干预

就全世界范围而言,40% 的儿童盲属于可避免盲,就是可以通过预防或治疗而不发生盲或其视力能够恢复正常。儿童日后的视力,要视其视力受损的成因以及视觉系统受损的程度而定,因此早期识别和安排治疗,对视觉障碍儿童十分重要。白内障、青光眼、屈光不正等眼部问题所导致的视觉障碍,如及早接受治疗,视觉功能会有明显改善。若视觉障碍是由脑部受损所致,则可通过持续训练以提升其视觉功能。有些儿童受限于目前的医疗条件而无法有效地提高视力,这部分儿童应及时进行教育干预,环境变更（如增大印刷尺寸,降低强光,增强对比）,采用"低视力"设备来扩大残余视力功能。此外,家庭的干预和训练,对于儿童后期的学习、独立和社会 / 情感交流具有很大的作用和意义。许多低视力患儿和盲童可能仅有短暂的视觉经验或根本没有视觉经验,缺乏进一步建立视觉记忆的基础。由于受到语言表达能力与理解能力的限制,常常表达不出或意识不到自己存在视觉损害,但是他们往往能够利用其残余视力。因此,应该积极提倡并利用科学手段使低视力患儿充分利用其残余视力,帮助低视力患儿提高生存质量以及增强他们独立生活的能力。

1. 针对原发病的治疗　部分儿童的视觉障碍问题,可以通过治疗原发病,如药物、手术、屈光矫正、弱视治疗来改善视力。如先天性白内障,患儿的单眼或双眼白内障需在出生的 2 个月之内进行手术摘除,术后还需及时矫正屈光不正,治疗弱视。对于早产儿视网膜病变,最常用、最成熟的是激光治疗,而手术治疗则适合于晚期病变。原发性婴幼儿型青光眼的视力损害是不可逆的,原则上一经诊断应尽早进行手术治疗。对于早期和部分中期视网膜母细胞瘤的患儿可采用综合疗法（系统化疗联合眼科局部治疗,如眼部激光、冷冻等方法）,力争保住眼球以及眼球的视力。半乳糖血症所引致的眼部问题需进行药物治疗。儿童屈光不正的矫正应根据年龄、屈光度、眼位、调节力等因素个别处理。弱视则需要采取光学矫治、遮盖等疗法。

2. 视觉障碍儿童的康复　视觉障碍康复指的是最大可能地去利用患儿的残余视力,就是将视力损害的影响降低到最小程度,使患儿能够更好地、更有效地使用其可利用的视力。而残余视力的利用最基本的内容是功能性视力的训练与应用。对于视觉障碍患儿,使用视力并不是一个自动过程,需要一些特殊的训练促进他们使用视力。针对有残余视力儿童的训练,一是提供各种看的机会,鼓励低视力患儿更好地使用视力;二是帮助低视力患儿掌握视觉技巧,学会视觉操作,提高患儿利用自身残余视力的能力。视障儿童的康复除了需要光学助视器、视觉刺激与训练等传统方法,还需要医学以外的更多帮助和支持,包括教育、社交和休闲、职业、定向和运动能力、经济资助等。通过多感官学习的方式,特别应该重视听觉与触觉的发育与训练,鼓励主动探索的活动和清晰的口头指示,来教导幼儿学前概念(如对象恒存、对象归类等)及语言运用,帮助他们提高自我照顾及活动能力。视觉障碍儿童在教育上存在多方面需求,包括聆听技巧、触觉辨别、定向与行动、读写能力和社会适应。

（六）预后

视觉障碍儿童对一个家庭来说几乎是毁灭性的打击,其预后取决于不同的发病原因,但是效果一般不理想。最近几十年,对视觉障碍儿童的研究兴趣以及发展应用知识在不断地拓展,通过强化家庭的弹性、监测儿童的发育状况和障碍、为儿童的教育和行为发展铺好道路,以便儿童得到更好的视力康复以及全面的发展和进步。

二、听觉障碍

（一）概述

听觉障碍是指听觉系统中的传音、感音以及对声音综合分析的各级神经中枢发生器质性或功能性异常,而导致听力出现不同程度的减退,对于婴幼儿来说,严重损害其语言、社会、情绪发育及学习能力。在新生儿中,先天性耳聋患儿为1‰~1.86‰,随年龄增加,永久性耳聋患儿持续增加,5岁之前耳聋患儿的发病率上升至2.7‰,青春期耳聋患儿的发病率达到3.5‰。截至2015年,在医疗卫生机构陆续开展残疾儿童筛查工作,年度新诊断0~6岁残疾儿童4.8万人。处在生长发育中的儿童会因为听觉障碍而错过语言的发育,造成语言及其他各方面的发育迟缓,因此做好儿童各时期的听力保健,早期发现听觉障碍儿童,早期实施干预和康复,无论对个人还是社会来说都具有重大的意义。

（二）病因和发病机制

根据儿童期听觉障碍的致病因素可分为遗传因素和环境因素两大类,另有一种特殊的听功能障碍症候群,称为听神经病,临床虽不多见,但易漏诊,也应引起重视。由遗传因素导致的听觉障碍称为遗传性耳聋。研究发现,50%~60%的耳聋是由遗传因素引起的,新生儿耳聋病因中遗传因素约占65%。遗传性耳聋一般双侧发病,常影响儿童的言语发育。环境因素贯穿于整个儿童期,包括母亲孕期、儿童出生时或出生后受到的各种病毒或细菌感染、耳毒性药物、头部外伤等致聋因素,婴幼儿期对此较为敏感。导致听觉障碍的环境因素较复杂,环境因素可以单独导致听觉障碍,也可以与遗传因素相互作用,共同致病。

听觉系统包括周围听觉系统(包括外耳、中耳、内耳和听神经)以及中枢听觉系统。声音信息自周围听觉系统传导至中枢听觉系统,中枢听觉系统对声音有加工、分析的作用,听觉系统任何一部分出现异常均可影响听觉,造成听觉障碍。大致可分为:感音神经性听力损失(耳蜗和/或其与中枢系统的病变所致)及传导性听力损失(传导通路的中断:耳郭,外耳道,鼓膜,以及中耳结构的病变所致)。另外还需警惕混合性听力损失,任何导致传导性听力损失和感音神经性听力损失的因素同时存在,均可引起混合性听力损失,它兼有两者的特点。

（三）临床表现

听觉障碍表现为不同程度的耳聋,是导致言语交流障碍的常见疾病。

1. 听觉障碍的分级 WHO（1997年）耳聋分级标准：听力损失程度分级以较好耳0.5、1、2、4kHz四个频率的平均听阈计算。

（1）正常：平均听阈<25dB HL。

（2）轻度：平均听阈26~40dB HL，可听到和重复1m处的正常语声，有的人可能需用助听器，但多数人不需要。

（3）中度：平均听阈41~60dB HL，可听到和重复1m处提高了的语声，通常推荐用助听器。

（4）重度：平均听阈61~80dB HL，当叫喊时可听到某些词，使用助听器对听力有较大帮助。

（5）极重度：平均听阈≥81dB HL，不能听到或听懂言语声，助听器或人工耳蜗植入对于听懂话语十分有帮助。

2. 伴发其他的发育异常 听觉的损失使得儿童对外界事物的感知和认识受到影响，他们的感知活动缺乏选择性、系统性和准确性，直接影响到儿童的认知发展，特别是语言信息的输入受损，导致儿童语言发育迟缓、交流、学习障碍等。听觉障碍儿童存在与儿童行为发育直接有关的常见问题有：言语和语言问题、认知和运动发展问题、社会和情绪发展问题以及合并视觉障碍问题。

（四）诊断与鉴别诊断

儿童听觉障碍的诊断要点包括详细的病史调查和完整的听力学检查。

1. 病史 仔细询问儿童家族史（耳聋病史、耳毒性药物过敏史或中毒史）、妊娠史、分娩史、小儿疾病史、伴随耳聋的其他疾病史。

2. 听力学评估

（1）行为测听：根据不同年龄儿童的发育特点，设计相应的听觉行为测试方法来测试儿童的听力。

（2）中耳功能检查：中耳功能测试的内容主要有鼓室声导抗测试、声顺值测试、镫骨肌反射阈值测试、咽鼓管功能测试等。

（3）客观听力检查：常用有耳声发射测试、听觉脑干测试、稳态诱发电位等。其中耳声发射测试已成为新生儿听力筛查的主要手段。

（4）语言能力评估：主要评估儿童语言理解、构音能力、语言表达和交流等能力的发展。

3. 身体检查 包括精神行为、言语及情感等发育的评估及全身常规检查和必要专科检查。临床上听觉障碍还应与耳部感染性疾病引起的暂时性听力损伤、发育性语言障碍、孤独症谱系障碍儿童进行鉴别诊断。

（五）治疗与干预

确诊为听觉障碍者，均应在6个月内接受干预治疗（包括语声放大或助听器选配），并接受专业人员的指导和康复训练。轻度听觉障碍未佩戴助听器的患儿，一般嘱其家人进行语声放大，让孩子听清声音，定期进行听力检查。传导性听觉障碍患儿，一般采用药物（中耳炎）或手术（外中耳畸形）的方法进行干预和治疗，如果是双侧外耳道闭锁，首先是选配骨导助听器，5~6岁时择期手术治疗。感音神经性听觉障碍患儿，首选助听器。对使用助听器3~6个月后无明显效果的双侧重度或极重度感音神经性听觉障碍患儿，建议在10个月左右进行人工耳蜗术前评估，1岁左右实施人工耳蜗植入手术，术后继续进行听觉言语康复训练，以求达到最大康复效果。主要干预和康复方法如下：

1. 配置助听器 根据听性脑干反应测量所得的预估听力阈值,可以为新生儿配置助听器。在儿童能够进行行为测听时,可以结合其测试结果对助听器进行更精确的校准。助听器对中度至重度听力损失的儿童益处良多。

2. 人工耳蜗的植入 人工耳蜗适合极重度听力损失儿童。临床上通过植入人工耳蜗,能够显著改善患儿在日常生活中对声音的感知、对言语认知、理解以及表达语言的能力。

3. 听觉言语康复训练 使用助听器以及人工耳蜗的儿童,需要接受听觉言语康复训练,帮助他们理解新放大的声音的意义。康复训练必须由专业的听力康复人员进行,坚持儿童为主体、家长主导、老师指导的原则,且应定期进行康复效果评估。

4. 其他 还有许多大量辅助设备可用,目前信息技术的进步已经大大增加了听觉障碍人员进行交流的机会。

（六）预后

早期发现听觉障碍儿童,尤其在语言发育关键期前发现听力损伤并予干预,可以有效地缓解语言及其他各方面的发育迟缓。目前听觉障碍儿童提倡全交流模式,可将助听器、人工耳蜗、手语法、唇语法、言语法(口语交流)等多项方式结合使用。通过儿童保健医师或发育与行为儿科医师、耳鼻喉专科医师、听力学专业人士、言语学及教育学人士等多学科人员的技术支持,以及家庭的配合,听觉障碍儿童的言语和社会适应能力越来越好。

【专家提示】

● 早期发现、早期诊断、早期干预治疗视觉障碍和听觉障碍,其预后较好。
● 采用综合性治疗和干预方法,形成以家庭、学校、社区为基础的干预计划。

（童梅玲）

第十节 破坏性行为障碍

【导读】

破坏性行为障碍中的对立违抗性障碍和品行障碍,是儿童、青少年精神障碍中患病较高的一组疾病。童年期起病的品行障碍和对立违抗性障碍的破坏性行为更持久,成年后有反社会行为的倾向更严重,常出现犯罪、物质滥用等。本节重点介绍两种障碍的流行病学、病因和发病机制、临床表现、诊断及治疗。

一、定义和流行病学

破坏性行为障碍(disruptive behavior disorder, DBD)是儿童、青少年期精神障碍中患病率较高的一组疾病,对儿童的学习、生活有明显的影响,甚至影响到人格的正常发展。在

DSM-5 中，DBD 属于"破坏性、冲动 – 控制和品行障碍"，包含对立违抗性障碍（oppositional defiant disorder, ODD）、品行障碍（conduct disorder, CD）、间歇暴发性障碍（intermittent explosive disorder, IED）、反社会性人格障碍（antisocial personality disorder, ASPD）等其他类型的障碍，常见于儿童、青少年的包括品行障碍和对立违抗性障碍。有品行障碍的某些病例可以发展为社交紊乱性人格障碍。

对立违抗性障碍多见于 9 岁或 10 岁以下的儿童，具有显著的违抗、不服从和挑衅行为而且没有更严重的、冒犯法律或他人权利的社交紊乱性或攻击性活动。对立违抗性障碍的对立和违抗性行为在学龄前期男孩中更加常见，而女孩要到青春期问题才会凸现。

品行障碍是指在儿童、青少年期反复持续出现的攻击性和反社会性行为，这些行为违反了与年龄相适应的社会行为规范和道德准则，影响自身的学习和社交功能，损害他人或公共利益。品行障碍常常见于男孩。品行障碍按起病年龄分为童年期起病型（≤10 岁）和青春期起病型（>10 岁），青春期起病的品行障碍与个体发育、社会、环境等因素关系更密切，问题行为局限于青春期，在青春期过后即停止，常是一种发展过程。童年期起病的品行障碍 / 对立违抗性障碍的破坏性行为更持久，成年后有反社会行为的倾向更严重，常出现犯罪、物质滥用等。

品行障碍 / 对立违抗性障碍的患病率因诊断方法和文化背景而差异较大，一项世界范围内的调查报告对立违抗性障碍发病率在 6%~10%，品行障碍总体发病率 4%~14% 左右，男女比例为（3~4）∶1。国内各地报道的患病率在 1.45%~13.6% 之间，高发年龄为 13 岁。影响因素因严重程度、表现类型、环境因素和个体易感性（个体气质、激素水平等）而异，复杂多变。

二、病因与发病机制

品行障碍常与不良的心理社会环境有关，包括家庭关系不当、学业不佳和不良伙伴关系等。随着情绪研究方法的深入，行为学、神经电生理、功能影像学等手段的应用，发现破坏性行为障碍儿童、青少年存在情绪认知偏差和加工缺陷。

对立违抗性障碍儿童、青少年容易因一些外在线索而发生攻击行为，品行问题的儿童、青少年容易对他人抱有敌意并因此挑起事端。有些对立违抗性障碍患儿具有冷漠无情的特质，品行障碍的儿童、青少年一般都有冷漠无情特质，尤其在童年期起病的品行障碍儿童中多见。这类儿童缺乏行为抑制，喜欢追求刺激，对情绪、对危险以及惩罚都不敏感。冷漠无情特质的儿童、青少年所表现出的品行问题与父母养育方法不得当关系更密切。冷漠无情特质明显者，其品行问题的持续性较高。

神经电生理研究中，采用事件相关电位（event correlation potential, ERP），有研究发现对立违抗性障碍儿童在持续作业测验中 $P3_a$、$P3_b$ 波幅明显减小，而且与破坏性行为水平正相关。

功能性磁共振（fMRI）的研究发现，对立违抗性障碍儿童、青少年额叶（尤其前额叶）的抑制功能低下，边缘系统、杏仁核、眶额叶、前扣带回的激活减弱。Herpertz 发现童年期起病的品行障碍，负性和中性图片都可以引起他们左侧杏仁核的激活增强。

三、临床表现

对立违抗性障碍的基本特征是持久性的违抗、敌意、对立、挑衅和破坏行为，这些行为明显超出了同龄儿童、青少年在相同社会文化背景中行为的正常范围，而且具有冲动性。对立违抗性障碍的儿童倾向于频繁主动地蔑视成人的要求或规定,故意惹恼别人。患儿易怒,常怨恨别人,因自身的错误或困难而责备别人。

在典型病例中,患儿的违抗带有挑衅性质,由此引发对立,并常显示出过分粗野、不合作和抵抗权威。这些行为常常在与熟悉的成人或同伴的交往中表现得最突出,在临床检查中可能并不明显。患儿从小对挫折的耐受力一般都很差,好发脾气。

品行障碍的年长儿童早年常有过对立违抗性障碍,但通常还伴有社交紊乱性或攻击性行为,而且早已超出了违抗、不服从或破坏行为的界限。

四、诊断与鉴别诊断

(一)诊断要点

破坏性行为障碍的特征是反复而持久的社交紊乱性、攻击性或对立性品行模式。当发展到极端时,这种行为可严重违反相应年龄的社会规范,较之儿童普通的调皮捣蛋或少年的逆反行为更为严重。只有严重的调皮捣蛋或淘气不足以作出诊断。对立违抗性障碍的症状以易怒、易激惹、争吵、对立的行为方式或怨恨、报复为特征,症状至少持续6个月。品行障碍的症状以严重违纪、违反社会规范或他人权益为特征。

确定破坏性行为障碍的存在应该考虑到儿童的发育水平。例如,暴怒在3岁儿童是发育过程中的正常表现之一,单单存在这一项不能作出诊断。同样,大多数7岁儿童不具备侵犯他人(如暴力犯罪)的能力,这一表现也就不能作为诊断的必需标准。作为诊断依据的症状举例如下:过分好斗或霸道;残忍地对待动物或他人;严重破坏财物;放火;偷窃;反复说谎话;逃学或离家出走;过分频繁地大发雷霆;反抗性挑衅行为;长期严重的不服从。明确存在上述任何一项表现,均可作出诊断。孤立的社交紊乱性或犯罪行为本身不能作为诊断依据,因为本诊断意味着某种持久的行为模式。

(二)评估

对立违抗性障碍和品行障碍的评估是多种方式、多情境的评估,没有特异的评估工具,也没有与诊断很密切的核心症状,当儿童的行为症状符合了这两种诊断所需的标准就作诊断。制订治疗计划时,需要对家庭状况、教养方式、亲子关系、精神病家族史和儿童的同伴关系进行评估;必要时,还需对学校情况和学习问题进行教育学评估。对治疗前后的行为应进行功能分析,以评估治疗效果。常用评估方式包括:

家长或他评问卷:Eyberg儿童行为调查问卷(Eyberg Child Behavior Inventory)是常用的评估对立违抗性障碍和品行障碍的问卷,由他人完成,适用于2~17岁,36条目。其他可用的但不是专门评估对立违抗性障碍和品行障碍的问卷,如儿童行为问卷(CBCL)中也具有与攻击相关的题目。

自我报告式评估:国外有数种,但尚未在国内使用。如儿童行动倾向评估(Children's Action Tendency Scale),适用于6~15岁儿童、青少年,30项条目。

访谈评估:6岁以上的儿童可使用Kiddie-SADS或儿童心理健康简式问卷。

共患病的评估:由于破坏性行为障碍与注意力缺陷多动障碍、心境障碍、焦虑障碍等共患率较高,有必要运用相应的评估工具进行检查。

(三)诊断标准

根据DSM-5,对立违抗性障碍和品行障碍的诊断标准如表6-10-1和6-10-2所示。

表 6-10-1 对立违抗性障碍的 DSM-5 诊断标准[a]

诊断标准	A	一种愤怒/易激惹的心境,争辩/对抗的行为,或报复的模式,持续至少 **6 个月**,以下任意类别中至少 **4 项**症状为证据,并表现在与至少 **1 个**非同胞个体的互动中[b] **愤怒的/易激惹的心境** 　1. 经常发脾气 　2. 经常是敏感的或易被惹恼的 　3. 经常是愤怒和怨恨的 **争辩的/对抗的行为** 　4. 经常与权威人士辩论,或儿童和青少年与成年人争辩 　5. 经常主动地对抗或拒绝遵守权威人士或规则的要求 　6. 经常故意惹恼别人 　7. 自己有错误或不当行为却经常指责他人 **报复** 　8. 在过去 **6 个月**内至少有 **2 次**是怀恨的或报复性的
	B	该行为障碍与个体或他人在他或她目前的社会背景下(例如,家人、同伴、同事)的痛苦有关,或对社交、教育、职业或其他重要功能方面产生了负性影响
	C	此行为不仅仅出现在精神病性、物质使用、抑郁或双相障碍的病程中,并且,也不符合破坏性心境失调障碍的诊断标准

标注目前的严重程度

　轻度:症状仅限于一种场合(例如,在家里、在学校、在工作中、与同伴在一起)
　中度:症状出现在至少 **2** 种场合
　重度:症状出现在 **3** 个或更多场合

　　注:[a] 有对立违抗性障碍的个体,通常只在家里、只与家庭成员之间才表现出症状。然而,症状的广泛性是该障碍严重程度的指征;
　　[b] 这些行为的持续性和频率应被用来区分那些在正常范围内的行为与有问题的行为。对于年龄 <5 岁的儿童,此行为应出现至少 6 个月的大多数日子里,除非另有说明。对于 5 岁或年龄更大的个体,此行为应每周至少出现 1 次,且持续至少 6 个月,除非另有说明。这些频率的诊断标准提供了定义症状的最低频率的指南,其他因素也应该被考虑,如此行为的频率和强度是否超出了个体的发育水平、性别和文化的正常范围

表 6-10-2 品行障碍的 DSM-5 诊断标准

诊断标准	A	一种侵犯他人的基本权利或违反与年龄匹配的主要社会规范或规则的反复的、持续的行为模式,在过去的 **12 个月**内,表现为下列任意类别的 **15 项**标准中的至少 **3 项**,且在过去的 **6 个月**内存在下列标准中的至少 **1 项**: **攻击人和动物** 　1. 经常欺负、威胁或恐吓他人 　2. 经常挑起打架 　3. 曾对他人使用可能引起严重躯体伤害的武器(例如,棍棒、砖块、破碎的瓶子、刀、枪) 　4. 曾残忍地伤害他人 　5. 曾残忍地伤害动物 　6. 曾当着受害者的面夺取(例如,抢劫、抢包、敲诈、持械抢劫) 　7. 曾强迫他人与自己发生性行为

诊断标准	**破坏财产**
	8. 曾故意纵火企图造成严重的损失
	9. 曾蓄意破坏他人财产（不包括纵火）
	欺诈或盗窃
	10. 曾破门闯入他人的房屋、建筑或汽车
	11. 经常说谎以获得物品或好处或规避责任（即"哄骗"他人）
	12. 曾盗窃值钱的物品，但没有当着受害者的面（例如，入店行窃，但没有破门而入；伪造）
	严重违反规则
	13. 尽管父母禁止，仍经常夜不归宿，在 13 岁之前开始
	14. 生活在父母或父母的代理人家里时，曾至少 2 次离开家在外过夜，或曾 1 次长时间不回家
	15. 在 13 岁之前开始经常逃学
B	此行为障碍在社交学业或职业功能方面引起有临床意义的损害
C	如果个体的年龄在 **18** 岁或以上，则需不符合反社会型人格障碍的诊断标准

五、治疗与干预

采用综合性治疗和干预方法，包括药物治疗、心理治疗，和以家庭、学校、社区为基础的干预计划。

（一）药物治疗

因为缺乏疗效可靠的临床研究，所以没有标准化的药物治疗方案。对症治疗以控制攻击性、情绪不稳定。可酌情选用中枢兴奋剂、心境稳定剂、抗抑郁、肾上腺素激动剂、抗精神病药物治疗。

1. 兴奋剂　如安非他明和哌甲酯类，有些研究发现，对于不论是否共患注意力缺陷多动障碍的破坏性行为障碍和品行障碍，兴奋剂都可以在某种程度上缓解攻击行为。

2. 心境稳定剂　锂盐和选择性抗惊厥药，可以缓解冲动性、情绪暴发和心境波动。

3. 抗抑郁药　如 5-羟色胺再摄取抑制剂和三环类抗抑郁药，可以在有心境症状时缓解攻击性和冲动性。

4. 抗精神病药物　第二代抗精神病药物比第一代更常用于破坏性行为障碍，可以有效降低攻击性和暴力行为，如利培酮、奥氮平、阿立哌唑和喹硫平，都可用于症状严重的青少年，但低年龄的儿童慎用。

5. 其他药物　肾上腺素类药物如可乐定等在欧美等国家也经常用于治疗破坏性行为障碍，可能是减少了肾上腺的释放而降低攻击性、激惹性和暴怒。

（二）心理治疗

1. 父母行为训练（behavioral parent training, BPT）　该疗法的理论依据是操作条件作用原理和社会学习理论，旨在通过改变父母教养方式来改善儿童日常功能。父母行为训练十分重视亲子关系，认为有着良好亲子关系的孩子更易服从规则。由于很多孩子的破坏性行为与家长对待孩子的方式有关，故应重点培训家长与孩子互动的技巧，从而促进孩子的亲社会行为。教给家长积极的教养方式，聚焦于当引发行为的事件出现时，家长如何进行强化（奖励或惩罚），从而发展孩子的亲社会行为，以及其他帮助孩子发展适应性行为的技术，最终减少破坏性行为。

2. 认知行为治疗（congnitive behavior therapy，CBT）　该疗法认为，儿童、青少年的攻击和反社会行为源于认知扭曲或错误。认知行为疗法可帮助儿童识别、改善错误的认知加工，学习处理人际关系问题的方法。如识别有破坏性的负性认知，并以合理认知替代；学习情绪识别和愤怒管理技术，学习有效的表达和沟通技巧（如社交性言语、协商）等，治疗过程中需要在治疗室和其他环境中反复练习直至掌握。

3. 其他多系统的治疗　着眼于家庭、学校、同伴等与儿童问题行为相关的各种系统，在这些系统中找到引发问题的因素并改善，如促进教养方式和同伴互动，降低学校压力等。

（三）预防

家庭早期干预计划可有效降低儿童的破坏性行为问题。在幼儿期，对儿童的家庭进行风险评估，对于高风险家庭，如有婚姻问题、生活环境不良、家长有人格或精神问题，以及有不良的教养方式的家庭（过于溺爱或忽视、暴力的教养方式），应尽早干预。对于从小就显示出消极气质特点的婴幼儿，应指导家长掌握合适的应对方式。此外，学校教育计划中也应开展相应的预防性培训。

六、预后

对立违抗性障碍和品行障碍的关系密切，一些在儿童期被诊断为对立违抗性障碍的患儿到青春期后症状加重，最终符合品行障碍的诊断，甚至到成人期发展成为反社会性人格障碍；而部分患儿到青春期则症状缓解。

不良预后的预测因素有：具有冷漠无情特质的儿童；儿童期表现出较多且严重的破坏性行为；攻击性（尤其是主动性攻击）、反社会性症状，如故意欺负人、放火、偷窃；家庭功能失调；物质滥用；青春期的较多且严重的外显性行为，逃学或焦躁辍学。相比在某应激事件后出现的对立行为，自幼就表现出对立特质的儿童，其预后更差。

破坏性行为障碍是慢性障碍，早期识别和早期干预能够改善患儿及家庭的功能。

【专家提示】

- 破坏性行为障碍中的对立违抗性障碍和品行障碍，是儿童、青少年精神障碍中患病较高的一组疾病。
- 童年期起病的对立违抗性障碍和品行障碍的破坏性行为更持久，成年后有反社会行为的倾向更严重，需要重视，早期干预。
- 采用综合性治疗和干预方法，不仅是心理治疗，必要时也可以采用药物治疗，和以家庭、学校、社区为基础的干预计划。

（张劲松）

第十一节　成　瘾　行　为

【导读】

　　成瘾行为在人类的发展中具有漫长的历史,这种行为非常复杂,至今仍大量存在,如果在青少年阶段出现成瘾行为,将对他们的健康和发展产生深远影响。本节将重点讨论如下问题:儿童、青少年群体中成瘾行为的发病情况和种类是怎样的? 最突出的临床特征是什么? 可能的发病机制是什么? 当前是否有最佳的防治模式?

一、成瘾行为概述

　　近年来,成瘾行为如物质滥用、网络依赖等给个人和社会带来了极大的负担,也引起了人们的广泛关注。根据中国互联网络信息中心(China Internet Network Information Center,CNNIC)2016 年 7 月发布的第三十八次《中国互联网络发展状况统计报告》,2016 年 6 月我国网民已经有 7.10 亿人,其中手机网民达 6.56 亿。其中,10~19 岁群体占比 20.1%,10 岁以下群体占比 2.9%;在网民职业分布上,学生群体在整体网民中所占的比例达到 25.1%,远高于其他群体。成瘾行为都会给青少年的健康成长构成严重威胁。

　　成瘾行为是个体对某些社会情境的真实反映,这些社会情境会引发个体借助成瘾行为去逃避现实问题,或者形成应对问题的成瘾行为。除了心理和社会因素以外,生物学因素也参与成瘾行为的形成,某些个体可能带有遗传易感性,更容易出现成瘾行为。当前研究认为,成瘾行为是生物、心理和社会因素相互作用的结果。

　　(一)与成瘾有关的几个概念

　　成瘾(addition)通常是指个体不可自制地反复渴求从事某种活动或滥用某种物质,以获得快感或者避免痛苦为目的的一种特殊的精神或身体病态状况。世界卫生组织(WHO)专家委员会提出了药物成瘾的定义,药物依赖性是指药物与机体相互作用所造成的一种精神状态,有时也包括身体状态。随着科研的发展,行为学家提出以行为为基础的"成瘾"概念,强调了对心理和社会功能的损害,是指一种异乎寻常的行为方式,由于反复从事这些活动而导致痛苦,或明显影响其生理、心理健康,职业功能或社会交往等。以下是与成瘾有关的几个概念:

　　1. 成瘾行为(addictive behavior)　是一种偏离正常的嗜好和习惯性行为,这种嗜好和习惯性行为是通过刺激中枢神经系统造成兴奋或愉快感而逐渐形成的,在儿童、青少年群体中,主要包括物质成瘾和网络成瘾。

　　2. 依赖(dependence)　是指物质使用者虽然明明知道其行为会给自身带来不利后果,但仍旧无法控制,继续使用。

　　3. 耐受性(tolerance)　是指物质使用者为获得所需的效果,必须增加使用剂量,维持原有剂量则达不到预期效果的一种状态。

4. 戒断状态（withdrawal state）　指停止或减少物质使用剂量后所出现的特殊的心理生理综合征。不同物质所致的戒断症状因其药理特性而异，一般表现为与所使用物质的药理作用相反的症状。例如，乙醇（中枢神经系统抑制剂）戒断后出现的是兴奋不眠，甚至是癫痫样发作等表现。

（二）成瘾行为的特征

成瘾行为主要有两个重要特征：

1. 进入人体内的"致瘾源"（人工合成的或天然的）或者某种行为方式已成为成瘾者生命活动中的必需部分，由此产生强烈的心理、生理、社会性依赖。

（1）生理性依赖：指已进入体内的循环、呼吸、代谢、内分泌等生理活动过程中。

（2）心理性依赖：指已成为完成智力、思维、想象等心理过程不可缺少的关键因素。

（3）社会性依赖：指在某种社会环境或某种状态，就必然出现该行为。

2. 一旦停止"致瘾源"的应用或某种行为方式，将会立即引起戒断症状，如空虚、无聊、无助、不安、嗜睡、流涎、绝望、寻死觅活等，是一种生理和心理的综合改变。

不同的致瘾源在成瘾后，会有各自特异的戒断表现，但共同的是：一旦恢复成瘾行为，戒断症状将完全消失，同时产生超欣快感。为此，成瘾者会产生强烈地寻求某种物质或活动的冲动，甚至不择手段去获得致瘾源，似有一种不可抗拒的力量强制地驱使其连续使用该物质并有逐渐加大剂量的趋势，或者实施某种行为并不断增加强度和时间。由此达到预期的生理和心理效应。

（三）成瘾行为的形成过程

1. 诱导阶段　人与"致瘾源"偶尔接触，尝试到欣快感，这些欣快感对易成瘾有很大的吸引力，但如果在这一阶段终止后，没有明显的戒断症状出现。

2. 形成阶段　初期形成阶段的成瘾者常有羞愧、畏惧感和自责心理，在此时期及时进行健康教育，抓住时机及时加以矫治，能取得较好效果。

3. 巩固阶段和衰竭阶段　成瘾行为已经巩固，并成为生命活动的一个部分。长期的成瘾行为给个体带来不同程度的健康损害，已酗酒成性者出现酒精性肝硬化症状，吸毒者身体衰竭，可引起死亡。

二、青少年成瘾行为的形成原因

（一）社会因素

成瘾行为的发生，在很大程度上取决于对易成瘾性事物的可获得性和社会文化认可程度。我国的社会文化把烟酒使用作为正常的社交方式和成年个体的一种正常的行为不加以制止，青少年可随意购买到烟酒类物质，助长了青少年对此类物质的使用，进而发展为成瘾行为；随着经济的和交通的发展，非法毒品被贩卖者携带到各地，增加了青少年对此类物质的获得性；社会在对青少年保护方面缺少相应的法律保护，譬如：烟草、乙醇、网络的管理与立法相对落后。

1. 社会道德缺失　随着我国"市场化""城市化"进程的加快，国内民众的物质生活水平得到极大提高。但与此同时，国人的精神文明建设和文化道德素养并未得到同步加强。正是由于社会道德的缺失，使得不少青少年成为迷途羔羊，甚至走上违法犯罪之路。

2. 文化环境污染　目前,图书、报刊、音像制品、网络仍隐性存在封建迷信、凶杀暴力、淫秽色情以及其他有损健康的内容,对社会文化环境造成了一定程度的污染。

3. 服务体系不完善　由于公共政策和公共服务体系不发达,升学或就业竞争激烈,特别是就业体系不健全,步入社会的无业青少年拥有大量空余时间,同时他们又得不到正确引导,为打发时间,减轻烦恼,逐渐形成了对某些事物成瘾的行为。

（二）家庭因素

不良的家庭关系使孩子得不到父母的关爱,缺乏家庭的温暖,造成情感缺失,性格孤僻,人际关系敏感,不良情绪和压力得不到释放;不良的亲子关系和不恰当的教养方式,使青少年学习目的不明确,产生厌学和逆反心理,进而出现人格缺陷和扭曲;父母对成瘾类物质或网络成瘾的危害认识不足,有的甚至纵容和鼓励孩子使用烟酒类物质,认为使用烟酒是孩子长大社交的正常行为;有的父母自身就深陷于成瘾行为中无法自拔,无形中给孩子树立不良榜样。这都促使青少年成瘾行为的发生。

家长间的冲突或是家庭破裂常导致父母养育质量下降,无暇顾及其子女成长过程中的变化。这种家庭环境下的青少年容易产生自卑心理,脱离家庭、学校而走上歧途。

另外,在重组的家庭里,有些继父母对子女不能平等对待,致使一些青少年离家出走,流落社会,与社会闲置人员混在一起,在同伴影响下开始接触成瘾物质,易出现成瘾行为。

（三）学校因素

1. 教育体制的不完善　由于现在的教育体制还是以应试教育为主,学校的工作重点、教育资源的配置（包括人力、物力的配置以及教育的时间、空间分配）都不自觉地偏向了以升学为首的应试教育,素质教育受到不同程度的影响和削弱,收效甚微。

2. 教育资源的缺乏　首先,我国师资力量薄弱的问题十分严重。很多教师自身从未受过系统的教育,还有一些甚至不知道德育的概念及所涵盖的内容。让缺乏心理管理和法律基本知识的教师来对学生进行德育教育,来预防青少年违反犯罪,效果可想而知。其次,国家的教育投入力度跟不上现实需求,很多地区的教育基础设施严重缺乏。

3. 同伴影响　儿童、青少年具有向群性特点,因此容易受到同伴群体的影响。在影视作品的影响和个别家长的误导下,有些青少年出现吸烟、饮酒、过度上网等不良行为,迫于伙伴压力,其他群体成员也开始效仿。

（四）个体原因

青少年时期的特点:青少年处于生理、心理发展和人格完善期,具有强烈的好奇心、求知欲和强烈的人际交往渴求等特点,这些特点是造成成瘾行为的主要原因。

1. 心智发育不成熟　青少年的心智成熟度远不如成年人,现代社会的网络化和多元化发展趋势,又使得青少年接触各类事物的机会增多。在是非判断能力不足的情况下,极易受到不良事物的诱惑。

2. 好奇心、虚荣心过重　新奇事物对青少年有着天然的吸引力,几乎所有的人第一次尝试吸烟、饮酒、吸毒、赌博、上网等都是出于好奇。如果青少年在学校或是家庭中遭遇挫折后,不能正确应对以化解烦恼,而是不断采用上述方式来减轻烦恼,有些方式甚至当做炫耀的资本,久而久之便逐渐形成了不同的成瘾行为。

3. 性心理扭曲　正处身心发育关键时期的青少年,对身体充满了好奇。当今社会对青少年的性生理和心理教育远远满足不了他们的需求,在"求助"于淫秽物品的同时,其心理健康极易遭到破坏,出现性心理的失常,行为固着于某种方式,如网络色情成瘾。

4. 不良的人格特征和遗传素质 个性特征往往是成瘾的基础,称为"成瘾人格"。通常认为有三种人格缺陷者易产生物质依赖,即变态人格、孤独人格和依赖性人格。其共同特征是:易焦虑、紧张、欲求不满、情感易冲动、自制能力差、缺乏独立性、意志薄弱、外强中干、好奇、模仿。心理学家更常用"依附性人格"来解释吸毒的原因,他们缺乏自控,低自尊,享乐主义,不计后果地寻求即刻满足,而精神和情绪常处于抑郁状态。某些人格特征也与网络成瘾的形成有关,如自我意识不良,孤僻而不善交往,冷酷而无情,自我灵活性差,喜欢穷思竭虑。研究表明,某些个体天然对成瘾物质易感,比其他个体更容易出现成瘾行为,这也称之为遗传易感性。

（五）成瘾类物质和网络自身的特性

成瘾类物质和网络自身的特性是促成成瘾行为的基本原因。各种成瘾类物质尽管有不同的药理作用,但最后共同作用于中脑边缘多巴胺系统,增加边缘中脑腹侧背盖区（ventral tegmental area, VTA）多巴胺神经元冲动,使伏隔核（nucleus accumbens, NAC）中多巴胺释放增加,过多的多巴胺连续刺激下一个神经元受体,便产生了一连串强烈而短暂的刺激"高峰",于是大脑犒赏中枢发出愉悦的信号,使使用者主观上产生某种陶醉感和欣快感,以至于从最初的尝试使用发展到耐受性、戒断症状和渴求,难以自拔。而网络成瘾者长时间上网,也会导致体内多巴胺的水平升高,激活脑内奖赏中枢,令个体兴奋,进而出现依赖性,导致生理、心理的不适和社会功能的损害,这与物质成瘾具有相似的生物学基础。

三、成瘾行为的分类及成长危机

随着社会的发展和对成瘾行为认识的加深,成瘾不再单纯指物质方面的依赖,既包括物质成瘾（substance addiction）,也包括行为成瘾（behavioral addiction）。

（一）物质成瘾

物质成瘾是指非医疗目的反复使用精神活性物质并造成了躯体或心理方面对某种物质的强烈需求与耐受性。精神活性物质（psychoactive substance）是指能够影响人类心境、情绪、行为,改变意识状态,具有依赖潜力的化学物质。人们使用这些物质的目的在于满足某种生理、心理的需要。这些物质按药理特性分为7类:①阿片类:吗啡、海洛因、鸦片、美沙酮等;②中枢神经系统兴奋剂:咖啡因、苯丙胺类、可卡因等;③中枢神经系统抑制剂:如镇静催眠药、苯二氮䓬类和乙醇等;④大麻类药物;⑤致幻剂:如麦角酸二乙酰胺（LSD）、氯胺酮（K粉）等;⑥挥发性溶剂类:如汽油、稀料、甲苯等;⑦烟草。青少年成瘾物质中常见的有:烟草、乙醇、咖啡因、挥发性溶剂、镇静类药物以及摇头丸（苯丙胺类）、K粉等一些非法物质。

1. 烟酒成瘾 调查显示,吸烟或是养成吸烟的习惯往往始于青少年时期。据世界卫生组织预测,在中国0~29岁的3亿男性中,将有2亿会成为烟民。青少年从最初尝试吸烟到最后尼古丁严重成瘾的过程不超过1年。并且有研究指出,吸烟3次以上的青少年,同时伴有饮酒的可能性会更高,吸烟8次以上的吸大麻的可能性更高,而吸烟22次以上的更可能去尝试可卡因。因此,吸烟可以被认为是发展成滥用成瘾性药物的开始,减轻紧张型吸烟和心理嗜好型吸烟成瘾最难戒除。

另外,我国青少年饮酒问题也日益严重。在一项对全国18个省份中学生的调查中发现,我国有 51% 的中学生曾经饮过酒,其中男生饮酒率高达 59%。同时,青少年饮酒的年龄呈现逐年下降的趋势,研究表明我国饮过酒的中学生里,60% 以上的中学生开始尝试饮酒的年龄在 13 岁之前。因此,如何应对青少年饮酒成瘾问题已迫在眉睫。

2. 吸毒成瘾 吸毒往往始于从儿童到成年的过渡,即青少年时期。多数青少年最初接触毒品几乎都是出于好奇,由于他们对毒品(包括新型毒品和兴奋剂)的认知能力有限,毒品,特别是新型毒品对青少年成长的威胁日趋严重。

据联合国毒品与犯罪事务办公室(United Nations Office on Drugs and Crime, UNODC)报告,2014 年全球至少约 2.5 亿人滥用过违禁药品,其中以 15~25 岁的年龄段居多。来自世界各国的报道也显示:美国学生中以大麻、摇头丸、可卡因等非法药物尝试率居高。在德国和澳大利亚等国家,青少年滥用摇头丸的人数已经超过海洛因。

在传统毒品和新型毒品的双重夹击下,我国青少年吸毒成瘾的形势也不容乐观。更为严重的是毒品已开始向学校渗透,有些地区甚至形成稳定的青少年新型毒品消费群体。这一现象给个人健康、家庭团结和社会稳定均带来极大的危害。

(二)行为成瘾

行为成瘾(behavioral addiction)是以对某一行为强烈的心理和行为效应现象为基础,伴有药物成瘾特征的成瘾形式。行为成瘾有赌博成瘾、电子游戏成瘾、网络成瘾等多种类型。

游戏机成瘾、网络成瘾、赌博成瘾等,都可以归属于网络成瘾行为。科技是一把双刃剑,互联网的普及虽然为青少年拓宽了求知的渠道,但部分青少年因为沉迷网络不能自拔,由网络引发的强奸、抢劫、杀人、自杀等新闻也不绝于耳。

1. 网络游戏成瘾 自 1971 年诞生第一台电子游戏机以来,电子游戏对"70 后""80 后"群体曾产生过巨大影响,不少人因为沉迷电子游戏机而荒废学业,甚至误入歧途。随着互联网的普及,以电脑为载体的网络游戏对传统的娱乐方式产生了剧烈的冲击。据调查,目前市面上的网络游戏绝大多数都是以刺激、暴力和打斗为主要内容。受网络游戏的不良影响,那些涉世未深的青少年,容易将真实世界与虚拟世界混同。在崇拜暴力的思想下,遇事喜欢用暴力解决,手段残忍。

2. 网络技术成瘾 网络技术成瘾,即是对计算机技术能力的盲目崇拜和沉迷。因为在网络世界里,拥有高超的计算机技术就能成为众人崇拜的对象。与现实生活中的挫败感相比,青少年更倾向于将精力投入到修炼游戏级别,或是参与通过网络散播计算机病毒、非法入侵计算机系统、破坏计算机数据等非法活动中,借此显示自己的能力,引起大众的注意,满足自己的虚荣心、好奇心。但他们几乎都没有意识到其行为或许已经触犯了法律。

3. 网络色情成瘾 我国青少年接受的性教育已经跟不上时代的发展。国外的"性解放"和"色情文化"借助无边界的网络载体,对我国青少年毒害甚重。多数人都有过有意或无意点击浏览黄色网页的经历。对于青少年而言,若是不能正确认识和应对网络色情文化带来的冲击,很容易深陷其中,难以自拔。网络色情成瘾将会使他们的身心健康遭受严重影响,甚至使之走上违法犯罪的道路。

4. 赌博成瘾 青少年作为脆弱群体,极易受到不良思想与行为的侵蚀。近年来,一些不法经营者在游戏厅、网吧、校园周边,以新奇的形式来吸引青少年参与赌博,使得青少年赌博具有较高的发生率。而由赌博引起打架、偷窃等事件也不在少数,严重的还会酿成伤亡案件。

在网络赌博成为新的赌博方式后,这一局面更是变得难以控制,这是因为:一方面,青少年难以抗拒网络赌博的极大诱惑;另一方面,由于网络赌博的隐蔽性,使得家庭与学校对青少年的监控出现死角。据中国青少年网络协会在北京发布的2009年《中国青少年网瘾数据报告》指出"北京九成青少年犯罪与网瘾有关"。青少年的赌博行为与他们人生目标、成就感的缺失、社会关怀及支持不足等因素有着紧密的联系。如今,青少年赌博已成为青少年违法犯罪的一个重要诱发因素。

（三）对成长的危害

以上各种成瘾行为不仅严重影响了青少年的健康成长,而且会使他们产生心理障碍,性格变得自我封闭、自卑、孤僻或反叛,导致不同程度的社会适应不良。这些会使青少年的成长之路阴霾密布、危机重重,还会影响其成年时期的健康和生活质量,并可能带来严重的家庭和社会问题,所以不得不引起社会各方面的密切关注。由成瘾行为所引发的一系列违法犯罪问题,已逐渐成为一个世界性的难题。

四、青少年成瘾行为的矫正

矫正青少年成瘾行为是一个系统工程,需要社会、社区、学校、家庭和青少年共同参与,才能收到良好效果。而更重要的是防范青少年的成瘾行为,预防是减少成瘾行为的关键。

1. 加强社会制度,优化社会环境 制度建设对于防范成瘾行为,防控青少年违法犯罪发挥着重要的作用。首先,我国应建立健全青少年法律制度体系。其次,完善就业制度和社会保障制度,并做好中间的衔接工作。杜绝青少年因为就业和生计上的困难,而出现消极沉迷,流连于网吧、酒吧等场所,进而走上违法犯罪的道路。良好的社会环境可以排除对健康心理的不良干扰,消除成瘾行为的诱因。

优化社会环境可以从以下两个方面着手:第一,加强对文化市场的规范和监管力度,消除暴力、色情、封建迷信、网络等文化现象对社会的负面影响,严格监控书刊、音像制品及电子出版物的内容,建立与之相适应的网络分级和游戏分级制度,努力营造健康的文化环境和网络环境。第二,加强法制宣传的力度,扩大宣传的范围。对青少年加强普法教育,提高他们的法律意识,避免因成瘾行为而走上违法犯罪的道路。

2. 家庭和学校的预防 一方面,家长理应以身作则,防止因为家长冲突、家庭破裂等原因而漠视青少年的健康成长,放纵其行为的情况。另一方面,家长应多多关注青少年的心理状况,尽量有意识地引导他们选择健康有益的生活方式;对于有成瘾行为的青少年,应积极开展家庭治疗,通过家庭成员的共同努力,消除青少年成瘾行为。

在学校方面,一方面要加大健康教育,帮助青少年认识成瘾类物质的危害,引导其正确地使用网络,防范成瘾行为的发生。另一方面,要加强对学生的心理辅导,提高学生心理素质,帮助青少年疏导不良情绪,及时发现问题,防患于未然。

3. 社区预防 在社区范围内,组织开展防范成瘾行为的各项活动,广泛宣传成瘾行为的危害,对青少年进行重点教育,提高他们对成瘾行为的认知程度,使其远离成瘾行为。对已成瘾者,需要借助精神专家或心理学家帮助,终止其使用致瘾物质或停止进行成瘾行为,并严防成瘾行为的复发。

4. 培养青少年健康的心理素质 青少年期是心理发展的成熟期,也是心理发展的不稳定期,因此这一阶段应注意培养青少年健康的心理素质。包括树立正确的世界观、人生观和价值观;引导青少年形成正确的自我意识,客观地认识自我、评价自我;养成良好的行为习惯,学会适应复杂的社会环境,学会与他人相处,有自我保护意识;善于调节自己的情绪情感;以积极、健康的心态面对生活,敢于向困难挑战,同时能正视生活中的挫折和困难,对生活充满信心和希望。青少年自身心理发展的不成熟性使他们不断地陷入矛盾和困惑之中,对此我们应及时发现,及时给予帮助和开导以免青少年因一时冲动或想不开而误入歧途。

5. 及时提供心理辅导和干预治疗 在预防的同时,应及时对已有成瘾行为的青少年进行必要的心理辅导和干预治疗。通常采用认知行为疗法,通过改变认知来改变情绪和行为,再通过行为改变来强化认知;家庭疗法通常不可或缺,通过治疗改善家庭功能,建立青少年与父母之间有效的沟通和良好的亲子关系,是促进青少年脱瘾的重要方法。此外,通过家庭外系统如同伴和社会支持等方面的干预,可以帮助青少年树立正确的成长观,恢复同伴交往、学习能力和其他社会功能。焦点解决短期治疗、团体治疗等方法的使用也较广泛。

对于物质成瘾者,除了上述心理治疗外,还有包括药物替代治疗等方法,需参照其他精神病学相关书籍。

五、关于青少年成瘾行为矫正的经验及现状

在 20 世纪 90 年代初期,美国司法部、健康和公众事业部(United States Department of Health & Human Services, USDHHS)就制定了"青少年健康教育计划",旨在减少受到忽视和虐待的青少年数量。2005 年和 2006 年,美国前总统布什在其《国情咨文》中连续两年提及"帮助美国青少年倡议"(Helping America's Youth Initiative)。该倡议强调了家庭、学校和社区的重要性,三者的结合才是解决青少年问题的关键。并特别拨款用于支持健康的家庭生活方式,促进社区家庭、政府、学校、宗教团体的通力合作,力争为每个青少年服务,帮助他们解决现实困难,提高他们的生活质量。

与此同时,美国联邦政府还开展了一项"社区学校计划",决定以学校为中心解决社区中的青少年问题。新泽西州在学校中普遍开办了"青少年管理俱乐部";纽约市实施了"安全庇护计划",为青少年提供安全环境、学校外的行为指导,并开展了丰富多彩的活动。

中国澳门青少年犯罪研究学会经过多年的社会调查,推出了为期一年的"破茧行动"计划。"破茧行动"的服务对象是一些曾经有违法犯罪行为和处在违法犯罪边缘的青少年,社会工作咨询小组成员及破茧大使制订个体化的方案,明确具体行为矫正目标,这些做法可以借鉴。

【专家提示】

- 近年来,青少年中成瘾行为发病率呈上升趋势,物质滥用和网络成瘾较为多见。
- 生理、心理和社会依赖以及戒断症状是成瘾行为最为突出的临床特征。
- 大脑犒赏中枢调节障碍可能是成瘾行为的发病机制。
- 最佳治疗策略是形成社会、家庭、社区和个体干预方式的结合,预防是关键。

(金 宇)

第十二节　睡　眠　障　碍

【导读】

　　睡眠障碍（sleep disorder）相对于睡眠问题，多指伴有器质性身心疾病的睡眠障碍，但很多时候与睡眠问题交叉使用。大部分睡眠障碍不经干预会转成慢性，甚至持续终生。本节将重点讨论学龄前期及学龄期儿童常见的阻塞性睡眠呼吸暂停综合征（obstructive sleep apnea syndrome，OSAS），在青春期起病的失眠（insomnia）以及发作性睡病（narcolepsy）的诊治要点。

　　从广义的角度讲，睡眠障碍（sleep disorder）指的是出现于睡眠各阶段的生理或行为的异常。有学者曾认为儿童期的睡眠障碍是自限性的，但随着近年来对儿童睡眠障碍研究的深入，证明这一观点存在很大的局限性。一些内源性或者外源性因素可能可以使儿童期睡眠障碍转化成慢性，例如困难型气质类型、慢性疾病、神经心理发育迟缓、母亲抑郁以及家庭压力等。早期的睡眠问题如果得不到积极有效的处理，则非常容易转变为慢性睡眠障碍。曾有研究报道 8 个月的婴儿睡眠问题不处理，这一问题可能会持续到学龄前期。而 2 岁儿童的睡眠问题若不被重视，则非常容易导致其在青春期仍表现出睡眠障碍。另外，有些睡眠障碍如阻塞性睡眠呼吸暂停综合征以及某种类型的失眠症可以持续到成年期，或者到成年期后重新出现。另外，一些睡眠障碍则会持续终生，如不宁腿综合征以及发作性睡病，这些疾病可在儿童或者青少年时期发现，需终生治疗。本节将重点介绍阻塞性睡眠呼吸暂停综合征、失眠以及发作性睡病等儿童期典型的睡眠障碍。

一、阻塞性睡眠呼吸暂停综合征

　　阻塞性睡眠呼吸暂停综合征（obstructive sleep apnea syndrome）儿童主要的表现为打鼾以及睡眠过程中反复、短暂的呼吸停止。呼吸的暂时停止导致血液中氧含量下降，二氧化碳浓度升高。这些生理改变的信号会传递给大脑，大脑会发出信号让身体短暂觉醒然后重新开始呼吸。正因为如此，呼吸暂停的结果导致在睡眠中经常短暂觉醒。尽管每次短暂觉醒持续的时间很短，但是这种反复短暂地打断原有连续的睡眠模式类似于晚上睡觉的时候被别人反复打搅惊醒 15~20 次，这样会使睡眠变得不连续、片段化。当然儿童本身可能并不会意识到这种短暂的觉醒，家长的反映是认为孩子睡眠很不安稳，但是不会说孩子会在晚上经常完全醒来。

　　阻塞性睡眠呼吸暂停综合征的发生率在儿童中为 1%~3%，男女发病率无显著差异。有研究报道家族中有该病患者的儿童其发病率明显高于没有家族史的儿童。大多数儿童阻塞性睡眠呼吸暂停综合征的原因是扁桃体和腺样体肿大，阻塞了气道，在肥胖的儿童中该病的发生率更高。年幼儿童有阻塞性睡眠呼吸暂停综合征的会影响到生长发育,因为睡眠片段化影响到生长激素的分泌。其他导致阻塞性睡眠呼吸暂停综合征的高危因素有颅面部骨骼狭窄、有腭裂的病史以及先天愚型等。另外,儿童患有过敏、哮喘、胃食管反流以及反复鼻窦炎时也容易导致阻塞性呼吸暂停。

2014 年《睡眠障碍国际分类(第 3 版)》(The Third Edition of the International Classification of Sleep Disorders, ICSD-3)对儿童阻塞性睡眠呼吸暂停综合征的诊断标准如下:

必须同时满足 A 和 B:

A. 至少具备以下一项:

(1)打鼾。

(2)睡眠期出现屏气、反常呼吸或呼吸暂停。

(3)白天嗜睡、多动、行为或学习障碍。

B. 多导睡眠监测(polysomnography, PSG)发现以下两者之一:

(1)阻塞性或混合性呼吸暂停 / 低通气事件≥1 次 /h。

(2)阻塞性低通气(整夜睡眠时间的 25% 以上存在 $PaCO_2>50mmHg$)伴有下列之一或多项:①打鼾;②吸气时鼻内压波形扁平;③矛盾性胸腹呼吸。

阻塞性睡眠呼吸暂停综合征的儿童有的以白天嗜睡作为主要症状就诊,需要与发作性睡病、原发性嗜睡症、睡眠不足、周期性肢体运动障碍等鉴别。嗜睡也需要与一些精神疾病如抑郁症等进行鉴别,阻塞性睡眠呼吸暂停综合征的儿童还需要与其他一些睡眠呼吸障碍的疾病相鉴别,如中央型呼吸暂停、原发性鼾症等。

对于阻塞性睡眠呼吸暂停综合征的儿童是否需要治疗需要综合考虑其症状的严重程度、持续时间以及可能的病因。呼吸暂停 / 低通气指数 >10 的属于中重度,通常都需要积极干预;呼吸暂停 / 低通气指数在 5~10 之间的,因为目前轻度阻塞性睡眠呼吸暂停综合征对患者的长期神经行为及认知影响尚不明确,所以大部分儿童睡眠专家还是建议予以治疗,尤其是伴有血氧饱和度低于 85% 的患儿。呼吸暂停 / 低通气指数 >1 且 <5 的患儿,可以根据是否伴有其他临床症状决定是否需要治疗,例如是否伴有白天嗜睡、神经行为问题等。

治疗的首选方案为腺样体和扁桃体切除术。有 70%~90% 儿童在手术后症状可以得到明显缓解,目前大多数专家还是建议同时切除腺样体和扁桃体,以避免复发。一些患儿手术效果不佳的原因可能与肥胖、21- 三体综合征以及合并其他颅面部畸形有关。

对于手术失败、无手术指征的儿童可以考虑采用呼吸末正压通气的方法控制症状。但是在儿童中使用该方法需要进行适应性训练,有时需要行为治疗师的参与。

其他治疗方法包括药物治疗、控制体重以及体位治疗等。

二、失眠

失眠(insomnia)可以表现为入睡困难、维持睡眠不能以及早醒。在很多情况下,失眠是其他疾病的一个早期表现。而原发性失眠则通常与不良生活习惯、作息不规律等有一定关系。儿童及青少年失眠的发生率尚无很好的研究报道,但是有不少研究提示青少年有 12%~33% 抱怨睡眠不佳。失眠的发生女性多于男性。有很多关于原发性失眠机制的报道,但是到目前为止失眠的原因尚没有完全被了解。针对成人是研究显示,失眠与患者的个性、情绪特点、躯体状况、性别以及家族史等有一定的关系。ICSD-3 将失眠分为慢性失眠、短期失眠和其他失眠障碍。这也就意味着将 ICSD-2 中的所有原发性和继发性失眠合并诊断为慢性失眠,这个决定并不是不再重视各种慢性失眠亚型之间病理生理基础的差别,而是因为目前尚不能对不同亚类进行可靠区分,而且也不能进行有针对性的治疗。

（一）诊断

ICSD-3 对慢性失眠和短期失眠的诊断标准是:

同时满足 A~F:

A. 主诉:①入睡困难;②睡眠维持困难;③早醒;④不能在适宜的时间上床;⑤不能独自睡眠(无父母或陪护者)。

B. 日间功能损害:①疲劳;②注意力损害;③社交或职业能力下降;④心境障碍;⑤日间困倦;⑥动力下降;⑦工作或驾驶出错;⑧紧张、头痛;⑨睡眠焦虑。

C. 不能被没有充足的睡眠机会和合适的睡眠环境所解释。

慢性:

D. 至少每周 3 次。

E. 病程≥3 个月。

F. 不能被其他睡眠障碍解释。

短期:

D. 至少每周 3 次。

E. 病程 <3 个月。

F. 不能被其他睡眠障碍解释。

因为失眠可以是其他一些睡眠障碍或者疾病的表现,所以诊断原发性失眠必须排除以下一些疾病:

（1）暂时性失眠:暂时性失眠通常发生于之前睡眠正常的人群,因为换了环境或者有突发事件而出现暂时性失眠。

（2）不宁腿综合征或周期性肢体运动障碍:这两种疾病患者也可以表现为入睡困难、夜醒等,主要的区别在于该睡眠障碍患者会有明显的腿部不适症状,尤其在入睡过程中。

（3）阻塞性睡眠呼吸暂停综合征:阻塞性睡眠呼吸暂停综合征也会有入睡困难以及夜醒症状,但是同时会有打鼾、呼吸暂停等症状。

（4）睡眠时相延迟综合征:该类患者在正常睡觉时间让其睡觉会出现入睡困难,但是让其自行选择睡眠时间,则没有任何睡眠问题。

（5）不良睡眠习惯:如睡眠作息不规律、使用咖啡因或其他兴奋性物质等。

（6）精神类疾病:抑郁和焦虑症患者都可能表现出失眠症状,在成人失眠症患者中有25%~30% 同时伴有精神障碍。

（7）躯体疾病:哮喘、过敏、头痛等都会导致失眠的表现。

（二）治疗

治疗失眠的过程也是学习的过程,所以需要患者自己努力并且要有足够的耐心,方法主要有:

1. 良好的睡眠习惯　良好的睡眠习惯是治疗失眠的基础,包括每天保持固定的作息时间;避免喝咖啡、吸烟等;卧室的环境应该是安静的、舒适的、黑暗的并且室温宜稍低些;入睡前的活动应该是比较平和的,有助于睡眠的,不应该在睡觉前玩电脑游戏或看电视等。

2. 放松法　教会儿童放松的方法,例如在入睡前深呼吸,想象平静的画面(如平静的海面等),或者想一些有趣、轻松的事情。

3. 改变对睡眠的想法　因为失眠患者通常都会对睡眠有负面的想法,所以必须要以积极的态度对待睡眠,例如以前想着"我今晚又睡不着了",现在应该想着"今晚上床睡觉前我会很放松"。

4. 不要经常看钟　把卧室的钟拿走,晚上睡不着经常看钟会使儿童变得焦虑,更加无法入睡。

5. 限制在床上的时间　每天在床上的时间就是每天晚上睡觉的时间,也就是非常困了才上床睡觉,醒了就起床。在非常困倦的情况下会很容易入睡,并且不容易醒来。一旦建立了这个规律,就开始逐渐提前睡觉的时间,每次提前 15 分钟,直到调整到治疗的目标时间。

6. 不要在床上翻来覆去　如果 20 分钟以后还是无法入睡,就起床做一些放松的事情(可以看书,但是不可以看电视),等到困了再睡下,如果过 20 分钟还无法入睡,再起来。直到在这个过程中睡着。

7. 药物　对于儿童和青少年失眠患者,不建议应用药物治疗。药物治疗通常是在健康教育以及心理行为治疗无效的基础上考虑。在美国,尽管目前在儿科临床中有很多药物应用于儿童失眠,但是没有一种药物得到美国食品药品监督管理局的批准可以使用于儿童人群。所以现有的药物都没有儿童推荐剂量。通常,临床医师的做法都是从小剂量开始,逐步调整,并严密监测副作用。表 6-12-1 列举了一些常用的儿童失眠的治疗药物。

三、发作性睡病

发作性睡病(narcolepsy)是以白天无法控制的嗜睡为主要临床症状的神经系统疾病,患者往往有明显的功能损害,影响日常生活。发作性睡病不是一种罕见病,美国的发生率为(3~16)/10 000。近年来发现,发作性睡病的发生率相对增加,分析其主要原因是由于很多患者出现首发症状后并未立即得到诊断,而是随着功能损害日益明显,数年后才得以明确诊断,如美国预计可能有 20 万发作性睡病患者,但目前被确确诊者不足 5 万。全球发作性睡病发生率调查结果发现,不同地域及人种间发生率差异很大,日本发生率为 1/600;北美及欧洲为 1/4 000;而以色列则为 1/500 000。

发作性睡病的病理生理改变主要位于中枢神经系统,尤其是调节睡眠 – 觉醒的区域功能受到损害。发作性睡病的核心症状(猝倒、睡眠瘫痪及觉醒 – 睡眠移行期幻觉)与快速眼动(rapid eye movement, REM)睡眠的调节功能失常有关。近年很多研究发现,参与食欲调节的神经递质食欲素 / 下丘脑分泌素(orexin/hypocretin)系统与发作性睡病的发生密切相关。在发作性睡病猝倒儿童中很多出现了下丘脑分泌素水平显著降低,甚至无法检测到。目前研究表明,人类白细胞抗原检测(human leukocyte antigen, HLA)与该病发生密切相关,白色人种中 90% 以上伴猝倒的发作性睡病儿童 HLA-DR2(DR15 亚型)及 HLA-DQ(DQB1-0602 亚型)阳性。部分发作性睡病继发于其他疾病,如头颅外伤后导致中枢神经系统损伤、脑肿瘤(尤其是第三脑室、后部丘脑以及脑干区域的肿瘤)及脱髓鞘病变(如 Niemann-Pick 疾病类型 C)。也有报道在抽动症、Tuner 综合征、多发性硬化、性早熟患儿中出现发作性睡病的症状。继发性发作性睡病患者的发病年龄往往较小,常为学龄期儿童。

表6-12-1 儿童失眠治疗中的常用药物

药物	类别	半衰期T1/2/h	代谢途径	起效时间（高峰浓度）/min	对睡眠结构作用	成人使用剂量/(mg·d⁻¹)	副作用	撤药反应	安全性	说明
氯硝西泮	苯二氮䓬类	19~60	肝脏	20~60	抑制慢波睡眠；减少夜间微觉醒次数	0.5~2.0	白天残留镇静作用；长期大剂量使用会导致精神运动，认知损害，顺行性遗忘；影响呼吸功能	停药后失眠可能会反弹；可能会诱发惊厥	有显著药物依赖作用	还可应用于部分觉醒性异态睡眠（夜惊、梦游等）；入睡困难者应使用短半衰期的药物；睡眠维持困难者应使用长半衰期的药物
氟西泮		48~120		20~45		15~30				
夸西泮		48~120		20~45		7.5~30				
替马西泮		3~25		45~60		15~30				
艾司唑仑		8~24		15~30		1~2				
三唑仑		8~24		15~30		0.125~0.25				
水合氯醛		10；儿童中随年龄增加缩短时间短；婴儿T1/2是成人的3~4倍	肝脏/肾脏	30	缩短入睡潜伏期	50~75mg/kg；每次最大剂量为1~2g	呼吸抑制，胃肠道反应（如果不与食物一起服用容易导致恶心和呕吐），嗜睡/头晕	长期服用后，停药可能导致惊慌安或惊厥	过量服用可导致中枢神经系统抑制，心律紊乱，低体温以及低血压	报道有肝脏毒性，呼吸抑制
可乐定	α受体激动剂	6~24	肾脏	快速吸收；1h内起效，2~4h达到峰值	缩短入睡潜伏期	0.025~0.3（最高到0.8），以0.05幅度增加剂量	口干，心动过速，低血压，停药后反弹性高血压		过量易导致心动过速，意识模糊以及低血压	也应用于注意缺陷多动障碍综合征
胍法辛		17				0.5~2				
唑吡坦	嘧啶延伸物	2~4	肝脏	30~60	缩短入睡潜伏期，对睡眠结构稍有影响	5~10	头痛，逆行性遗忘，服用次日少量残余作用	停药后可能出现失眠反弹	过量容易导致中枢神经系统抑制，低血压	儿童中应用经验很少
扎来普隆		1~2				5~10				

续表

药物	类别	半衰期 T1/2/h	代谢途径	起效时间（高峰浓度）/min	对睡眠结构作用	成人使用剂量/(mg·d⁻¹)	副作用	撤药反应	安全性	说明
曲唑酮	非典型抗抑郁药物	双峰，第一阶段T1/2位3~6h；第二阶段为10~36h	肝脏	30~120	缩短入睡潜伏期，延长持续睡眠时间，减少快速眼动睡眠，增加慢波睡眠	20~50	眩晕，中枢神经过度刺激症状，心律紊乱，低血压，阴茎异常勃起		过量容易导致低血压，心脏副作用	可用于同时合并抑郁的患者
褪黑激素	激素类似物	30~50min；4~8h后回到基线水平	肝脏	30~60（缓释制剂高峰时间4h）	缩短入睡潜伏期，主要用于昼夜节律紊乱	2.5~5	尚不清楚；报道有低血压，心动过速，恶心，头痛，可能会加重自身免疫性疾病		尚不清楚	可用于同时伴有发展障碍的儿童，例如智能发育迟缓、孤独症、广泛发育障碍、神经系统功能障碍等，以及盲人和在克服时差时使用
苯海拉明	抗组胺药物	4~6	肝脏	快速吸收，高峰时间为2~4h	缩短入睡时间，可能会降低睡眠质量	25~30（每天不超过300mg）	白天嗜睡，胃肠道症状（食欲下降、恶心、呕吐、便秘、口干），异常兴奋		过量容易导致幻觉，惊厥，过度兴奋	轻度催眠作用；家长及医生的接受度很高
溴苯那敏		4~6				4				
氯苯那敏		4~6				4				
羟嗪		6~24				25~100；0.6mg/kg				

发作性睡病的诊断主要依据临床病史、体检以及相应的实验室检查,包括多导睡眠监测仪(PSG)进行的整晚睡眠监测以及白天进行的多次小睡潜伏试验(multiple sleep latency test,MSLT),脑脊液中发现 hypoeretin-1 浓度水平也有助于帮助诊断。ICSD-3 将原来的"伴有猝倒和不伴有猝倒发作性睡病"改为"发作性睡病 1 型和 2 型",具体见表 6-12-2。

表6-12-2　2014 年国际睡眠障碍分类中发作性睡病诊断标准

发作性睡病 1 型须同时满足条件 A 和 B:	发作性睡病 2 型须同时满足条件 A-E:
A. 患者日间存在无法抑制的睡眠需要或日间突然入睡,存在至少 3 个月 B. 存在以下 1 个或 2 个现象 　1. 猝倒与日间多次小睡潜伏试验(MSLT)显示平均睡眠潜伏期≤8 分钟和 2 个或以上的睡眠起始快速眼动期(sleep onset REM periods,SOREMPs)。前一晚 PSG 检测中出现的 SOREMP(睡眠起始后 15 分钟以内出现)可以取代一次 MSLT 的 SOREMPs。 　2. 免疫反应性检测,脑脊液的 hypocretin-1≤110pg/ml 或 <1/3 的正常对照组平均值。	A. 患者日间存在无法抑制的睡眠需要或日间突然入睡,存在至少 3 个月 B. 日间多次小睡实验(MSLT)显示平均睡眠潜伏期≤8 分钟和 2 个或以上的睡眠起始快速眼动期(SOREMPs)。前一晚 PSG 检测中出现的 SOREMP(睡眠起始后 15 分钟以内出现)可以取代一次 MSLT 的 SOREMPs C. 不存在猝倒 D. 没有通过免疫反应性检测测量脑脊液的 hypocretin-1,或者脑脊液的 hypocretin-1>110pg/ml 或 ≥1/3 的正常对照组平均值 E. 嗜睡和 MSLT 检测结果不能被其他原因更好地解释,如:睡眠不足、阻塞性睡眠呼吸暂停综合征、睡眠相位后移症,或药物和物质或它们的撤退反应

慢性睡眠剥夺及睡眠无规律、长睡眠者、潜在的导致睡眠紊乱的疾病,如阻塞性睡眠呼吸暂停综合征、不宁腿综合征、周期性肢体运动障碍等,还有 Kleine-Levin 综合征,精神疾病,创伤后嗜睡症、药物及物质滥用所致嗜睡,均需与发作性睡病进行鉴别诊断。另外,特发性嗜睡症与发作性睡病有许多相似之处,唯独猝倒发作仅存在于发作性睡病儿童,详细的鉴别诊断见表 6-12-3。

表6-12-3　发作性睡病与特发性嗜睡症的鉴别诊断要点

症状		诊断标准	
		PSG	MSLT
发作性 睡病	(1)夜间睡眠不安 (2)经常白天小睡,且可帮助恢复精力 (3)猝倒 (4)不会自动缓解 (5)其他相关症状	(1)睡眠潜伏期短 (2)REMS 睡眠潜伏期短 (3)夜间睡眠周期正常	(1)睡眠潜伏期≤8 分钟 (2)≥2 次 SOREM 发作
特发性 嗜睡症	(1)睡眠深且长 (2)白天小睡无恢复精力作用 (3)无猝倒发作 (4)有缓解病例 (5)可能出现在病毒感染或头部外伤后	(1)睡眠潜伏期短 (2)正常 REMS 睡眠潜伏期 (3)夜间睡眠周期长	(1)睡眠潜伏期≤8 分钟 (2)<2 次 SOREM 发作

注:PSG 为多导睡眠监测;MSLT 为多次小睡潜伏试验;REMS 为快速眼球运动睡眠;SOREM 为睡眠开始时 REM 睡眠

发作性睡病的治疗通常需睡眠专科医师或神经科医师进行,尤其是必须使用药物治疗时。发作性睡病将持续终生,不能完全治愈,但其临床症状可通过治疗加以控制,由此患者能够正常生活。

1. 儿童及家庭的健康教育 健康教育对发作性睡病的儿童及家庭成员来说非常重要,倘若没有良好的健康教育,儿童及其家庭生活会受到很大影响。许多儿童因嗜睡而被误认为懒惰、不努力、能力低下等,因此受到歧视;儿童的猝倒和幻觉可能被误诊为精神疾病而被错误治疗。健康教育不应仅局限在家庭成员中,还应对儿童老师及朋友进行必要的健康教育,使儿童周围的接触者均能很好地认识疾病,以利于儿童治疗。

2. 建立良好的睡眠习惯 良好的睡眠习惯对于保证发作性睡病儿童充足的夜间睡眠时间非常重要。包括无论上学还是放假期间均应保持规律的睡眠作息、良好的入睡前习惯、睡前3~4小时避免吃含咖啡因的食物、不要在卧室看电视等。家长及儿童不应简单地依赖药物治疗,而忽视了培养良好睡眠习惯的重要性。

3. 保证白天小睡 每天1~2次小睡对于减轻发作性睡病白天嗜睡症状非常重要。因发作性睡病儿童大多白天在校学习,因此应让老师了解这一情况,并为儿童创造条件以保证其白天可以小睡。此项对于提高儿童在校表现很关键。

4. 生活方式的改变 某些生活方式的改变可在很大程度上帮助儿童改善症状。①严格的睡眠作息时间是保证儿童充足睡眠时间的基础;②增加体育锻炼,同时避免乏味、重复性的活动;③非常重要的是,除非很好地控制了白天嗜睡症状,否则发作性睡病儿童须避免跳水、游泳等有一定危险的活动。

5. 药物治疗 药物主要用于控制白天嗜睡症状,其目标是帮助儿童在学校、家庭及其他社会场合能够正常地学习、生活。同时,还有一些药物用来控制与REM睡眠相关症状,如猝倒、幻觉及睡眠瘫痪等。但是用于治疗发作性睡病的绝大多数药物在儿童及青少年中长期使用的经验很少,大部分信息来自成人研究,所以使用时需慎重考虑。儿童及青少年的具体治疗方法见表6-12-4。

表6-12-4 学龄儿童期及青春期发作性睡病的治疗方案

	学龄儿童期	青春期
一般指导	（1）与学校及老师联系 （2）中午小睡片刻 （3）下午4:00~5:00小睡片刻	（1）与学校及老师联系 （2）强调规律睡眠作息的重要性,夜间睡眠在9小时以上 （3）中午小睡片刻 （4）下午4:00~5:00小睡片刻
嗜睡药物治疗	盐酸哌甲酯（清晨空腹时服用10mg,中午和下午3:00各服5mg） 莫达非尼（100~200mg）[1]	盐酸哌甲酯（清晨空腹时服用10mg,中午和下午3:00各服5mg）或长效制剂 莫达非尼（100~400mg）[1]
猝倒的药物治疗	氯米帕明[1]（25~50mg,睡前） 百忧解[1]（10~20mg,晨服） 万法拉新[1]（75~150mg,晨服）	氯米帕明（50mg,睡前）[2] 百忧解（10~40mg,晨服）[2] 万法拉新（75~150mg,晨服）[2]

注:[1]莫达非尼使用时先连续5天早晨用100mg,第6天开始如果症状控制不明显,中午再加100mg。一般学龄儿童这个剂量足够。青春期患者可能需要在此基础上5天后早晨剂量从100mg增加到200mg,如果症状还是控制不佳,可以5天后再把中午的剂量从100mg调整到200mg。

[2]目前在美国等一些发达国家临床中大量应用抗抑郁类药物治疗猝倒,但其应用指征尚未通过美国食品药品管理局批准

发作性睡病是慢性、持续终生并需长期治疗的疾病。治疗的最终目标是保证患者能够适应正常生活,提高生活质量。

【专家提示】

- 整夜监测的多导睡眠记录是诊断阻塞性睡眠呼吸暂停综合征的金标准,也是是否需要进行手术治疗的重要评判依据。
- 良好的睡眠习惯是避免以及治疗青少年失眠的重要措施。
- 发作性睡病是终生疾病,治疗的最终目标是使儿童能够适应正常生活,提高生活质量。

(江 帆)

第十三节 智力障碍

【导读】

智力障碍(intellectual disability,ID)是指在发育时期内智力明显低于同龄儿童正常水平(发育商或智商 <70),同时伴有社会适应行为的缺陷。出生前、产时和出生后各种影响脑发育的因素,均可导致智力障碍。ID 的早期诊断与治疗是改善预后的关键。临床多采用综合治疗。

一、概述

智力障碍(intellectual disability),以前称之为精神发育迟滞(mental retardation,MR),是指在发育时期内智力明显低于同龄儿童正常水平,同时伴有社会适应行为缺陷的发育障碍性疾病,是我国目前导致儿童残疾的首位原因。

1985 年 WHO 资料报道轻度智力障碍患病率约为 3%,中、重度患病率约为 0.3%~0.4%。1993 年全国 7 个省市 9~14 岁儿童流行病学调查,患病率为 2.84%。2008 年,陈心良对第 2 次全国残疾人抽样调查结果分析显示,全国 0~17 岁儿童 ID 的现患率为 0.9%,其中城市现患率为 0.3%,农村现患率为 0.6%。男童现患率为 1.0%,女童现患率为 0.8%。其中 ID 的轻、中、重、极重度所占百分比分别为 38.0%、24.91%、15.21% 和 21.87%。

二、病因及危险因素

智力障碍病因复杂,为多种因素综合作用的结果。随着分子生物学和遗传学技术的发展,为探索 ID 病因研究提示了新的方向,但仍有 1/3~1/2 的患儿病因不明。就病因发生的时间而言可分为产前、产时和产后 3 个时期,具体因素如下:

（一）产前因素

1. 染色体异常　包括染色体数目和结构的改变。数目的改变包括多倍体、非整倍体;结构的改变包括染色体断裂、缺失、重复、倒位和易位,如 21- 三体综合征（Down syndrome）、18- 三体综合征（Edward syndrome）、13- 三体综合征、5p- 综合征（猫叫综合征）、Prader-Willi 综合征（PWS）和 Angelman 综合征（PAS）、先天性睾丸发育不全综合征（Klinefelter syndrome）、先天性卵巢发育不全综合征（Turner syndrome）、脆性 X 染色体综合征等。

2. 单基因遗传疾病　苯丙酮尿症、半乳糖血症、结节性硬化症、口面指综合征等。

3. 多基因遗传疾病　多基因遗传疾病为多个基因共同作用的结果。常见的多基因遗传病如家族性智力低下、先天性脑积水、神经管畸形、胼胝体发育不全等。

4. 线粒体基因突变　线粒体基因突变会引起线粒体遗传病,这些疾病中有些有智力低下的症状,如线粒体肌病脑病伴乳酸中毒及脑卒中样发作综合征、慢性进行性眼外肌麻痹等都有程度不同的智力低下,且随着年龄的增大进行性加重。

5. 孕期因素　孕期接触有毒、有害理化因素,如接受 X 线照射,酗酒,吸烟,吸毒,接触苯和铅等化学物质;药物毒素及致畸药物,如类固醇药物、水杨酸类、碘化物、麻醉药品等;孕期感染,以 TORCH 感染为主;宫内严重营养不良;母孕期患严重躯体疾病,如高血压、心脏病、糖尿病、严重贫血、缺碘等均可能影响胎儿发育;母孕期情绪因素,如长期焦虑、抑郁或遭受急性精神创伤,均有可能对胎儿中枢神经系统发育产生不良影响。

（二）围产期因素

主要包括:异常分娩,如早产、羊水早破、母亲败血症、胎位不正、第二产程延长、脐带绕颈、产伤;窒息、缺氧缺血性脑病、新生儿低血糖、高胆红素血症;新生儿营养不良,如蛋白质的严重缺乏;新生儿颅脑损伤、脑血管意外、中毒性脑病等;新生儿感染性疾病,如败血症、脑膜炎、脑炎等。

（三）产后因素

中枢神经系统严重感染,如各种致病菌引起的脑炎、脑膜炎;严重颅脑外伤如脑震荡、脑挫伤或裂伤、颅内出血;各种原因引起的脑缺氧;代谢性疾病,如甲状腺功能减退;中毒性脑病或重金属、化学药品中毒,如铅中毒、汞中毒等;严重营养不良;心理社会因素,在婴幼儿发育阶段与社会严重隔离,缺乏适当的刺激,长期被忽视,丧失语言学习机会。

三、临床表现

按照严重程度,临床上一般将其分为四级:

（一）轻度

占 75%~80%,智商在 50~70 之间,适应性行为轻度缺陷。语言发育较好,但抽象性词汇掌握少,分析能力差,上学后可学会一定的阅读、书写及计算技能,学习成绩差。通过强化训练,可达到小学 6 年级水平。在儿童少年期,可学会一般的个人生活技能,生活可自理,能学会一般家务劳动。成年后可学会简单的手工操作,大多数可独立生活。

（二）中度

约占 12%,智商一般在 35~55 之间,适应性行为中度缺陷,在婴幼儿期言语和运动发育即明显落后于同龄正常儿童。虽然能够掌握简单生活用语,但词汇贫乏。记忆力、理解力、抽象概括能力均很差。经过长期教育训练学习能力仅能达到小学 1~2 年级水平。成年后不能完全独立生活,但可学会自理,简单生活,在监护下可从事简单的体力劳动。

（三）重度

约占 8%,智商一般在 20~40 之间,适应性行为重度缺陷,在婴幼儿期言语及运动发育较中度患儿更落后。言语极少,记忆力、理解力、抽象概括能力均极差;动作十分笨拙;经长期反复训练可学会部分简单自理技能,如自己进食和简单卫生习惯等。

（四）极重

占 1%~5%,智商 <25,适应性行为极度缺陷,走路很晚,部分患儿终生不能行走;无语言或偶而说简单单词。记忆力、理解力等较重度更差,不能分辨亲疏,不知躲避危险,情感反应原始。社会适应能力极差,完全缺乏生活自理能力。

四、诊断与鉴别诊断

（一）诊断标准

智力障碍的诊断标准有 WHO 的 ICD-11、美国的 DSM-5 和我国的 CCMD-3,尽管三者用词不同但本质基本相同,诊断标准均基于三个共同特征,即智力水平、适应性技能的程度和发生的生理年龄。智力障碍是一种始于发育时期的障碍,包括智力和适应功能的缺陷,如概念、社会、实践三个方面。智力障碍必须符合下述三个标准:

1. 智力功能缺陷　经过临床评估和个体化、标准化的智力测评确认的智力功能得缺陷,如推理、问题解决、计划、抽象思维、判断、学业学习和从经验中的学习。

2. 适应功能缺陷　适应性发展不符合发育和社会文化标准,影响个人的独立性和社会责任性。在没有持续支持的情况下,适应缺陷导致一个或多个日常生活功能受限,且在多个环境中,如家庭、学校、工作单位和社区等。

3. 智力和适应缺陷的发生是在发育阶段。

智力障碍严重程度的划分不仅取决于智商的分数,更要根据个体适应功能进行评判。据此,DSM-5 又将智力障碍分成 4 种严重程度,标准见表 6-13-1。

（二）智力测验和适应行为评定

1. 智力测验　韦氏儿童智力量表是目前使用最为广泛的智力测验工具,儿童中常用的是韦氏儿童智力量表（WICR-CR）和韦氏学前及初学儿童智力量表（WPPSI）,目前,韦氏儿童智力量表（第 4 版）中文版（简称 WISC-Ⅳ中文版）已在国内修订并发行。通过测试获得语言和操作分测验智商和总智商,智商的均数定为 100,标准差为 15,ID 是指总智商低于均数减 2 个标准差,即 70 以下。

2. 社会适应能力评定　在我国一般采用中国标准化的"婴儿-初中生社会生活能力检查量表"或湖南医科大学编制的儿童适应行为评定量表。婴儿-初中生社会生活能力检查表于 1980 年由日本修订,1987 年北京医科大学等单位完成了国内标准化工作。

表6-13-1　智力障碍的严重程度

程度	概念领域	社会领域	实践领域
轻度	对于学龄前儿童没有明显的概念化区别。对于学龄儿童和成人，有学习技能的困难，包括读、写、计算、时间概念或用钱的困难。需在1个或多个方面的支持下才能达到与年龄相符的预期。对于成年人，抽象思维、执行功能（即计划、策略、建立优先顺序和认知灵活性）以及短期记忆、学习技能的功能性使用（如阅读、财务管理）是存在缺陷的，与同龄人相比，对问题和解决方案有一些具体化。	与正常发育的同龄人相比，个体在社交方面是不成熟的，例如在精确地感受同伴的社交线索方面存在困难。与预期的年龄相比，交流、对话和语言是更具体和更不成熟的。在以与年龄相匹配的方式调节情绪和行为方面可能有困难；在社交情况下，这些困难能够被同伴注意到。对社交情况下的风险理解有限；对其年龄而言，社交判断力是不成熟的，个体有被人操纵（易上当）的风险。	个体在自我照料方面，是与年龄相匹配的。与同伴相比，个体在复杂的日常生活任务方面需要一些支持。在成人期，其支持通常涉及食品杂货的购买，交通工具的使用，家务劳动和照顾儿童，营养食物的准备，以及银行业务和财务管理。有与同龄人相似的娱乐技能，尽管在判断娱乐活动的健康性和组织工作方面需要帮助。在成人期，能参与不需要强调概念化技能的有竞争性的工作。个体在做出健康服务和法律方面的决定，以及学会胜任有技能的职业方面，一般需要支持。在养育家庭方面通常也需要支持。
中度	在所有的发育阶段，个体概念化的技能显著落后于同伴。对于学龄前儿童，其语言和入学前学习技能发展缓慢。对于学龄儿童，其阅读、书写、计算、理解时间和金钱方面，在整个学校教育期间都进展缓慢，与同伴相比明显受限。对于成年人，其学业技能的发展相当于小学水平。在工作和个人生活中一切使用学业技能的方面都需要支持。完成日常生活中概念化的任务需要每日、持续的帮助，且可能需要他人完全接管个体的这些责任。	与同伴比较，个体在整个发育期，社交和交流行为表现出显著的不同。通常社交的主要工具是口语，但与同伴相比，其口语过于简单。发展关系的能力明显地与家庭和朋友相关联，个体的成人期可能有成功的朋友关系，有时还可能有浪漫的关系。然而，个体可能不能精确地感受或解释社交线索。社会判断和做出决定的能力是受限的，照料者必须在生活决定方面给予帮助。与同伴发展友谊通常受到交流或社交局限的影响。为了更好地工作，需要显著的社交和交流的支持。	作为成年人，个体可以照顾自己的需求，涉及吃饭、穿衣、排泄和个人卫生，尽管需要很长的教育和时间个体才能在这些方面变得独立，并且可能需要提醒。同样，在成人期，可以参与所有的家务活动，但需要长时间的教育，如果想要有成年人水准的表现通常需要持续的支持。可以获得那些需要有限的概念化和交流技能的独立的雇佣工作，但需要来自同事、主管和他人相当多的支持，以应对社会期待、工作的复杂性和附带责任，如排班、使用交通工具、健康福利和金钱管理等。个体可以发展出多种不同的娱乐技能。这些通常需要较长时间的额外支持和学习机会。在极少数人中，存在不良的适应行为，并引起社会问题。

续表

程度	概念领域	社会领域	实践领域
重度	个体只能获得有限的概念化技能。通常几乎不能理解书面语言或涉及数字、数量、时间和金钱的概念。照料者在个体的一生中都要提供大量解决问题的支持。	个体的口语在词汇和语法方面十分有限。演讲可能是单字或短语，可能通过辅助性手段来补充。言语和交流聚集于此时此地和日常事件。语言多用于满足社交需要而非用于阐述。个体可理解简单的言语和手势的交流。与家庭成员和熟悉的人的关系是个体获得快乐和帮助的来源。	个体日常生活的所有活动都需要支持，包括吃饭、穿衣、洗澡和排泄。个人总是需要指导。个体无法做出负责任的关于自己和他人健康的决定。在成人期，参与家务、娱乐和工作需要持续不断的支持和帮助。所有领域技能的获得，都需要长期的教育和持续的支持。极少数个体存在适应不良行为，包括自残。
极重度	个体的概念化技能通常涉及具体的世界而不是象征性的过程。个体能够使用一些目标导向的物体，进行自我照顾、工作和娱乐。可获得一定的视觉空间技能，如基于物质特征的匹配和分类。然而，同时出现的运动和感觉损伤可能阻碍这些物体的功能性使用。	在言语和手势的象征性交流中，个体的理解非常局限。他或她可能理解一些简单的指示或手势。个体表达他或她自己的欲望或情感，主要是通过非语言、非象征性的交流。个体享受与自己非常了解的家庭成员、照料者和非常熟悉的人的关系，以及通过手势和情感线索启动和应对社交互动。同时出现的感觉和躯体的损害可能阻碍很多社交活动。	个体日常的身体照顾、健康和安全的所有方面都依赖于他人，尽管他或她也能参与一些这样的活动。没有严重的躯体损伤的个体可能帮助做一些家庭中的日常工作，如把菜端到餐桌上。使用物体的简单行为，可能是在持续的、高度的支持下，从事一些职业活动的基础。娱乐活动可能涉及如欣赏音乐、看电影、外出散步或参加水上活动，所有的活动都需要他人的支持。同时出现的躯体和感觉的损害，常常是参与家务、娱乐和职业活动的障碍（除了观看）。极少数的个体存在适应不良行为。

适用于6个月~15岁儿童，全量表共有132个项目，包括6个行为领域，分属于独立生活、运动、作业操作、交往、参加集体活动和自我管理6个方面，每通过1项得1分，测出总的粗分，根据年龄可换算为标准分，根据标准分评定的多少来评定儿童适应行为，简单易行。

4岁以下儿童神经、运动系统发育尚不成熟，所观察到的行为主要还是一些动作发育及一些初级的智力活动，除非有明显的发育异常，一般难以做出 ID 的诊断，因此，对这一阶段的儿童,可根据发育诊断量表和社会生活能力检查先做临床估计,待随访观察到6岁以后再做最后诊断。常用婴幼儿发展量表测查发育商(developmental quotient,DQ)以评估0~4岁儿童的发育水平。常用的婴幼儿发展量表有:格塞尔(Gesell)发育诊断量表、贝利(Bayley)发育量表。格塞尔发育诊断量表在国际上应用普遍,包括适应行为能区、大运动能区、精细运动能区、语言能区及个人社会行为能区5大方面,适用于4~6岁儿童,格塞尔发育诊断量表中适应行为能区DQ≤75分,应怀疑有智力发育迟缓。为此,在DSM-5中对5岁以下儿童总体发育延迟的诊断标准为:在儿童早期,即5岁以下的儿童,对其临床严重水平不能可靠地做出评估时即诊断为总体发育延迟。这类儿童在几个智力功能方面不能达到所期望的发育进程,以及因年龄太小不能参与标准化测试,故不能进行系统的智力功能评估。这一类的儿童需要在一段时间后进行再评估。

（三）鉴别诊断

1. 儿童孤独症　孤独症除了不同程度的智力低下以外,还有与智力发育水平不相当的社会交往困难,伴有重复、刻板动作,兴趣狭窄,与他人无眼神交往,与父母无情感表示。孤独症儿童智力发展不平衡,精神发育迟滞者智力测验得分普遍性低下。

2. 脑性瘫痪　是指出生前到生后1个月内由各种原因所致的非进行性脑损伤,症状在婴儿期出现,主要表现为中枢性运动障碍及姿势异常。由于脑性瘫痪表现有运动发育落后,通常易误诊为智能发育迟缓,但脑性瘫痪同时还伴有肌张力异常、反射异常和姿势异常,且智力发育可以正常。25%~80%的脑性瘫痪患儿合并有智能发育迟缓。

3. 儿童精神分裂症　多在10岁后起病,主要表现为被害妄想、幻觉、情感淡漠等精神活动的分裂,对智力的影响不明显。精神症状会影响患者正常的学习、生活、人际交往等社会功能,但精神分裂症患者病前智力正常,有起病、症状持续及演变等疾病过程,有确切精神病性症状,根据这些特点可与智能发育迟缓相鉴别。

4. 语言障碍　儿童明显地表现为语言功能低下,如开口迟、词汇贫乏、词不达意,在生活环境中因不能与他人进行有效的沟通而不合群,甚至出现行为问题,如易发脾气、有进攻性行为等。在智力测验中,语言智商明显低于操作智商,通常在一个标准差以上,而操作智商在正常范围中。智能迟缓儿童是全面能力的落后,不仅仅表现在语言功能上,这是两者之间明显的差别。

五、预防和矫治

该病的治疗原则是:早期发现、早期诊断、查明原因、尽早干预。应运用教育训练、药物治疗等综合措施改善患儿症状,促进患儿智力和社会适应能力的发展。

（一）对因治疗

只有少数病因所致的智能发育迟缓可进行对因治疗,包括遗传代谢性疾病,如苯丙酮尿症确诊后给予低苯丙氨酸饮食;半乳糖血症停用乳类食品,给以米麦粉或代乳粉;枫糖尿症给予维生素B_1治疗;先天性甲状腺功能减退给予甲状腺激素替代治疗;先天性颅脑畸形如颅缝早闭、先天性脑积水可考虑相应外科治疗。上述疾病只有在对患儿智力尚未造成明显损害之前积极治疗,才有可能取得较好疗效。

（二）对症治疗

针对合并存在的其他精神症状或躯体疾病,应予以相应的治疗。对于伴有精神运动性兴奋、攻击或冲动行为、自伤或自残行为者可用抗精神病药物,如奋乃静、氟哌啶醇、可乐亭、维斯通等。过于激动者可给予地西泮等。对活动过度、注意缺陷和行为异常可用中枢神经兴奋剂或其他精神药物。对合并癫痫者要用抗癫痫治疗。对屈光不正、斜视、听力障碍者应予以相应的矫正。

（三）康复训练

1. 物理治疗　针对大肌肉大关节运动的训练,提高患儿站、走、跑、跳等大运动能力,避免不良姿势的形成和畸形,改善生活技能。

2. 作业治疗　进行针对性精细运动,特别是手的功能训练,改善患儿的生活技能,如自己吃饭、穿衣、画图、写字。

3. 言语和语言治疗　针对儿童说话含混不清、不开口说话、说话不流利等进行治疗,提高患儿的语言交流能力。

4. 中医治疗　采用针灸、推拿、按摩等对 ID 肌肉、神经进行刺激,对其功能改善能起到一定的作用。

（四）教育训练

教育训练是智能发育迟缓治疗的重要环节。教育训练越早开始,效果越好。应根据患儿智能发育迟缓程度的不同,确定适合于患儿的个体化教育训练目标。内容涉及劳动技能和社会适应能力两大方面。结合我国国情,除了有专门的特殊教育学校、幼儿园、训练中心外,还要强调家庭和社区的力量,培训父母和基层保健和幼教人员,将训练的理论知识和基本方法教给他们,基层保健人员应定期访视。对于该病重度、极重度患儿,因其生活不能自理,故照顾和监护非常重要,同时,仍需要进行长期的训练,以使患儿学会简单卫生习惯和基本生活能力。对于中度患儿,应该加强教育训练,通过学校、家庭、社会的帮助使患儿学会生活自理或部分自理,并能在他人指导照顾下进行简单的劳动。对于轻度患儿,更应加强教育训练,加强职业培训,使其学会简单的非技术性或半技术性劳动,以利于其独立生活。

（五）心理治疗

心理治疗包括支持治疗、认知疗法、精神分析治疗、小组治疗、家庭治疗等。心理治疗的原则与同等发育水平的智力正常儿童相同。但应给予其更多的支持,每次治疗的时间更短些。

（六）预防

1981 年联合国儿童基金会提出了智力障碍三级预防的概念,即将预防、治疗和服务紧密结合起来。一级预防:做好婚前检查,开展医学遗传学咨询,普及优生优育,加强孕前管理,预防遗传性疾病的发生。二级预防:症状前诊断和预防功能残疾,对可疑患儿消除不利因素,定期随访,早期干预。三级预防:对于智力已经低下的患儿,积极干预,尽可能减少其残疾,恢复其功能。

【专家提示】

● 根据国际上 WHO 的 ICD-11、美国的 DSM-5 和我国的 CCMD-3 诊断标准,均符合以下三个方面的诊断要点,即智力水平、适应性技能的程度和发生的生理年龄。

● 国际上广泛采用 ID 的 4 级分类:轻度、中度、重度和极重度。不同程度的 ID 病因有所不同,遗传因素是 ID 发病的主要因素。

● 治疗原则是早期发现、早期诊断、查明原因、尽早干预。运用康复治疗、教育训练、药物治疗等综合措施改善患儿功能。

（麻宏伟）

第七章

预防保健和治疗康复

第一节 发育的预见性指导

【导读】

　　预见性指导（anticipatory guidance）是指医师给家长提供意见以预防可能发生的问题，如营养、预防伤害、行为管理、发育刺激、性教育和一般的健康教育等。不同年龄阶段，预见性指导的侧重点有所不同。本节介绍了预见性指导的定义、具体内容、建议及具体实施。

一、定义

　　预见性指导（anticipatory guidance）是医师提供意见，帮助家长理解儿童目前及将来成长过程中可能会遇到的健康相关问题，并就这些问题作相应的指导。预见性指导的内容较多，可涉及儿童的体格生长、营养指导、儿童社会心理行为发育、牙齿保健、意外伤害预防、家庭功能等。通过发育的预见性指导，有助于家长科学育儿，缓解家长的育儿压力和焦虑，促进儿童身心健康发展。

二、具体内容

　　根据儿童、青少年的发育阶段不同，预见性指导的侧重点亦有所区别，基本内容包括两点：①发育进程中的重要里程碑；②指导和咨询相关的健康问题，包括进食、睡眠、大小便、生活习惯、环境布置、应对措施等。以下就不同年龄阶段对预见性指导的内容进行论述。

（一）新生儿期

　　新生儿一出生就拥有了感受各种刺激并作出相应行为表现的能力，且行为能力表现与新生儿的状态密切相关。因此，指导内容主要包括：①新生儿的运动能力，包括觅食、吸吮、吞咽、握持和眨眼等。②感知觉能力，包括是否能看，能听，有触觉、嗅觉和味觉等。③新生儿自发性能动周期可分为：安静睡眠期、活动睡眠期、嗜睡期、低警觉期、清醒期、哭闹期。在清醒期（安静觉醒状态），新生儿对外界有很好的感知能力，能对外来刺激产生反应并学习如何适应环境。保健医师可采用新生儿行为量表（The Brazelton Neonatal Behavioral Assessment Scale，NBAS）了解新生儿的发育与行为状况。此外，保健医师需注意母亲是否从分娩中恢复健康，同时了解喂养及清洁卫生情况，对喂养、新生儿沐浴进行指导。

（二）婴儿期

　　1. 1~3月龄　满月后的婴儿其感知觉迅速发育，尤其是视觉能力迅速提高，能逐渐看清眼前的人和物。语言和社交认知已有萌芽发展，通过眼神与他人交流，开始模仿单音节的元音，出现社会性微笑。在此期间，除与父母分享孩子的发育状况外，还应评估孩子喂养、睡眠和哭闹的情况。

2. 4~6 月龄　这个年龄阶段的婴儿在认知发育上有明显的进展,能敏锐地察觉到周围环境的变化,表现为喂哺过程中听到声音或看到有趣的东西就转过头去关注。这个时期的睡眠开始显得没有规律,此时需与家长讨论孩子的睡眠状况,如孩子晚上被父母放在床上后自行入睡,是否会从睡梦中醒来,能否通过吸吮手指或奶嘴再次入睡,是否会哭闹并需要依赖父母抱着方能再次入睡等。指导父母帮助婴儿养成良好的睡眠习惯,预防睡眠问题。

随着对环境和陌生人的觉察,孩子的运动也得到迅速发育,他们能成功地伸手取物,并尝试翻身。在语言和社交认知上,能主动微笑,喜欢模仿照养人发元音和辅音,喜欢亲子互动游戏(如躲猫猫)等。在进食上,婴儿可能会因"恐新心理"而拒绝新食物,此时应指导父母如何应对以及注意预防过敏。

3. 7~9 月龄　此阶段婴儿的运动发育有了明显进展,开始能翻身、独坐,并尝试爬行;精细运动方面,手指活动更加灵活,不仅能抓起物品,同时开始使用拇指和示指取物。在此阶段,应指导父母提供充足的练习机会,同时帮助孩子提高技巧,循序渐进地发展。这个时期婴儿出现姿势性语言,尝试用手势表达意思;情绪发展上开始形成情感依恋,开始觉察陌生人,出现陌生人恐惧。添加辅食时,应注意从液体食物—泥糊状食物—固体食物逐步转变。

4. 10~12 月龄　这个时期,婴儿开始爬行、扶物站立、独立站立、扶物行走直至试着独立行走,父母要提供足够的练习机会,同时避免一些不合适的婴儿用品如学步车,已有研究证实学步车不仅不能起到帮助婴儿学习独立行走的能力,反而会起到阻碍作用。在认知方面,婴儿出现物体和个体永恒的概念,也就是说,能在物或人消失的情况下去主动寻找,并意识到这个物或人是始终存在的。对语言的理解显著增加,咿呀学语过程中逐渐出现汉语的声调差异,1 周岁时一般能说 1~2 个有意义的词语。此阶段指导婴儿学习自己进食非常重要,10 月龄的婴儿能用手拿食物送进自己口中,12 月龄的婴儿能在父母的帮助下学着自己进食,尝试自己捧鸭嘴杯喝水。自我进食是儿童成为独立个体的最初标志,有着里程碑式的重要意义,应跟父母解释,避免包办一切,给孩子提供充分的机会来发展这种能力。

(三)幼儿期

1. 12~18 月龄　12 月龄以后的幼儿学会了独立行走,其活动范围及探索外部世界的能力极大扩展,此时需指导父母多提供幼儿运动的机会,促进复杂运动技能的发展,包括能独立稳步行走、停下、蹲下后起立等。在认知和行为方面,孩子开始对身体部位有意识,语言理解和表达能力意识日渐增强,可以指导父母在日常生活中教孩子指认身体部位,同时丰富语言环境,利用视觉、听觉、触觉等多感觉渠道的语言刺激促进其语言发展。孩子的模仿能力也在此阶段增强,日常生活中需注意正确引导幼儿模仿合适的动作和行为,懂得基本规矩。值得注意的是,此阶段幼儿开始出现较多情绪,会发脾气,喜欢说"不",父母可能会因此感到困惑、焦虑,故需向父母指出这是正常发育轨迹,并帮助父母学会一些基本的行为方法(如忽视、暂时隔离等)来处理幼儿的情绪和不合适行为。

2. 18~24 月龄　此阶段的幼儿通常可以一觉睡到天亮,但也可能因其他因素引起睡眠问题,需指导父母培养幼儿的良好睡眠习惯。在进食上,除让孩子完全独立进食外,还应注意进食不同质地、不同种类的食物,平衡膳食,避免挑食、偏食等情况的出现。在幼儿已能独立稳步走、蹲下后站起、遵循简单指令的情况下,可以指导父母进行排泄训练。在认知和情绪发育中,分离焦虑是这个年龄幼儿常面临的挑战,需要指导家长如何应对和处置。

3. 24~36月龄　随着运动和语言能力的迅速发展,此阶段幼儿开展逐渐发展与同伴的互动交流和游戏,因此预见性指导需帮助家长丰富游戏项目和内容,学会指导幼儿应对同伴活动中出现的问题。语言表达方面,幼儿由于语言发育尚不成熟,在表达复杂事物或情急之下会出现言语不流利、结结巴巴的现象,需要告知父母这并非真正的口吃,应耐心等待,并给予正确的环境干预。情绪方面,此阶段幼儿可能对某些特定对象(如黑暗、体型较大的动物)产生恐惧心理,也可能出现啃咬指甲、攻击性行为。保健医师应指导父母留意这些情绪表现并指导家长如何应对。

（四）学龄前期至青春期

我国现有儿童保健工作体系推荐0~3岁婴幼儿接受常规保健,但3岁以后尚未有明文规定或推荐,主要依赖幼儿园、学校及家长进行常规的监测和观察;当遇到问题时,家长首先会考虑寻求保健医师的帮助。因而保健医师以及教师均应对学龄前期至青春期的儿童、青少年发育状况有所了解,及时发现各种迹象,必要时指导家长应对可能出现的各种问题。

1. 学龄前期(3~6岁)　此阶段儿童体格发育速度稳步增长,能完成更复杂的协调性运动和精细动作,可鼓励家长结合日常生活给孩子提供充分的机会尝试和练习。此阶段儿童的心理行为发育迅速,喜欢想象性游戏、模仿做家务、愿意帮助别人、开始意识到自己的责任……入托后与同龄儿童和社会有较广泛的接触,生活自理和社交技能均得到锻炼。这是儿童第一次离开父母、进入社会,需要自己独立处理在幼儿园遇到的种种挑战(如适应幼儿园的基本规矩、和不同的小伙伴交朋友等),难免会出现焦虑、紧张、恐惧等情绪。预见性指导应注意告知家长幼儿不同情绪下的具体行为表现,尤其是焦虑的表现,并指导家长如何帮助幼儿度过这一艰难的初步阶段。此阶段儿童具有高度可塑性,幼儿园时期应注重培养孩子良好的卫生、学习和生活习惯,为入学做好准备。

2. 学龄期(7~12岁)　学龄儿童的认知功能更加成熟,对事物具有一定的分析和理解能力,但存在个体差异,家长的期望和要求应切合孩子的自身能力、特点和所处环境情绪。此阶段,儿童的情绪情感体验更加丰富,逐渐产生高级情感如道德感、责任感、集体荣誉感等,其情绪调控能力进一步增强,情绪趋于稳定。但学校生活带来的学业压力、同伴竞争使得学龄期儿童面临的挑战更多,而其意志力和自制力尚薄弱,容易受环境暗示以及出现不合适的行为和情绪表现。预见性指导需帮助家长了解自己孩子的特点,如情绪、认知、个性等方面的特征,理解、接受和爱护孩子。同时提高家长对学龄儿童心理健康的知识和重视,了解正常、偏离或异常的行为,特别是一些容易令家长担心的现象,如好动、违拗、手淫、说谎等,以便敏锐及时地发现问题,引导儿童独立解决面临的挑战和不良情绪。帮助家长学会一些恰当的教养策略,如处理好表扬与批评、夸奖与责备、鼓励与处罚的分寸,对孩子的偏离行为作出恰当的反应。

此外,此阶段还需指导家长做好儿童的用眼卫生,提高儿童对躯体发育的了解以及自我保健意识,爱护自己的身体。如果儿童的体格发育缓慢或超前,除考虑生物学因素,还应对发育进程的早晚进行评价,缓解家长的过分担忧及避免不必要的药物治疗,并注意保护儿童的自我意识,尽量避免因自身躯体发育的问题而自卑或焦虑。

3. 青春期(11~18岁)　由于生殖系统开始发育并逐渐成熟,其所带来身体上的一系列显著变化和内分泌系统的影响,使得青春期的青少年情绪多变且不稳定,易发生各种异常心理。此阶段,青少年认知能力飞跃发展,并开始参加各种社会活动,更容易受到同伴而非父母的影响；青春晚期青少年逐渐建立自己的人生观、价值观和道德观，尝试独立生活。在积极向前发展的同时，青少年还面临着升学、就业等多种应激，多种矛盾、冲突共存，因而极容易出现各种健康和心理危机，如吸烟、性行为、酗酒和药物滥用、焦虑、抑郁、离家出走等。需要指导父母、教师关注青少年因身心发展不平衡而出现的一些异常行为，理解他们对身体发育的关心、烦恼以及对异性的兴趣，引导其顺利度过青春期。青春期的预见性指导不仅是医学防治，而是综合医学、教育学、心理学等多学科的知识，需要家庭、学校共同合作。

三、其他内容

（一）意外伤害预防

随着对传染病、常见病的有效控制，儿童意外伤害已成为绝大多数国家和地区儿童的主要死因。在中国，意外伤害是 0~14 岁儿童的首要死因和致残原因。研究表明，在儿童健康访视过程中，儿童保健医师 / 全科医师对家长进行相关的预见性指导，对预防意外伤害有积极的作用。意外伤害的预见性指导包括：

1. 交通事故　儿童安全座椅和儿童加高座椅的配置、自行车头盔的使用。

2. 家居安全　婴幼儿家庭使用安全门塞（尤其在厨房和卫生间）、桌角防撞保护套和插座安全盖等；书架、电视机柜应作固定，以免孩子爬高或拽倒造成伤害；地面或桌面不要放热水或剪刀、玻璃瓶等危险物品或锐器；药品、洗涤剂、化妆品等化学物品要收好上锁。

3. 跌落　阳台、门窗和楼梯安装针对儿童的保护装置。

4. 溺水　指导家长在有水源的地方要格外监护好儿童。

5. 吸入异物　4 岁以下儿童避免进食花生米、瓜子、小果冻、桂圆、玻璃球糖等容易误入气管导致窒息的食品。

6. 宠物伤害　家中饲养宠物的，需要加强管理，避免儿童被宠物咬伤。

（二）电子媒介

随着科技发展，各种电子媒介也迅速进入儿童生活，包括电视、电子游戏机、计算机、平板电脑、手机等。已有大量研究显示，过早、过度暴露于电子媒介对儿童身心健康带来诸多不良影响。美国儿科学会即提出了以下针对儿童媒介使用的建议：

1. 常规提问　在预见性指导过程中，保健医师应常规提问如下 2 个问题：①孩子每天花费多长时间在电子媒介上？②孩子的房间有电视或网络连接设备吗？

2. 具体指导建议

（1）将使用电子媒介的娱乐时间减少至每天 2 小时以下。

（2）避免让 2 岁以下婴幼儿看电视或玩其他电子产品。

（3）鼓励有选择性地观看节目。

（4）与儿童、青少年一同观看电视节目并讨论内容。

（5）教导必要的观看技巧。

（6）限制电子媒介使用时间。尤其要注意的是，年幼的儿童应避免观看限制级电视节目或电影。

（7）做好榜样，儿童的电子媒介使用习惯通常基于父母的行为发展出来。

（8）强调有其他可选择的活动。

（9）在儿童房间营造一个"无电子媒介"的环境。

（10）避免将媒介作为电子保姆。

（11）避免在吃饭的时候观看电视。

（三）肥胖和代谢综合征

当个体符合以下 5 项标准的 3 项时,可认为其患有代谢综合征:①高血压,高于同年龄性别的 90% 个体;②高腰围;③甘油三酯升高;④高密度脂蛋白（HDL）低;⑤空腹血糖升高（≥100mg/dl）。肥胖儿童中,代谢综合征增加了他们罹患 2 型糖尿病、早发性心血管疾病、多囊卵巢综合征、非酒精性脂肪肝、阻塞性睡眠呼吸暂停综合征等疾病的风险。因而代谢综合征并非诊断、治疗的目标,而是作为发现早期心血管疾病风险的指标。这些肥胖儿童的代谢混乱主要与生活方式相关,包括饮食、体育锻炼等。因此有必要对肥胖儿童进行早期监测,改善生活方式,控制体重,指导其降低远期的发病风险。

1. 评估 测量儿童的体质指数（body mass index, BMI）、血压、腰围,监测体重、血脂、胰岛素抵抗等情况,综合评估儿童是否超重,是否存在代谢综合征的风险。评估标准见本书附录三和附录四。

2. 随访 实验室检查的单个数据异常并不能诊断存在肥胖的并发症,因此需告知儿童及其家庭结果,并进行随访。同时提供以行为改变和体重减轻为目标的咨询和治疗,如低能量饮食,减少脂肪摄入;规律的体育锻炼,推荐每天 60 分钟中等强度运动;减少静坐生活方式,将视频终端时间控制在每天 2 小时以内。

3. 监测早期疾病迹象 定期监测,注意尿糖、睡眠异常、肝脏问题、月经紊乱等早期迹象,尤其是对于有相关家族史的儿童。

四、发育预见性指导的实施

在实际工作中,预见性指导涉及的内容繁多,除发育和行为外,还包括体格生长、营养、疾病防治等。在单次儿童保健访视中涵盖所有内容显然是不现实的,不仅时间上存在限制,家长接受能力亦有限。我国现有的儿童保健工作最大的优势就是纵向连续的健康访视,故预见性指导的内容宜根据不同年龄阶段儿童的不同特点,同时兼顾每个儿童在访视中的现况评价结果,有针对性、个体化开展。可考虑将预见性指导的内容制作成健康教育小册子,按不同年龄阶段发放给家长;或制作成视频节目在候诊室循环播放,供家长学习,作为补充完善手段。

矛盾心理是改变过程中的常见阶段,必须跨过这个阶段改变才能顺利发生。当个体觉察到现实和目标之间的差异和矛盾时,就会产生改变的动机;这种动机随着目标的清晰而增强,当找到解决办法时达到最高点。医师总能给患者提供各种信息,却未必知道如何帮助患者增强动机,指导其改变行为。

动机性访谈（motivational interviewing, MI）是一种分享性的决策策略,旨在提高患者改变行为的动机,其风格是非批判性、支持性、非对抗性的。RCT 研究显示 MI 在酗酒和药物滥用问题上有效。MI 也被用于其他健康行为问题,如进食、吸烟、体育锻炼以及对治疗方案的依从性等方面。由于 MI 以患者视角出发,避免对质和绝对权力,因而可能对青少年咨询有效。

MI 包括五个关键（OARES）:①问开放性问题（open-ended questions）,不带有偏见或评判;②肯定患者所说的话（affirm what your patient says）,肯定其优势和努力;③反映性倾听

(reflective listening),澄清患者所说的意思和感受;④激发自我动机(elicit self-motivational statements or "change talk"),个体对自己改变能力的信念对于结果具有良好的预测性,肯定这种信念,通过重要性和自信心量表引导患者发表"改变演说"(量表详见附录);⑤总结(summarize)对话和决定,加强医患联结。

实施 MI 过程中应注意(FRAMES):①反馈(feedback)行为的风险及结果;②强调这是患者的个人责任(responsibility);③提供建议(advice);④提供菜单(menus)而非单一策略,供患者选择;⑤共情(empathy),积极关注;⑥关注自我效能(self-efficacy)。

【专家提示】

- 预见性指导(anticipatory guidance)是医师提供意见,帮助家长理解儿童目前及将来成长过程中可能会遇到的健康相关问题,并就这些问题作相应的指导。
- 不同发育阶段,预见性指导的侧重点不同,应根据儿童、青少年的发育特点进行预见性指导。除发育里程碑、进食、睡眠等传统的预见性指导内容外,意外伤害、电子媒介、肥胖等方面正日益受到重视。

(徐　秀)

第二节　早　期　干　预

【导读】

早期干预作为符合现代医学模式的一种早期介入综合治疗方法,对提高残障儿和高危儿的生活质量具有重要的意义。本章将对早期干预的概念、理论基础、实施原则和干预模式等领域展开阐述。

一、早期干预的概念及发展

早期干预(early intervention, EI)是指为有发育障碍或具有发育障碍风险的婴幼儿及其家庭提供的结合教育、健康照料和社会服务为目标的综合性服务。早期干预的目标是为了预防发育障碍或者改善现有的障碍,以促进这些特殊婴幼儿在生理、认知、语言、社会情绪和社会适应技能等方面的发展,减少伤残率、减轻伤残程度,并提升家庭满足这些儿童特殊需求的能力。

早期干预的概念最早可以追溯到 100 多年前,受达尔文的进化论影响,现倾向认为 5 岁以前是儿童身心发展的关键时期。在美国,从 20 世纪初就开始在幼儿园对正常儿童开始实施早期教育;到了 20 世纪 60 年代,美国针对残障儿童教育缺乏的问题提出了早期干预理念:为存在不良环境高危因素的儿童采取补偿性教育。1975 年,美国国会通过了《全体残障儿童教育法》，要求各州为所有 5~18 岁残障儿童提供免费的特殊教育和相关服务；1986 年修订的《全体残障儿童教育法案》，将干预项目拓展到 0~3 岁残障或发育迟缓儿童；1991 年美国颁布《残障个体教育法案》（ Individuals with Disabilities Education Act，简称 IDEA ），要求在全国范围内建立早期识别有发育障碍风险的婴幼儿的体系，即建立特殊服务机构，提供相关早期干预服务，包括为高危婴幼儿提供免费的、全方位、多学科评估。这些法案的颁布，一系列干预计划及方案的伴随实施，使得早期干预在世界各国得到推广和发展。我国于 1990 年颁布《残疾人保障法》，1994 年实施《残疾人教育条例》，使我国特殊儿童的康复和教育训练有了法律的保障。目前，全国多省市的儿童健康促进计划中已包含高危儿管理和监测体系的建立，并开始着手对有发育障碍风险婴幼儿评估和干预服务的探索和实践。

二、早期干预的理论基础

早期干预体系的建立基于以下三个理论基础：

（一）脑的可塑性

脑功能的可塑性（ plasticity ）是指在外界环境和经验的作用下，脑神经系统中某些神经的结构与功能会发生改变的特性，表现为可变更性和代偿性。可变更性是指某些细胞的特殊功能可发生变化，代偿性是指一些神经细胞能代替邻近受损神经细胞的功能，通过轴突绕道投射、树突出现不寻常的分叉，产生非常规性的神经突触，从而达到代偿的目的。但这些必须发生在发育早期，过了一定时间，缺陷将永久存在。

脑科学成果显示，大脑可塑性主要表现在五个方面：①大脑神经元具有再生、改变结构和结合以及调整其内部分子内容的能力；②人脑无固定僵化的结构模式，具有终生变化的动态特性；③脑功能的微妙生理成分可根据需要加以调节，人脑自身能够控制脑内的化学和电磁变化；④大脑有一种极为灵敏的反馈机制，能监视、调整其工作状态；⑤人类智力发育受遗传和环境的共同影响，在丰富的环境刺激下，能促进认知功能的发展。正是中枢神经系统的这些重要特性使得受损的脑功能有得以修复的可能性。

早期干预能够显著提高脑的可塑性水平，可引起神经形态学结构及行为学功能的改变，其作用机制与神经生长因子、离子型谷氨酸受体及早期印刻基因等变化有关；已有很多研究表明不同环境刺激和经验对神经系统结构和功能的影响。动物实验显示，早期丰富的环境刺激可使大脑皮质重量、皮层厚度增加，能够提高新生鼠 GABA 能受体的水平，增加突触的饱和度，提高脑内锌环路调控的可塑性。

（二）脑发育的关键期

关键期（ critical period ）指人或动物的某些行为与能力的发展有一定的时间选择性，如在此时给以适当的良性刺激，会促使其行为与能力得到更好的发展；反之，则会阻碍发展甚至导致行为与能力的缺失。研究发现，在人类个体早期发展过程中，也同样存在着获得某些能力或学会某些行为的关键时期，多数均在学龄前期。在这些时间段里，个体时刻处在一种积极的准备和接受状态。如果此时得到适当的刺激和帮助，某种能力就会迅速发展起来；如果在某种能力发展的关键期内未能充分的刺激其发展，这种能力就会落后，且随着关键期的"时间窗"关闭，落后的能力将不可逆转。最具代表性的研究就是先天性白内障儿童 3 岁后手术不能复明和狼孩 7~8 岁回归人类社会，语言和认知能力损伤已不可逆转。因此，对发育障碍或有高危因素的儿童，在发育的关键期内进行干预促进其能力发展或防止进一步落后非常重要。

（三）遗传和环境的交互作用

遗传因素是儿童生长发育的基础,环境和教育使遗传的潜力得以实现。现代学习理论学家班杜拉尤指出环境既影响着个体的发展,也受发展的个体的影响。美国心理学家布朗芬布伦纳的生态系统理论（ecological systems theory）对此做了进一步的详细分析,他的理论强调发展个体嵌套于相互影响的一系列环境系统之中,这套系统包括有微观系统（microsystem）、中间系统（mesosystem）、外层系统（exosystem）、宏观系统（macrosystem）。微观系统是儿童与其生存的直接环境间的关系;中间系统是微观系统、影响儿童但是儿童并不直接参与的外层系统和渗透文化意识的宏观系统之间的联系。自然环境是人类发展的主要影响源,家庭是其中非常重要的一个环节,包括家庭成员的相互关系。父母亲和儿童照料者是儿童认知和情感发展的主要支持源,良好的家庭关系更能促进亲子和同胞间良好互动的发展。这个理念成为后期早期干预内容和模式发展的重要理论基础。

三、早期干预的对象和内容

早期干预的服务对象是指 0~3 岁患有以下一种或以上领域的发育迟缓风险或已存在发育迟缓的儿童:①体格发育;②认知发育;③沟通能力发育;④社交或情绪发育;⑤适应性发育。

目前,早期干预服务的内涵已从单一为个体儿童提供治疗性服务转变为以社区为基础、多团队合作、家庭为中心的全方位服务,包括:①早期识别、筛查和评估系统的建立;②保健合作;③专业评估、诊断和鉴别诊断等医疗服务;④家庭训练指导、咨询和家访;⑤特殊专业指导（由早期干预服务专家提供）;⑥语言—言语病理学治疗;⑦听力康复;⑧运动和技能治疗;⑨心理咨询;⑩有需要的其他健康服务;⑪社工服务;⑫视觉康复;⑬辅具及相关支持服务;⑭患儿的转运、解释服务以及其他相关帮助家庭接受干预服务的设施。通过多学科团队的评估决定儿童需要的服务类型和数量,并和父母亲共同制订个体化家庭服务方案（individualized family service plan, IFSP）。

顾名思义,家庭是这个早期干预团队中关键的成员。在个体化家庭服务方案制订过程中,由一个有资质的多学科团队评估后提出针对每一个儿童和家庭所需要的服务类型和程度,而家庭是个体化家庭服务方案实施的一个非常重要的组成部分,在问题的识别、家庭的需求和孩子的目标等方面起着主导作用。早期干预计划服务团队和家庭共同商议来最终决定一个家庭什么时候开始实施早期干预计划和需要那些服务项目。根据儿童和家庭的综合评估,制订的个体化早期干预方案包括下面这些内容:①儿童目前的发育状况:包括儿童体格、运动、语言、社会交往等各领域现有的功能和技能水平,并以此为基点,制订训练计划;②家庭功能:了解家庭的经济能力、资源和关心的问题,制订适宜的干预训练计划;③促进儿童发育的具体措施;④主要的期望目标和达到这个目标的时间表;⑤儿童及家庭将接受到的特殊服务项目;⑥预计开始干预训练的日期和持续时间;⑦提供负责这项干预服务并帮助这个家庭完成这个计划的负责人姓名;⑧制订帮助儿童和家庭完成其与学校服务链接的步骤。

四、早期干预的实施原则

实施早期干预需遵循的基本原则包括:

1. 发展时机原则　一般来说,早期干预在发展中开始越早和持续时间越长,接受者的获益越大。

2. 计划强度原则　相对于低强度而言,早期高强度、密集型地实施这些干预计划能产生比较好的效果。

3. 直接经验原则　对儿童直接提供学习、体验等教育经验的干预,比通过间接途径干预来改变儿童的能力(如只训练父母和教师),具有更加广泛和持久的效果。

4. 计划广度和适应性原则　相对于只关注某些方面的干预方式而言,提供广泛的服务和使用多种途径来促进儿童发展的干预方式具有更好的效果。

5. 个体差异原则　对于同一个计划,不同的接受者会有不一样的效果;而不同的计划则可能会对具有不同高危因素的个体产生同样的效果。

6. 持续发展原则　随着时间的流逝,需要有良好衔接的合适环境来持续支持儿童积极的态度和行为,以促进他们继续去学校学习,否则,早期干预最初的积极效果会有一定程度的消失。

五、早期干预的方法和模式

（一）早期干预的方法

早期干预的方法多种多样,其实质是针对儿童的视觉、听觉、皮肤感觉、运动觉、前庭平衡觉、本体感觉等感觉器官提供适度丰富的刺激,以促进儿童感知觉及身心的全面发展,为其进一步高级认知发展打下良好基础。常用的早期干预方法包括物理疗法、运动疗法、作业疗法、感觉统合疗法、游戏治疗、音乐治疗、语言和言语治疗等。

1. 物理疗法　指应用各种物理因素作用于人体以防治疾病的方法,简称理疗。儿童早期干预中最常用的物理疗法包括功能性电刺激疗法、超声波疗法、水疗法。

2. 运动疗法　是为了改善运动功能、矫正异常运动姿势而进行全身或局部的运动以达到治疗目的的方法,是运动障碍的一种主要治疗方法。

3. 作业疗法　儿科作业疗法包括感觉运动发育、神经行为、生活自理技能等。根据儿童的生理要求有目的的康复训练,如穿脱衣服、进食、如厕、个人卫生等生活能力,以及游戏活动中的上肢精细运动、学习中的书写、交往中的口腔运动及肢体语言。

4. 感觉统合疗法　感觉统合疗法最初是为学习障碍儿童设计的一种治疗方法,现已广泛应用于学习障碍、协调运动障碍、孤独症等疾病的干预及康复治疗中,主要是通过儿童感兴趣的各种游戏式运动(即感觉统合能力训练)来控制和协调其感觉,引发适当的反应,使之在感觉经验的积累中改善感觉处理和组合功能,提高其学习技能。

5. 游戏疗法　即通过游戏对患儿进行干预和心理治疗。对于儿童来说,游戏时可以通过自己的语言自然地、自由自在地表达自己的感情和想法。是以游戏为主要表现和交流方式的心理疗法。

6. 音乐疗法　即运用一切音乐活动的各种形式,包括听、唱、演奏、律动等各种手段,促进身心健康和培养人格的心理治疗手段。

7. 语言和言语治疗　又称语言训练或言语再学习,是指通过各种手段对有言语障碍的患儿进行针对性的治疗,包括针对语言发育迟缓、构音障碍等的治疗。

（二）早期干预的模式

有针对儿童的直接干预,也有针对父母养育技能和家庭养育环境的间接干预,通常综合的、完整的干预体系最有效。

1. 综合性的系统干预模式 指通过多学科团队合作,包括临床、特殊教育、心理学、家长、社会工作者等共同参与干预,以某种或几种训练方法为主,再加上其他一种或几种辅助性的训练方法,针对0~3岁儿童认知、行为、运动、情绪等方面问题进行早期干预的模式。这类早期综合干预通常边干预边诊断,通过诊断来促进干预,通过干预来验证诊断的准确性,将诊断和干预有机地结合起来。

2. 生态式早期干预模式 早期干预服务项目理想的状态是在最自然的环境下开展,生态式早期干预模式也就是在儿童家中或托幼机构开展干预,这样一方面可以避免家长需要带儿童到训练基地的困难,同时干预内容结合在儿童的日常生活功能中展开,使其技能训练后,能在一种自然、系统、整体、和谐的环境中得到强化和泛化。

六、早期干预的效果

大量的研究报道显示早期干预能有效改变轻、重度发育迟缓的儿童以及有发育迟缓高风险儿童的发育轨迹。早期干预计划不仅能提高发育迟缓儿童或发育迟缓高危儿的生活质量和促进其技能发展,还能提高其家庭功能,使这些儿童可能出现的发育行为问题最小化,使发育障碍儿的潜力得到最大发挥。最有效的早期干预服务是那些能将以儿童为中心的教育活动和强化亲子关系结合起来。障碍儿童的家庭面临巨大的挑战,因此,家庭支持是早期干预中的一个必要组成部分。早期干预能促进亲子关系,有助于父母亲根据孩子的需要来修正他们的行为,给家庭提供支持,并帮助家庭学习如何为了孩子的发展去争取社会资源的策略。

七、初级儿科保健医师在早期干预中的作用

初级儿科保健专业人员的重要任务之一就是促进儿童健康发展。在早期识别和转诊有发育迟缓以及那些存在有可能导致发育迟缓的生理或环境高危因素的儿童、及时提供干预服务,初级儿科健康保健专业人员有独特的地位。初级儿科保健人员在长期定期随访监测儿童的生长发育,与这些年幼儿童和家庭持续保持联系,通过应用有循证基础的监测与筛查发现高危和问题儿童及有效利用社区资源的实践中有不可替代的作用。

为了努力促进早期识别有发育和行为问题的儿童,美国儿科学会推荐:在每次儿童健康体检时进行发育监测,在一些特定年龄段(9、18、24、30月龄)应用标准化的发育筛查工具,初级儿童保健人员对筛查可疑及异常儿童应进行发育咨询,确保其管辖区域内的儿童发育障碍能得到监测、筛查、评估和诊断的医疗服务;转诊给提供早期干预的服务机构;检查个体化早期干预方案;向父母提供咨询、建议,说明需要继续服务的要求。

八、早期干预中的学科协作模式

早期干预是一项综合性的系统工程,服务类型多样化,儿童及其家庭的需求也各不相同。因此,只有通过多方位、多学科团队的协作模式,提供整合、协调、持续的早期干预服务,才能满足每个特殊婴幼儿及其家庭的需求。在早期干预中学科协作的基本原则:①每个学科都是这个团队的重要组成部分,在评估、制订计划和提供服务的整个过程中,从自身学科出发,为儿童的早期干预提供建议,参与到整个过程中;②团队的协作基础是一切为了儿

童,创设合作友好的氛围,进行有效沟通、相互支持、彼此尊重,分享各自的学科知识和技能;③关注儿童的功能发展、关注儿童的生态环境,根据儿童发展进程及时调整不同学科的协作模式;④注重家长的参与,尊重家长的意见,尤其是家长在评估和干预中的独特作用。

在早期干预领域常用的专业协作模式主要有三种:多学科协作模式(multidisciplinary model)、学科间协作模式(interdisciplinary model)和跨学科协作模式(transdisciplinary model)。

多学科协作模式:每个专业人员分别参与早期干预,各自独立运作,独立评估、决策和提供本专业的服务。其优势是每个专业人员都能提供详细的评估材料,儿童能得到其所需的服务;但其缺点是多学科整合层次不高,通常会导致重复的评估和服务。

学科间协作模式:由两位或以上的不同学科背景的专业人员组成小组,与家长以及其他专业人员合作,进行评估和干预的服务模式。其优势在于通过小组的定期讨论和协商,综合评估和治疗的信息,整合层次相对较高,缺点是费时。

跨学科协作模式:所有的相关专业人员和家长承担不同的角色,但在功能上是一个团队,通常由一位专业人员与家长一起完成全部的评估,其他专业人员作为顾问,然后团队共同讨论和协商达成共识,制订出一套早期干预方案,由一人担任负责人,组织实施方案。这个模式的优势是由专人负责,便于和儿童及其家长的交流和随访;但因此也对负责人的专业和协调能力要求高。

这三种协作模式各有特色,在具体实践过程中会受到机构的规模、特色,婴幼儿的需要、专业人员协作的理念、家长的态度等因素影响。

九、早期干预项目的效果评估

早期干预项目的效果评估内容有三个要点:①早期干预项目评估须阐述职责的问题。包括服务机构提供的服务项目普及率和服务率、服务范围、参加早期干预项目者的需求和接受服务之间的合理匹配情况。此外,评估还包括参加者的满意度,早期干预项目内容的负责程度。②早期干预项目的评估需要阐述服务体系和服务质量的问题。通过科学的方法评价提供的服务质量、评价干预所能观察到的效果。这样的评估分析有利于提供反馈意见,从而可以进一步改革和促进早期干预体系、方案或被评估的服务机构。③评估必须阐述早期干预项目所产生的影响问题。特别是了解必须执行的早期干预服务项目的本质(如早期识别儿童的转诊服务、个体化服务机构、在自然环境中提供服务、服务机构间的协调等),以及一系列的适宜结果,根据评估的性质,其所产生的影响可能集中在儿童发育、家庭适应性和认可度或者早期干预体系的运行和效率等。

【专家提示】

● 早期干预的理念是为了预防发育障碍或者改善现有的障碍,以促进这些特殊婴幼儿在生理、认知、语言、社会情绪和社会适应技能等方面的发展,降低伤残率、减轻伤残程度,并提升家庭满足这些儿童特殊需求的能力。因此,这是个全天候、多方位的服务理念,受到政策、社会环境、社区环境、家庭环境以及相关学科发展的多重影响。

(徐 秀)

第三节　行　为　矫　正

【导读】

　　行为问题在儿童期非常普遍,所有儿童几乎都会在不同时期出现不同程度的行为问题,发育迟缓、智力障碍和孤独症等神经发育障碍的儿童出现严重行为问题的概率更高,这些行为会不同程度妨碍了儿童的人际关系、社会适应、认知提高、教育过程、家庭活动和药物治疗。在对儿童的行为问题进行治疗的各种方法中,简便有效的方法是在行为主义流派斯金纳的操作性条件反射理论的基础上所建立的行为矫正治疗。本节将介绍行为矫正的原理和方法,为读者学习正常儿童行为管理以及为各类发育行为障碍患儿的严重行为问题干预提供参考。

一、行为矫正的定义

　　儿童行为矫正(behavioral modification),近年来多称为应用行为分析疗法(applied behavioral analysis, ABA),是指运用某些程序和方法,来帮助儿童改变他们的行为;这些要被改变的行为称为目标行为或靶行为。行为过度、行为不足和行为不当都可以成为行为矫正的目标行为:行为过度是指某一类行为发生太多;行为不足是指人们所期望的行为很少发生或从不发生;行为不当是指该行为不符合社会规范,例如辱骂、攻击等行为。

　　其实,一个行为是否构成问题行为,不但与它发生的频率有关,还依赖于谁在干什么,谁在评价它,它在什么环境下发生。例如:12 岁的儿童上课经常随意离开教室是问题行为,而一个两岁的儿童"动个不停"可能就是正常现象;祖父母与年轻的父母对问题行为的看法可能会有显著区别;在家里可以接受的行为在一个会场也许就不可接受;孩子偶然发脾气会比经常发脾气更少受到关注。需要特别指出,培养良好行为也是行为矫正的主要目标。行为矫治者应清楚地意识到行为矫正是让儿童得以全面发展和提高儿童的生活质量,而不仅仅是处理儿童的行为问题。因此行为矫正除了矫治不良行为外,更强调良好行为的培养,教导儿童学习符合社会规范的行为。

　　除了下面所要介绍的行为矫正核心原理和方法,培养儿童良好行为还有基于社会学习理论所建立的方法,包括充分发挥父母的行为榜样作用;根据儿童具体的问题使用角色扮演、情景演练,讲与行为有关的童话故事,观看反映儿童行为的书籍、动画片或电影(包括避免观看某些不适宜儿童的节目)等形式,限于篇幅,本节不予赘述。

二、行为矫正的原理和方法

　　行为矫正在程序和方法上以行为主义理论为基础。行为主义认为,行为问题是习得的,儿童的行为(behavior)是否出现取决于前导事件(antecedent)和行为的后果(consequence)

作用。行为矫正通常不将过去的事件作为引发行为的原因加以重视,拒绝对行为的潜在动因进行假设。

行为矫正的四种主要方法包括正强化、消退、负强化和惩罚。

（一）正强化

正强化（positive reinforcement）与奖赏一词意义相似,是指个体在某一情境下做某种事情（即行为）,如果获得满意的结果,下次遇到相同情况时,再做这件事情的概率就会提高。这种令个体满意的东西,不管是物质的还是精神的,均称为强化物。强化物简单地分为物质性、活动性和社会性强化物。物质性强化物包括冰激凌、球、钱、书、点心、CD 盘等;活动性强化物包括与母亲玩牌、去公园、与父亲一起看书、帮忙烤饼干或点心、看晚场电视或电影、请朋友到家里来等;社会性强化物包括微笑、拥抱、拍肩、鼓掌、口头表扬、关注等。例如:当小明在课堂上注意力集中时,老师就会对他微笑并表扬他。结果,小明就更有可能集中注意力（也就是说,当老师讲课时看着老师）。

行为矫正实施前需正确选择强化物的类型（如孩子所喜爱的物件）和确定强化物的价值（如孩子喜爱它们的程度）。一件东西是否属于强化物取决于强化物是否增加了行为。每一个孩子,毫无例外地,都有自己的喜好,可通过询问或观察孩子、询问熟悉孩子的人、系统的强化物评估来选择对孩子最有效的强化物。特定的物质和事件成为孩子行为的强化物,是因为它们总是能满足儿童的生理和心理的需求（如食物、水、温暖、朋友）。选择与孩子真实年龄或发展年龄相适应的强化物是重要的。应该尽量选择和使用自然的强化物,这对新学会的行为在每天的环境中继续出现有益。

影响正强化效果的几个因素:①正强化实施前,把计划告诉儿童,以取得其积极配合。②在目标行为出现后立即予以强化。③给予强化物时,要向儿童描述被强化的具体行为。例如,表扬时应说"你把房间打扫得很干净"而不是说"你是一个好孩子"。这样能使他明确今后该怎么做。④给予强化物时,最好能结合其他奖励,如口头赞扬、拥抱、微笑等。⑤为了防止饱厌情况出现,矫正者在每次强化时只给予少量的正强化物,并应时常更换所用的赞扬语句。适当地控制正强化物的发放数量,可以保证正强化物在整个治疗过程中的最大有效性。

（二）惩罚

惩罚（punishment）是指当儿童在一定情境下表现某一行为后,若及时使之承受厌恶刺激（又称惩罚物）或撤除正在享用的正强化物,那么其以后在类似情境下,该行为的发生频率就会降低。与正强化或负强化相反,惩罚过程企图减少某种行为的发生。事实上,同样的事件对一些孩子可能是正强化而对另一些孩子可能是惩罚,例如教师对上课说话孩子的批评,对有些孩子是惩罚,而对那些希望引起全班同学注意的孩子则是正强化。一般地,惩罚只能部分地减少或暂时抑制不良行为,而不能使之完全消除。全面彻底地消除儿童的不良行为,需要其他行为矫正方法的辅助。

惩罚的方式是很多的,常用的包括谴责、自然结果惩罚、逻辑结果惩罚、体罚和隔离。

1. 谴责（批评）　谴责（批评）是指当儿童出现不良行为时,及时给予强烈的否定的言语刺激或警告语句,以阻止或消除不良行为的出现。谴责也包括瞪眼、用力抓住孩子等动作。一般地,就谴责的过程来看,必要时谴责后面须跟随其他形式的惩罚,否则谴责将失去其惩罚的作用。从这个意义上说,谴责只是一种惩罚的信号,它不能成为一种独立的方法,必须与其他的惩罚技巧结合使用。与赞扬一样,批评和谴责要简明扼要。要准确批评具体行为,如"你刚才打了小朋友,妈妈很生气",而不是笼统地说"坏孩子",谴责批评要避免唠叨。

2. 自然结果惩罚　指儿童的不当行为会自然地受到惩罚,例如玩玻璃割手、触摸热汤烫手,于是儿童之后会自然减少类似行为。

3. 逻辑结果惩罚　指惩罚与儿童不当行为的发生存在一定的逻辑关系,或是不当行为的逻辑结果。当一个儿童因为违反父母指令在汽车道路上骑自行车,父母因此决定儿童一周不许骑自行车。

4. 体罚　是指随着儿童不良行为的出现,及时施予一种厌恶刺激或惩罚物,以收到阻止或消除这种行为发生的功效。这里所指的厌恶刺激包括能激活痛觉感受器的疼痛刺激或使其他感受器产生不舒适感的刺激,如电击、令人厌恶的声音、气味等。体罚往往可以立即见效,但体罚往往是家长在愤怒中采取的惩罚手段,因此除了有对儿童产生身体损伤的可能外,更可能导致儿童心理创伤,尤其对于性格内向的儿童,频繁的体罚会导致其自卑、胆小怕事等不良后果,严重的甚至导致儿童自伤或自杀,而对于外向的儿童体罚会导致模仿,这类孩子倾向于用武力解决与同伴间的争端,甚至导致反社会行为。因此应尽量避免使用体罚。

5. 隔离　是当儿童表现出某种不良行为时,及时撤除其正在享用的正强化物以阻止或削弱儿童这种不良行为的再现,或把个体转移到正强化物较少的情境中去,这种改变行为的策略称作隔离。对于儿童的一些外化性问题行为,例如攻击、违拗、破坏、无礼貌、危险行动、不服从、大叫大哭、威胁、不听劝告等,暂时隔离是非常有效的惩罚方法。所谓暂时隔离就是将儿童"关禁闭",儿童的不良行为发生后首先警告,如果警告无效立即执行隔离,执行地点一般选择卫生间或其他乏味但安全的地方,需要的必备工具是一个闹钟。

暂时隔离适用于2~12岁儿童,有三个原则:10个字;10秒钟;1岁1分钟。意思是指在儿童不良行为发生后,父母用不超过10个字的言语和10秒钟的时间让孩子进入隔离室,隔离时间按照孩子年龄而定,以1岁1分钟为原则。必须注意的是,在应用前向儿童解释和演示暂时隔离,隔离时不关注、不对话,隔离区没有孩子喜爱的物品和活动;"惩罚钟"应该放置在孩子可看见可听到但拿不到的地方,铃声一响隔离准时结束。隔离结束后容许孩子生气,但是家长不予关注,切忌在隔离期间唠叨、斥骂、拉扯、讲道理、威胁、大叫或提醒等。在隔离结束后不讨论(在一段时间后可以讨论),忽视孩子事后的生气,如果孩子反抗增加隔离时间。对于遗忘、恐惧、孤僻、害羞、没做作业或家务、心情不佳等内化性问题行为暂时隔离不适宜。

暂时隔离还有一些其他形式,例如隔离可以不一定将孩子放到卫生间,也可以将孩子隔离在房间的一角,让孩子看到他因为错误行为而不能继续和其他孩子一起游戏,而只能做旁观者;有时可以将孩子喜爱的物品拿走,隔离物品。不难发现,要使暂时隔离有效,父母必须经常参与孩子喜爱的活动;或让孩子有和别的孩子一起玩的机会;孩子必须有喜欢的物品。只有这样,才会使孩子感觉到失去这些活动的遗憾,这种父母和孩子共同参与活动在英文中又叫 time-in,和暂时隔离(time-out)正好相反。

(三)负强化

负强化(negative reinforcement)是指在某一情境下,一种行为的发生,导致厌恶刺激(或称负强化物)的移去或取消,以后在同样情境下,该行为的出现率会提高。负强化与惩罚不同,但两者常被混淆,惩罚是施加厌恶刺激,而负强化是除去厌恶刺激;惩罚施用厌恶刺激的目的只是阻止问题行为出现,不一定形成良好行为。负强化则是通过厌恶刺激抑制问题行为,并达到建立良好行为的目的。惩罚是当儿童出现问题行为时及时施以厌恶刺激,以便阻止问题行为。负强化是针对正在受惩罚的个体,激发他"改过向善"的动机,或鼓励他去从事良好行为。惩罚的后果是不愉快、痛苦和恐惧的,而负强化效果是愉快的。负强化与正强化同样能增加个体行为的出现率,但正强化使用愉快刺激而负强化使用厌恶刺激。有人习惯出门带伞其实就是一个典型的负强化例子,因为多次带伞结果避免了淋雨于是就总是带伞,淋雨是负强化物。进门低头也是如此。

运用负强化可以消除不良行为,同时建立替代的良好行为。正如正强化在行为开始增加以前,需要有正强化物与良好行为的多次配对出现一样,负强化过程中,也需要多次使用厌恶刺激,待良好行为出现后,再予撤除,这样反复结合,直到行为者不必亲自承受厌恶刺激就能产生良好行为为止,这才表明负强化法取得了效果。这个过程也就是从逃避反应到回避反应的过程。逃避条件反应:厌恶刺激→出现需要建立的良好行为→可终止厌恶刺激。回避条件反应:听到信号→出现需建立的良好行为→可免受厌恶刺激。

日常生活中逃避反应的实例不如回避反应的实例多。但在儿童时期,由于缺乏知识经验,经常产生逃避反应,以后再转向回避反应。例如,孩子不做课外作业,会遭到父母的责打。为了不再遭受责打的痛苦,孩子便去自觉地做功课,这个做功课的行为是为了逃避责打的痛苦。回避反应的例子有很多,例如学生为了不遭受教师的指责而按时交作业;儿童在游戏时为了不被"暂时隔离"而遵守游戏规则。由此可见负强化法是通过逃避和回避两个过程来实现其效果的。

（四）消退

消退是指在确定情境中,一个以前被强化的反应,若此时这个反应之后并不跟随着通常的强化,那么在下一次遇到相似情境时,该行为的发生率就会降低。也就是说:当曾被奖励过的行为不再被奖励时,该行为会"消退"。因此,我们可以通过强化程序来使某种行为的发生率增加,也可以通过消退程序即停止强化来使某种反应的频率降低。

消退法是一种简单易行且效果显著的行为矫正方法,通过消退法可以消除已建立的不良行为。当儿童产生良好行为以取代不良行为时,应对良好行为进行强化。例如,小明在想要某种东西时总是哭哭啼啼地讲话,妈妈应该在他想要某种东西而没有哭哭啼啼地说话时予以表扬,而在发生哭啼时不予理睬,此即消退,而不是因为反复啼哭最终给予满足,这是对问题行为的正性强化。

在应用消退法时,如果能很好地利用"自然结果",则可大大提高消退效果。即当孩子的错误行为发生时,我们不必去追究其原因,只让这种错误行为获得其自然的结果。这种方式常常能有效地处理一些错误如不服从指导、违反规定、不合作行为等。对于无危险的、非破坏性的行为(如唠叨,发牢骚,哭,抱怨,制造噪音,顶嘴等)消退常能使这些行为问题减少。

值得注意的是,消退所期望的效果,极少即时出现。常常是在行为减少前,不良行为在频率和强度方面均有一个短暂的增加或"爆发",经过一段时间后就能逐步见效。通过消退,某种不期望的行为消失了,但是它可能会重新出现。这种现象是行为的自然"复苏",儿童会用旧行为(如发牢骚)试探能否再次导致关注(正强化),这时如果父母继续忽略这种行为,该不良行为迅速减少。此外一些父母会混淆消退和"不做任何事",他们往往认为某些行为是一定不能容忍的,必须受到惩罚,应用消退对他们来说是困难的。必须指出,如果孩子的行为具有危险性,例如孩子玩火时,应控制此类行为后果的发生,而不宜选择故意忽略。

三、行为评估和治疗

行为矫治计划设计和执行步骤包括:评估、制订矫治计划、干预措施的实施、干预的消退和泛化、随访评估和管理。

(一)评估

评估包括与家长进行会谈、问卷调查、观看提供的录像带、在某些特定的环境条件下直接观察孩子的目标行为。会谈期间,行为矫治者首先获得有关儿童问题行为的一个总体估计。会谈时常常结合使用的问卷有 Achenbach 儿童行为量表(Child Behavior Checklist,CBCL)、行为问题量表等。

行为分析不仅仅集中于某一个行为问题,而是根据某个特定诊断(例如注意缺陷多动障碍(attention deficit hyperactivity disorder, ADHD)选择个体化的评估工具。然后对最关注的行为进行详细评估。行为矫治者需要帮助家长学会详细的行为描述。例如,家长最初会描述孩子为"多动的""固执的""懒惰的"。而理想的描述分别是"上数学课时未获批准离开座位超过 1 分钟 1 次""在 5 次指令中仅有 2 次有满意的应答""今天没有按时完成已安排的课堂作业"。

要了解每一项目标行为的频率、持续时间和强度。如果所描述的儿童行为是发生在特定的背景下,行为矫治者需了解在什么地方和在什么情况下目标行为出现或不出现。行为矫治者应注意哪些事件或情况常常伴随目标行为的发生。一些挑战性的行为往往随着正强化或负强化而出现或持续存在。

评估问题行为发生的协同因素。一些复杂或似乎无关的事件也会影响目前的行为。像生理上的变化,包括疲劳、饥饿、过饱、感染、不适和疼痛,会影响障碍儿童的反应。其他复杂的协同因素包括其他人出现或缺席、所提供的活动空间大小、对活动的喜爱程度和工作的困难性。以往的事件会影响孩子目前的行为,因此确定以往或当前事件的影响有助于选择和使用有效的行为矫治策略。

此外,常常需要掌握更多的相关信息,包括以前矫治目标行为所做的工作;以前为解决所忧虑的问题而与有关专业接触的情况;有关的治疗经过;孩子所在学校的设施和有关专业水平;日常生活习惯。要特别关注孩子的能力及孩子做得好的方面,这有利于看护者正确使用正强化。行为矫治者应充分了解孩子喜爱的强化物,为建立以正强化为核心的矫治计划准备。

(二)制订矫治计划

总结初步的评估结果,行为矫治者与家人商量,讨论是否需要干预措施,如果需要,应以什么形式给予。所做的每一项工作是要把家人的认识和要求具体体现在对孩子的指导或行为矫治计划中。家庭成员接受必要的训练和建议,并为孩子是否接受干预做出决定。行为矫治者接着与孩子、家人一起建立以系统评估为基础的可调整的个体化的干预措施。一旦做出决定,行为矫治者要向他们说明如何在家庭、学校和公共场所实施特殊干预措施方案。

在选择优先处理的目标行为时,应考虑的因素包括:①有效治疗的可获得性;②每一个所表现的行为相对的严重性;③孩子和主要看护者实施所推介的行为方案所需要的工作和技能水平;④孩子和看护者的喜好。很多时候仅仅通过正性强化策略和正确的行为方式练习就可达到矫治行为的目的。优先处理的目标行为通常是危险的和破坏性的行为。

合理运用行为矫正的关联作用。通过行为矫治,孩子获得一种符合社会要求的行为,如果这种行为与其他问题行为有关联,那么在孩子的目标行为得到矫正的同时,伴随的问题行为会随之减少。例如,较高频率的自伤行为常常与交流技能损害有关,教会孩子正确的沟通方式可以减少他们的自伤行为,这已被证明是一种对某些矫治困难的行为有效的干预措施。这有点类似于行为替代,例如,让学生学会向父母说"请帮我系鞋带",而不是通过发脾气来回避劳动。

（三）干预措施的实施

1. 对父母的指导　对父母的指导和训练可通过日常交谈、打电话、参与集中的高度结构化课程来完成。也可以阅读有关儿童行为矫治的文章、听演讲、参加有关养育的专题讲座会等。在一些课程中,行为矫治者会讲述干预的原理、在家庭和社区怎样实施干预、干预程序如何开始、预期的效果、可能遇到的困难和可能出现的问题等。很多干预措施的主要部分是对孩子看护者的基础能力训练。行为矫治者应提供父母一份"行为处方",以说明行为矫治的步骤和要点,明确告诉家长"做什么"和"不做什么"。

2. 对教师的帮助　行为矫治者与教师可以电话沟通或进行简单的会谈,必要时到看护孩子的场所进行实地参观。并要求教师填写评估表和问卷。行为矫治者和教师常常一起观察和记录目标行为的出现频率、强度和持续时间以掌握客观的基线水平。基线一旦确立,他们共同设定一份行为矫治计划,教师应该预先练习与计划有关的矫治策略,而行为矫治者在旁观看和提供反馈。开始时行为矫治者通常建议教师选择正性强化以增加适当的行为。

（四）干预的泛化和消退

一个孩子的行为依环境不同而异。如果某种行为在一个特定的环境中重复地被强化（不论正性或负性）,它可能在这种环境重复出现。然而我们所需要的是适当的行为在其他环境下也能出现,这种适当行为由一种环境转移到另一环境称为行为泛化。在生活中行为的后果（强化）常常不是有计划的,会是延迟的或可能完全不提供。在技能获得或行为转变的起初阶段,及时地和固定地提供强化是重要的,之后应该使用间歇强化,最后是强化的撤离或消退。

（五）随访评估与管理

在所有个案中,需进行随访评估,并根据随访情况对矫治方案进行修正,以适应儿童成长、行为改变以及环境新的需求。行为矫治最普遍的错误观点之一是以为能"一劳永逸"。因此,要预料到目标行为的重现或改变,行为矫治者应该建立和实施一个连续评估和管理的机制。

四、总结

有效的儿童行为矫治以正强化、消退、负强化和惩罚等方法为基础。干预措施强调儿童获得并能维持符合社会要求的行为,使孩子能在各种环境中独立地生活、学习或工作。以家庭为中心,家庭、学校和专业机构的共同参与是干预措施取得良好效果的保证。儿童行为管理事关儿童健康成长、家庭的幸福和社会的和谐稳定,意义重大。上述具体行为矫正方法务必建立在社会稳定、家庭和谐、父母恩爱以及家庭所有成员对儿童问题行为认识正确一致的基础上。

【专家提示】

- 儿童行为问题非常普遍,可以发生在正常儿童之中,也可以发生于障碍儿童。
- 儿童行为矫正主要包括正强化、消退、负强化和惩罚。
- 行为评估是前提,在评估的基础上才能制订矫治计划。
- 行为矫治虽然针对的是儿童,但必须有家庭的参与和教师的配合,儿童才能在行为矫治中有最大的获益。

(邹小兵)

第四节　心理咨询和治疗

【导读】

心理咨询和治疗(psychological counseling and therapy)起源于19世纪末,是指运用心理学的理论和技术对心理行为问题进行治疗的做法。儿童的成长是一步一步脱离父母的抚养,走向社会成熟的过程,这个过程会带来许多的发展的挑战,往往导致了或重或轻的心理行为问题或障碍。心理咨询和治疗通过与儿童及其家庭就问题进行深入讨论,可以帮助儿童更好地认识自我和获得解决问题的能力和信心。因此,应该意识到,心理咨询和治疗的相关技术是发育行为儿科医师用于促进儿童及其家庭健康发展的有力手段之一,应多加学习和利用。

一、概述

(一)心理咨询和治疗的概念

心理咨询与治疗是指使用心理学的理论去理解来访者的问题和其本人,然后采用心理学的技术让来访者更好地认识自己的问题甚至他自己。心理咨询和治疗面向的年龄段和处理的问题是非常广泛的,但儿童群体的心理咨询和治疗有其特殊性。一是儿童的问题多与家庭有关,因此对其进行心理咨询多需要家长的参与;二是儿童不擅长自省,在进行个体咨询的时候,以"谈话"为主要手段的咨询和治疗方法多不适用;三是儿童的问题一般较为轻微且多为发展性问题,因此咨询师或治疗师在与儿童工作的时候要更多地结合儿童的发展特点和目标评估工作的效果。以下我们将从两者的异同点出发更深入地理解儿童心理咨询和治疗的特点。

（二）心理咨询和治疗的区别和联系

1. 工作对象和内容不同 心理咨询和治疗最大的差异在于他们的服务对象和内容的不同,心理咨询的对象主要是有心理困扰的正常儿童或业已恢复或正在恢复的儿童,心理治疗的对象是患儿,主要是精神疾病、心身疾病以及由于某些躯体疾病导致了心理问题的患病儿童。心理咨询处理的问题一般是较轻微的心理行为问题或习惯,如攻击性强、拒绝入学、吸吮手指、啃咬指甲等,或是发展性问题如人际关系、家庭冲突等;而心理治疗处理的问题则倾向于比较严重的非精神病性心理行为障碍,如学校恐怖症、情绪障碍等。

2. 工作的目的和方式不同 心理咨询的基本目的在于帮助来访者达到自我的和谐与全面发展,即帮助他们了解自身需求,确认自身价值,提高与自身、他人和环境相处的能力。一般采用的方式是咨询师和来访者就某问题共同咨商的方式。心理治疗则是基于消除症状、改善社会功能,使患儿"生物－心理－社会"方面均处于健康发展的状态的目的,其方式不仅限于咨商,还包括了药物治疗。需要注意的是,重性精神病如儿童时期的精神分裂症不属于心理咨询和心理治疗的范畴,这类患儿应该转介给精神科,由精神科医师去处理。

3. 心理咨询和治疗的联系 心理咨询和治疗所采用的理论和技术是共通的,不管是精神分析、人本主义、认知行为的方法和技巧都可以用于处理各个人群的各种心理问题。但可能会因为不同的心理问题而采用不同的治疗方法。此外,两者都强调干预者的角色,均要求咨询师或治疗师以尊重、真诚和共情的态度去接待来访者,同时两者都是基于关系去发挥作用的。

（三）心理咨询和治疗的原则

1. 保密 保密是确立双方相互信任关系,保障心理咨询活动顺利进行的前提。未经来访者许可,咨询者不得将谈话内容随意泄露;公开咨询案例或发表有关文章时,必须注意保护来访者个人与家庭隐私。保密原则并非绝对,它取决于当时情景与咨询者判断能力。

2. 限时 每次咨询控制在 30~50 分钟左右,电话咨询则在 30 分钟左右。咨询次数一般每周 1~2 次。不可随意延长咨询时间或咨询间隔。咨询间隔有助于来访者体验、回味咨询过程的内容与经历,主动探寻走向适应的方法与措施。

3. 自愿 来访者求助须出自自愿,这是建立咨询关系的先决条件。那些在成人催促下勉强前来的青少年,往往表现出自我封闭、抵触情绪和过度防卫,不愿意谈实质性问题。咨询者应向他们耐心讲解心理咨询的基本原理和意义,促使他们放弃被动态度,尽快和自己建立信赖关系。对替代孩子来咨询的父母或老师也应表示欢迎,与他们进行咨询交流也能达到良好效果。

4. 情感自限 咨询需双方相互信赖,但应清醒地把这种信赖关系把握在适当的程度。心理不成熟的青少年易对咨询者产生心理依恋（即移情）,甚至超出正常的医患关系。心理咨询师要用适当方式谢绝来访者的某些情感需求,控制其依恋情感的发展。

5. 延期决定 针对青少年情绪冲动和不稳定的特点,咨询者应劝其深思熟虑再作出决定。若当下无法作出决定,允许其延期下决心,可暂时不行动也不作出保证。

6. 遵守伦理规范 心理咨询有严格的伦理道德规范。例如,当动员来访学生采取某种行动时,应将这样做的意义和利弊得失充分予以介绍,但不包办代替,也避免越俎代庖,让学生自己作出选择。除咨询过程外,避免与来访者有其他私下的接触和交往,避免和来访者产生感情上的爱憎或依恋,更不能出现谈恋爱、谋私利等超越伦理道德界限的行为。

二、心理咨询和治疗的程序

1. 受理面谈　心理咨询一般需要事先预约,但在学校心理咨询中未经预约而来者居多,而且多为一次性。因此,受理面谈不宜占用过多时间,5~10分钟左右就需进入正题。咨询者可通过受理面谈的耳闻目睹、形象的感受、思考的总结等过程,进行综合考察,大体了解和判断来访者的心理不适应现况及其来访动机。

2. 建立信赖　咨询者与来访者尽快建立相互信赖的良好关系,是成功进行咨询的前提。因此咨询者应做到:①避免空泛的议论;②避免表扬和夸奖;③避免过早作出解释;④避免随意下结论;⑤回避较敏感的问题;⑥回避对他人的辩护和责难。

3. 提供心理支持　随着信赖关系的建立,咨询者应实现两大目标。一是向来访者揭示问题本质,使对方注意那些从未意识到的问题,获得心理支持,掌握自己解决问题的途径;二是帮助来访者增强自身对适应性行为的体验。为实现第二个目标,主要应帮助对方减少或消除以下不良心理状态。

4. 帮助来访者独立面对生活　咨询达到预期目标后,不要以突兀的方式草率结束。原因是通过一段时间咨询,双方建立了信任依赖的关系,结束时都会产生失落感。咨询者关键要帮助来访青少年重新面对现实生活。可事先将后期的活动安排告诉来访者,帮助其逐步适应。

三、心理咨询和治疗的理论和技术

(一)精神分析疗法

精神分析疗法(psychological analysis therapy)是基于西格蒙德·弗洛伊德的精神分析理论建立的治疗方法。该理论认为,病态心理和行为均源于早年的创伤性经历。个体在愿望未能满足或产生不愉快、不可接受的情感时,会伴随着强烈的心理冲突和紧张,并通过自我保护性防御机制将这些冲突压抑在潜意识内,从而暂时缓解心理冲突和紧张。通常,个体在意识层面上意识不到这些心理冲突和压抑,如果心理冲突过于激烈或防御机制无效时,就会产生病态的心理和行为。

精神分析治疗主要运用自由联想、梦的分析、移情、阻抗等技术,让病人回忆早年的经历,分析潜意识内的矛盾冲突与症状的关系。一旦受压抑的心理冲突被病人感受到和接受,他们就能尝试以更成熟的防御机制去适应。但是,对于心理发展尚不成熟的儿童来说,不习惯于内省,无法探讨其潜意识活动,因此无法直接运用自由联想等技术进行治疗。

但是,儿童精神分析家通过实践发展出了游戏疗法、讲故事以及述说愿望等技巧帮助儿童将潜意识里的欲望和困扰"投射"出来。其中,游戏疗法对年幼儿童尤其受用。治疗时,治疗者与儿童一起或让儿童独自进行类似"过家家"的游戏,儿童会在游戏过程中不知不觉地展现出自己家里或伙伴之间的人际关系或生活实况,表达出内心的不满和愿望。由于儿童拥有发展的需要以及迈向成熟的动力,他们会逐渐学会如何正确表达或控制自己的需求,进而增加适应能力。治疗师的作用是提供一个安全的受保护的氛围,使得孩子能够自如地表达不良情绪。当然,治疗师在促进儿童成长的关键问题上应该给予适当的反馈,告知儿童其行为对治疗师的影响,让儿童学习如何恰当地与自己以及周围人相处。

精神分析疗法还适用于某些有心因性情绪障碍的儿童,如恐怖症、焦虑症、癔症等。Fonagy 和 Target 在 1996 年研究 700 多个采用精神分析心理治疗的儿童,发现对于焦虑和抑郁等情绪障碍问题的治疗有效率可达 72%,注意缺陷多动障碍或其他的行为障碍有效率则低于 50%。在治疗有效的病例中,能坚持 6 个月以上治疗者疗效更好,坚持 1 年以上治疗者,有 69% 的儿童病症完全消失。

（二）认知治疗

认知治疗（cognitive therapy）认为个体对外界事物的认知过程是其心理状态和外在行为的决定因素。适应不良的情绪和行为往往源于不正确的评价,纠正产生这些扭曲评价的认知过程就可改变个体的情绪和行为。认知治疗旨在纠正个体错误或歪曲的认识,改变他们对事物的看法与态度,从而改善和消除存在的心理问题。

对外界事物的认知失败集中于两种认知要素,即认知的扭曲和认知的缺乏。前者指最初的认知过程的失败,包括经验的扭曲、对他人心理的错误认识和自我感知的扭曲。后者可以简单理解为缺乏对事物的常识或认识,包括不知道"每个人都应该得到尊重""每个人都有其价值"等。认知治疗根据信息加工原理,使用多种方法对抗认知扭曲或修补认知缺乏。认知治疗综合言语性干预或行为矫正技术,可帮助病人认识他们的错误认知,检验他们的错误认知是否建立在逻辑和现实的基础上。当病人认识到认知过程中的错误,并以现实的态度来看待外界事物和采取理智的行动时,其症状和行为便开始改善了。

认知治疗的程序包括收集患儿资料、确定主要问题、制订治疗计划、实施具体治疗、巩固疗效及防止复发。以抑郁症为例,具体疗程为每周 1~2 次,持续 12 周以上,一般在 5~7 周后可明显见效。

（三）家庭治疗

儿童成长过程中,家庭对其情绪发展、个性形成和行为模式建立发挥着重要影响。家庭治疗（family therapy）学派认为,家庭是个系统,这一系统并不是所有家庭成员的简单组合,系统中的任何改变将使其他部分发生变化,进而整个系统也随之改变。当家庭功能失调时,家庭治疗将家庭作为一个动态的系统,对家庭的心理问题进行治疗,以改进家庭心理功能。家庭治疗注重家庭成员间的相互作用和整体的心理状况,以建立应有的家庭结构、促进良好人际沟通、树立适当的家庭界限、形成必要的家庭规范、辅助家庭度过各个发展阶段、正确发挥家庭功能为目的,对各种儿童情绪和行为障碍均有较好的疗效。

1. 家庭治疗模式

（1）结构性家庭治疗:其重点在于分析和改善家庭内部的组织和结构,纠正家庭成员的角色混乱、责权模糊、界限不清、认同不良和沟通障碍等问题。

（2）策略性家庭治疗:其特点是从家庭的全局出发,针对家庭功能紊乱的根源,帮助家庭制订治疗策略,决定最先解决哪个问题,依序处理各种困难。实践者经常为家庭确立任务,打破旧的问题解决模式,建立新的更为有效的模式或行为,恢复正常的家庭功能。

（3）分析性家庭治疗:此模式认为家庭功能失调源于个体过去未解决的冲突或失败的经验,并在家庭内部体现出来。精神分析用于家庭治疗时,可帮助治疗者较有深度地体会家庭成员的个人心理以及个人的心理如何影响到其他家庭成员。

（4）支持性家庭治疗:适用于家庭出现了重大变故,如家庭成员之一身患绝症或父母决定要离婚,会对其他成员构成很大打击,同时家庭的结构和功能趋于失衡,这时通过以家庭内部成员互相给予情感的支持的方式,可以促进有效的沟通,重新构建家庭的结构和功能,恢复平衡,从而度过难关。

2. 家庭治疗程序

（1）晤谈:咨询医师通过与所有或主要家庭成员进行晤谈,了解和观察家庭的有关情况,评价家庭的组织结构、经济文化背景、家庭成员间关系、沟通方式、权力分配、家长的育儿方法、家庭问题的解决策略等。

（2）分析:医师分析收集到的资料,确定家庭功能失调的根源和当前存在的主要问题。

（3）治疗:对主要问题进行针对性的治疗,包括确定治疗目标、拟订治疗计划、提供改善家庭功能的建议、安排家庭作业等步骤,帮助家庭恢复正常的功能。

（4）疗程及结束:家庭治疗的晤谈次数大约在 6~12 次,两次晤谈的间隔从 1 周左右逐渐延长至数月。当家庭成员间沟通良好、角色和权力分配合理、问题解决策略形成后即可结束家庭治疗。

（四）行为治疗

行为治疗(behavior therapy)是基于经典条件反射原理、操作性条件反射学说和学习理论建构的治疗方法。该理论认为,个体的病态行为是通过学习并通过条件反射方式固定下来的;相反,通过条件反射、学习过程或强化手段,也可反向控制和矫治病态行为,并塑造良好的行为。行为治疗主要针对个体当前的靶行为(如恐怖症),不考虑个体早先的经历或潜意识过程。这种方法相当成功地用于治疗儿童抽动症、强迫症、睡眠和排泄障碍、恐怖、焦虑、重复行为、进食障碍等多种行为问题。应该注意的是,行为治疗过程中建立良好的医患信任关系非常重要,且治疗需要家长的积极配合,学校和其他与家庭有重要联系者的积极参与也是必要的。

行为治疗有若干范式或方法,主要包括系统脱敏法、冲击疗法、厌恶疗法、强化疗法、放松疗法、模仿疗法、逆转意图疗法、生物反馈疗法等,具体可参见本章第三节行为矫正。

四、心理咨询和治疗的关键态度

尽管心理咨询和治疗的指导性理论和应用技术非常丰富,应用不同理论和方法技巧与患儿进行工作的时候所需要遵循的标准不一。罗杰斯提出,咨询和治疗之所以产生了作用,关键是咨询师或治疗师所持的态度,他认为只要提供一种尊重和信任的人际及环境氛围,那么儿童就会形成以积极及建设性态度去发展的倾向。为此,咨询师或治疗师需要持有以下四种态度:

1. 尊重　尊重(respect)是咨询师的首要态度。尊重最基本的原则是要信任儿童有解决自己的问题的能力;咨询师只是一个陪伴儿童成长,及时作出反馈的角色,切不可把自己当成一个教育者,对儿童予以指导。应该允许儿童有自己的想法和感受,尊重其作为一个人所拥有的权利。当儿童感受到被尊重,他也能逐渐学会以接纳的态度对待他人、对待自己。

2. 真诚　真诚(genuine)即真实与一致。咨询师不是镜子、共鸣板,也不是一幅空白的荧幕,他不戴面具,也不伪装,而是表里如一、真实可靠地以真正的自己投入到咨询关系中,这就意味着咨询师应该向儿童如实地反映自己的想法、看法和感受。当然,这种真实是基于对儿童的保护和帮助前提的,而不是毫无选择地将自己暴露无遗,甚至造成儿童的伤害。

3. 共情　共情（empathy）是指咨询师放下自己的主观参考标准,设身处地地从儿童的参考标准来看事物和感受事物。此外,还要求咨询师能够以言语或非言语准确表达对儿童内心体验的理解,并协助儿童对其感受做进一步的思考。咨询师做到这点,有利于儿童更好地表达真实的自己而非压抑自己,同时也能帮助儿童学会如何设身处地地为他人着想。

4. 无条件积极关注　无条件积极关注（close attention）即咨询师要对来访者的优点及进步保持高度的敏感,用积极的、开放的眼光去看待儿童在咨询室里的变化,不带价值判断地尊重儿童的想法和感受,应该有允许来访者在咨询室里表现得不好,无条件接纳来访者的一切的开放性心态。需要注意的是,这并不意味着放任来访者做一切事情,而是带着接纳作为人必定存在局限性的观点去接纳来访者的不足,并帮助来访者理解这些局限的积极作用。

此外,由于儿童处于一个不断发展进步的阶段。因此,作为咨询师或治疗师,应该持有一种发展的眼光去看待儿童当前出现的问题,理解儿童问题出现背后的原因及问题的意义。有利于咨询师和治疗师形成积极的有信心的态度,当面对父母的时候,也能影响到父母的认知,这对改善儿童所处环境的氛围非常重要。

【专家提示】

- 儿童心理咨询和治疗所面向的群体为具有心理困扰的正常儿童或具有心理行为问题及障碍的患儿,重性精神病性障碍不属于心理咨询和治疗的范畴,应该转介给精神科等专科。
- 精神分析疗法、认知疗法、家庭治疗、行为疗法同样适用于儿童心理咨询和治疗。我们应该依据儿童的状态和诉求灵活选择相应的流派去帮助儿童更好地认识自我和获取解决问题的能力。
- 儿童心理咨询和治疗发生作用的关键因素不在于采用了哪种流派的理论和技术,而是咨询师和治疗师包容和支持性的态度,只要为儿童提供尊重和信任的人际及环境氛围,那么儿童就会形成以积极及建设性态度去发展的倾向。

（静　进）

第五节　特殊教育

【导读】

特殊教育（special education）随着社会的进步、科学的发展正在发生急剧的改变,本节阐述我国特殊教育从观念到实践的变化,强调医学和教育的评估作用及个体化的教育计划。特别提到了近年医教结合正在从理念走向实践,并推动特殊教育的纵深发展。

《中国教育大百科全书》中提到：特殊教育是使用特别设计的课程、教材、方法、教学设备和组织形式对有特殊教育需求的对象进行的专门教育。狭义的特殊教育指对有生理或心理发展障碍或缺陷、一般不能自然顺应普通教育的儿童进行的教育，故亦称"缺陷儿童教育""障碍儿童教育""残疾儿童教育"。

我国的特殊教育一般是对身心发展有障碍的儿童施行的教育。其一开始就与医学存在着错综复杂的联系。通常情况下，是由医师而非教育工作者诊断出适合接受特殊教育的疾病。对某些有显著的疾病而言，如唐氏综合征、脑瘫等，医师的作用是不可言喻的；同时，对于某些相对轻微的病变，如注意缺陷多动障碍、学习障碍也需要儿科医师明确诊断。儿科医师常常应家长的要求，就如何正确和合理地对待学习困难儿童提出合理的建议。由此可见，儿童在医学和教育学两方面的需求存在着密切的联系，这就要求儿科医师和特殊教育工作者在对患儿实施干预措施时能够协同工作。

为此，儿科医师应当理解特殊教育的相关法律、法规条文的内涵、目标及意义。在治疗过程中，医师应当让患儿及家长都了解疾病的特性，指导他们如何对待疾病，并使他们在此基础上配合训练。

一、特殊教育的发展

面向特殊儿童的教育政策已经从以单纯个体干预为中心转变到了以个体和环境干预为中心。由于儿科医师是障碍儿童的首位诊治者，因此儿科医师就必须理解这些变化，并且能够提出建议，让特殊儿童的家长知道他们可以从政府的决策中获得哪些帮助，同时要让他们了解在经济上应负的责任。儿科医师有责任帮助特殊儿童家庭了解个体的特性以及特殊教育对这些障碍儿童的作用。

（一）传统理论

根据儿童发育的阶段理论，传统的障碍模式认为所有的儿童以相似的方式和时间经历了一系列的发育历程。障碍儿童被认为是"发育落后"，特殊教育的目的就是帮助他们取得进步。传统理论认为只要充分的治疗，这些儿童的行为表现就可以接近正常儿童，因此，干预主要集中于针对儿童的治疗。

（二）目前的观点

儿童发育生态模式使我们从多个视角理解到这样一个事实，即儿童内在系统和外在系统的相互作用是影响其生长和发育的关键环节。微观和宏观环境决定了障碍对儿童的影响及干预成效。因此，干预措施不但要针对人，还要针对环境。参与正常生活、接受适当教育是儿童与生俱来的权利，成人有义务关心儿童及儿童教育。

对于儿科医师而言，这意味着要和儿童、家长一起来理解治疗和特殊教育的作用，尽可能多地帮助其参与到与年龄相适宜的活动中去。为了更有效地做到这些，医师必须积极地和其他社区的专业人员一起合作，帮助特殊儿童家庭就近入学和得到照顾，同时，也要帮助社区专业人员来理解特殊儿童的需求。

（三）接受特殊教育的对象

在进行特殊教育之前，首先要确认特殊教育的对象。通常情况下，当父母或专业人员发现儿童的教育难有进展时，会提出让儿童接受评估、诊断，然后接受特殊教育。随着早期干预的介入（从出生到3岁），特殊教育的范围在扩大，包括因为社会或环境因素导致发育迟缓或学习失败的儿童。这些儿童不再是因为自身障碍影响学习才接受特殊教育,而是为防止日后学习失败而接受特殊教育。为了适应各式各样学生的不同需求,学校方面开始尽力改善教学环境。当教学环境发生改变后,学生的学习还不能得到提高时,应考虑特殊教育的有效性。儿科医师需要认识环境对儿童的影响并提高儿童的适应能力,把支持和帮助儿童与课堂教学结合起来,以取代以往的将"教室治疗"和"单独治疗"彻底分离的做法。儿科医师也应帮助家庭理解综合方法的作用。

（四）特殊教育的变化

最近几十年,特殊教育的发展出现了新的动向。首先,基于医学模式的转变,教育界已经认识到接受特殊教育的学生有生理原因所致的障碍,比如疾病或损伤,也有诸如经济条件差、自然成长环境的剥夺、不恰当的教学方法等的影响,因此特殊儿童的教育既注重医疗措施的使用,又强调成长环境的调整。其次,各国的特殊教育领域出现"正常化""回归主流""一体化""最少限制环境"等特殊教育新趋势新动向,特殊儿童从教育环境的隔离化逐步走向与正常儿童的融合化。1994 年世界特殊需要教育大会通过了"特殊需要教育行动纲领",提出了教育应满足所有儿童的需要的"全纳性教育"和学校必须接纳服务区内的所有儿童入学,并为这些儿童提供自身所需教育的"全纳性学校"的观点,进一步促进了特殊需要儿童和正常儿童共同学习的融合教育。最后,从 20 世纪 60 年代起,各国均开始重视特殊需要儿童的早期教育和早期干预,遵循"起步越早越好"的原则,对 6 岁以下儿童进行特殊教育和经济资助,促进其身体、智力和社会能力的发展,并做好入学前的准备。我国在借鉴国外先进经验的基础上,广泛开展特殊儿童随班就读的实践,取得了良好的效果。目前,特殊教育在中国呈现以随班就读和特教班为主体、以特殊教育学校为骨干、城乡兼顾的残疾儿童、青少年教育发展的新格局。

二、评价

（一）临床评价

临床评价通常采用儿童认知、语言、情感和运动发育量表作为评价指标,这些独立评价指标的结果用来判别是否可以进行特殊教育。这种评价的缺点是它所采用的测量方法只关注单一方面的发育能力,并不能全面反映儿童的发育状况。此外,通过临床评价,了解儿童的发育水平,为个体儿童制定特殊教育的目标提供依据。

（二）专业评估

专业评估允许儿科医师和教育专家同时观察儿童完成一系列任务。这种评价的好处在于可以让专家从各个方面来观察儿童,既了解儿童某方面的缺陷,也了解其他方面的优势,取长补短,发挥最大的评估功能。跨学科小组的观察比以往的模式更能准确评估儿童的实际表现。专业评估的一个优势在于让父母参与其中,并且可以让小组成员共同为提高儿童的适应性和制订干预计划群策群力。

（三）生态分析

生态分析主要是评价儿童的可利用资源和环境,要求各专业人员在自然环境下观察儿童的发育及能力。采用生态分析,特殊教育者利用教学环境,获得学生认知和知觉的特点,通过一些适应性调整可让学生积极地参与进来。生态分析同样要确认那些阅读和书写不流利的学生的输入输出系统。例如,可以教会那些有精细运动问题的学生使用键盘软件来写出他们想要表达的东西;那些不能流利阅读的学生可以采用阅读软件来复习教学内容和完成作业。这些措施可以保证在正规课堂上对那些障碍儿童进行教育,发展学生的独立性,使学生走向成功。

三、个体计划

个体计划是特殊教育的精华。这些计划的目的是保证患儿能够成功地参与到与年龄相符的活动和日常生活。不同年龄段的计划侧重点有所不同,婴儿的计划包括其在家庭中的角色,学校是学龄期儿童的计划核心,而参与社会工作则是成人计划的核心内容。

(一)发展家庭计划

家庭计划的对象包括家庭以及能够提供帮助的各种社区机构,这个计划需要将所有有助于障碍儿童融入日常家庭生活的训练列出清单。由于家庭能够给儿童提供关心的方式多种多样,每个家庭训练计划都是独特的、与众不同的。

(二)发展个体教育计划

由各专业团队人员共同制订障碍儿童的个体教育计划,父母和教师也是这个团队的成员。个体教育计划既需设定特殊儿童在教育中的学习内容,又需设定在自然环境中应当培养的能力。每一学年都设立教学目标。在团队的讨论下,根据每个学生在认知、社会、日常生活、娱乐方面的能力制订具体内容。在执行个体教育计划时,不局限某一专业,而是共同参与,并且把课堂教学和自然环境的学习整合起来。在实施过程中,若障碍儿童并无进步,则团队应对该计划重新评价并做必要的调整。

过渡期的规划是特殊教育最重要的内容之一。这包括婴幼儿从早期干预到学前教育、青少年从学校教育过渡到工作和在正常社会环境中生活,这些转变是非常重要的。在尝试过渡的时期,医师在支持家庭和团队决定过程中起着重要的作用。当儿童进入学龄前期时,家庭成员在了解孩子需要的变化、与其年龄相符的训练以及培养孩子的主动性等方面,需要医师的帮助。对于适合婴幼儿的方法,如经常做家庭访视、与父母的亲密关系等已经不再适合学龄前儿童,他们更需要在户外和同龄人一起活动。医师应当根据儿童的不同年龄帮助家庭成员处理好这些问题。

四、医教结合

"医教结合"这个理念的提出体现了时代的文明和科学的进步,也是当代特殊教育发展的必由之路。当医教结合进入当代特殊教育中,特殊教育便有效整合了医学、康复和干预训练,提高了障碍儿童的功能,诸如生活自理技能、身体大运动、手的精细运动等,并在此基础上参与文化学习及娱乐活动。这样不仅关注特殊儿童的发展缺陷,更聚焦于特殊儿童的环境适应性和潜能开发,增强了特殊教育的个性化。

此外,随着康复医学的发展,物理治疗、作业治疗、语言治疗为肢体运动障碍及脑瘫儿童带来了福音。一些康复机构与特殊教育学校以结对的形式,治疗师们走出医院大门,送教上门,而特殊教育老师又把康复的基本方法教会家长,使这类儿童的运动功能得到最大的改善。目前,在我国的一些城市已经开展了某些发育行为障碍的医教结合,例如脑瘫儿童的肢体康复、孤独症谱系障碍的特殊教育,高危儿童的早期干预、残疾儿童的入学评估等均采取医教结合的模式,收到了客观的效果。

总之,我国的特殊教育所实施的医教结合是一项开创性的长期任务。医教结合不仅反映了当代特殊教育的内在需求和发展,更反映了医学的延伸和拓展,两者结合,势在必行。而医学和教育进入了良性互动时,将大大地推动我国特殊教育事业和医学相关专业的飞跃发展。

【专家提示】

- 特殊教育不仅仅服务于儿童,还要注重儿童的生存环境及家庭的参与。
- 特殊教育目标的制订是基于医学和教育评估的结果。
- 特殊教育应当走向个体化。
- 特殊教育必须走医教结合之路。

(金星明)

第六节 药 物 治 疗

【导读】

治疗儿童的发育行为障碍或精神障碍有时也需要药物治疗,主要使用精神类药物。精神类药物主要包括:抗精神病药物、抗抑郁药、抗焦虑药、心境稳定剂和中枢兴奋剂。药物治疗需要规范化,用药前做好准备工作。本章介绍发育与行为儿科学中不同药物种类适应证、不良反应及处理、使用方法,并分别介绍注意缺陷多动症、抑郁障碍、焦虑障碍、破坏性行为障碍、抽动障碍、心境障碍等疾病的药物治疗,以及常用药物的具体特性、用法。

一、精神类药物使用原则

药物治疗是综合性治疗的一部分,应与社会心理、康复、教育等非药物的干预方式结合起来。临床的循证医学研究显示,目前的多数常用精神药物在治疗儿童精神障碍中具有安全性和有效性。但也有一部分精神类药物缺乏用于儿童的研究或没有被批准用于儿童,对儿童的潜在不良反应和对生长发育的影响尚不明确,使用时应该谨慎考虑。

对儿童使用精神类药物的总体原则如下:①无或最小伤害性,使用能够达到疗效的最少品种和最小剂量;②使用简单、儿童容易接受的给药途径;③密切观察用药反应;④从低剂量开始,缓慢滴定加量,避免频繁换药和更改剂量;⑤与其他治疗及干预目标保持一致。如果病情的确需要药物治疗,但超出说明书上的适用年龄或适应证,则须有充分的病理学、药理学和循证依据,并且在用药期间密切观察药物的副作用。

治疗前准备包括如下要点:

1. 明确诊断 进行疾病诊断和功能评估,明确用药的必要性和治疗目标,包括心理行为症状、疾病学和严重程度,以及躯体疾病和躯体功能。

2. 熟悉药物的特点　清楚所用药物的特性和作用机制,包括适应证、禁忌证、药代动力学、治疗疗程、停药原则等,以及药物对躯体发育和认知发展的影响。

3. 知情同意　用药必须经过家长或主要法定监护人的同意。详细告知药物治疗的必要性、不良反应及处理、使用时间等信息,并签署知情同意书。必要时,对大龄儿童、青少年的患儿也应征得其同意。

4. 充分考虑选择最适合的药物　选择药物应考虑年龄、病情、不良反应的耐受性、躯体状况和共患病、过去的治疗反应、药物相互作用、使用的方便程度、经济条件等情况。

5. 体检和实验室检查　根据药物可能发生的不良反应、禁忌证,酌情进行心电、脑电、血液、尿液等检查,并在治疗过程中也进行相关检查。

二、常用的精神药物

常用于儿童的精神类药物包括:抗精神病药物(antipsychotics)、抗抑郁剂(antidepressants)、抗焦虑药物(anxiolytics)、心境稳定剂(mood stabilizers)和中枢兴奋剂(psychostimulants)。

（一）抗精神病药物

1. 抗精神病药物的种类

（1）第一代抗精神病药物:又称典型性抗精神病药物,主要作用机制是阻断中枢多巴胺 D_2 受体。其中氟哌啶醇、氯丙嗪、奋乃静、舒必利等可用于儿童,但由于不良反应较大已不作为首选药物。

（2）第二代抗精神病药物:又称非典型抗精神病药。涉及 5-HT 和多巴胺受体拮抗剂、选择性 D_2/D_3 受体拮抗剂和多巴胺受体部分激动剂。其优点为有效率较高、副作用较小,目前常作为首选药物。以下是几种常用药物:

1）利培酮:用于精神分裂症时要求儿童年龄 >13 岁,用于双相障碍要求儿童年龄 >10 岁,用于控制孤独症的易激惹症状时仅限于 5~16 岁。起始剂量 0.25mg/d,有效剂量为 2.5mg/d,最大剂量 6mg/d,口服。药物半衰期为 20~24 小时。不良反应包括体重增加、高血脂、高血糖、嗜睡、催乳素水平升高、锥体外系反应、迟发性运动障碍等。

2）奥氮平:用于控制精神分裂症的急性激越症状、急性躁狂、冲动控制障碍等,用于儿童时要求年龄为 13~17 岁。起始剂量 2.5mg/d,有效量 2.5mg/d,最大剂量为 20mg/d,口服。药物半衰期为 21~54 小时。常见不良反应包括体重增加、高血脂、高血糖、嗜睡等。

3）喹硫平:用于精神分裂症时要求儿童年龄 >13 岁,用于躁狂和混合型的双相障碍时要求儿童年龄 >10 岁。起始剂量 25mg/d,有效量 25~300mg/d,最高剂量 300mg/d,口服。药物半衰期为 6~7 小时。常见不良反应包括头晕、嗜睡、直立性低血压、心悸、口干、食欲缺乏等。

4）阿立哌唑:用于精神分裂症时要求儿童年龄在 13~17 岁,双相障碍 Ⅰ 型的儿童年龄应在 10~17 岁,控制孤独症的易激惹症状要求 6~17 岁。起始剂量 2.5mg/d,有效量 5~15mg/d,最高剂量为 30mg/d,口服。不良反应包括轻度体重增加,高剂量时嗜睡。

2. 适应证　有控制兴奋躁动、消除幻觉妄想和改善情绪与行为等作用。适用于精神分裂症的治疗和预防复发、分裂情感性精神病、躁狂发作、伴精神病性症状抑郁发作以及其他有精神病性症状的精神障碍。

3. 常见不良反应和处理

（1）锥体外系反应：①急性肌张力障碍，最早出现的不良反应，可用抗胆碱能药（如东莨菪碱）处理；②静坐不能，可用苯二氮䓬类和β受体阻滞剂（普萘洛尔）处理；③类帕金森综合征，最常见的不良反应，用抗胆碱能药盐酸苯海索和东莨菪碱缓解；④迟发性运动障碍，出现后应立即减药、停药、换药，避免用抗胆碱能药。

（2）其他不良反应：嗜睡，头晕，诱发癫痫，心悸，体重增加，催乳素分泌增高，过度镇静，情绪抑郁，肝功、血象变化和心血管反应等，过量可致中毒。

（3）药物相互作用：与抗抑郁剂和抗胆碱药有协同作用，增强血药浓度；与卡马西平有拮抗作用，降低血药浓度。

（二）抗抑郁剂

1. 种类 用于儿童、青少年的种类包括三环类抗抑郁剂（tricyclic antidepressants，TCAs）、选择性5-羟色胺再摄取抑制剂（selective serotonin reuptake inhibitors，SSRIs）。

（1）三环类抗抑郁剂：用于各种抑郁障碍、焦虑症、强迫症、贪食症、遗尿症、神经性疼痛等。在12岁以下儿童中慎用，因不良反应较大目前很少用于儿童。

1）作用机制：阻断去甲肾上腺素、5-HT的再摄取，还可阻断突触后α_1、H_1、M_1受体。

2）不良反应：①抗胆碱能作用，如口干，视物模糊，便秘，麻痹性肠梗阻，排尿困难。②中枢神经系统，如过度镇静、嗜睡、头晕、震颤和诱发癫痫。③心血管副作用，如心慌、低血压；性功能障碍；体重增加；过敏反应；过量中毒。处理原则是对症处理，如有必要则减药、换药。

3）禁忌证：癫痫；严重心血管疾病；肝、肾功能障碍；青光眼（窄角型）；肠麻痹；前列腺肥大；禁与单胺氧化酶抑制剂（monoamine oxidase inhibitors，MAOIs）联用。12岁以下儿童，孕妇慎用。

（2）选择性5-羟色胺再摄取抑制剂：是目前首选的抗抑郁药物，包括氟西汀、舍曲林、西酞普兰、艾司西酞普兰、氟伏沙明和帕罗西汀。其中，西酞普兰、帕罗西汀不适用于18岁以下儿童、青少年。

1）作用机制：主要是阻断突触前的转运体，抑制突触前膜对5-羟色胺（5-HT）的回收，增加突触间5-HT的浓度。

2）适应证：适用于抑郁障碍、焦虑/惊恐障碍、强迫症、神经症性厌/贪食等。该类药物通常为口服，每天1次。

3）不良反应：总体而言，SSRIs类药物的安全性好、不良反应轻，不存在TCAs对心脏的毒副作用。常见不良反应包括：①胃肠道反应，如食欲减退、恶心；②神经和精神症状，如头晕、头痛；③瞌睡或嗜睡、失眠；④性功能障碍；⑤过敏反应，皮疹常见；⑥口干、便秘、多汗、抽动。不良反应与用药剂量和用药时间有关，大部分几天或几周即可自行缓解。当出现5-HT综合征、激越、震颤、肌阵挛、高热、头晕、心动过速，甚至产生幻觉、昏迷等精神状态改变时，应立即停药，并给予对症治疗。

4）戒断综合征：激越、易激惹、焦虑、抑郁、失眠、多梦、乏力、恶心、呕吐等，发生在快速减药或突然停药后，因此应缓慢减量。

5）禁忌证：对SSRIs类过敏者，严重心、肝、肾病慎用；慎与锂盐、抗心律失常药、降糖药联用；禁与MAOIs合用。

（三）抗焦虑药物

1. 苯二氮䓬类药物 具有缓解焦虑、恐惧、镇静催眠、抗惊厥及骨骼肌松弛等作用，适用于焦虑症和焦虑相关的障碍、睡眠障碍、惊厥和癫痫。作用机制是与 GABA 受体、苯二氮䓬受体结合，从而达到上述作用。常用药物包括地西泮（安定）、氯硝西泮（氯硝安定）、硝西泮（硝基安定）、艾司唑仑、阿普唑仑、劳拉西泮（罗拉）等，地西泮较常用于儿童。不良反应包括嗜睡、镇静、认知受损、共济失调，长期使用可产生耐受性与依赖性。有停药反应，应缓慢减量。这类药由于镇静作用较大，而且有耐药性、依赖性等，因此不作为抗焦虑治疗的首选，也不宜长期用药。

2. 非苯二氮䓬类药物 适用于儿童的药物仅有盐酸羟嗪，又称羟嗪。羟嗪为 H_1 受体激动剂，属于抗组胺药，可用于轻度焦虑症状、荨麻疹和过敏性疾病。不良反应包括镇静、依赖性等，6 岁以下儿童慎用。目前在临床上较少用于治疗焦虑障碍。

（四）心境稳定剂

治疗躁狂及预防双相情感障碍的躁狂或抑郁发作，对情绪不稳定、冲动、恶劣心境等有疗效。传统的心境稳定剂包括锂盐、丙戊酸盐，目前部分非典型抗精神病药也常作为心境稳定剂，或两者联合用药。

（五）中枢兴奋剂

主要作用机制是增加突触间兴奋性神经递质如去甲肾上腺素和多巴胺的含量。临床用于注意缺陷多动障碍、遗尿症，也可用于轻度抑郁症，发作性睡病和中枢抑制药过量中毒。常用药物有安非他明和哌甲酯类。

（六）其他药物

硫必利治疗抽动障碍，详见抽动障碍的药物治疗。α_2 受体激动剂可乐定、抗癫痫药物均在精神障碍或心理行为障碍中有较多应用。

三、常见发育行为障碍的药物治疗

（一）注意缺陷多动障碍的药物治疗

治疗注意缺陷多动障碍的药物包括中枢神经兴奋剂和非中枢神经兴奋剂。

1. 中枢兴奋剂 是目前用于治疗 ADHD 的主要药物，通过抑制突触后膜对多巴胺和去甲肾上腺素的再摄取，从而提高突触间多巴胺和去甲肾上腺素的浓度，强化注意的过程，增强唤起，从而提高对强化的敏感性，提高行为抑制能力。我国目前仅有哌甲脂类。

哌甲酯类：主要用于治疗注意缺陷多动障碍，有效率为 75%~80%。短效剂有利他林，服后 30~60 分钟起效果，平均持续作用时间 3~4 小时。起始剂量为 5mg/d，每天 1~2 次，逐渐增加至 5~10mg，每天 2~3 次，最后 1 次不晚于睡前 4 小时，每天最大推荐量 60mg/d。长效剂的持续作用时间平均 8~12 小时，我国目前使用的有盐酸哌甲酯缓释片，平均作用时间 12 小时，起始剂量 18mg/d，早晨服用 1 次，我国最大推荐量为 54mg/d，美国食品药品监督管理局批准最高为 72mg/d。国外还有其他多个哌甲酯类品种，如哌甲酯延释剂。

该类药物常见不良反应有食欲减退、腹痛、失眠、抽动、头痛、体重减轻、生长延缓，偶有抑郁、幻觉、妄想。

2. 选择性去甲肾上腺素再摄取抑制剂 目前仅有托莫西汀，可用于 7 岁以上儿童及成人 ADHD。起始剂量 0.5mg/（kg·d），服用至少 3 天后增加至目标剂量，1.2mg/（kg·d），最高 1.4mg/（kg·d），早晨 1 次服用或早晚分次服用。体重 >70kg 儿童或成人患者，每天初始总量为 40mg，逐渐加量至每天总量 80mg，每天最大剂量 100mg。

常见不良反应有易激惹、嗜睡、恶心、呕吐、食欲减退、头晕、心境不稳等。闭角型青光眼禁用，不可与单胺氧化酶抑制剂合用。

3. 抗抑郁剂　在美国，安非他酮可用于儿童 ADHD，但我国尚无此药。没有明确证据表明选择性 5- 羟色胺再摄取抑制剂和其他类型抗抑郁剂对 ADHD 核心症状有效，但可用于共患抑郁、焦虑、强迫症的 ADHD 患儿。

4. α₂ 去甲肾上腺素能受体激动剂　作用机制是轻度阻滞多巴胺 -2 受体剂，常用药物为可乐定。可乐定在我国常用于治疗高血压，美国食品药品监督管理局批准盐酸可乐定 0.1mg 和 0.2mg 缓释片用于治疗 6~17 岁的 ADHD 患儿，对多动、冲动有一定效果，尤其适合共患抽动障碍的儿童。使用方法详见第六章第七节。

5. 抗精神病药物　当 ADHD 患儿出现严重的冲动、攻击行为，或者共患对立违抗性障碍、品行障碍、抽动障碍，使用以上药物治疗无效时，可考虑小剂量使用抗精神病药，首选非典型抗精神病药物。

（二）抑郁障碍的药物治疗

1. 抑郁障碍的药物选择

（1）抗抑郁剂：是抑郁障碍的主要治疗药物，目前 SSRIs 是首选抗抑郁剂。被美国食品药品监督管理局批准用于儿童的 SSRIs 有舍曲林、艾司西酞普兰、氟西汀、氟伏沙明（以下儿童适用年龄和适应证均为美国食品药品监督管理局标准）。

（2）抗精神病药物：治疗伴有精神病性症状的抑郁发作、难治性抑郁症、双相障碍，以及抗抑郁剂激活兴奋状态时，选用某些抗精神病药物。首先考虑非典型抗精神病药物，典型抗精神病药中的舒必利也有抗抑郁作用。

（3）其他：治疗双相障碍的抑郁发作时酌情使用心境稳定剂。

2. 抗抑郁障碍的药物治疗疗程　根据我国的抑郁障碍治疗指南，主张全程治疗，分急性期、巩固期和维持期三个阶段。

（1）急性期治疗：逐渐加量，1~2 周内达治疗量，一般药物治疗 2~4 周起效，治疗 6~12 周。控制症状，减轻抑郁症状或体征。足量使用 6~8 周如无效应考虑换药。

（2）巩固期治疗：仍使用有效治疗剂量巩固 4~6 个月，防止复燃[①]。

（3）维持期治疗：首次发作维持至少 6 个月。青少年抑郁发作伴精神病性症状、病情严重、自杀风险大并有家族史者，应考虑维持治疗，一般 2~3 年。减药宜慢。维持治疗量，三环类抗抑郁剂减至 1/2 维持，SSRIs 一般用有效剂量维持。

长期维持治疗：3 次发作后应考虑长期维持。但有以下情况者发作 2 次即应长期维持：①有家族史；②首发年龄 <20 岁；③两次发作间隔 <3 年；④突然起病的重性抑郁。儿童首次发作、程度轻者可不用长时间维持，2 次发作则长期维持。

3. 抗抑郁剂的用法

（1）选择性 5- 羟色胺再摄取抑制剂：是首选的抗抑郁药物。有儿童、青少年适应证的抗抑郁剂为氟西汀、舍曲林、艾司西酞普兰、氟伏沙明（表 7-6-1）。该类药物的使用通常为口服，每天 1 次。

---

①　抑郁症专有名词，指病人症状有效缓解或已经痊愈，但尚未达到康复的标准之前，抑郁症状又发生恶化，或在治疗有效的 6~9 个月之内，病情又加重者。

表 7-6-1 美国食品药品监督管理局批准有儿科适应证的 SSRIs 类抗抑郁剂

药物名称	儿科适应证	每天剂量（mg）	半衰期	达到稳态时间
氟西汀	≥8 岁,重性抑郁症和强迫症	起始量 10 有效量 20 最大量 60	4~7 天	4~6 周
舍曲林	≥6 岁,强迫症	起始量 25 有效量 25~200 最大量 200	27 小时	1 周
艾司西酞普兰	≥12 岁,重性抑郁症	起始量 10 有效量 20 最大量 60	30 小时	1 周
氟伏沙明	≥8 岁,强迫症	起始量 25 有效量 25~200 最大量 200	15 小时	2 周

（2）三环类抗抑郁剂:总体上在 12 岁以下儿童中慎用,因不良反应较大目前很少用于儿童。氯米帕明可用于治疗儿童抑郁症、强迫障碍,6 岁以下儿童禁用。

（3）其他抗抑郁剂:仅对于青少年难治性抑郁,在其他治疗无效后应由经验丰富的儿童精神医师谨慎使用。

（三）焦虑障碍的药物治疗

焦虑程度达到中到重度时,可选择适合儿童、青少年的有抗焦虑作用的抗抑郁药或抗焦虑药,6 岁以下幼儿的焦虑障碍不推荐药物治疗。

1. 抗焦虑作用的抗抑郁药 SSRIs 是首选的一线抗焦虑药物。其中,对儿童、青少年焦虑的研究显示,舍曲林对广泛性焦虑障碍、社交性焦虑障碍、特定性恐惧症均比安慰剂有效,有效治疗剂量为 25~200mg/d,结合认知行为治疗等其他被证实有效的心理治疗则效果更佳。

2. 抗焦虑药 苯二氮䓬类中可用于儿童的有地西泮和氯硝西泮,但仅是批准用于治疗儿童癫痫,慎重用于抗焦虑治疗。如需使用则应小剂量短期且间断使用。在焦虑障碍治疗初期,可与 SSRIs 合并使用。以下为抗癫痫的推荐剂量,抗焦虑治疗宜小于此剂量。

（1）地西泮:0.12~0.8mg/（kg·d）,分 3~4 次服用。

（2）氯硝西泮:初始量 0.75~1mg/d,分 2~3 次服用,以后逐渐增加剂量,维持量 4~8mg/d,分 2~3 次服用。

（3）非苯二氮䓬类中的羟嗪:6 岁以下儿童慎用。有效剂量每次 0.5~1.0mg/kg,每天 2~3 次。肝、肾、肺功能不全者慎用,应定期检查肝功能与白细胞计数。

（四）冲动和攻击行为、严重情绪失调的药物治疗

这些症状可见于不同的障碍中,如破坏性行为障碍、ADHD、冲动控制障碍、间歇－暴发性障碍、心境障碍等其他精神障碍中。药物一般只用于对症治疗:控制冲动、攻击性行为和情绪不稳定。

1. 兴奋剂 中枢兴奋剂,如安非他明和哌甲酯类,是治疗冲动性攻击行为的首选药物。有些研究发现,对于不论是否共患 ADHD 的 ODD 和 CD,兴奋剂都可以在某种程度上缓解攻击行为。在 ADHD 的症状得到充分治疗时,轻度到中度的破坏性行为通常也得到缓解。

2. 抗抑郁剂 如 SSRIs 和三环类抗抑郁剂,可在患有心境障碍时缓解攻击性和冲动性。

3. 抗精神病药物 对于有严重的攻击和破坏性行为的儿童、青少年,抗精神病药物可以有效降低攻击性和暴力行为,但低年龄儿童慎用。首选非典型抗精神病药物,常用药物有利培酮,每天 1~2 次,起始剂量 0.25mg,通常不超过 4mg/d,常见副作用为锥体外系反应和体重增加。

4. 心境稳定剂 锂盐,可以缓解冲动性、脾气爆发和心境波动。常用起始剂量 150mg/d,在监测血药浓度的同时逐渐加量,每天 2~3 次。儿童有效治疗剂量 15~60mg/(kg·d),青少年 600~1 800mg/kg,分 3~4 次。急性期监测血药浓度(0.8~1.2mmol/L 为宜),>1.4mmol/L 则中毒。

5. 肾上腺素类药物 如可乐定等在欧美等国家也经常用于治疗 OBD。

(五)心境障碍的药物治疗

1. 急性期治疗 目标是控制症状,达到完全缓解,一般 6~8 周。

(1)抗抑郁剂:在抑郁发作期间使用抗抑郁剂,SSRIs 是治疗儿童、青少年抑郁发作的首选药物,详见抑郁障碍的药物治疗。

(2)非典型抗精神病药:已成为儿童躁狂发作治疗的一线药物,用于伴或不伴精神病性症状的严重抑郁发作,或抑郁发作有激惹、自杀行为,躁狂和抑郁混合发作以及在抑郁转躁狂时期。

(3)心境稳定剂:躁狂发作首选心境稳定剂治疗,包括锂盐、抗癫痫药。

1)锂盐:是躁狂发作和双相障碍的首选药物,可用于 12 岁及以上儿童急性期和维持期躁狂的治疗。常用碳酸锂,治疗双相障碍的目标剂量与治疗冲动攻击行为相同。不良反应有痤疮、肠胃不适、无力、认知速度减缓、震颤、甲状腺功能减退等。肾炎、肾功能不全禁用。由于治疗剂量的和中毒剂量的血药浓度非常接近,所以在治疗期间需监测血锂浓度和不良反应。不建议非精神科医师使用。

2)抗癫痫药:如卡马西平、丙戊酸盐、托吡酯、拉莫三嗪。丙戊酸盐中常用丙戊酸钠,需检测血丙戊酸钠浓度。

(4)第一代抗精神病药:在躁狂发作用心境稳定剂不能快速起效或效果不佳时,可联合使用第一代抗精病药物。

2. 缓解(巩固)期 治疗剂量同急性期,一般抑郁发作 4~6 个月,躁狂发作 2~3 个月。

3. 维持期 抑郁发作见第六章第四节相关内容。躁狂发作,使用血锂的血药浓度为 0.6~0.8mmol/L,维持时间至少 6 个月。

(六)抽动障碍的药物治疗

对于抽动障碍患儿早期应用合理的药物治疗是非常必要的,也是综合治疗成功的基础。

1. 用药原则 抽动障碍的药物治疗首先要遵循以下原则:①起始剂量尽量小,待足够判断药物疗效后再逐渐小剂量加药;②为减少副作用,应在有效的情况下尽可能减少用药剂量;③最小程度地合并用药;④加用或停用药物时每次仅能改变 1 种药物;⑤缓慢减药,防止抽动症状反弹加重。

2. 具体种类 对抽动症状有疗效的药物有各种神经阻滞剂(神经抑制性药物),主要成分为经典和非经典抗精神病药物。经典抗精神病药物疗效肯定但因为副作用明显而限制了使用,目前倾向于使用非典型抗精神病药物,对于症状较轻者,首选药物一般是中枢 α 受体激动剂如可乐定,而对于中重度的抽动障碍,一般首选氟哌啶醇或阿立哌唑。下面介绍可乐定、氟哌啶醇和阿立哌唑的用药方法。

(1)可乐定:该药为 $α_2$ 肾上腺素能受体激动剂,可使 30%~40% 患儿抽动症状得到明显改善。该药尚可治疗注意缺陷多动障碍(ADHD),因此,特别适用于共患 ADHD 的 TD 患儿。该药起始剂量为 0.05mg/d,如疗效不明显,可每周增加 0.05mg,一般日剂量为 0.05~0.30mg,分 2~3 次服用。该药副作用较小,部分患儿出现过度镇静,少数患儿出现头昏、头痛、乏力、口干、易激惹,偶见体位性低血压。长期大量服用停用时宜渐停药,以免引起血压急剧增高。

(2)氟哌啶醇:儿童起始剂量为 0.5~1mg/d,晚上口服。根据疗效,逐渐加量,平均治疗量为 2~12mg/d,分 1~2 次服用。有效率为 70%~80%。常见而严重的不良反应为锥体外系反应,其他有静坐不能、头晕、乏力、口干、便秘、皮疹等,若出现锥体外系症状需使用盐酸苯海索片抗锥体外系反应,用量为 2~4mg/d,分 2 次服用。

(3)阿立哌唑:初始剂量为 2.5mg/d,2 周内根据病情及耐受情况加至合适剂量,此后可根据病情调整,应在第 4 周末达到恒定剂量。最大剂量≤20mg/d。给药方式为早晚各 1 次、早 1 次或晚 1 次。

(七)孤独症谱系障碍的药物治疗

药物治疗孤独症谱系障碍主要要针对相关的行为症状,如攻击、不注意、多动、易激惹、焦虑、心境的症状,以及睡眠障碍,并非针对其核心症状。

伴有焦虑症状、抑郁症状、重复性行为或强迫性行为时,SSRIs 抗抑郁剂是 ASD 最常用的药物。伴有易激惹和攻击行为时,美国食品药品监督管理局批准采用利培酮和阿立哌唑治疗。中枢兴奋剂可用于治疗 ASD 的过分好动症状。对有自伤、攻击行为的 ASD 儿童可使用心境稳定剂。共患癫痫的儿童使用抗癫痫药物。睡眠障碍的青少年可使用可乐定、褪黑素帮助睡眠。

【专家提示】

- 发育与行为儿科学的疾病的药物治疗主要以精神类药物为主。
- 药物治疗需要规范化,用药前要做好准备工作
- 不推荐一般儿科医师超出说明书用药,在必要情况或复杂情况下,建议转诊到专科治疗。

(张劲松)

第七节　临　终　关　怀

【导读】

　　医疗保健的进步让儿童在面临严重、复杂和罕见的疾病情况下有了更长的存活时间。但当医疗措施对疾病没有任何帮助时，提高患致命性疾病儿童临终前的生活质量、缓解痛苦具有极大的意义。本节内容把正常儿童对死亡的看法和重病儿童的护理进行了分析和联系；总结了儿童临终关怀的重要的处理方法；讨论了以家庭为中心的护理和卫生保健团队的作用；并简要提及进一步教育服务和研究的需要。

一、临终关怀的定义

　　临终关怀（palliative care）是指在生命的最后阶段，当治疗措施不再有效时，对个体的积极与整体性的护理照顾。临终关怀的主要目标是预防或尽可能地缓解患者临终前所遭受的痛苦。儿科临终关怀涉及多学科的团队合作，力求预防或减轻由致命性疾病产生的身体和情感的痛苦，提高此类状况下儿童和整个家庭的生活质量。临终关怀的积极干预措施在多种环境中（学校、医院、家庭）都可实现。儿童和家庭都应参与到治疗中，以支持性的方式做决定，并把孩子的尊严放在首位。

　　儿科临终关怀常涉及四个方面的情况：第一，儿童急性、获得性和致命性疾病（例如转移性的癌症）；第二，紧急的情况，如突发的、严重的外伤（例如，车祸、人为或自然灾害中所涉及的儿童）；第三，更常见的是当儿童患慢性的、使生命周期缩短的疾病（如囊性纤维化或艾滋病）时，由于医疗的不可预期性使患儿的生活质量和寿命出现了不确定性；最后是围产期或新生儿死亡（例如产前诊断患有致命性疾病的婴儿的娩出）。以上任何原因都可能对儿童及其家庭形成巨大的心理压力。家庭成员之间往往出现不同的应对表现。父母、兄弟姐妹和亲人的反应是医护人员需要面临的主要挑战。

二、儿童对疾病和死亡的认识

　　不同年龄阶段的儿童对死亡的认识是不同的。提供儿科临终关怀的专业人士必须要考虑到儿童对他们病情的性质和后果，以及对死亡的概念和真实意义的理解上存在发展性的差异。

　　婴儿没有认识到自身健康情况的能力，也不能明白死亡的概念以及死亡的永恒性。婴儿的情感表达直接与冲动和感觉相联系。行为异常可能表现为嗜睡、烦躁，或在极端情况下出现发育的落后。在这个时期，父母或初级护理人员可以提供安慰的声音来提高婴儿的应对能力和顺从能力。同时让婴儿保持躯体的舒适，多与家人和喜爱的玩具在一起，经常进行身体的触摸和交流，满足婴儿的幸福感。

幼儿具有以自我为中心的思维模式,他们认为死亡是一个暂时的、可恢复的状态,类似于睡眠、离开或其他已知的生活经验。可能出现退缩、渴望、自责、悲伤和愤怒的情绪。也可以表现为倒退行为,如大小便失控,尤其是创伤性的情况下(例如,汽车事故或自然灾害)。随着儿童语言和言语的发展,可以和儿童直接沟通有关的疾病和治疗的过程,并增加其与父母在一起的时间。

学龄期儿童在6岁或7岁左右开始有了具体的操作性思维,能明确区分自己和他人,有接受观点的能力,从而开始认识到死亡的不可逆性和永恒性。开始对疾病或创伤有了更现实的认识。学龄儿童可能对自己的病情有许多疑问,但他们通常没有足够的词汇去表达或被允许去询问病情。整体的在情绪上最重要的是出现幻想和恐惧。年长的孩子会体验到更多的焦虑,抑郁症状更加明显,同时比年幼的孩子有更多的躯体主诉。初级保健医师与这些的儿童接触可能会给他们提供很大的安慰。

在青春期的时候,伴随着抽象推理和操作性思维的进步,青少年能更完整地理解死亡。青少年时期能把人体系统复杂的生理与生死联系在一起了。对死亡的反应可能会出现多系统的症状(例如饮食失调、转换反应),或出现感知觉的症状(如胃痛)等。年龄较大的青少年对死亡的反应表现为明显的抑郁和焦虑。

因此,提供临终关怀的专业人士必须了解孩子们由于发展水平不同而对疾病和死亡理解的能力不同。针对不同发育阶段儿童给予相应的临终关怀措施能更好地改善儿童的生存质量。

三、病重和濒死儿童对死亡的反应

对濒临死亡的孩子和家庭隐瞒诊断和预后的做法在很多年前就已废弃,因为临床医师意识到隐瞒他们的严重情况并不能减轻儿童和家庭的关注。把准确和真实的医学知识告知给儿童和家庭,是一种进步。医护人员与儿童和家长的交流是临终关怀的重要组成部分,应该让家长第一时间知道儿童的病情,然后由家长单独与儿童进行交流或由医护人员陪同。有时出于保护,家长会对孩子隐瞒病情,其实儿童在一定程度上可以感觉到自己濒临死亡。研究数据显示,5岁或6岁的孩子就可以非常真实地了解自己的病情,甚至更年幼的孩子都能够感到父母增加的压力和绝症带给自己和家人的影响。如果没有被告知实情,儿童很容易出现情绪问题,如焦虑、睡眠和食欲改变、社会隔离、情绪退缩、抑郁、冷漠以及对医务工作者出现明显的敌对等情绪。这些被认为是急性或慢性应激反应。因此进一步理解病重和垂死的儿童对死亡的反应有助于医疗工作者开展临终关怀。同时也要认识到个体的情绪反应存在很大的变异性,因此,临终关怀应根据个体的反应和需求进行个案管理。

四、临终关怀的相关措施

临终关怀包括帮助儿童和家庭为预期的死亡做准备(例如,讨论生命支持)和致命疾病最后阶段的管理(例如,何时去除呼吸机管道)。临终关怀可以促进协助儿童及其家庭了解诊断、预后和治疗方案。以下将具体介绍儿童临终关怀的相关措施。

(一)减轻分离焦虑

婴幼儿在住院时与陌生的人如护理员在一起会更想要寻求父母的保护和安慰,与父母分离的婴幼儿容易产生焦虑。安排父母在病房陪伴对于这个年龄儿童非常重要。3岁左右的学龄前儿童可以理解和接受父母不在身边。然而有致命性疾病需要长期住院的时候,仍会导致退行性行为,需要父母更多的安慰。学龄前儿童会察觉到死亡是一种和其他人的分离或离别,对于疾病和死亡的恐惧和幻想混淆了对分离的关注。青少年通常关注家庭的反应,恐惧失去与同伴的社交能力,同伴的认可对于青少年的自我意识及自尊是非常重要的。

在儿童及青少年的护理中父母的存在及积极参与是非常必要的。大多数卫生机构都有意识地给儿童及家长提供舒适的感觉,并让家长了解目前一些基本的治疗方法及程序,如换药及静脉穿刺。不过对于父母是否应该暴露在气管插管和人工呼吸这样的拯救生命程序中仍存在争议,是否会增加父母的心理创伤有待进一步研究。

（二）疼痛管理

致命性疾病的治疗方法常常会带来许多痛苦和伤害。临终患儿的疼痛主要包括操作性疼痛和疾病本身引起的疼痛。在疼痛控制中主要是药物治疗、规律的疼痛评估、恰当的药物管理以及非药物疗法的联合应用,这可以有效缓解患儿的疼痛。

临终患儿疼痛管理的目标包括:①儿童可以不受疼痛干扰而睡眠;②对止痛药物的副作用采取预防用药;③儿童休息时无痛;④儿童活动时不存在不舒适;⑤依据疼痛治疗计划对家属进行教育;⑥家属参与选择有效恰当的疼痛管理方法;⑦家属能够及时了解儿童疼痛增加的情况;⑧提供药物缓解疼痛。

对医疗过程的解释需要和孩子的年龄及理解能力相称。帮助儿童了解即将采用的治疗方法可以增加儿童的依从性。游戏治疗法如提供儿童毛绒玩具动物,在实际操作前要求他们使用真实设备插入毛绒玩具的静脉管,这样可以提供一个机会来解决情绪问题,并在实际过程中掌握应对策略。对于较大的儿童可以采用转移注意力的办法,如深呼吸、当疼痛加剧时抓紧父母的手臂,或者用视觉图像的方法。让孩子保持一定的控制力,可帮助孩子减少恐惧及无助感。例如,临床上只要孩子保持相对的静止,可允许其在治疗过程中大叫或哭喊。肌肉的深度松弛是减轻焦虑和控制慢性疼痛的一种策略。

（三）患儿及家庭的控制感

致命性疾病的诊断将给一个家庭带来巨大的情绪危机。家长的感情失去控制,可出现增加对孩子过度的关心和照顾的行为。青春期前的孩子,会体验到失去控制生活的能力。孩子的愤怒可能是因为住院的日程安排影响到了他课后的活动。青春期的孩子试图从父母身边获得独立自主的能力。当住院或出现疾病时由医务人员做出的决定阻碍青少年的健康和日常生活等一些进程时,患儿会感觉非常困扰。青少年的另一个问题涉及身体的变化。伴随严重疾病出现的身体变化,最直接的挑战就是整体形象的改变,例如,化疗引起的脱发可能导致其自尊心受到伤害。

住院的压力使儿童和青少年逐渐失去控制感。可以采取一些简单的方法,如允许患儿在住院的时候穿自己的衣服,或有时允许让他们自己选择治疗的时间,这样可以提高孩子的控制感。

（四）信任和诚实的沟通

病重的孩子对自身的状况有很多恐惧和忧虑。他们通常能感觉到父母、亲人及医护人员对其状况的隐瞒或缩小化的倾向。这种倾向会让孩子困惑或误解治疗方法或护理信息。因此,应与孩子坦诚相对,为其消除担忧和并使其专注于治疗中所需要的调整。孩子有权利适时或准确地明白护理的必要性和做出选择,并以适当的方式参与护理过程。当孩子问到疾病和治疗方法的时候,如果他们能得到诚实的答案,他们就能更多地了解医疗方案,信任他们的医护人员,减少紧张情绪。

五、以家庭为中心的临终关怀

以家庭为中心的干预被认为是非常重要的手段,可以给予患儿更好的适应和支持。工作人员如果忽视家庭为病人护理的部分,最终会导致病员照料的失败。慢性疾病的消耗对于患儿的家庭在情感和经济上都是非常巨大的。疾病的过程可能会使父母个人的适应能力和经济能力负担加重。兄弟姐妹们也会感受到额外的压力。

面对致命性疾病时,家庭中的成员必须学会如何管理自己的情绪问题及解决日常生活中的实际问题。并学着去处理长期的压力、烦恼,应付长期艰难的不确定任务,以及孩子长期的生存不确定性。此外,平衡好家中病人和其他健康兄弟姐妹的需求,可以促进患儿的社会和情感的发展。

如果没有足够的关心和支持,兄妹与父母间的关系也会发生改变。家里的兄弟姐妹会对生病的孩子和因为生病的孩子而不能够保护他们的父母生气。家庭的压力和由此发生的改变可能会让家里的兄弟姐妹们而苦恼。患儿的初级护理人员与患儿的兄弟姐妹之间应有足够的沟通,包括家庭辅导、制订有益的方案等。家长努力地去利用一些"特殊时间"和他们健康的孩子在一起,和以往保持一贯性,继续一些比较重要的家庭日常活动,尽可能地让他们的孩子保持正常的生活。

六、不同地点儿童的临终关怀管理

严重疾患的儿童可能在各种环境中得到临终关怀,但不同的地点决定了患儿的心理问题与其家属需求的不同。对于这些差别,专业人员应该有很强的敏感性,并且有能力去识别。专业卫生保健必须铭记的重要一点就是:每个家庭成员必须被放在当前整个治疗过程的背景下去对待,包括这些事件中的个人意义。这种现象凸显了以一个团队的方式来进行关怀的重要性,心理卫生专业人员也要参与进来。

（一）急诊科

急诊科的医师和卫生保健人员必须随时做好准备,以防有可能发生威胁生命的疾病和状况引起儿童死亡。如前所述,伤害和意外事故;突发性婴儿死亡综合征（sudden infant death syndrome, SIDS）是构成婴儿期儿童死亡的首要原因。这些儿童会被紧急送往急诊科寻求治疗。另外,出现致命性疾病或状况的儿童会在危机情况下被送往急诊科。主要的治疗医师如果能够意识到家庭的文化背景和宗教信仰,就能帮助家庭和工作人员制定适合家庭价值观和习俗的、长久的、必需的决策。这些决策涉及儿童死后身体护理、器官捐赠和尸检等。

（二）门诊部

患致命性疾病的儿童常常在熟悉的儿科诊室或者医院诊所随访了很长时间。如治疗癌症患儿的儿科医护人员很清楚地知道患有白血病儿童的焦虑水平,这种焦虑程度与门诊随访频率成正比。即使是那些相对适应能力较好的儿童,也会随着随访、治疗和程序的频率增加而变得极度敏感。鼓励孩子问一些关于自身的状况的问题不仅会减轻一些疑虑,而且会让他们在治疗过程中更加积极。孩子和门诊主管医师之间有效的沟通也可以帮助在日后的临终关怀中建立良好的关系。

（三）住院部

相比于门诊随访,住院部的儿童需要更多抚慰和情感支持。现在许多医院提供母婴同室的场所,鼓励父母或者其他亲人参与到孩子的护理中。然而,在一些地点或者环境(比如重症监护室),家庭成员的入住是要受到限制的。如果病情已经恶化,可能产生焦虑情绪。即使一些孩子看起来在病程中应对能力很好,也会产生一些特定问题,比如条件反射性呕吐,伴随病痛进程的焦虑,或由于身体物理能力的丧失而产生的抑郁反应等。

保持日常生活活动的连续性尤为重要。可通过走访、电话、与朋友和同学通信来鼓励社会化。通过从家里带个人用品来把医院创造成一个熟悉的环境,这对小年龄患儿是尤其有帮助的。

（四）临终关怀的地点

疾病终末期的患儿可能在各种机构接受护理。在孩子患病的恰当时机,医疗团队应该与家人和患儿讨论临终关怀的地点。

目前,大多数患儿仍然是在医院死亡。允许患儿在有护理设备或持续的医疗护理的家中死亡是一个值得考虑的选择。然而,父母在治疗、家庭护理和药物副作用等方面可能会感到不安全和紧张。回到家中可能因远离了可靠的医务人员而产生被隔离感和被抛弃感。儿科医师起着关键的作用,可帮助家庭制订提供更多的临终关怀方案。对于家庭来说,临终关怀的能力、可靠性是他们最关心的问题。

七、跨学科团队的作用

在病人的整个治疗过程中,家庭和孩子与他们所了解和相信的医疗提供者建立了一个网络。典型的儿童临终关怀的团队将包括住院部医师或重症监护室的医师、初级护士、心理健康专业人士,门诊儿科医师和护士以及来访的护士。临终关怀的专家、医疗专家、物理治疗师、职业治疗师、营养师、临终关怀的护士和工人也可以加入团队。团队成员之间开放、频繁的沟通,是确保统一的方法,要强调工作人员对病人和家属的一致性。与学校辅导员、教师或其他社会成员的联系,也可以提供更多的支持。

家庭往往希望初级保健医师成为这个团队的协调员,儿科医师是为家庭所依赖的、可靠的专业人员,他们会参与孩子的诊断、治疗、死亡的过程。很多研究表明这种连续性的支持、服务的回顾和信息传输的管理会有助于将创伤症状和情感悲痛最小化。

心理健康专业人员可以给患儿、家庭和医疗工作者提供帮助。通过咨询,可以评估患儿的发育水平、心理状况。早期干预可以帮助处理可预见的不良心理反应,并帮助家庭建立有效的沟通和心理支持,从而减少紧张情绪的发生。

【专家提示】

- 不同发育水平的儿童对于死亡的理解不同,在临终关怀时应充分考虑各阶段儿童的特异性。
- 家庭支持是临终关怀的重要组成部分,除了对患儿给予关爱以外,家庭成员应学会调节自身情绪,同时处理好其他健康成员间的关系。
- 临终关怀团队是由儿科医师、心理医师、护士等组成,共同为减轻患儿痛苦、提升患儿和家庭生活质量而努力。

（李廷玉）

第八节　社区医疗服务

【导读】

　　儿童发育行为问题与障碍的发现、诊疗及干预通常充满挑战,需要家庭、社区、医院等多方面的配合。本节着重介绍社区医疗服务的概念、基本功能、基本实施途径,以及社区医疗服务的 9 大实施项目。

一、社区医疗服务的基本概论

　　社区医疗服务(community health service, CHS)是指在政府领导、社区参与、上级专业医疗机构指导下,以基层医疗机构为主体,基层社区医疗服务人员为骨干,合理使用社区资源和适宜技术,以个人健康为中心、家庭为单位、社区为基地、需求为导向,以儿童、老年人、慢性病人、残障人士等为服务重点,以解决社区主要医疗保健问题、满足基本医疗保健服务需求为目的,融预防、医疗、保健、康复、健康教育等为一体的,有效、经济、方便、综合、持续的基层医疗保健服务,属于社区建设的重要组成部分。

　　儿童发育行为问题和障碍大多是伴随终生、无法治愈的慢性病,即使是少数看似可治愈的急性行为问题和障碍,其发生机制也和儿童自身特点和周围养育环境密切相关。因此,对发育行为问题和障碍的儿童及其家庭提供社区医疗服务,不仅能达到最佳治疗效果,而且更具有辐射面广、经济方便、集预防和治疗为一体、连续性强、易于沟通联络、灵活快捷等特点。

二、社区医疗服务的基本功能

　　1. 开展社区发育行为问题和障碍的现况调查,进行社区诊断,向社区管理部门提出改进相应社区医疗服务的建议及计划,并对相关工作予以技术指导。

　　2. 有针对性地开展发育行为问题和障碍的健康指导、行为干预和筛查,以及高危人群监测和规范管理工作。

　　3. 运用适宜技术,开展常见发育行为问题和障碍的诊断和治疗工作,提供康复服务,并提供会诊、转诊服务。

　　4. 开展精神卫生健康教育与健康促进工作,提供相应的心理卫生咨询服务。

　　5. 提供个人与家庭连续性的健康管理服务。

　　6. 负责辖区内社区卫生服务信息资料的收集、整理、统计、分析与上报。

三、社区医疗服务的基本实施途径

　　儿童发育行为问题和障碍的社区医疗服务通过三级预防来进行针对性的落实。

（一）一级预防

一级预防在很大程度上是一项社区成员对儿童正常行为发育规律和心理特点及科学育儿基本知识的普及与宣教，并结合优生优育指导工作同步开展。其实施方法主要是：

1. 社区宣教 通过传媒宣传、专题讲座等方法对社区成员进行有关儿童行为发育规律、心理特点和科学育儿的基本知识教育和普及，并动员社区主管部门予以重视和支持。

2. 优生优育 利用婚姻教育、孕前、产期和围产期保健，计划生育教育和常规妇幼保健工作等机会，充实有关优生优育、儿童行为发育、心理特点等方面的知识内容。重点针对育龄父母，对他们开展预防教育，可有效缓解或降低儿童发育行为问题的发生。

3. 家长学校 儿童从家庭到入托、入学、升学、走向社会等过程，易产生一系列适应、教育、能力发展上的问题和人际关系问题，家长需要有充分的思想和知识准备，也需要积极参与与配合。可通过举办家长学校，传授儿童正常行为发育规律、心理特点及科学行为管理方法，为儿童心理发展创造良好的环境。

4. 专业培训 对社区社工或相关专业人员，按社区幼儿园、中小学校、社区医院、街道办、社工等不同目标岗位人员分类地进行相关专业知识培训，包括儿童行为发育规律、心理特点、行为管理基本策略等基本知识和技能的教育训练。

（二）二级预防

对儿童发育行为问题和障碍提供早期诊断和早期干预。负责该级预防任务的主要是社区基层儿童保健机构及有关人员。工作地点主要是社区内的基层医疗机构、幼儿园和学校。

1. 建立筛查体系和工作流程 在常规儿童保健体检、入园、入学时进行儿童发育行为问题和障碍的筛查工作。筛查工作须掌握以下几个要点：

（1）筛查技术与工具：可采用简便快捷有效的测评工具，建议使用国内已标准化的测评工具。筛查内容包括：①智力筛查；②心理卫生问卷调查；③家庭环境情况调查；④儿童发育状况一般性资料调查；⑤其他专项筛查。

（2）规范性操作：对社区专业服务人员以及有关校医、保健医进行测评技术的专门培训，定期进行质控检查。必要时应有专家到现场指导、监督。

（3）建立儿童行为发育健康档案或保健记录卡：根据有关内容、要求设计制订登记卡，将筛查结果、处理结果及时记录，并与原始资料分类编排保存，以便查询。

2. 社区儿童发育行为问题和障碍的培训和咨询 受训对象包括家长、教师及初中以上学生，有助于提高师生、家长对发育行为问题重要性的认识，早期发现问题并予干预。专家定期到社区、学校、幼儿园进行指导，为教师、社工等提供业务指导和咨询服务，帮助处理疑难问题。

3. 社区亲子中心的干预治疗 专业人员、社工可对发育行为问题儿童开展社区早期干预治疗，目的在于：①缓解和消除家庭的压力，提供便捷适宜的干预治疗；②促进儿童各项能力的发展，尤其是适应性行为的发展；③帮助改善亲子互动关系；④提升家长的育儿技能。

4. 关注高危家庭 社区医疗服务应将高危家庭的儿童作为预防干预的对象，如父母犯罪、父母有精神人格缺陷、家庭暴力或虐待、父母酗酒赌博、离异或单亲家庭、艾滋病家庭、寄养（寄宿）、领养、发育障碍儿童等。社工或志愿者应经常接触和沟通这类家庭及其儿童，提供帮助，协助摆脱危机，鼓励积极参与社区活动等。

（三）三级预防

由专业医疗机构通过门诊或住院方式对发育行为障碍儿童提供治疗和干预，并协助改善儿童所处的环境。社区内应建立便捷的转介渠道，对社区内无法解决的"问题"儿童，则及时转介到专门医疗机构进行治疗，同时社区专业人员、社工、志愿者应予辅助，及时随访和跟进儿童的治疗和干预，帮助其早日回归正常发展轨道。

社区三级预防网络成员应分工协作，沟通协调，形成高效通畅的工作流程。实现以家庭干预为中心，社区基层医疗机构提供具体指导和实施方案，专科医院定期技术指导和疑难病例转诊制度，建立发育行为问题和障碍儿童干预随访档案，形成以儿童和社区医疗为主体的社区医疗服务模式。

四、社区医疗服务的实施项目

（一）病案管理和医疗服务协调

在首次确诊为发育障碍或行为障碍后，初级儿科保健专家会为患儿父母提供各种建议和信息，包括所居地提供的各种相关服务、患儿的基本权益如保险赔付/医疗补助标准等。社区临床医师在诊疗过程中为患儿提供保健协调服务，这样能够帮助家长正确利用医疗保健服务体系，为患儿提供确需的医疗保健服务。

社区儿科专业人员作为病案管理员职责一般仅限于为患儿寻求与疾病管理相关的服务，一般不提供教育支持、社会支持、行为护理所需的协调服务。一名有效的病案管理和协调员应负责的基本内容包括：①帮助看护人了解患儿的健康需求，维护患儿的健康档案；②提供患儿病症的详细信息；③确定患儿可能需要的医疗、社会、教育和心理健康服务；④协助申请适合患儿的服务；⑤制订书面的全面护理计划；⑥安排患儿接受服务并对服务进行监督；⑦追踪转诊患儿；⑧安排患儿转移；⑨服务提供机构之间的协调。

（二）儿童心理健康服务

据来自美国的研究报道显示，在患有长期情绪、行为或发育问题的儿童中，有67%的患儿父母报告患儿需要心理健康服务，而有近1/3患儿的心理健康服务需求未能得到满足。即使在0~3岁的发育障碍婴幼儿患者中，也有很大一部分比例患儿表现出疑似精神失常的行为问题，包括情绪失控、攻击行为、对立行为、多动症和自残行为。与护理其他特殊需要儿童相比，护理有心理健康问题的儿童会造成更大的财务负担。如果儿科临床医师及其相关专业人员能了解患儿所需的心理健康服务并能介入其中，可以缓解患儿及其家长因心理健康问题寻求咨询和帮助时产生的病耻感。

（三）补充医疗保险和其他财政资助项目

有研究显示，养育一个发育行为障碍儿童的平均开销是养育无发育行为障碍疾患儿童的4倍。调查结果表明，这些家庭在医疗保健方面的支出约占家庭总收入的11%，而病情严重、家庭收入低和/或享受健康医疗保险少的家庭面临的财政负担则更严重。虽然已有政府针对发育行为障碍儿童的特殊"医疗救助"项目，但许多满足相应资格要求的患儿并未参加此类项目,原因在于患儿父母并不知道有这类项目,或者觉得申请程序过于复杂等。因此,初级儿科保健专业人员应了解如何帮助患儿家庭申请或获得为发育障碍患儿及其家庭所提供的补充医疗保险和其他财政资助项目。

（四）教育倡导服务

初级儿科保健专家通常是最早关注患儿的发育或行为的人或是最早与患儿父母共同关心患儿的人,因此他们所处的地位特殊,在帮助患儿接受合适的早教和特教服务中起着重要的倡导作用。还能推动政府相关立法,提供特殊教育和相关服务支持,保障发育和行为障碍患儿接受教育权益。

初级儿科保健专业人员能为患有发育和/或行为障碍的儿童的家庭在早期干预方面提供帮助,还能应患儿父母的要求,对孩子所在学区的特殊教育和相关服务（如职业疗法、物理治疗和言语/语言治疗）水平进行评估,引导他们采取合适的早期干预措施和选择合适的学区特教服务;初级儿科保健专业人员也能帮助父母识别孩子的长处,为年长孩子争取所需的教育和治疗项目,启动干预措施来帮助激发孩子的全部潜力,监测孩子的进步状况。

（五）建立社区父母互助小组

父母在其子女确诊为发育或行为障碍后要接受现实并进行心态调整,此时,临床医师能给患儿家庭提供的最有价值的资源就是父母间互助支持。父母互助小组能帮助父母们减轻孩子的初诊结果给他们带来的压力和社交孤立感。孩子被诊断为发育或行为障碍会对家庭产生重大影响,并严重影响家庭成员的关系。患儿家庭在孩子的诊断结果出来后,马上会经历一段"煎熬期",在这段时期里,尤其适合将他们转介到父母互助小组寻求支持。在这个煎熬期内,患儿父母可能并不清楚如何获得合适的早教和治疗服务,哪种服务最有效、最可靠,以及如何获取项目支持。让患儿父母与另一对孩子有着相同或类似病情并经历了同样调整过程的父母交谈能让他们受益匪浅。同时他们还能与有同样境遇的父母分享自己的感觉,了解如何利用医疗保健体系。

（六）喘息服务

喘息服务是指让父母和看护人从长期护理孩子的责任中抽身出来,获得宝贵休息时间的短期临时支持服务。通常来说,这项家庭支持服务对保持家人和孩子的长期稳定而言十分关键。看护人虽然对自己为孩子提供良好护理的能力感到自豪,但他们通常缺乏时间和精力来关注个人、夫妻和家庭活动,因而导致社交孤立。他们在预约治疗、获取医疗用品和/或调整家中布置来确保安全方面花费了大量时间,由此造成的身体、情绪和经济负担可能令人无法喘息,对所有家庭成员的健康和幸福感造成负面影响。家庭是孩子的最优质资源,因此家庭成员需要依靠喘息服务来防止自己因24小时的不间断护理而精疲力竭。

喘息护理同样也为发育和行为障碍儿童提供了认识新朋友和享受户外新体验的机会。他们的兄弟姐妹也不例外。这些活动能增强患儿的自尊心,同时可以增进父母和看护人的关系。

（七）个体家居护理员服务

若发育或行为障碍儿童的生活自理能力有限,则需要提供额外的家居协助服务。社区的个体家居护理员服务是由各级政府医疗救助计划提供的一项卫生保健福利项目,可让发育和行为障碍儿童得以享受此项服务来支持他们在社区的日常生活。有严重身体和心理残障的儿童能从这项服务中获得帮助来提高活动性和自理技能，从而参与和享受家庭以及社区生活。这项服务为有严重行为障碍的儿童提供监督管理，帮助他们完成每天任务、交流活动并学习新的技能。个体家居护理员能为患病儿童的日常起居提供帮助，如吃饭、洗澡、如厕、穿衣以及定位、举物、转移、锻炼、培养适应性技能等。

（八）有关长期法律和财务计划问题的咨询

正如未患残障疾病儿童的父母需要遗嘱咨询服务来解决未成年孩子在父母过世后的看护问题一样，发育和/或行为障碍儿童的父母也有同样的需求，但他们的需求通常以更为详尽的方式解决孩子的障碍/行为、财务和监护问题。此外，如果发育和/或行为障碍儿童的父母无法再以父母的身份照顾子女，或者无法对他们的护理再做出决定时，这些父母就需要通过咨询和法律援助来为子女在成年后的生活做好计划，还需要写清成年子女的具体护理要求。如父母认为这些残障子女成年后的收入会低于他们正常孩子的收入，那么他们需考虑为这些残障子女成年后的生活做特殊准备。特定行为障碍儿童的父母也需采取措施防止子女成年后挥霍所有继承的遗产。如果患儿的残障和/或障碍限制了他们的自立能力、无法让他们在成年后做出决策或者需要长期药物治疗，那么他们的父母需要在子女成年之前处理好子女在这些情况下面临的财务和法律问题。

初级儿科保健专业人员能帮助有发育和/或行为障碍儿童的父母为患儿提供长期计划安排，并找到合适的财务/法律顾问就这一计划进行咨询。由于临床医师通常是最早和患儿父母讨论孩子病情的专业人士，也通常会追踪孩子病情的发展状况，因此临床医师及相关专业人员会建议患儿父母尽快安排子女的未来计划，建议所有患儿父母，包括资金来源有限的家庭，制定遗产规划并设立特需信托。虽然这样的建议很难对患儿父母说出口，但在患儿确诊后，专业人员应当立即采取谨慎方式告诉患儿父母，从而避免错失满足资格的政府项目，同时仍继续留意儿童的其他护理需求。

（九）课外活动和夏令营

发育和行为障碍学生会由于无法在学习和社交上跟上同学的节奏而丧失自尊心。对特殊教育和相关服务的需求常常将他们和普通学生隔离开来，他们的兄弟姐妹通常也会加深他们认为自己和别人不同、能力比别人低下的感觉。

参加体育和创造性活动能通过乐趣横生和毫无压力的方式为发育和行为障碍学生创造机会，从而提升他们的自信和并让他们体验成功。参加此类活动还能帮助孩子及其家人发现孩子的特殊天赋，这有助于极大地提升孩子的自尊心

初级儿科保健专业人员应能帮助父母选择适合孩子发育水平的课外活动、夏季项目和夏令营。临床医师则会提供相关医疗信息，严格规定发育和行为障碍患儿的活动参与度和护理要求，这为活动和夏令营的组织者规划适合这类患儿的项目提供了依据。另外，临床医师还能为这些患儿提供医疗服务，从而最大程度激发孩子的能力来参与到这些活动中。

【专家提示】

- 社区医疗服务具有辐射面广、经济方便、集预防和治疗为一体、连续性强、易于沟通联络、灵活快捷等特点,对于发育行为问题和障碍儿童的发现、诊疗及康复具有重要作用。
- 社区医疗服务主要通过三级预防措施来进行针对性的落实。
- 社区医疗服务主要实施的项目有病案管理和医疗服务协调、提供儿童心理健康服务、帮助申请补充医疗保险和其他财政资助项目、倡导教育服务、建立社区父母互助小组、提供喘息服务、提供个体家居护理员服务、提供有关长期法律和财务计划问题的咨询、帮助儿童参加课外活动和夏令营等。

（徐　秀）

附　　录

附录一　发育里程碑（中位数年龄）

年龄	粗大运动	视力 / 精细运动	听力 / 语言	社交 / 适应
新生儿	四肢屈曲	中线位跟踪脸 / 紧握拳	能哭叫	铃声使全身活动减少
1 个月	俯卧下巴抬高	可在近脸处握拳	大噪音惊跳	分辨妈妈的声音
2 个月	抬头 45°	近半时间不再握拳	发出和谐的喉音	能微笑,有面部表情
3 个月	抬头 45° ~90°	手松开	咿呀发声	注意自己的手
4 个月	抬头 90°、胸抬离床面	伸手抓物	笑出声	自己玩手,见食物表示喜悦
5 个月	翻身	自发地握	喃喃发单词音节	辨别人声;望镜中人笑
6 个月	撑坐	尺侧握		能认识熟人和陌生人;自握足玩
7 个月	独坐	桡侧握、换手抓物、自握饼干吃	能发 "爸爸" "妈妈" 等复音,但无意识	能听懂自己的名字,转向视野以外小的声音
8 个月	扶栏站立	会拍手	重复大人所发的简单音节	注意观察大人的行动,开始认识物体
9 个月	爬、试独站	拾起及松开物体、拇示指对指拿物	能懂几个较复杂的词语	伸手要抱,会挥手 "再见" 等
10 个月	双手扶家具走数步	将盒中物体放进及取出	对父母用选择性声音	优先转向自己名字
11 个月	站立数秒	扔物	开始用单词	开心时笑
12 个月	独走宽基步态	钳抓小珠	2~3 个词除外 "爸爸" 或 "妈妈"	指要想要的物体
15 个月	独走稳、蹲玩	搭 2 块积木	能说出 3~5 个词	表示同意、不同意
18 个月	爬台阶	有目标扔球、搭 3 块积木	6~10 个词语	假想游戏
2 岁	双足跳、双足上台阶	画线、用勺子吃饭、搭 6 块积木	会说 2~3 个字构成的句子	日间不再尿裤,能拾起地上的物品;能表达喜、怒、怕

续表

年龄	粗大运动	视力/精细运动	听力/语言	社交/适应
3岁	单脚站数秒、单足上台阶	扣纽扣、穿脱简单衣服,洗手、洗脸	能说短歌谣、数几个数	平行/互动游戏;懂得男、女;自称"我";表现自尊心、同情心、害羞
4岁	单足下台阶、单足跳	会穿鞋、画十字	能唱歌	能画人像;初步思考问题;好发问
5岁	双足跳绳、向后跳	系鞋带、剪纸、画三角形	开始认字	能分辨颜色;数10个数;指物品用途及性能
6~7岁	扫地、擦桌子	剪纸、结绳、写字	能讲故事	数几十个数,简单加减

附录二　发育里程碑（极限年龄）

极限年龄	粗大运动	视力/精细运动	听力/语言	社交/适应
2个月				微笑
3个月		注视及视觉跟踪		
4个月	头颈部支撑			
6个月		伸手抓物		
7个月			多音节,咿呀学语	
8个月		换手抓物		
9个月	独坐			
10个月			辅音,咿呀学语	害怕陌生人
12个月	独站	拇示指对指拿物		
18个月	独走		说6个有意义的词	自己用勺进食
24个月			短语	
24~30个月				假想游戏
30个月			3个词句子	
36~42个月				互动游戏

附录三　儿童、青少年代谢综合征定义及诊断建议

一、≥10 岁儿童、青少年代谢综合征定义及诊断建议

中心性肥胖：腰围≥同年龄同性别儿童腰围的 90 百分位值（P_{90}），基本和必备条件，同时具备以下至少 2 项：

1. 高血糖　①空腹血糖受损（IFG）：空腹血糖≥5.6mmol/L；②或糖耐量受损（IGT）：口服葡萄糖耐量试验 2 小时血糖≥7.8mmol/L，但 <11.1mmol/L；③或 2 型糖尿病。

2. 高血压　收缩压或舒张压≥同年龄同性别儿童血压的 P_{95}。

3. 低高密度脂蛋白胆固醇（HDL-C<1.03mmol/L）或高非高密度脂蛋白胆固醇（non-HDL-C ≥3.76mmol/L）。

4. 高甘油三酯（TG ≥1.47mmol/L）。

中心性肥胖的简易识别方法：建议应用腰围身高比（waist to height ratio, WHtR）作为筛查指标。WHtR 切点：男童 0.48，女童 0.46。

高血压的快速识别方法：收缩压≥130mmHg，舒张压≥85mmHg。

以上两种方法主要用于中心性肥胖和高血压的快速筛查，如需明确诊断及研究，仍需查腰围和高血压的各年龄段百分位值表。

二、6 ≤年龄 <10（岁）儿童心血管疾病危险因素异常界值

6 ≤年龄 <10（岁）年龄段儿童的生理特征处于快速变化中，不宜轻易诊断代谢综合征。然而，近期临床研究发现，此阶段肥胖儿童已经暴露多项代谢异常，故提出心血管疾病危险因素并予以明确界定：

1. 肥胖　体质指数（BMI）≥同年龄同性别儿童 BMI 的 P_{90} 或腰围≥同年龄同性别儿童腰围的 P_{95}。

2. 高血压　血压≥同年龄同性别儿童血压的 P_{95}。快速识别：收缩压≥120mmHg 或舒张压≥80mmHg。

3. 脂代谢紊乱　①低 HDL-C（<1.03mmol/L）；②高 non-HDL-C（≥3.76mmol/L）；③高 TG（≥1.47mmol/L）。

4. 高血糖　空腹血糖≥5.6mmol/L，建议行口服葡萄糖耐量试验，以便及时发现是否存在 IGT 或 2 型糖尿病。

对于存在多项代谢异常的 6 ≤年龄 <10（岁）儿童，应警惕代谢综合征可能，及早进行干预。

附录四　中国 7~18 岁儿童、青少年营养状况的 BMI 标准

年龄（岁）	男生 BMI（kg/m²）				女生 BMI（kg/m²）			
	消瘦	正常	超重	肥胖	消瘦	正常	超重	肥胖
7	≤13.9	14.0~17.3	17.4~19.1	≥19.2	≤13.4	13.5~17.1	17.2~18.8	≥18.9
8	≤14.0	14.1~18.0	18.1~20.2	≥20.3	≤13.6	13.7~18.0	18.1~19.8	≥19.9
9	≤14.1	14.2~18.8	18.9~21.3	≥21.4	≤13.8	13.9~18.9	19.0~20.9	≥21.0
10	≤14.4	14.5~19.5	19.6~22.4	≥22.5	≤14.0	14.1~19.9	20.0~22.4	≥22.5
11	≤14.9	15.0~20.2	20.3~23.5	≥23.6	≤14.3	14.4~21.0	21.1~23.2	≥23.3
12	≤15.4	15.5~20.9	21.0~24.6	≥24.7	≤14.7	14.8~21.8	21.9~24.4	≥24.5
13	≤15.9	16.0~21.8	21.9~25.6	≥25.7	≤15.3	15.4~22.5	22.6~25.5	≥25.6
14	≤16.4	16.5~22.5	22.6~26.3	≥26.4	≤16.0	16.1~22.9	23.0~26.2	≥26.3
15	≤16.9	17.0~23.0	23.1~26.8	≥26.9	≤16.6	16.7~23.3	23.4~26.8	≥26.9
16	≤17.3	17.4~23.4	23.5~27.3	≥27.4	≤16.9	17.1~23.6	23.7~27.3	≥27.4
17	≤17.7	17.8~23.7	23.8~27.7	≥27.8	≤17.2	17.3~23.7	23.8~27.6	≥27.7

参 考 文 献

1. 金星明,静进.发育与行为儿科学.北京:人民卫生出版社,2014.

2. 林庆.小儿癫痫// 吴希如,林庆.小儿神经系统疾病基础与临床.2 版.北京:人民卫生出版社,2009:491-515.

3. 王跃生.中国城乡家庭结构变动分析——基于 2010 年人口普查数据.中国社会科学,2013,12:60-77.

4. 段成荣,吕利丹,郭静,等.我国农村留守儿童生存和发展基本状况——基于第六次人口普查数据的分析.人口学刊,2013,199(35):37-42.

5. Wolraich ML, Drotar DD, Dwoskin PH, et al. Development-Behavioral Pediatrics:Evidence and Practice. Canada:Mosby, 2008:98.

6. Coleman WL, Crocker AC, Feldman HM, et al. Developmental-behavioural Pediatrics. 4th ed. Philadelphia, PA, US:Elsevier Health Sciences, 2009:847-855.

7. 黎海芪,毛萌.儿童保健学.2 版.北京:人民卫生出版社,2009:65-71.

8. Sattler JM. Assessment of Children. 4th ed. La Mesa, CA, US:Jerome M Sattler Publisher, 2001.

9. 季成叶.儿童少年卫生学.7 版.北京:人民卫生出版社,2012.

10. 杨玉凤.儿童发育行为心理评定量表.北京:人民卫生出版社,2016:148-172.

11. Voigt RG, Macias MM, Myers SM. Developmental and Behavioral Pediatrics. American Academy of Pediatrics, 2011.

12. Bayley N. Bayley Scales of Infant and Toddler Development—Third Edition. San Antonio, TX:The Psychological Corporation, 2005.

13. 金星明.发育行为临床诊断特点.中国实用儿科杂志,2012,27(3):183-185.

14. Carey WB, Crocker AC, Elias ER, et al. Developmental-Behavioral Pediatrics E-Book. Elsevier Health Sciences, 2009.

15. 杜亚松.儿童心理障碍治疗学.上海:上海科学技术出版社,2005,8:426-432.

16. American Psychiatric Association. Diagnostic and statistical manual of mental disorders. 5th ed. Washington DC:American Psychiatric publishing, 2013:59-65.

17. World Health Organization. ICD-10 精神与行为障碍分类研究用诊断标准.刘平,于欣,汪向东,译.北京:人民卫生出版社,1995.

18. Kanner L. Autistic disturbances of affective contact[J]. Nervous child, 1943, 2(3):217-250.

19. Zwaigenbaum L, Bauman ML, Choueiri R, et al. Early intervention for children with autism spectrum disorder under 3 years of age:recommendations for practice and research. Pediatrics, 2015, 136(1):S60-S81.

20. James F, Leckman Neison Harris. Tic disorders. BMJ, 2012, 343:d7659.

21. Ketith Cheng, Kathleen M Myers. Child and Adolescent Psychiatry：the Essentials. 2nd ed. Philadelphia, PA, US：Lippincott Williams & Wilkins, a Wolters Kluwer business, 2011.

22. 胡佩诚. 心理治疗. 北京：人民卫生出版社, 2015

23. 李凌江. 中国抑郁障碍防治指南. 2 版. 北京：中华医学电子音像出版社, 2015.

24. McClellan J, Kowatch R, & Findling RL. Practice Parameter for the Assessment and Treatment of Children and Adolescents With Bipolar Disorder. Journal of the American Academy of Child & Adolescent Psychiatry, 2007, 46（1）：107-125.

25. 沈晓明, 金星明. 教育生物学：一座沟通生物医学与教育的桥梁. 上海交通大学学报（医疗版）, 2008, 28（10）：1021-1024.

26. 刘智胜, 静进. 儿童心理行为障碍. 北京：人民卫生出版社, 2007.

27. 毛萌, 江帆. 儿童保健与发育行为诊疗规范. 北京：人民卫生出版社, 2015.

28. World Health Organization. International Classification of Functioning, Disability and Health. Geneva：World Health Organization, 2001.

29. 傅君芬, 梁黎. 中国儿童青少年代谢综合征定义和防治建议［J］. 中华儿科杂志, 2012（2012 年 06）：420-422.

中英文名词对照索引

K

P

Q

T

W

X